现代医学高级参考系列

# 眼光学
# 相干断层扫描成像术
# 原理和临床应用

陆 豪 李海生 主编

THE PRINCIPLE AND CLINICAL
APPLICATION FOR OCURAL OPTICAL
COHERENCE TOMOGRAPHY

世界图书出版公司

上海 · 西安 · 北京 · 广州

**图书在版编目(CIP)数据**

眼光学相干断层扫描成像术原理和临床应用/陆豪,李海
生主编.—上海:上海世界图书出版公司,2008.1
(现代医学高级参考系列)
ISBN 978-7-5062-8187-4

Ⅰ.眼... Ⅱ.①陆...②李... Ⅲ.眼病—计算
机 X 线扫描体层摄影 Ⅳ.R816.97

中国版本图书馆 CIP 数据核字(2006)第 074795 号

眼光学相干断层扫描成像术
原理和临床应用

陆　豪　李海生　主编

上海世界图书出版公司出版发行

上海市尚文路 185 号 B 楼

邮政编码 200010

上海市印刷七厂印刷

如发现印装质量问题,请与印刷厂联系

(质检科电话:021-69113060)

各地新华书店经销

开本:787×1092　1/16　印张:23　字数:500 000
2008 年 1 月第 1 版　2008 年 1 月第 1 次印刷
ISBN 978-7-5062-8187-4/R·153
定价:220.00 元

http://www.wpcsh.com.cn

**主　编**　陆　豪　李海生

**副主编**　蔡季平　吴乃川　张勇进　赵　婕

**编　委**（按姓氏笔画排列）

刘　春　上海和平眼科医院

李海生　上海交通大学医学院附属第九人民医院眼科

　　　　中华医学会上海市眼科学会顾问、眼底病学组顾问

吴乃川　上海和平眼科医院

张勇进　复旦大学医学院附属眼耳鼻喉科医院

　　　　中华医学会上海市眼科学会眼底病学组委员

陆　豪　上海市宝山区中心医院眼科

　　　　中华医学会上海市眼科学会委员

　　　　中华医学会上海市中西医结合眼科学会副主任委员

赵　婕　上海市宝山区中心医院眼科

秦　洁　上海市宝山区中心医院眼科

　　　　中华医学会上海市眼科学会眼底病学组委员

彭亚军　第二军医大学附属长海医院眼科

　　　　中华医学会上海市眼科学会眼底病学组委员

蔡季平　第二军医大学附属长征医院眼科

　　　　中华医学会上海市眼科学会眼底病学组委员

陈伟华　上海市宝山区中心医院眼科

# 序

  光学相干断层扫描术（OCT）是近年来进入眼科的又一项新技术,它是集现代光学、声学、电子学、计算机等各领域最新成就于一体的眼科诊断设备。

  虽然OCT在我国应用的时间还不长,但已深受眼科医生的重视和患者的欢迎,其主要原因:一是因为它是一种非接触性检查法,使用方便,不引起受检者不适;二是由于它的高分辨力,能完成临床难以发现的精细眼底分层结构。

  如果说当年眼底镜的出现是为眼科医生打开了诊断眼底病的大门,那么,现在OCT的问世将为眼科医生打开眼底病活体组织分层结构检查的大门,使眼科医生多年来依靠传统的眼底镜及病理组织学检查收集诊病信息的主要方式,瞬间进入了一个可实时了解眼底精细结构的时代,这是一个质的飞跃。OCT技术的推广,还将不断更新眼科医生的知识,极大地推动眼科影像学诊断、治疗和科研水平的提高。

  本书内容丰实,图文并茂,以简洁的文字深入浅出地叙述了OCT的光学原理和工作原理,又以殷实的病例介绍了作者的临床应用经验。因此,我认为本书的出版将有益于提高眼科疾病的诊治水平,更好地为广大病家服务,特此作序。

弓张哲

2006 年 10 月 10 日

# 前　言

1851 年,由于直接眼底镜的诞生,人们首次可以借助眼底镜的帮助,在人的活体上直接观察到隐藏在瞳孔后的眼底,为过去因无法知道的眼底病而导致视功能障碍的患者找到病变的位置和原因,也为内科、神经科病人提供人体血管或颅脑病变诊断的信息。此后,相继出现了裂隙灯显微镜(1911 年)、眼底摄影(1953 年)、眼部超声波(1956 年)、眼底荧光素血管造影(1961 年)、吲哚菁绿血管造影(1989 年)、超声生物显微镜(1989 年)、激光扫描眼底镜(1998 年)等检查法,它们从不同的视角和层次显示正常的眼底形态、结构和病理性改变的特征,为眼底病的诊断和治疗提供客观的依据。但是相对而言,这些检查法对检查目标的观察都是比较宏观的,因为它们提供的信息都未能达到组织细胞学的水平。

1991 年,美国 Huang 等人首次在《Science》杂志上报道了可用于人体进行亚组织学检查水平的光学相干断层扫描成像术(Optical coherence tomography, OCT)的原理和临床应用。眼用 OCT(1994 年)是 OCT 在医学应用上的一个分支,它凭借眼球上从角膜经瞳孔至眼底的一条自然光学通道,未用辅助装置就将 OCT 的扫描光束直接发射到眼器官要检查的部位如眼角膜和眼底而记录下图像。因此,眼用 OCT 是一种无创伤性的检查法,它在操作技术方面比其他学科的创伤性 OCT 检查更为简便,这使它更容易被病人所接受并在临床中有广泛应用的前景。

现代 OCT 仪是一种具有高分辨力的检查仪,它在眼组织中的一般分辨力为 $5 \sim 15\,\mu m$,实验室 OCT 的分辨力已达到 $3\,\mu m$。这个分辨力已比超声生物显微镜(UBM)、眼 B 型超声波、计算机断层扫描和核磁共振检查高出 1 至数个数量级。在眼用 OCT 问世不久就有人把它誉称为亚组织光学切片检查法。

为了更好地叙述眼用 OCT 的记录原理和在临床应用的适应证,本书的叙述内容分为四个部分:第一部分主要介绍 OCT 成像的物理原理,其中包括有关的光学知识和光在眼组织中的传播特性、Michelson 干涉仪的工作原理、眼用 OCT 系统的结构、OCT 扫描方式、OCT 图显示方式、影响 OCT 成像质量的因素;第二和第三部分依次介绍眼前段和眼后段 OCT 仪的结构和它们记录图像的特征,其中包括眼前段 OCT 图的特征、眼后段标志性解剖位置的 OCT 图特征,基本图像的解读,眼底视网膜水肿、出血、渗出、色素沉着、Bruch 膜疣和视网膜脱离等基本病变的 OCT 图特征,并应用 OCT 检查法的理论和知识去重新认识这些基本病变的特征;第四部分主要介绍几种常见眼底病的 OCT 图表现,并结合传统的知识,用新的观点和思维方式来认识这些眼底病的基本特点,更新知识结构,以便更好地为临床服务。

　　由于我们应用 OCT 的时间不长,缺乏实践经验,但我们都被它众多的优点所征服,特别是为它的实用性、便捷性和对眼组织的高分辨率显示等特点所吸引和震撼。它已逐渐成为我们日常眼底病诊疗中不可多得的检查手段。为了推广这种新技术并和同道们一起分享 OCT 在眼病诊治工作给我们带来的新意,我们顾不得经验不足和专业知识浅薄,在繁忙的医疗工作之余齐心合力搜集病案编写此书,借以抛砖引玉献给同道。

　　由于编写时间仓促,书中必然存在许多错误和不足,望广大的读者不吝指正。

　　本书能顺利出版和读者们见面是与上海世界图书出版公司对我们工作的鼎力支持,特别是陆琦总编和顾泓编辑及有关工作人员具体的帮助和指导分不开的。我们在此对他们这种关心医学科学发展的精神表示衷心的感谢!

　　　　　　　　　　　　　　　　　　　　陆　豪　李海生
　　　　　　　　　　　　　　　　　　　　2006 年 10 月于上海

# 目　　录

# 第一部分 光学相干断层扫描成像术的原理

光学相干断层扫描成像术(optical coherence tomography，OCT)是应用测量光回波时间延迟的原理去获得被测组织的分层像。在医学中应用这种原理制成的仪器称为 OCT 仪。在眼科应用的 OCT 仪，分为眼前段 OCT 仪和眼后段 OCT 仪。

## 一、眼科 OCT 仪成像的基本原理

### (一) 回波时间延迟测定法

医用的超声波仪和 OCT 仪都是应用测量回波时间延迟的技术而设计的诊断仪，它们对组织都具有很高的分辨率，而后者比前者具有更高的分辨率。

#### 1. 声回波时间延迟测定的原理

雷达是通过测量声回波时间延迟而计算出飞机高空飞行的高度，这是声波在日常生活和军事上应用的实例。

$$\Delta T = \Delta L / V \qquad\qquad (1-1-1)$$

是在声波和光波测距技术中共同应用的公式。

在声波测距技术中，$\Delta T$ 代表测到的回波时间延迟，$\Delta L$ 是声波的行程，$V$ 是声波的传播速度，大约为 1 500 m/s。

当将式 1-1-1 改写成

$$\Delta L = \Delta T / V \qquad\qquad (1-1-2)$$

这就是日常生活中应用雷达测量飞机高度的原理。我们只要测到发向飞机的声回波时间延迟 $\Delta T$，就可以计算出要测的飞机飞行的高度 $\Delta L$。

眼用超声波的测量原理与雷达测量飞机的距离相似，也是通过测量声波的脉冲回波

时间延迟,计算出组织结构的距离。常规 A 型超声波(10 MHz)对眼部组织的穿透力大约为 40～50 mm,B 型超声波图是 A 型超声波在一个 50°角范围内的连续扫描的结果,它们可用于测量眼球和眼眶内两点间或各点间的距离。

### 2．光回波延迟时间测定

OCT 的测量原理与超声波十分相似,它是测量光波的回波延迟时间 $\Delta T$。因此,也同样可应用公式(1-1-2)计算出 $\Delta L$。这里 $V$ 是代表光波的传播速度,简称光速,它在真空中的速度是 $3 \times 10^8$ m/s。即光速比声速快 2 百万倍,如光波从地球到达月球大约需 1.3 s,而声波到达月球却需要 23.1 天。眼后段 OCT 测量系统应用光源的中心波长为 820 nm,对眼组织的穿透力约为 2 mm,对组织的分辨力(距离)约为 10 $\mu$m;眼前段 OCT 测量系统的光源中心波长为 1 310 nm,对眼部组织的穿透力约为 4～5 mm,对组织的分辨力(距离)为 5～15 $\mu$m。因此,应用在眼前段和眼后段组织检查的 OCT 仪需要应用不同波长的测量光源。

## （二）迈克尔逊干涉仪

眼用 OCT 仪实际上是一台改进的和扩展了功能的迈克尔逊干涉仪。为了更好理解 OCT 的成像原理,我们先阐述与 OCT 成像直接有关的迈克尔逊干涉仪的基本结构和原理。

迈克尔逊干涉仪在现代科学技术的发展中有其悠久的历史和重要的地位。它是根据光的干涉原理制成的精密测量仪器,在工业生产中是用于测量精密器件的长度及它们的微小变化;在教学中它是用于证明光的干涉现象和叙述的干涉现象最经典的实验工具;在医学中,早在眼用 OCT 仪出现前,就有与光纤技术结合制成导入体内用于检查冠状动脉管壁的 OCT 仪。

迈克尔逊干涉仪的结构如图 1-1-1 所示,它应用光的干涉现象通过对测定光回波延迟时间计算出入射光的波长。

图中 $M_1$ 和 $M_2$ 是两块互相垂直放置的平面反射镜,$M_2$ 固定不动,$M_1$ 可以沿精密丝杠 $W$ 作前后微小移动;$G_1$ 和 $G_2$ 是两块与其成 45°相平行放置的平面玻璃板,它们的折射率和厚度都完全相同,其中 $G_1$ 的背面镀有半反射膜,称为分光板(splitter),$G_2$ 称为补偿板。干涉仪光源发出的单色光经一透镜组 $M$ 后形成平行的光束 $L$,落在分光板 $G_1$ 的光束 $L$ 被分成光束 1($L_{in1}$)和光束 2($L_{in2}$),它们分别垂直入射到平面反射镜 $M_1$ 和 $M_2$ 上。入射在平面反射镜 $M_1$ 的光束 $L_{in1}$ 按原路回到分光板 $G_1$ 后,一部分光线透过分光板构成输出光束 1($L_{out1}$)并沿视场 $E$ 的方向传播;入射在平面反射镜 $M_2$ 的光束 $L_{in2}$ 按原光路返回到分光板 $G_1$ 后,一部分光线透过分光板 $G_1$ 和 $G_2$ 后构成输出光束 2($L_{out2}$)并沿视场 $E$ 的方向传播。由于输出光束 $L_{out1}$ 和输出光束 $L_{out2}$ 两者是相干光,因此在视场 $E$ 处可以看到光的干涉现象。在光路中放置补偿板 $G_2$ 是为了避免输入光束 $L_{in1}$ 和 $L_{in2}$ 因 3 次穿过玻璃板的径路不同而产生过大的光程差。因为超过光源相干长度的光程差,可使入射光不能产生干涉

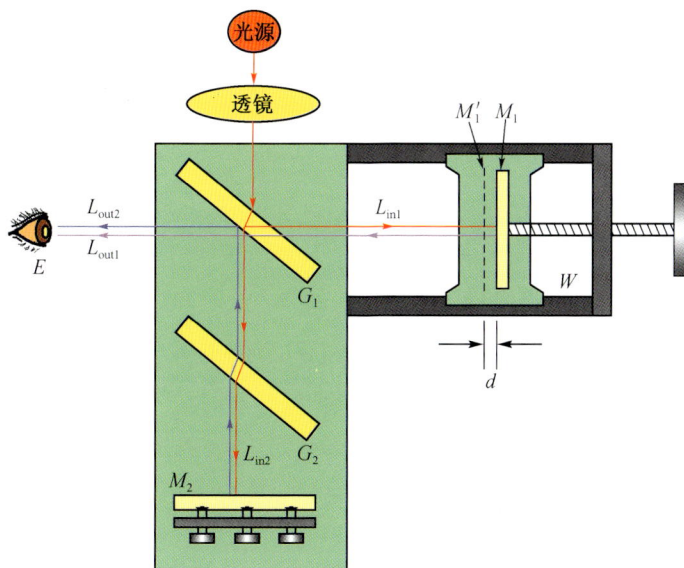

图 1-1-1　迈克尔逊干涉仪结构的示意图

现象。只有在干涉仪的光源是一种单色性较好的光源时,例如激光,由于提高了光程差的容许度,可省去补偿板 $G_2$。

当调整分光板的分光比例使在分光板会合的两束光的波幅相等时,合成光的强度($I$)可用方程式 1-1-3 求得:

$$I = 2E^2(1 + \cos\theta) \tag{1-1-3}$$

在式中的相位差 $\theta = (4\pi/\lambda)d\cos\Phi$,其中 $\Phi$ 角为眼或光接收器与会合光束之间的夹角。

在视场 $E$ 处观察到的干涉现象的变化和反射镜 $M_1$ 的位置有关。由于反射镜 $M_2$ 的位置是固定不动的,来自反射镜 $M_1$ 和 $M_2$ 反射光的时程差实际上是由 $M_1$ 的位置所决定的。通过旋转丝杠 $W$ 可改变 $M_1$ 的位置,如将 $M_1$ 移至 $M_1'$ 时可使光程差发生连续的改变,在视场 $E$ 处观察到的光强度($I$)为明暗交替变化的条纹。因此,在视场 $E$ 处观察到的明暗干涉现象和 $M_1$ 的移动距离 $d$ 有关。由于距离 $d = 1/2\ m^2\lambda$ 或干涉条纹数

$$m = \sqrt{\frac{2d}{\lambda}} \tag{1-1-4}$$

所以通过测得反射镜 $M_1$ 移动的距离 $d$ 和计数某观察点的明暗条纹数 $m$,可求得入射光的波长 $\lambda$。

设入射光在半反射膜内外两侧反射时引起的半波损失相同,则在移动的距离 $d$ 为 0

时,输出光束 $L_{out1}$ 和 $L_{out2}$ 两束光产生相长干涉,在 $E$ 处的视场最亮。当移动距离 $d$ 为 $\lambda/4$ 时,输出光束 $L_{out1}$ 和 $L_{out2}$ 间的光程差为 $\lambda/2$,$L_{out1}$ 和 $L_{out2}$ 两束光产生相消干涉,在视场 $E$ 处的亮度最暗。由此可见,每移动 $\lambda/2$,视场从邻近最亮(最暗)到最暗(最亮)改变一次。这样,视场 $E$ 从第 1 次最亮到第 $N$ 次出现最亮的变化中,反射镜 $M_1$ 的移动距离为 $1/2N\lambda$。因此,通过视场 $E$ 处亮暗变化的干涉现象就能测出反射镜的移动距离,其测量精度高于光源波长的 $1/2\lambda$。

根据式(1-1-4)可知 $\lambda = 2d/m^2$,所以在 OCT 仪中应用光源的波长 $\lambda$ 越短,其测量的精度就越高,但是在实际应用时因同时要考虑到仪器的安全性和实用性,所以并非只考虑光源的波长。

### (三) 光学和声学成像法的比较

眼用 OCT 的成像原理和超声波测量系统的成像原理非常相似。前者是应用光波为媒介,后者是应用声波为媒介,通过测量它们回波延迟时间和被衰减的强度,以模拟复制成组织学的像。

$\Delta L$ 是代表被测波的行程,$\Delta T$ 是代表被测波长的回波时间延迟,根据式 1-1-1,在声波或光波的行程 $\Delta L$ 中可以测量到 $n$ 个 $\Delta t$,它们依次是 $\Delta t_1$、$\Delta t_2$、$\Delta t_3$……$\Delta t_n$,并通过计算获得 $n$ 个 $\Delta l$,即 $\Delta l_1$、$\Delta l_2$……$\Delta l_n$。现设被测两点间的距离为 $\Delta L$,那么 $\Delta l_1 = \Delta l_3 - \Delta l_2$,$\Delta l_2 = \Delta l_4 - \Delta l_3$;这样就能依次获得从 $\Delta l_1$ 至 $\Delta l_n$ 等 $n$ 个 $\Delta l$。$\Delta l$ 是代表测量系统能测量两点间的最小距离即该系统的分辨力,它是反映测量系统性能的重要指标。

光和声是两种具有不同物理特性的介质,特别是它们的波长和频率,它们这种物理特性决定了成像方面具有不同的分辨力($\Delta l$)。由于目前常用超声波测量系统的 $\Delta l$ 为 $10\,\mu m$,而 OCT 测量系统的 $\Delta l$ 为 $5 \sim 15\,\mu m$,所以 OCT 在眼组织结构的分辨率比超声波高出 $10 \sim 30$ 倍。由于 OCT 是一种不需与眼组织接触的检查法,因此它比超声波检查更方便,并受到受检者的欢迎。

## 二、眼用 OCT 检查系统的工作原理

眼用 OCT 具有很高的分辨率,一般它高于 CT 和 A/B 超声检查的水平。眼用 OCT 的检查十分方便,它得益于眼球从角膜到眼底自然存在一条特别适用于 OCT 检查的光学通道,中间不用另外的转接直接将光送到被检查位置。

眼用 OCT 仪基本上是应用了经典的迈克尔逊干涉仪(Michelson interferenmeter)对光回波时间延迟测定的原理。

### (一) 眼用 OCT 检查系统的构成和功能

眼用 OCT 检查系统的基本结构由两部分组成:① 眼用 OCT 主机,② 辅助装置。其

中包括光信号接收器、外差振荡器、模数（AD）/数模（DA）转换器和计算机（图1-2-1）。

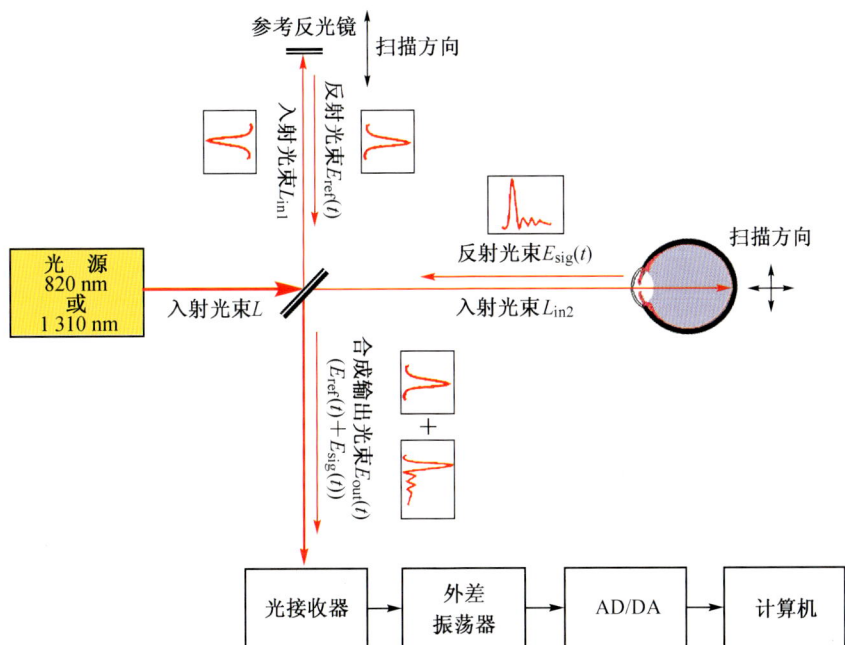

**图1-2-1　眼用 OCT 检查系统的示意图**

光源发出的入射光束 $L$ 沿粗箭头方向进入分光器后分成入射光束 $L_{in1}$ 和 $L_{in2}$。参考反射镜是一个可上、下移动改变距离的反光镜，$L_{in1}$ 经参考反射镜按原路返回至分光板称为反射光束 $E_{ref}(t)$。入射光束 $L_{in2}$ 进入受测眼组织后按原路返回构成反向反射光束 $E_{sig}(t)$，$E_{sig}(t)$ 按细箭头方向在分光器与 $E_{ref}(t)$ 会合后合成输出光束 $E_{out}(t)$。仪器中的光电接受器将含有受检组织信号的 $E_{out}(t)$ 进一步处理，最后在显示器上形成图像。

## 1. 眼用 OCT 主机

眼用 OCT 主机本质上是将迈克尔逊干涉仪的测距光路融入眼底摄像机，构成一台应用光学干涉信号成像的可视性检查仪。有关 Michelson 干涉仪的测距原理可参阅本章中的"迈克尔逊干涉仪"、"眼前段 OCT 检查系统"和"眼后段 OCT 检查系统"的有关部分。随着光学的发展和新技术的涌现，使迈克尔逊干涉仪的光学结构也发生了某些重要的变化。例如光纤通信出现后，在眼科就设计出光纤眼用 OCT 检查系统（图1-2-2），它不仅简化了光路的制造工艺，而且降低了生产成本，有利于眼用 OCT 检查系统在眼科的普及。

眼用光纤 OCT 检查系统中的导光纤维与通常眼用 OCT 检查系统的光源——低相干高亮度发光二极管直接连接。中间通过一个有两路光纤的连接器作为分光器，一路作为干涉仪中的测量通道，另一路作为干涉仪中的参考通道。在测量通道的一端制成一个活动的接头，它可与不同的眼科光学设备连接。光纤连接器的另一端与光敏检测器连接，作为光信号输出。输出的光信号经光电转换、放大、滤波后即可在计算机的 CRT 上显示受测组织的图像。

5

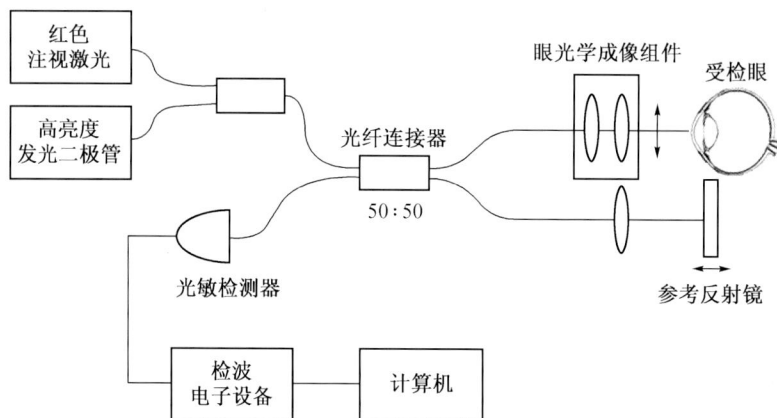

图1-2-2　眼用光纤 OCT 检查系统

（1）光源　对眼用 OCT 仪检查系统的光源主要有以下要求：① 安全。这是 OCT 仪应用中的首选指标，要求在检查过程中即使需要很长时间，也不能损伤眼组织。② 不引起受检者的不适。注视光源和扫描光源必须是低亮度或不可见光，避免在检查过程中因不适感而影响检查效果。③ 对眼组织具有合适的穿透力。可以达到一定深度的眼组织。④ 能获得较高分辨率的像。以充分显示眼组织的结构。

（2）光源选择　由于不同波长的光源具有不同的吸收率和穿透力，所以不同的检查位置需要有不同波长的光源。现在还没有一种合适的光源，既可用于眼前段又可用于眼后段检查。根据解剖特点和临床需要，眼前段 OCT 检查首先要求对眼组织有一定的穿透力和较宽的检查范围，还要求对组织有较高的分辨力，所以可选用较长波长的光源；眼后段 OCT 检查首先要求对眼组织有较高的分辨力，其次要求对眼组织有一定的穿透力，所以应选用较短波长光源。尽管现在已有可同时用于眼前段和眼后段检查的 OCT 仪，但它是应用了两个不同波长的光源。在用光干涉原理设计的眼 OCT 仪中是应用两种不同波长的高亮度发光二极管作为光源。它们的带宽窄，寿命长，性能稳定。在新的眼 OCT 仪中，眼后段 OCT 仪光源的中心波长为 820 nm，带宽为 40 nm；眼前段 OCT 仪的中心波长为 1 310 nm，带宽为 50 nm（图1-2-3）。它们同属于低相干光源，在时间和空间上具有周期性变化和统计学的特性。当通过干涉仪中的参考和测量通道时，其光程差 $\Delta l$ 是等于或小于光的相干长度，因此它们的测量精度（$\lambda/2$）分别为 410 nm 及 655 nm，这在临床上已达到相当高的分辨力。由于它们的波长位于非可见光的近红外端，所以不会引起受检者的不适感。OCT 仪的扫描光源强度是根据国际光学及美国光学协会的标准设计的，它们在角膜面上的曝光强度其功率分别小于 0.8 mW 和 9 mW，所以在临床应用中是绝对安全的。

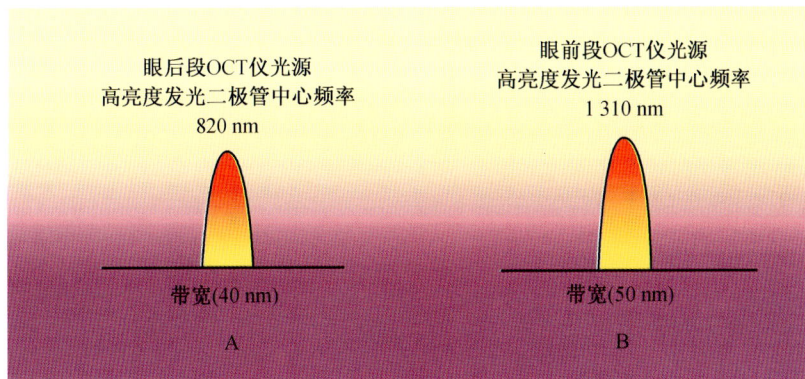

**图 1-2-3 眼用 OCT 仪光源的波长和带宽**

图 A 表示用于眼后段 OCT 仪的光源,其中心波长 820 nm,带宽 40 nm;图 B 是可用于眼前
段 OCT 仪的光源,其中心波长 1 310 nm,带宽 50 nm。

(3) 光程差与干涉现象 从图 1-2-1 可理解光程差的测量原理和相干光产生干涉的现象。从光源发出的光束 L 入射到一个部分反射的分光板上,光被分成两束相干光:一束为参考光 $L_{in1}$,另一束称测量光 $L_{in2}$。这两束光束分别在两条通道即干涉仪的已知距离的两臂中传播,分别到达参考反射镜和被测目标角膜或眼底后都将从原光路返回。从参考反射镜反射回来的光称为参考光束 $E_{ref}(t)$;从被测目标角膜或眼底反向反射或散射回来的光束称为信号光束 $E_{sig}(t)$,其中含有从组织中测得的信息。参考光束 $E_{ref}(t)$ 和信号光束 $E_{sig}(t)$ 返回到分光镜时我们可以根据它们到达分光镜的时间差计算出延迟时间 $\Delta T$,并从经历不同的光程计算出通道差,即光程差 $\Delta L$。

光程差 $\Delta L = E_{sig}(t) - E_{ref}(t)$,干涉现象只发生在通道差 $\Delta L \leqslant$ 相干长度时。如果通道差 $\Delta L$ 很大,这两束光是不相干的或是无关的。根据光发生干涉的基本条件,当在参考反射镜扫描时,只有干涉仪的通道差 $\Delta L \leqslant$ 相干长度时才发生干涉。因此实际上发生干涉的长度 $\Delta z$ 是由光的相干长度决定的(图 1-6-7B)。式(1-2-1)是表达参考光和测量光在振荡电场中的函数形式:

$$E(t) = E\cos\left[(2\pi\nu)t - (2\pi/\lambda)z\right] \qquad (1-2-1)$$

因为光波是由振荡的电场和磁场组成的,当两束光结合在一起时,就能发生干涉的现象。按照构成两束光的电场和磁场不同的振荡相位,它们可以相互加强也可以相互削弱。当两束光在相位内相加就增强;反之,当两束光在相位外相加就削弱。$E_{out}(t)$ 是表示干涉仪的输出电场信号光束和参考光束电场的和。

式(1-2-2)是表示干涉仪 $E_{out}(t)$ 输出电场的数学式:

$$E_{out}(t) \approx E_{ref}(t) + E_{sig}(t) \qquad (1-2-2)$$

干涉仪的输出光信号 $E_{out}(t)$ 可用光信号检测器来测量。

### 2．辅助设备

（1）光信号检测器　光信号检测器是具有高度敏感性的接收器和换能器，它能测量到由干涉仪输出的具有数微米分辨力的回波信号，它们相当于位于角膜面入射光强度的-50～-95 dB 的量。在图 1-2-4 的 A 图表示来自干涉仪一次的纵向反向回波，这些信号中含有非 OCT 的杂波和噪声，需要经过一外差振荡器进行处理。图 1-2-4B 图是代表经外差测量技术处理后的纵向反向散射信号波。光接受器接收到的输出光信号与参考通道返回的参考光信号 $E_{ref}$ 或在测量通道返回的合成光信号 $E_{sig}$ 的强度成正比。为了把说明众多信号的处理过程简化，现在假设在已知通道中返回的信号只是一个而不是多个，那么信号通道的长度是 $L_{sig}$，参考通道的长度是 $L_{ref}$，通道差 $\Delta L = L_{sig} - L_{ref}$。从干涉仪来的输出信号强度将如发生干涉的通道差 $\Delta L$ 那样地振荡，从式 1-2-3 中可看出有关干涉仪输出强度 $E_{sig}$、$E_{ref}$、和通道差 $\Delta L$ 的函数关系：

$$I_{out}(t) \approx (1/4)\left[ E_{ref} \right]^2 + (1/4)\left[ E_{sig} \right]^2 + (1/2)E_{ref} \cdot L_{sig} \cos\left[ 2(2\pi/\lambda)\Delta L \right]$$

$$(1-2-3)$$

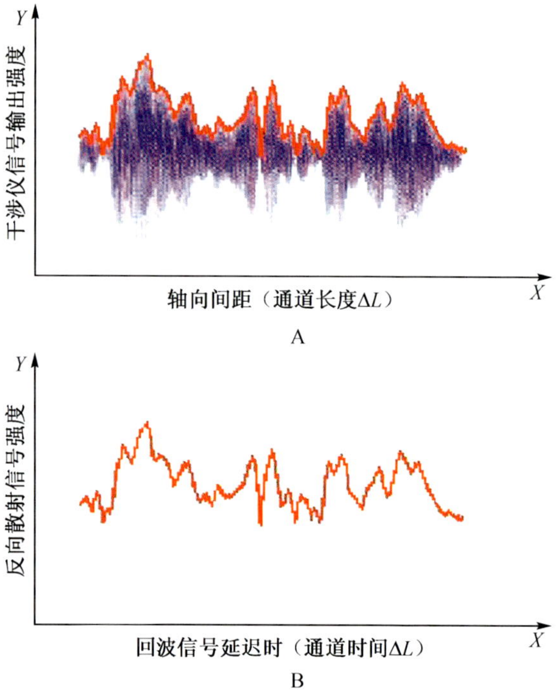

图 1-2-4　干涉仪和 OCT 仪输出信号的反向散射波测量法

　　A 图和 B 图表示应用光学外差测量法对反向光学信号的测量。A 图 Y 轴代表干涉仪信号的输出强度，X 轴代表轴向间距 $\Delta L$。从图中可看到干涉仪的输出，信号是包含在反向回波信号的包络中，它的强度是和入射光信号及参考光信号强度成正比。B 图表示在 OCT 仪中同样应用这种光学外差测量法可测得从眼组织中测得反向散射光信号，它也存于反向回波信号的回波中，图中波形取其 1/2 的正相值，Y 轴代表信号的强度，X 轴是回波信号的延迟时 $\Delta L$，经换算后可同样获得轴向间距。

OCT 仪是测量反向散射信号强度,这种测量技术已被应用在其他干涉仪的测量技术中,它被称为光学外差测量法(图 1－2－4)。

（2）模数（AD）/数模（DA）转换器　光检测器将经过外差振荡器调频后的光信号传输给 AD/DA。标准 OCT 应用的 AD/DA 为 10 位,其转换速率为 1 024/单位时间。其横向取样时间为 2.5 ms,纵向每点的转换时间为 2.44 $\mu s$。

目前应用的后段 OCT 仪的测量深度为 2 mm,其轴向的分辨力为 1.95 $\mu m$,即可构成 1.9 $\mu m$ 大小的像素,此值为目前纵向测量的最高分辨力。关于横向的分辨力,按目前 OCT 仪应用的 400 Hz 计算其分辨力在测量 3 mm 长度时为 7.5 $\mu m$,测量 6 mm 长度时为 15 $\mu m$。由此可见,目前 OCT 仪的纵向分辨力为 1.95 $\mu m$,已达到组织细胞学的检查水平,但是其横向的分辨力还稍显逊色,如欲进一步提高 OCT 仪的横向分辨力必须应用转换速度更快的 AD/DA。目前正在研究的高速 OCT 仪,其横向分辨力可达到 3 $\mu m$。

（3）眼底摄像机　一台红外线摄像仪用于提供实时记录 OCT 时的眼底的位置,观察 OCT 检查系统的扫描图形,内置的低亮度绿色注视点可用于调整眼底的记录位置。OCT 仪中的闪光眼底摄像机可在 OCT 检查系统扫描结束时摄下眼底扫描的位置。

（4）计算机　计算机通过相应的软件建立 OCT 仪与操作者间的对话、操作者与受检者间的联系,控制仪器各部分的工作,担任着 OCT 图信号的储存和处理,控制 OCT 光束在视网膜上的扫描位置和成像。这些不同的扫描图像是专门为记录位于视网膜上不同的解剖位置和不同的视网膜疾病而设计的。计算机内还建立了庞大的数据库,为医学科学研究提供各种不同的资料,为眼底病的诊断和研究提供其他影像学目前还无法提供的信息。

## （二）眼前段 OCT 检查系统

### 1. 眼前段 OCT 检查系统的光路

为了要把扫描光束的焦点落在角膜面上,眼前段 OCT 和眼后段 OCT 检查系统有着不同的光学径路,它很像眼科常用的裂隙灯显微镜的光路(图 1－2－5)。

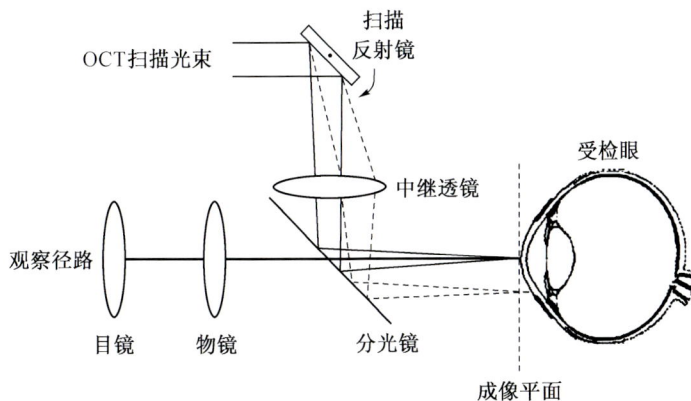

图 1－2－5　眼前段 OCT 检查系统光路(引自参考文献 1)

图1-2-5表示由目镜和物镜一起构成的显微镜光路,它可直接或通过视频照相机或计算机显示器的分窗口观察眼的前段。它的视域的大小是由目镜和物镜的放大率决定的。OCT扫描光束经过一个与分光镜连接的中继透镜组聚焦在径路图的成像平面上。操作者可自主地将OCT的扫描光束放置到要检查位置的最佳焦面上。

眼前段OCT的检查范围应包含角膜、前房、前房角、虹膜和晶状体。为了能在一次检查中同时记录到上述结构的像,要求OCT检查系统的扫描宽度能达到15 mm,纵向扫描深度至少达到5 mm。

### 2. 眼前段OCT成像

眼前段OCT的成像原理大体分为平移扫描记录法和弧形扫描记录法。

角膜是由两个不同曲率半径的非球面所组成,应用平行移动的扫描光束所记录的图像,必然产生像的严重失真,例如应用眼后段OCT仪记录的角膜OCT图,它不仅图像很窄,而且显示图像两侧模糊,因此应用了另一种称为弧形扫描记录的技术。

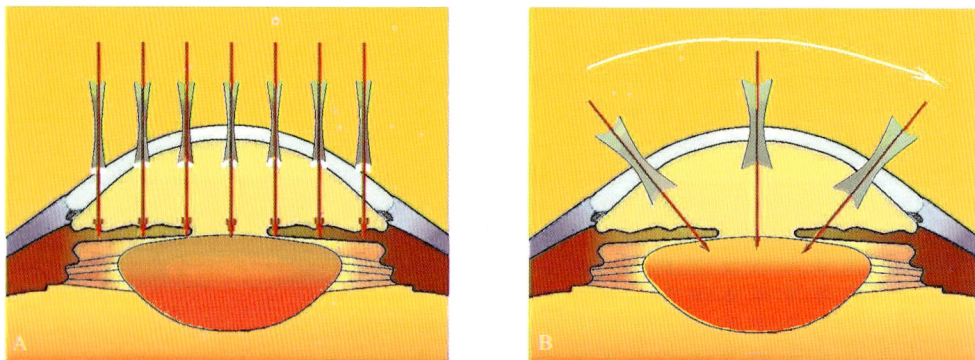

图1-2-6　平行和弧形扫描入射光束的焦面与眼角膜面的关系

图A是表示平移扫描的平行入射扫描光束,在扫描时光束的景深不能全部落在眼角膜内,故可严重影响到记录像的大小和质量;图B是表示弧形扫描记录时入射扫描光束焦点和眼角膜的关系。弧形的箭头代表入射光束的焦面与眼角膜面基本保持平行的关系,其半径的中心位于晶状体后囊的中点上,它保证记录的目标始终位于扫描光束的景深内。

(1)平移扫描记录法　图1-2-6A表示平行扫描光束记录的情况,它显示位于角膜中央的扫描光束焦点只能在有限宽度内有较好的质量,但是到角膜周边部其聚焦质量明显变差。这表明在1个平行焦面上扫描所记录到的OCT图,其周边部是模糊不清的,因而扫描宽度也受到成像的限制。为了克服扫描宽度太小及周边部像模糊不清的缺陷,一是需要提高光学的性能,增加景深,二可通过变焦分区记录,然后应用计算机的拼接技术完成整个记录。

(2)弧形扫描记录法　为了克服平移扫描成像的缺陷,有人应用了同轴弧形扫描成像的技术,使扫描光束的焦点从一个与角膜不等距的面变成与角膜等距的曲面,再通过增强景深的技术就能增加扫描的宽度和提高像的质量。图1-2-6B表示弧形扫描记录法的记录技术。它的扫描光束的入射角始终与角膜的曲面垂直,保证入射的光束与角膜基质内的纤维板层保持垂直,并使角膜和眼前段的结构都基本位于扫描光束的景深内。

（3）扫描光束的波长　现在眼前段 OCT 仪的光源是采用 1 310 nm 波长,它对眼组织有较好的穿透力,其纵向的分辨力为～$4.88\,\mu m$,横向的分辨力同眼前段 OCT 仪。横向分辨力和扫描的长度有关。眼前段 OCT 仪有很高的曝光安全系数,它的光源功率可在比后段 OCT 仪高出 10 多倍的条件下工作而不损伤眼底。为了增加 1 310 nm 波长光源的穿透力,它可以通过提高功率来完成,所以 1 310 nm 波长的高亮度发光二极管是目前应用在眼前段 OCT 仪中比较合适的光源。

图 1-2-7 是用眼前段 OCT 仪记录的 OCT 图。图像宽度为 15 mm。能清晰地看到眼前段的结构,它包含角膜、巩膜、虹膜、睫状体、晶状体的前囊,可清晰地区分巩突、角膜的分层结构,角膜与巩膜的镶嵌关系,构成前房角的各个壁、小梁网状结构和位于巩膜内的施林氏管。图像中最强的信号来自角膜中部的表面,高强度散射的巩膜和虹膜;少量的散射来自角膜。在记录角膜的 OCT 图时,会看到图像中央比较清晰,而图像的两侧即角膜的周边部相对比较模糊,这和角膜面是一个非球面有关。它使从角膜中央到角膜周边部的散射强度逐渐减弱,这种信号的减弱还和扫描光束在扫描过程中和角膜内与角膜表面平行排列的纤维板层入射角发生改变有关。

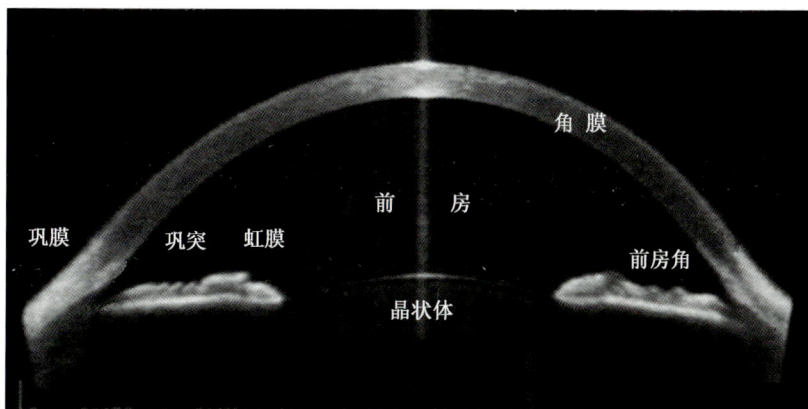

图 1-2-7　眼前段的 OCT 图

图 1-2-8 是应用眼前段 OCT 仪、眼后段 OCT 仪与超声生物显微镜(ultrasound biomicroscopy, UBM)记录结果的比较。图中可清楚地看到,眼前段 OCT 仪对眼组织的穿透力比眼后段 OCT 仪高,但是前者的分辨力不如后者。虽然,UBM 对眼组织的穿透力强于这两种 OCT 仪,但它的分辨力不如 OCT 仪。近年推出的眼前段 OCT 仪不仅具有很高的分辨力,而且使用更方便。由于它记录时不需与眼组织接触,所以它受到医生和受检者的欢迎。

**图 1 - 2 - 8  OCT 与 UBM 成像**

图 A、图 B 和图 C 分别是用眼前段 OCT 仪、眼后段 OCT 仪和 UBM 记录的眼前段 OCT 图。比较它们的记录结果,可看到眼前段 OCT 对组织的穿透力高于眼后段 OCT。眼后段 OCT 对组织的分辨力高于眼前段 OCT。UBM 对眼组织的穿透力高于眼前段 OCT 和眼后段 OCT,但它对组织的分辨力不如眼 OCT 仪。

## (三) 眼后段 OCT 检查系统

### 1. 眼后段 OCT 检查系统的光路(图 1 - 2 - 9)

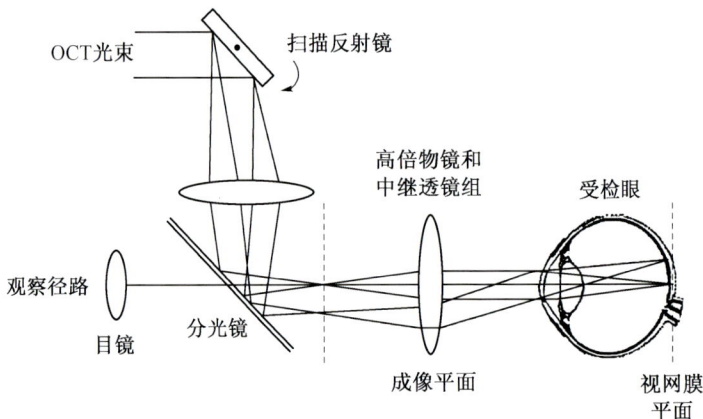

**图 1 - 2 - 9  眼后段 OCT 检查系统光路(引自参考文献 1)**

为了使操作者能方便地看到眼底,眼后段 OCT 在裂隙灯显微镜的光路中加入一个高倍的物镜,相当于手持 78 D 的凸透镜,把视网膜的像首先在仪器内部中转到像的平面上,然后通过视频照相机或红外线摄像仪将落在这个中转平面上的视网膜像转送到计算机显示器的附设窗口上,这样操作者就可以在监视器的窗口上实时地看到眼底,并把扫描光束的图标放置在要记录的眼底上。

视网膜成像的放大率和视场大小取决于物镜和其他光学附件的屈光度。标准的仪器具有～30°的视野。OCT 光束的焦点是在患者的配合下,通过眼前物镜和中继透镜置于受检眼的视网膜上,对有屈光不正的受检者,通过调节物镜距离补偿受检者屈光度。在记录 OCT 图时,在监视器的窗口上可清晰地看到眼底,同时还能看到引导扫描的光束。扫描光束的光斑直径经聚焦后一般为～20 μm 大小。

### 2. 眼后段 OCT 成像

(1)扫描光束的焦点  OCT 仪横向扫描光束的扫描位置是由机内可作 X－Y 两个扫描方向互相垂直的反射镜所控制。这种光学设计可确保反射镜的扫描角度不变,并使 OCT 横向扫描光束的焦点始终落在视网膜上,保证了 OCT 扫描光束的焦点是以瞳孔区为支点进行线扫的垂直向和横向和环扫。

检查中必须固定患者的眼位,让它保持在眼物镜焦点的景深内,如果患者的眼位离开景深的范围,OCT 仪光束的移动和旋转支点就会离开瞳孔区,结果引起光反射减弱或记录不到反射光的信号(图 1－2－10)。

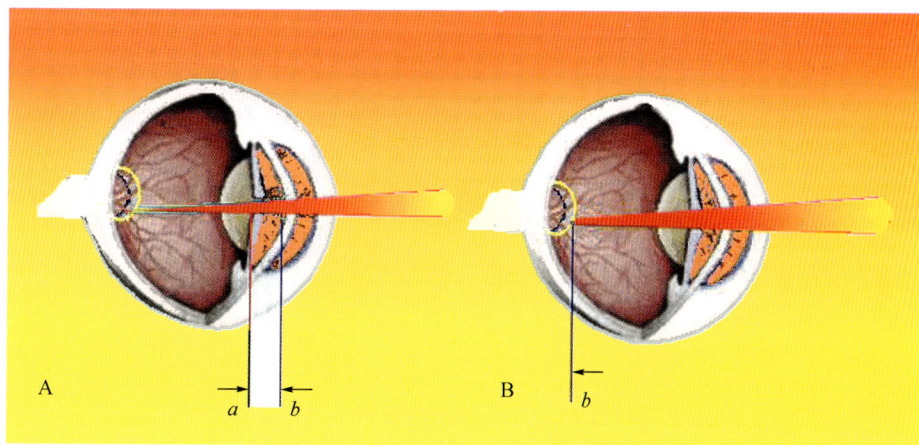

**图 1－2－10　以瞳孔区作为 OCT 扫描光束的支点**

图 A 表示以瞳孔区为支点进行的线向扫描和环形扫描。a 和 b 间的光束线段是扫描光束景深的范围,记录时焦点的前后移动不允许越过这个范围。若扫描光束在作线向扫描或环形扫描时,移动的前后范围越过此线段的 a 点或 b 点(图 B,b 点进入玻璃体),则会引起像的失真或根本记录不到像。

(2)控制眼位  受检者的眼位是由设在仪器外的注视光点所控制,仪器内部还设有一个内注视靶,操作者可在计算机监视器的窗口上应用内注视靶来控制患者的眼位,然后将 OCT 的扫描光束精确地定位在要检查的位置上。当 OCT 光束扫描时,操作者可在计算机监视器的窗口上实时看见眼底图像和 OCT 扫描光束的图形。记录时,患者看到的 OCT 扫描光束是一束很细的与记录光同步的红色引导光。

(3)像素大小和像素数　图像的清晰度取决于像素的大小和像素数。图像的像素越小,像素数越多,其分辨率就越高,结果图像的清晰度就越高。

图像的清晰度是受到扫描速度和扫描宽度影响的。记录开始时,OCT 检查系统的扫描光束先是高速行进,同时保持扫描焦点正确地落在记录的视网膜位置上,一旦采集到 OCT 图的数据,OCT 光束被自动切换成慢速扫描以获得有较高像素数的图像。

当扫描的速度不变时,像素的大小和像素数和扫描的宽度有关(图 1 - 2 - 11)。

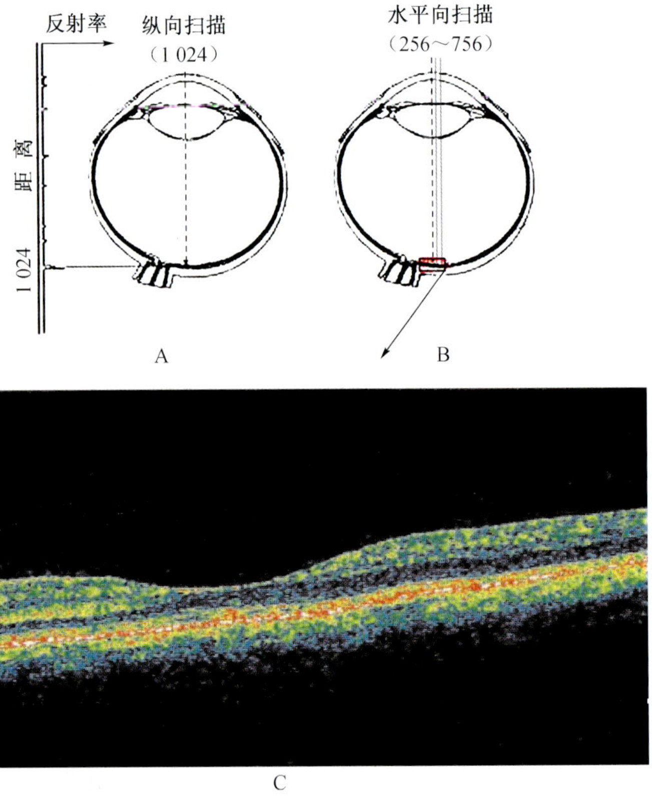

图 1 - 2 - 11　纵向和横向扫描的眼底 OCT 图

图 A 表示眼底 OCT 的纵向扫描图,其 $X$ 轴代表测定的距离,当扫描光束的焦点放在视网膜面时,仪器的光学性能决定其探测的深度一般为 2 mm,当取样数为 1 024 个时,纵向分辨率为 1.9 $\mu$m;纵向每组采样时间为 2.50 ms,其每点的采样时间为 2.44 $\mu$s;图 B 表示横向扫描图,其宽度为 3 ～ 10 mm,其取样数有 128、256、512 和 756 个。当横向扫描速率为 400 Hz 时,其横向分辨率取决于扫描宽度,例如扫描宽度为 3 mm 时,其分辨率为 7.5 $\mu$m,扫描宽度为 6 mm 时,其分辨率为 15 $\mu$m。

# 三、OCT 成像的扫描方式

根据眼底解剖学和组织学的特征和临床诊断的需要,OCT 成像的扫描方式一般分为两大类,即线向扫描和环形扫描。对于不同型号的产品都有自己作为记录条件的设定,规定其扫描的不同参数(如扫描数、扫描方向、扫描角、扫描长度等)和扫描图案。

OCT 成像的扫描方式,使用者可根据检查的需要,按各机型的规定选择成像的扫描方式。本篇主要按已为国内多家医院使用的 Zeiss STRATUS OCT 提供的操作说明为例介绍用于临床 OCT 成像的扫描方式。该机型的主要性能是扫描率 2.5 ms/Ascan,纵向扫描深度为 2 mm,扫描像素数的可调范围为 1 024(纵向)×128(横向)～1 024(纵向)×768(横向)个。

## (一)线向扫描法

### 1. 单线扫描记录法 ━━━━

单线扫描是 OCT 的基本扫描形式之一,横向扫描长度在 3 ～ 10 mm 范围内可选。横

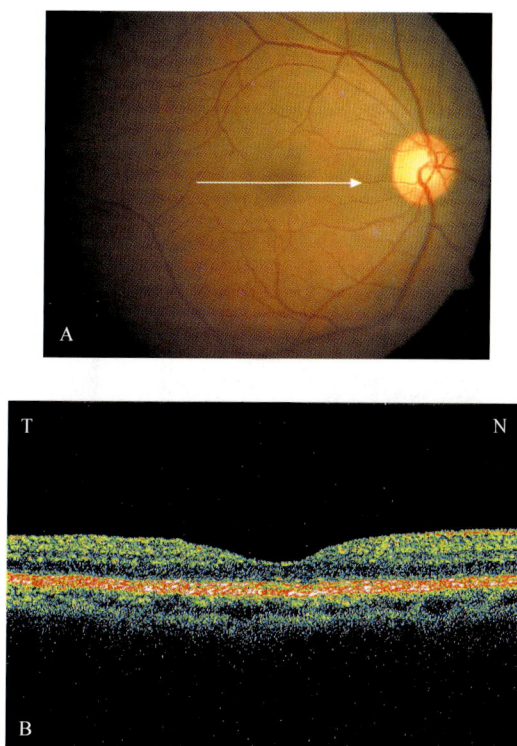

**图 1 - 3 - 1　经黄斑区水平向扫描的正常 OCT 图**

图 A 为右眼眼底照相,图中的白色箭头表示记录 OCT 图的扫描方向和位置;图 B 是按图 A 的箭头表示的扫描方向所记录的黄斑区 OCT 图。其扫描方向是从眼底的颞侧(T)到鼻侧(N),扫描位置是黄斑区。

向扫描与水平线成角,默认像是水平线(0°),长5 mm。在记录前,先将可见光的引导扫描线定位在要检查的眼底位置。每例可反复多次记录而不必返回到主窗口重新启动。

图1-3-1显示用水平向扫描线记录的正常眼底的OCT图。

### 2. 光栅线扫描记录法

扫描图案是在一个矩形区域内,由一组有6～24条间隙相等的平行直线所组成的光栅。OCT图的长度和宽度在3～10 mm范围内调节。默认的扫描图案是在边长3 mm正方形中含有6条间隙相等的平行直线,扫描次序是先上后下,扫描方向从鼻侧到颞侧。用于记录黄斑区OCT图的扫描法。

图1-3-2是用3条间隙相等的平行直线在黄斑区记录的OCT图。

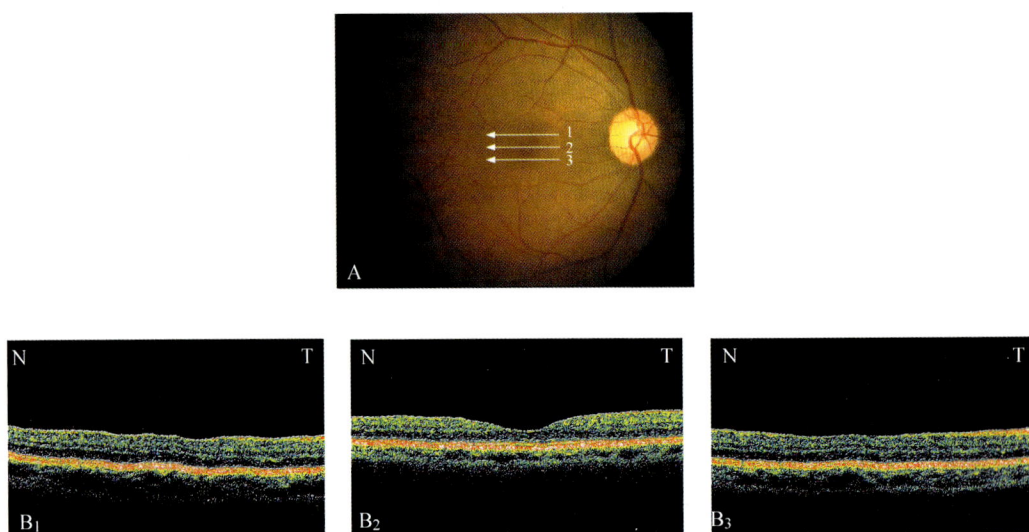

**图1-3-2 正常黄斑区平行线扫描记录的OCT图像**

图A中的白色箭头代表记录黄斑区OCT图中用的3条间隙相等的平行扫描线,其扫描方向是从黄斑区的鼻侧(N)到颞侧(T);图B₁、图B₂和图B₃是从图A中依次从上至下的3条平行扫描线所记录到的OCT图。

### 3. 十字交叉线扫描记录法

扫描图案由两条互相垂直的直线相交形成的十字所构成,垂直线和水平线的长度都在3～10 mm范围内供选择。扫描的方向垂直向是从下而上,水平向是从鼻侧到颞侧。默认两直线的长度是3 mm。可用于记录黄斑区中心凹的OCT图。

图1-3-3是用十字交叉线记录的黄斑区OCT图。

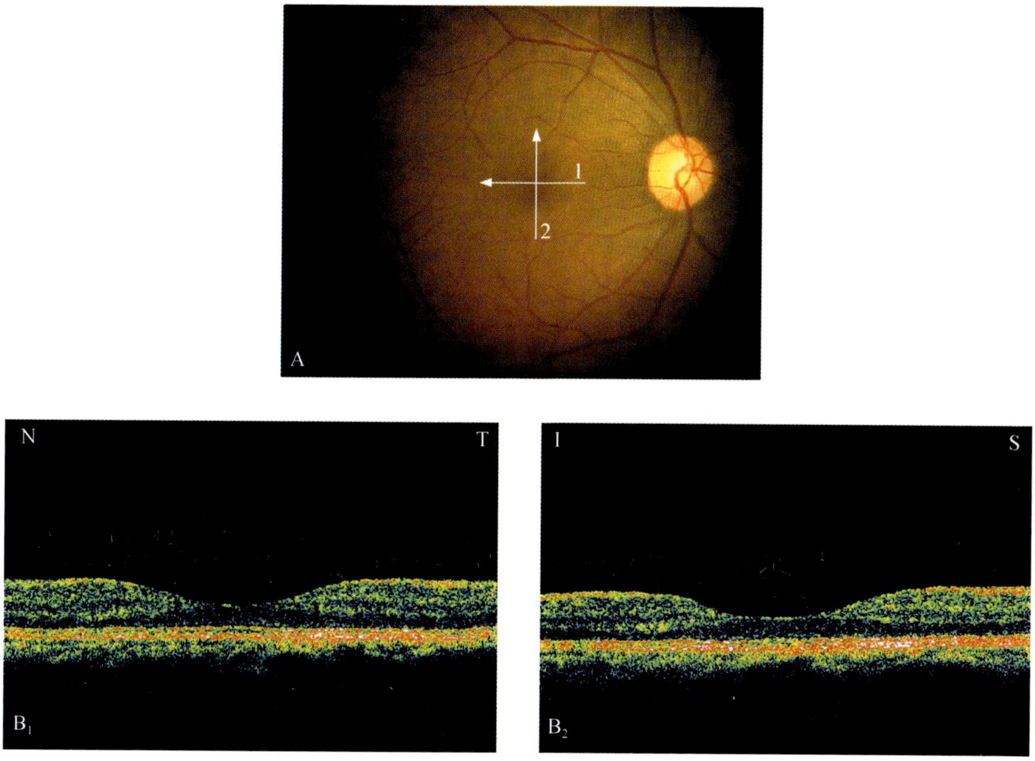

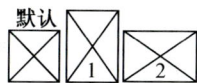

**图 1-3-3　正常黄斑区十字线扫描的 OCT 图**

图 A 显示将十字形白色箭头的交叉点放在黄斑区的中心,扫描线 1 是水平向扫描,它是从黄斑区的鼻侧扫描到颞侧,扫描线 2 是垂直向扫描,它从黄斑区的下方至上方;图 B₁ 和图 B₂ 是代表扫描线 1 和扫描线 2 经黄斑区中心凹记录的 OCT 图。

### 4. 放射线扫描记录法

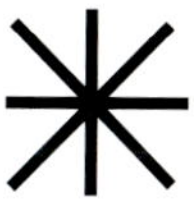

扫描图案由一组 6～24 条经过同一个中心、间隙相等的放射状直线组成。扫描线的长度可在 3～10 mm 范围内调节。默认图形的线数为 6 条,扫描线长度 6 mm。6 条直线的扫描顺序为 1～6 排列:右眼采取顺时针方向,依次为 90°,60°,30°,0°,330°,300°;左眼采取逆时针方向,依次为 90°,120°,150°,180°,210°,240°。它是一种既可用于记录黄斑区也可用于记录视盘的扫描记录法。

图 1-3-4 是用默认固定 6 条放射线扫描记录法记录的 OCT 图。

### 5. X 线扫描记录法

X 线扫描是由矩形的两条对角线在交叉中心所构成的 X 形扫描法。矩形的高和宽可在 3～10 mm 范围内调节,改变 X 形扫描线的长度和角度,如将图案中的"1"修改成"2"或将"2"修改成"1"。默认的 X 线扫描图案是由边长为 3 mm 的正方形的两条对角线组成。本扫描图案是用于记录临床关心的中心凹一点和的黄斑区周边部的 4 个位置的差异。

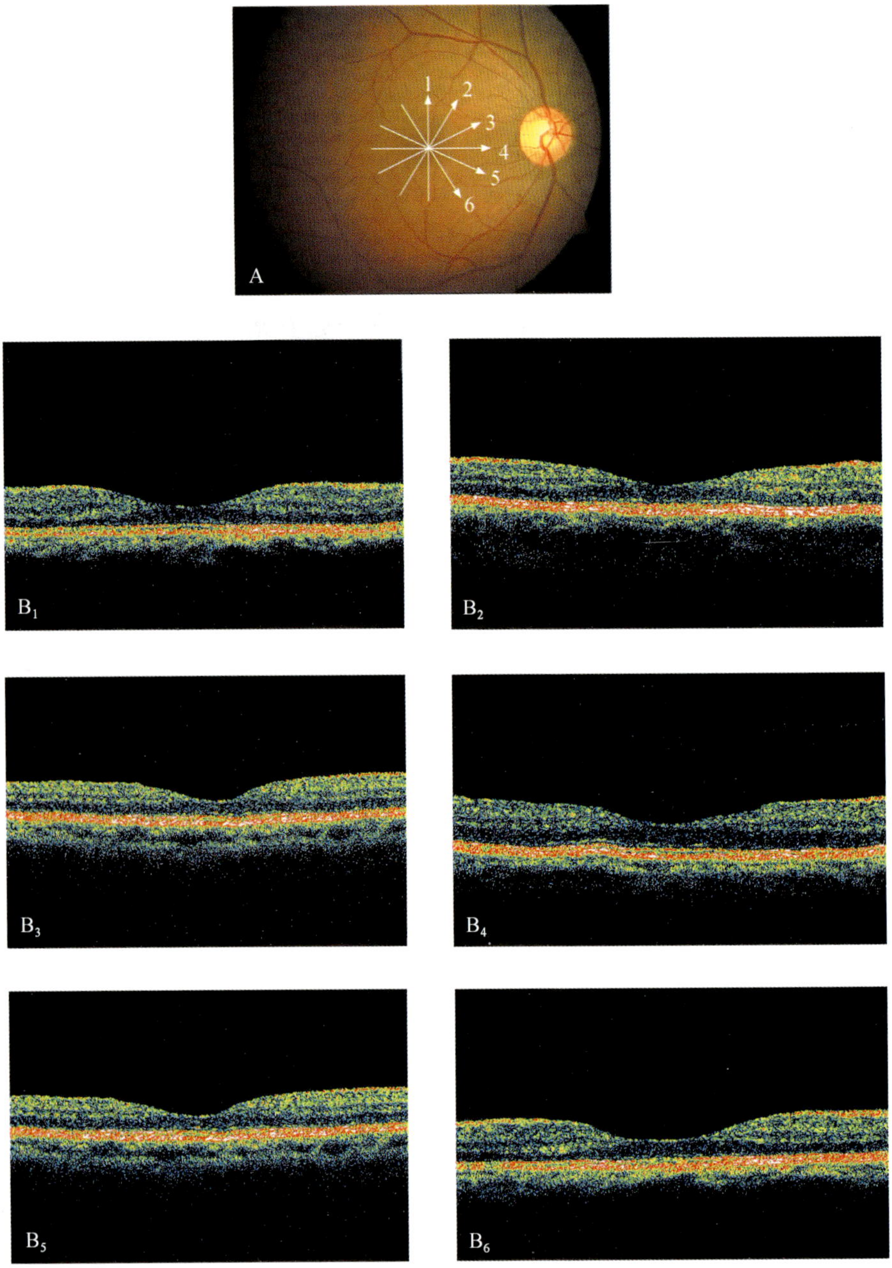

图 1-3-4　正常黄斑区放射线扫描记录的 OCT 图

图 A 表示放在黄斑区中心的 6 条放射状扫描线，它们扫描的方向如箭头所示。图 $B_1$ 至图 $B_6$ 是分别代表经黄斑区中心凹 6 个不同轴位、等角度记录的 OCT 图。它测得的数据在计算机软件处理下，可建立造黄斑区组织结构的伪三维图。

图 1-3-5 是用 X 线扫描法记录的 OCT 图。

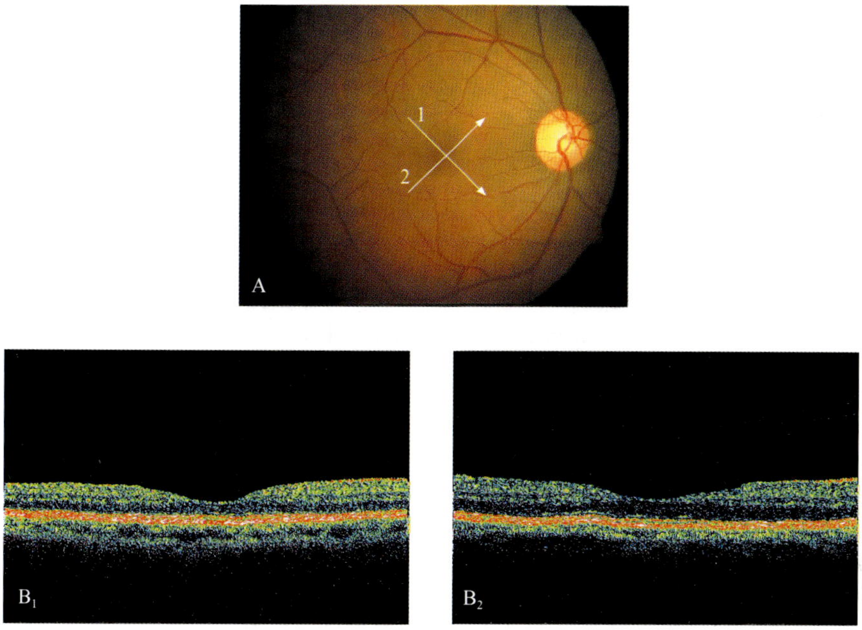

**图 1-3-5 正常黄斑区 X 线扫描 OCT 图**

图 A 是表示由矩形的两条对角线 1、2 所构成的 X 形扫描法,扫描方向如箭头所示。图 $B_1$ 和图 $B_2$ 是用图 A 中的扫描线 1 和扫描线 2 在正常黄斑区记录的 OCT 图。

## (二) 环形扫描法

环形扫描法是 OCT 的另一种基本扫描形式,它适用于记录以黄斑区中心凹或以视乳头(盘)为中心的环形区的 OCT 图。

### 1. 单环扫描记录法

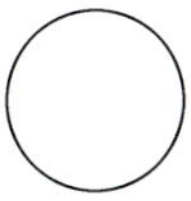

用于测定视乳头(盘)周围视网膜神经纤维层的厚度。单环扫描的半径可根据视盘的大小实时调整。扫描方向对右眼是起于 9 点,顺时针转动,对左眼是起于 3 点,逆时针转动。

默认扫描图案是直径($\Phi$)3.46 mm 或半径($R$)1.73 mm,周长 10.87 mm 的环。常用于评价青光眼视乳头(盘)周围视网膜神经纤维层厚度的改变。

图 1-3-6 是用一直径($\Phi$)3.46 mm. 单环扫描记录的视盘周围视网膜神经纤维层厚度的 OCT 图。

**图1-3-6　单环扫描记录法记录的盘周视网膜神经纤维层厚度的OCT图**

图A表示在视盘周围进行单环扫描的圆环,其直径为3.46 mm,扫描方向为顺时针转动,始于9点钟止于9点钟;图B是由图A中的单环扫描所记录的圆柱体的OCT图,然后在圆柱体的9点钟处剪开展平后得到的OCT图,因此从图B的左侧至右侧分别代表盘周颞(T)上、上方(S)、鼻侧(N)、下方(I)和颞(T)下的OCT图。

## 2. 同心3环扫描记录法 ◎

扫描图案是由3个间隙相等的半径依次为1∶2∶3的同心环所组成。这种记录方法是专门为观察有一共同中心的3个不同半径环形扫描的视网膜神经纤维层厚度而设计的。默认扫描图的半径($R$)依次为0.9 mm、1.81 mm和2.71 mm。

图1-3-7是应用同心3环扫描记录法记录的右眼盘周视网膜神经纤维层厚度的OCT图。

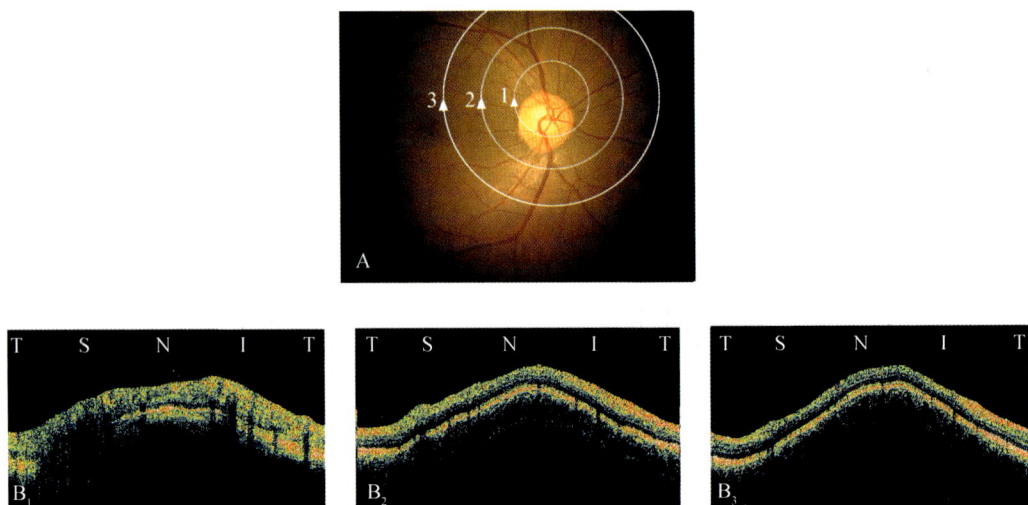

**图1-3-7　盘周同心3环扫描记录法记录的OCT图**

图A表示在盘周的同心3环图案的扫描位置。图B₁、图B₂和图B₃是依次用半径($R$)为0.9 mm、1.81mm和2.71 mm记录的OCT图。

## 3. 视网膜神经纤维层厚度地形图记录法 

视网膜神经纤维层地形图是由一组预先设置 6 个不同半径的同心环所组成的扫描图

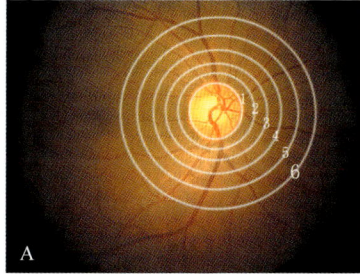

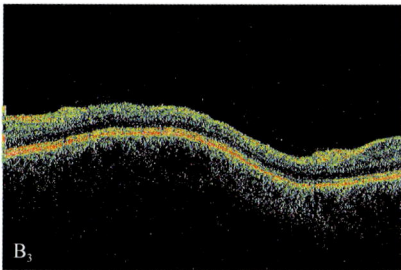

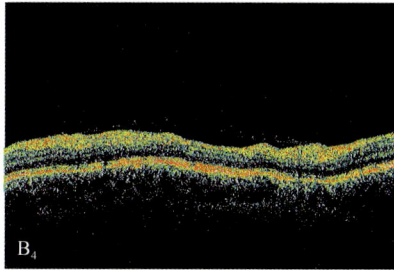

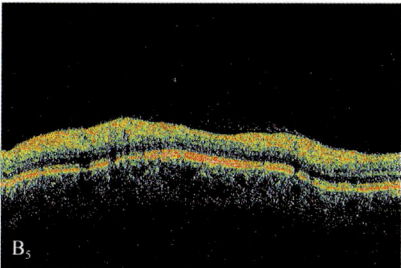

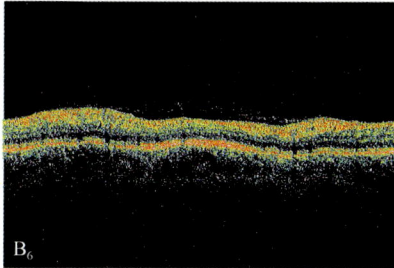

21

**图 1 - 3 - 8  盘周视网膜神经纤维层厚度地形图记录法记录的 OCT 图**

图 A 表示 6 个同心环图案在盘周扫描记录的位置。图 $B_1$、图 $B_2$、图 $B_3$、图 $B_4$、图 $B_5$ 和图 $B_6$ 是分别从半径($R$)依次为 1.44 mm、1.69 mm、1.90 mm、2.25 mm、2.73 mm 和 3.40 mm 扫描环记录到的盘周视网膜神经纤维层厚度的 OCT 图。

案,这 6 个扫描环的半径($R$)和扫描次序的排列如下:1.44 mm→1.69 mm→1.90 mm→
2.25 mm→2.73 mm→3.40 mm。视网膜神经纤维层厚度地形图提供了视盘边缘不同距离
的视网膜神经纤维层厚度,有利于动态地观察和评估视网膜神经纤维层厚度的变化,可早
期发现异常情况。

图 1-3-8 是用 6 个不同半径扫描环记录的 OCT 图,它们提供了离视盘周围 6 个不
同距离的视网膜神经纤维层厚度。

### 4. 正比环形扫描记录法 ✛

正比环形扫描法允许修改扫描环的半径适用于不同大小的视盘,获得在相同条件下
多次扫描的结果,并取其平均值。默认图形的扫描环半径($R$)为 1.5 mm,比例参数的变
化范围是 1~2。每次扫描记录前可以通过调整比例参数修改扫描环的半径,使之与视
盘大小相匹配。采用这种记录技术,可在前后多次不同时间的记录中应用同一半径扫描
环记录 OCT 图,以确保记录结果的可比性。

图 1-3-9 是表示正比环形扫描的记录技术,用经修改后两个不同半径扫描环所记
录的 OCT 图。

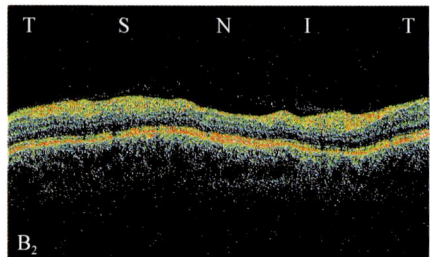

**图 1-3-9　正比环形扫描记录的 OCT 图**
图 A 表示经修改后的两个不同半径的扫描环在盘周扫描的位置;图 $B_1$、图 $B_2$ 是用修改后
两个不同半径记录的 OCT 图。

## 5. 视网膜神经纤维层厚度(2.27 × 视盘直径)记录法 ⊕

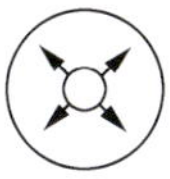

这是一种单环记录法,记录环的直径是注视环直径的 2.27 倍。默认记录图形的注视环直径为 1.5 mm,乘以因数 2.27 等于 3.4 mm。这种记录法能根据视盘的大小修改扫描环的直径,常用于青光眼盘周视网膜神经纤维层厚度的检查项目。

图 1 - 3 - 10 是应用本记录法所记录的 OCT 图。它可显示视盘周围视网膜神经纤维层厚度。

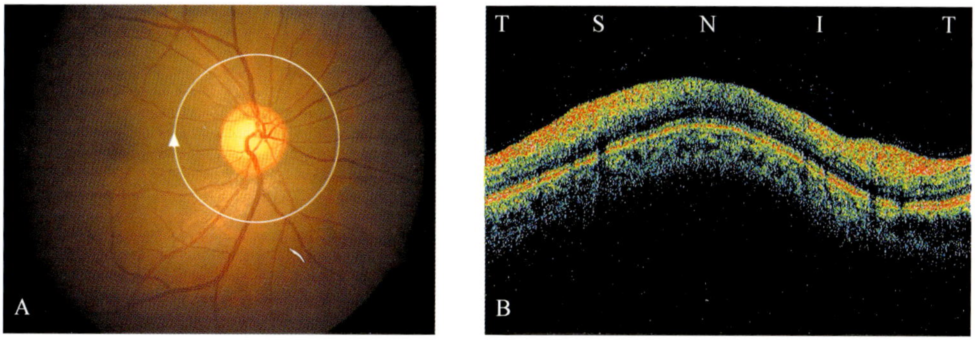

**图 1 - 3 - 10　视网膜神经纤维层厚度(2.27 × 视盘直径)记录法记录的 OCT 图**

图 A 表示用视网膜神经纤维层厚度(2.27 × 视盘直径)记录法记录环的扫描位置;图 B 是应用这种记录方法记录的盘周视网膜神经纤维层厚度的像。

## (三) 快速扫描法

快速扫描约定是为简化记录过程和缩短记录时间而设计的扫描法。常用于测定青光眼或者其他的视网膜病变记录的扫描系列。它们具有以下特点和优点:

(1) 把图像系列扫描压缩在 1.92 秒的时间里完成。

(2) 保持所有的参数范围固定不变。

(3) 扫描图案中的各扫描线只记录 1 次。

(4) 与常规扫描法的结果比较,可减少在记录中因注视不良而产生的误差。

## 1. 快速黄斑厚度记录法 ✳

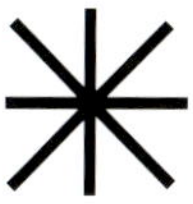

图 1 - 3 - 11 是由经过一个中心的 6 条间隙相等的 6 mm 长的放射状扫描线记录的 OCT 图,它将 6 次记录压缩在 1 次记录的结果中。

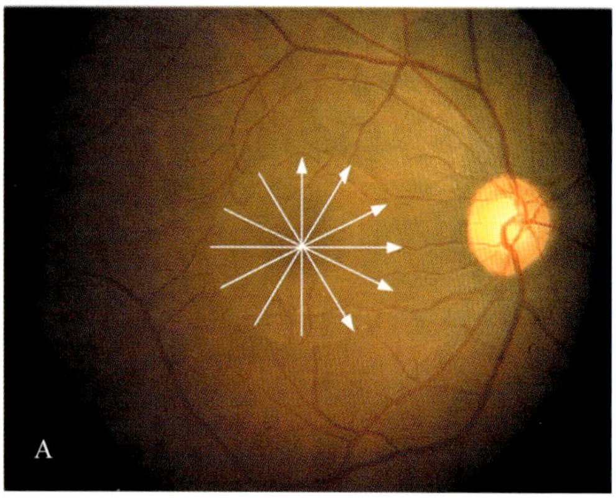

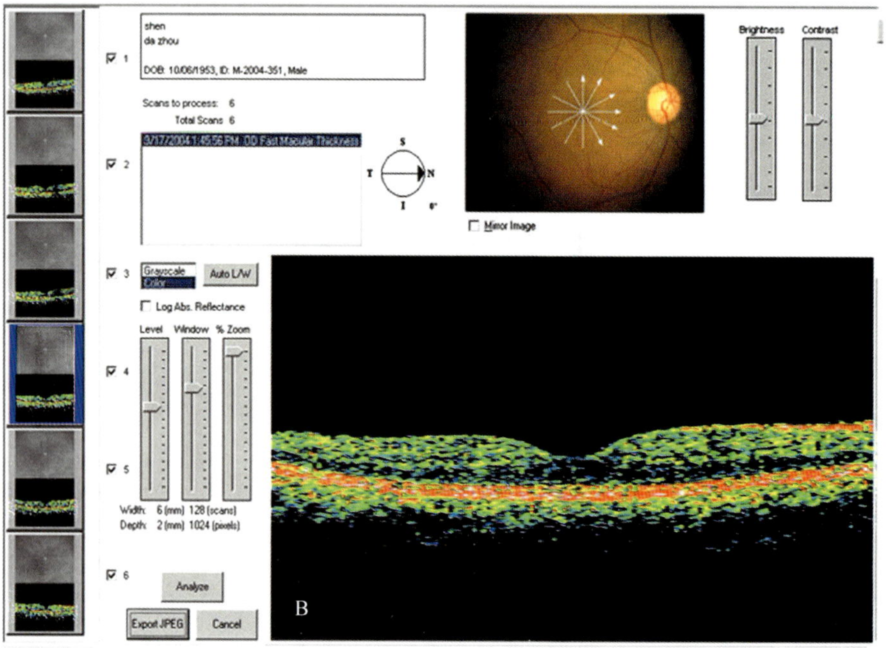

**图 1 - 3 - 11　快速黄斑扫描 OCT 图**

　　图 A 中的 6 条白色箭头表示扫描的位置是在黄斑区,箭头指出扫描的方向;图 B 显示在计算机窗口中的一组 OCT 图,左侧 6 个缩小的 OCT 图是快速扫描的结果,点击其中的 OCT 图可被放大并显示在窗口的右下,右上方是表示眼底的记录位置和扫描方式。

## 2. 快速视乳头(盘)记录法

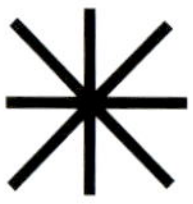

　　图 1 - 3 - 12 是用快速记录法记录的 OCT 图,它由经过一个中心的 6 条夹角相等的 4 mm长的放射线构成的扫描图形所记录的图像,它将 6 次记录压缩在一次记录的结果中。

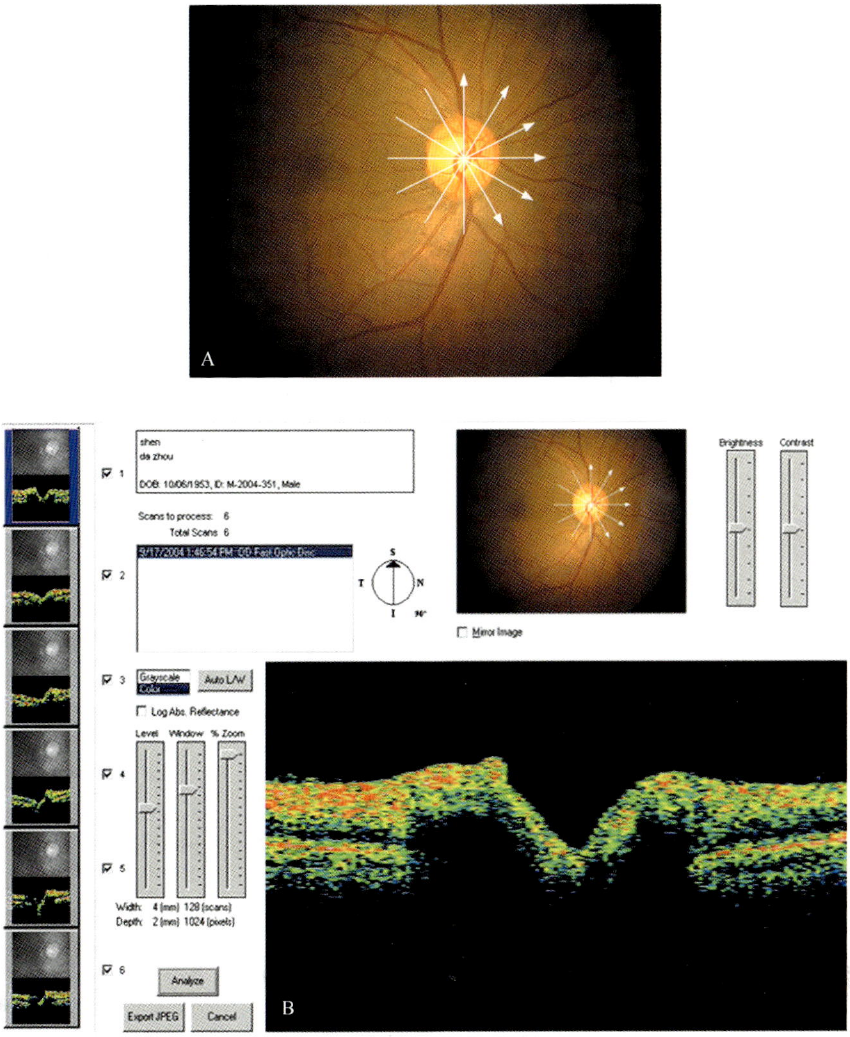

图 1-3-12　快速视乳头(盘)扫描 OCT 图

　　图 A 中的 6 条白色箭头表示在视盘上扫描的位置和方向;图 B 表示在计算机窗口的左侧显示记录的 6 幅一组 OCT 图,点击左侧这组 OCT 图中的任何一幅均可放大显示在窗口的右下方。右上方的眼底图表示记录的位置和扫描方式。

# 四、图像显示与计算机处理

## (一) OCT 图的显示方式

### 1. OCT 图的灰阶与伪彩显示法

　　常用的计算机监视器能提供 8 bit 灰阶或 24 bit 彩色像。灰阶图的主要缺点是动态范围小,很难显示细微的组织结构,同时由于肉眼对不同灰阶水平的分辨能力有限,所以灰阶图不能充分表示 OCT 图的动态范围(图 1-4-1A)。由于人眼具有区分数百万种不同颜色的能力,所以伪彩图比灰阶图显示更大的动态范围。为了增强显示像中细微结构的分辨能力,眼用 OCT 仪把回波光反射或散射的光信号的强度按白、红、橙、黄、绿、青、蓝、黑表示,次序以伪彩的"彩虹"图显示 OCT 图中的不同组织(图 1-4-1B)。白色和红色代表最强和较强的光信号,相当于入射光强度的 -50dB 左右,而较弱和最弱的光信号是用黑色和蓝色来表示,它们相当于入射光强度的 -95 dB 左右。这相当于光敏接收器能感受的最低强度。在图 1-4-1B 中可更清楚地看出伪彩图比灰阶图具有显示不同组织结构的能力。

处理后的图像

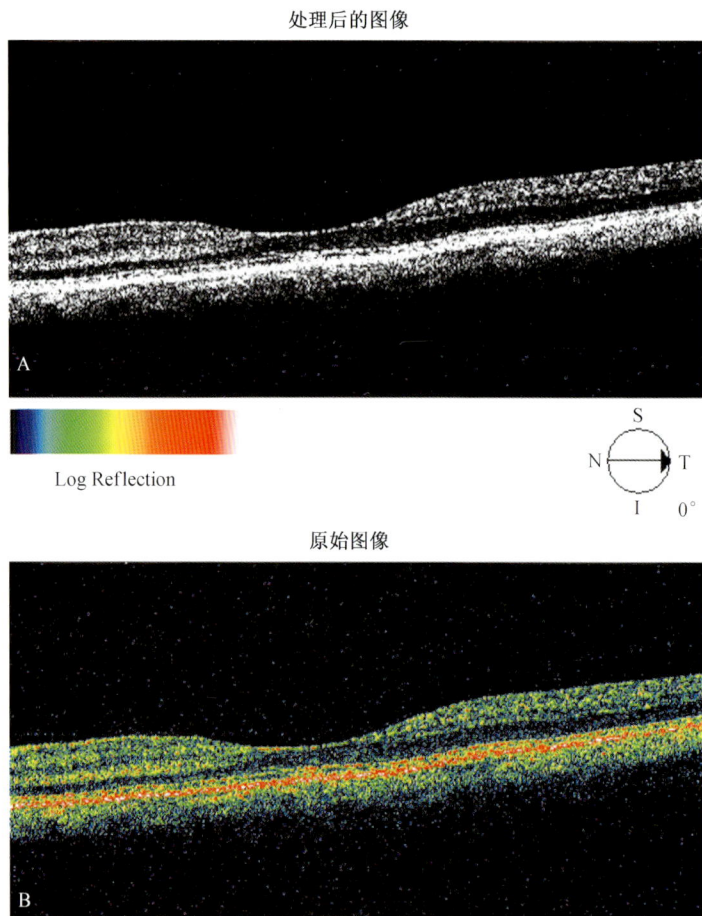

Log Reflection

原始图像

**图 1-4-1 以灰阶与伪彩法显示的 OCT 图**

图 A 是以灰阶显示的黄斑区 OCT 图。图像是按照信号强度的对数排列及按白到黑色的灰阶次序显示其强弱。图像的最大信号值大约是入射光束强度的 -50 dB,而可测得的最小信号或噪声水平大约是入射光束强度的 -95 dB;图 B 是以伪彩显示的黄斑区 OCT 图。图像是按信号强度的对数排列并按不同颜色代表不同信号的强度来显示。红-白色表示图像中最强的信号,蓝-黑色表示图像中最小的可测信号或代表输入信号的噪声水平。

然而,伪彩图显示也有其缺点,最明显处是很容易在 OCT 图中产生假象。当信号强度改变时,它可使代表像结构的伪彩颜色也发生变化,因此必须经常仔细地校正信号的强度水平,避免像失真。

不同组织的结构具有不同的光反射强度,虽然伪彩图能提高区分信号中的微小差别从而增强图像的可视性,但它不存在与组织微结构形态学的对应关系,故不代表组织结构的形态学。在病理组织学中,为了区分和观察其中的结构,通常是对组织切片进行染色,然后根据不同组织和细胞的着色特点去识别和区别不同的结构和成分。在伪彩图中对具有不同反射和散射特性的组织结构,是以不同的颜色表示的,它们代表不同性质的组织结构,但它们并非是不同组织的形态学,因此应避免用病理组织学的概念和思维方式去理解和解读 OCT 图。

此外,在高散射组织的 OCT 图中,光信号随组织的深度迅速衰减,因此,在显示散射组织的 OCT 图时,最好应用灰阶的显示形式,因为它可取得比伪彩图更好的效果。

### 2. OCT 图的相称显示法

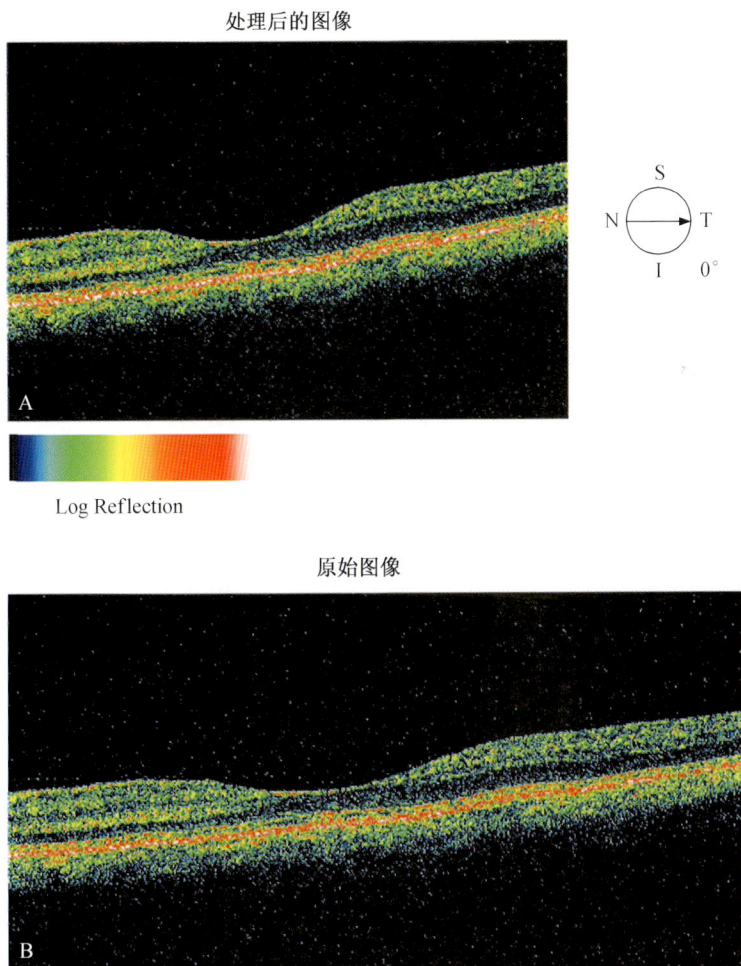

图 1-4-2　经相称显示法处理的 OCT 图

图 A 是应用相称法处理后的黄斑区 OCT 图;图 B 是原始的黄斑区 OCT 图。

相称显示法又称等比例显示法,用于获得按原始长宽的比例显示 OCT 图。为了有利于视网膜水平向的观察,通常习惯将输出显示图像的水平向拉长(图 1-4-2)。由于记录的垂直向和水平向扫描长度的比例不同,和常见图像比较,用相称法处理后的图像会使人错觉为水平向被拉长或在垂直向被压缩,产生这种错觉取决于原来应用的扫描长度和垂直向长度的实际比例。

## (二)计算机处理功能

应用计算机的像处理功能可增强和改善扫描像的可视性,这些处理功能应用了数据处理法去改变扫描像的可视性,但是必须要求它们不得改变其原始扫描数据。

### 1. 像眼动伪迹处理

发生在记录过程中任何时候的微小眼动,可引起图像的失真和模糊。记录中的这些眼动有的可通过提示受检者的注意力而得到改善,有的则无法通过提示来防止。例如对

原始图像

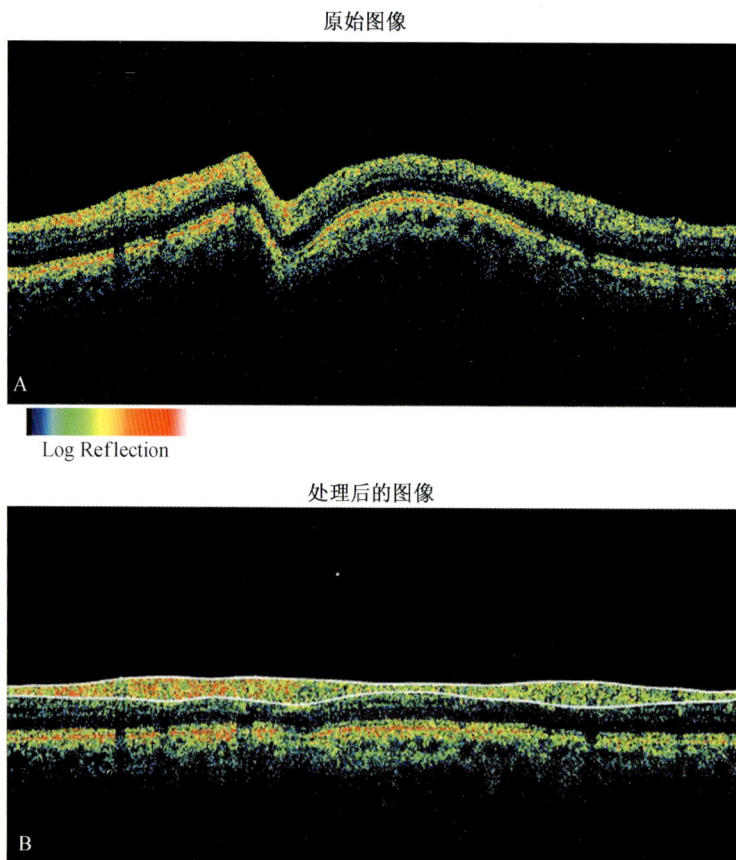

Log Reflection

处理后的图像

**图 1-4-3 OCT 图中眼动伪迹处理**

图 A 是未经处理的原始 OCT 图,可看到因受检眼的眼位不稳定所产生的伪迹。它是建立在水平向序列扫描获得的数据上;图 B 是通过计算机对齐纵向数据的处理功能,修正图像中纵向移位的数据,从而纠正了因眼动引起的图像失真。

于不自主的眼动（小的眼扫视或微小的眼颤）是不能通过提示法消除的，因为它们是一种属于受检者不能主观控制的眼动。

虽然，OCT 的扫描时间很短，但纵向（测厚）和水平向（测宽）所需的扫描时间有明显的差别。一般纵向采样的时间极短，它不受眼动的影响；但在水平向的采样时间较长。故当扫描长度增加到一定值时，由于记录时间明显延长，可导致因遇到无法抑制的眼动而使图像失真。所以在记录 OCT 中，除通过控制水平扫描的长度，减少因眼动引起的图像失真外，还可应用计算机的图像处理技术对图像中因眼动产生的伪迹予以适当的修正（图 1-4-3）。

### 2. 图像的标准化处理

标准化处理又称"归一化"处理，用于消除图像的背景噪声，并可在处理后的图像中使用全色标度（图 1-4-4）。扫描图的伪彩标度设置在信号值 0 至 255 的范围内。标准化的全色图是将小于或等于平均噪声水平的数据以 0（黑色）显示，对大于或等于上限值

处理后的图像

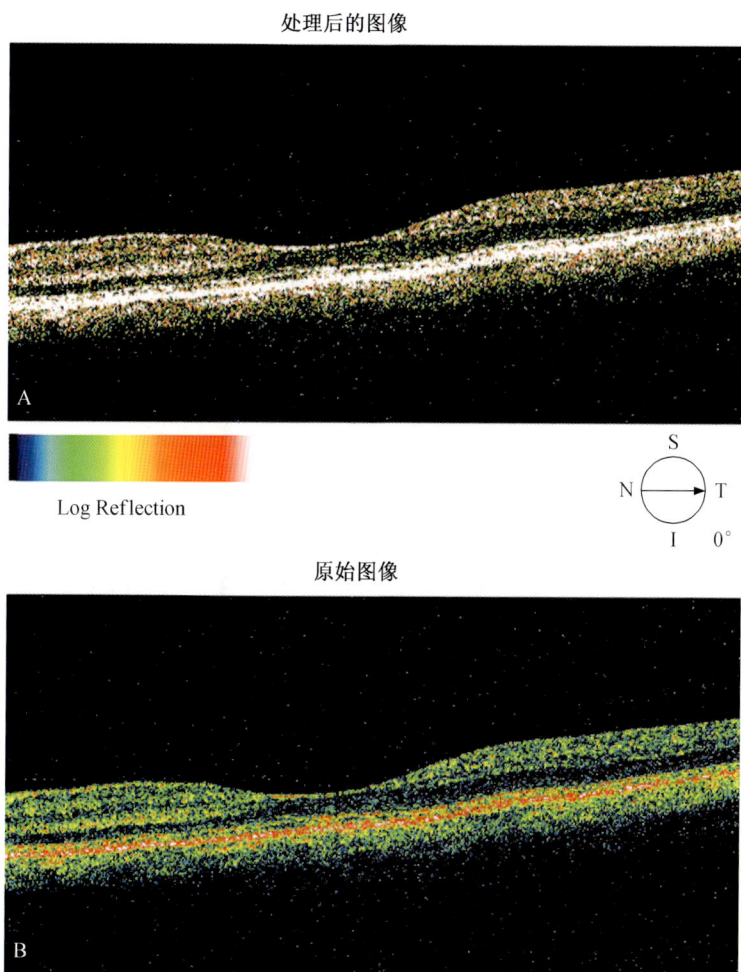

Log Reflection

原始图像

图 1-4-4　OCT 图的标准化处理

图 A 是经标准化处理后的 OCT 图；图 B 是未经标准化处理前的原始 OCT 图。

的数据以255(饱和色或白色)显示。上限值等于最大信号值减去一个固定常数。调整中间信号值以保持它们在新标度范围内的相应位置。标准化后的图像是用位于噪声和饱和信号间的全色标度值显示视网膜组织的相对反射率。总之,对有不同噪声和信号强度的扫描图作标准化处理后看起来就有相同的明亮度,最后获得着色范围一致的图像。

### 3. 图像的 Gaussian 滤波法

按照 Gaussian 函数计算 3×3 区中的信号移动其平均值,以消除图像中的噪声和混合扫描图中的不同颜色(图1-4-5)。对不在本区的数据点设定加权数,加权数应小于中心点的数值,但处理后的图像会丢失一些小的细节。

处理后的图像

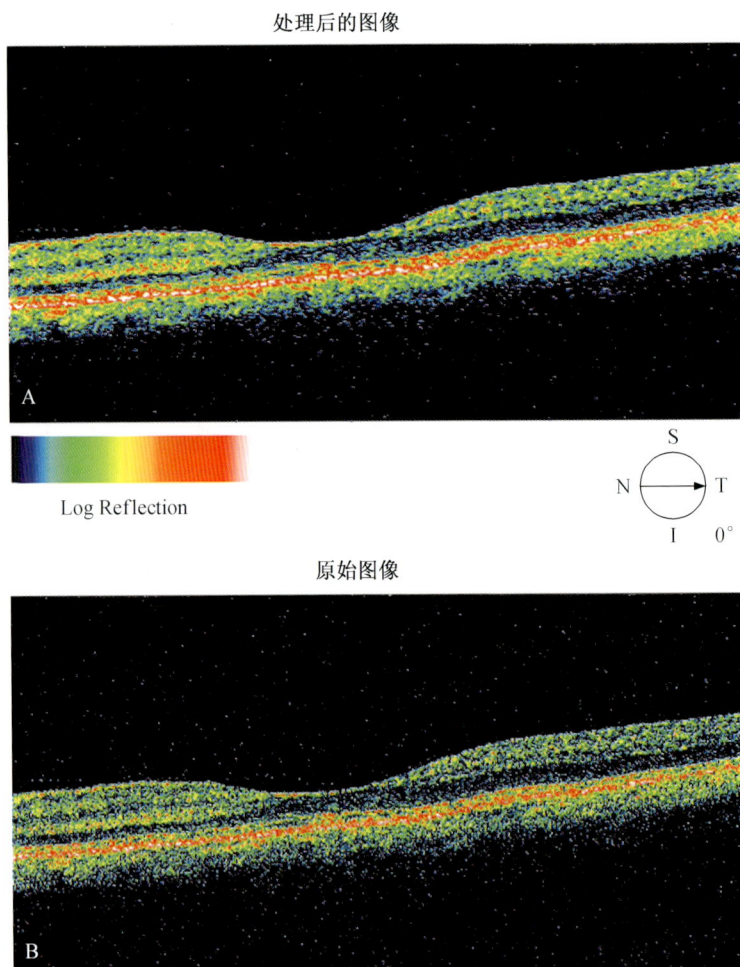

原始图像

图 1-4-5 OCT 图的 Gaussian 滤波处理

图 A 是经 Gaussian 滤波法处理后的 OCT 图;图 B 是未经 Gaussian 滤波处理的 OCT 图。

### 4. 图像的中间值滤波法

本法除了应用 3×3 区域的中间值,它和 Gaussian 滤波法类似,但它不是通过移动计算 3×3 区中的信号平均值来消除噪声,而是取 3×3 区域的中间信号值(图 1－4－6)。中间值滤波法的优点是在消除噪声的同时还能保留图像中的一些细节。

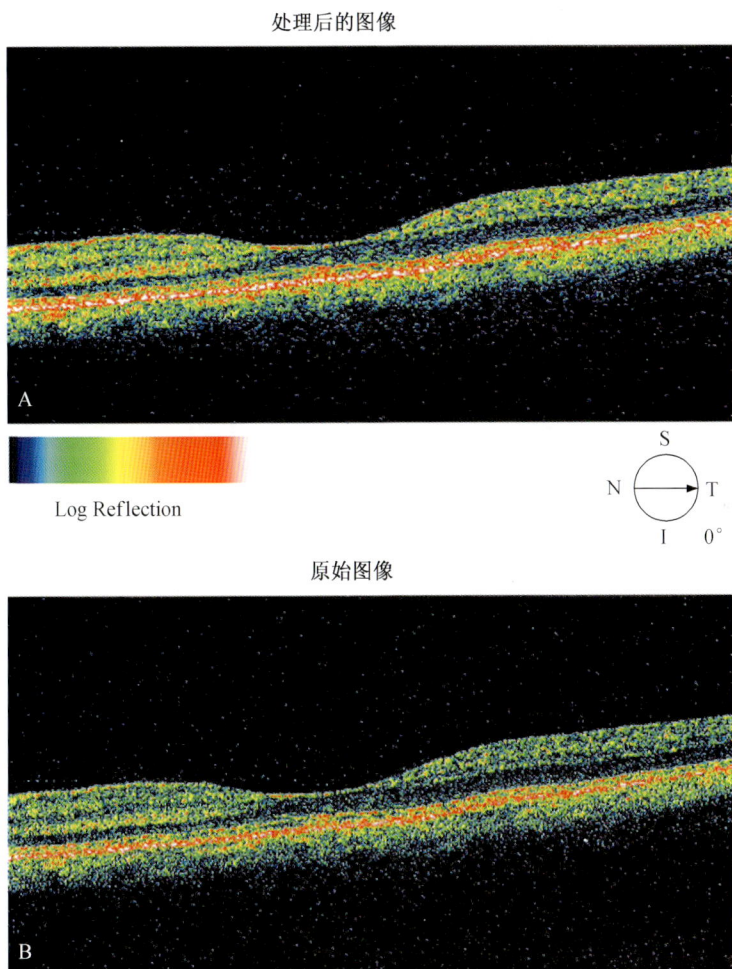

处理后的图像

Log Reflection

原始图像

**图 1－4－6　OCT 图的中间值滤波处理**
图 A 是经中间值滤波处理后的 OCT 图;图 B 是未经中间值滤波处理的 OCT 图。

### 5. 图像的定量分析

(1)扫描数据分布图(图 1－4－7)　扫描数据分布图可提供视网膜水平方向任意一个扫描点上所有纵向扫描的信号值,因此,它可测得视网膜上任何一个位置组织的相对厚度。

(2)视网膜厚度图(图 1－4－8)　在用本分析法记录的扫描图中,能测量出视网膜水平向扫描图中任意一点的视网膜厚度。视网膜厚度的测量法还有在后面将介绍的视网膜地形图分析法和视网膜厚度/体积分析法。

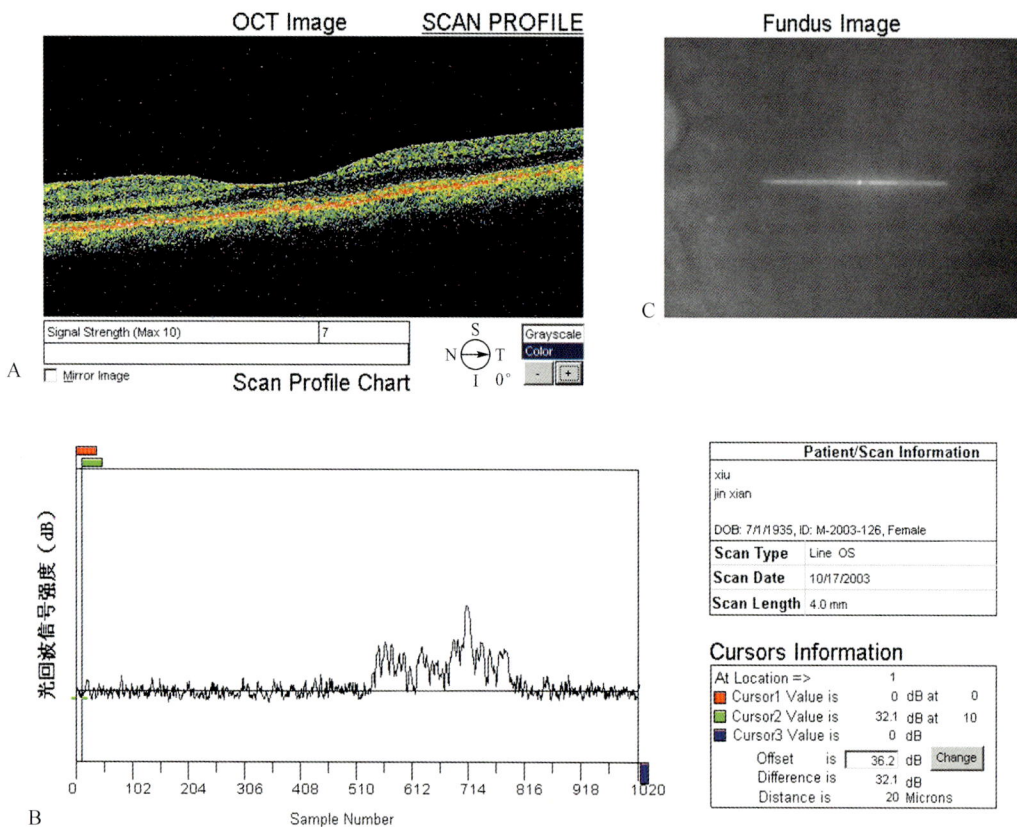

**图1-4-7　OCT图的扫描数据分布图**

图A表示所记录的OCT图;图B的曲线可连续显示图A中水平向任何一点在纵轴(深度)上的所有数据。通过移动图B中曲线上的红、绿光标可测得图A中与曲线相应的视网膜组织的厚度;图C显示在眼底上扫描的位置。

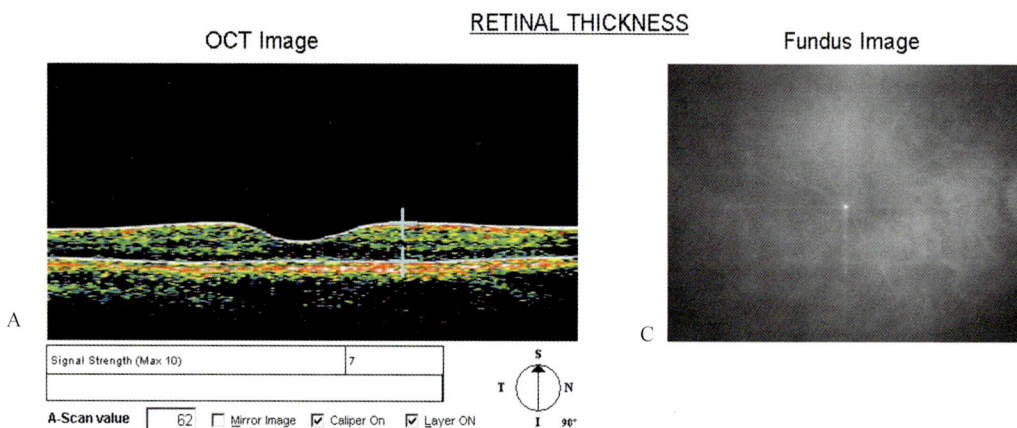

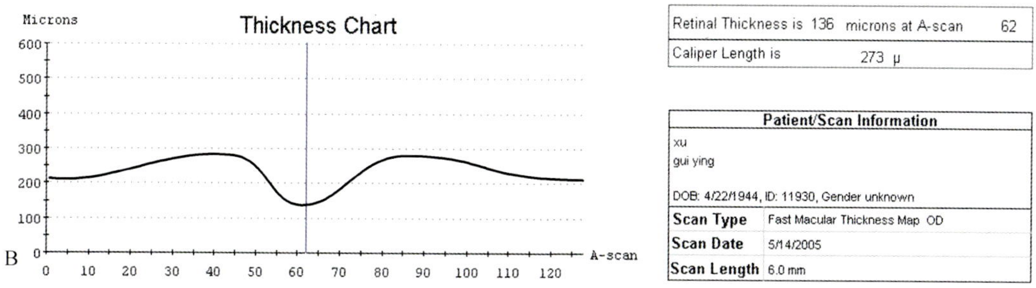

図1－4－8　OCT 的视网膜厚度测量图

　　图 A 中有两个可移动的蓝色小光标,可用于测量眼底后极部从 RPEL 至内界膜的厚度;图 B 中的曲线代表视网膜厚度,移动垂直的光标可显示水平向任何一点上的视网膜厚度;图 C 显示扫描的位置。

　　(3) 视网膜地形图分析法(图1－4－9)　本分析法可在一次快速黄斑厚度记录法、黄斑厚度地形图记录法或放射线扫描记录法所记录的 OCT 图上进行。每个地形图都是以黄斑中心凹为中心的 2 环分隔成的 9 个区,应用色码或平均值表示视网膜的厚度和各区的平均值(图 B)。地形图环形的默认直径是 1 mm、3 mm 和 6 mm,它们还可改成

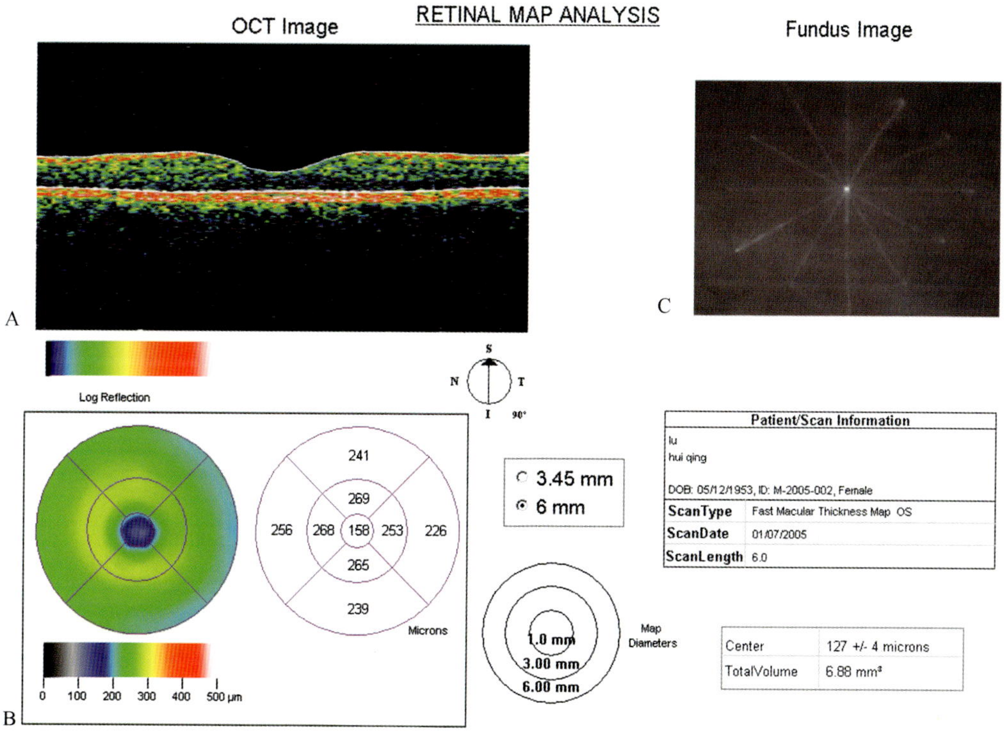

図1－4－9　OCT 的视网膜地形图

　　图 A 是用视网膜地形图分析法记录的 OCT 图;图 B 显示的是分别用此分析法取得的视网膜厚度色度和分区平均值结果;图 C 显示记录时的眼底扫描位置和扫描图案。

1.0 mm、2.22 mm 和 3.45 mm。

如果在每次检查中受检者不能保持良好的注视,将影响记录结果的准确性和重复性。记录中注视的可靠性可用图右下角的视网膜厚度分析的数字信息来核对。中心凹是全部放射状扫描线的相交点,中心凹厚度取其平均值,用 $\mu m$ ± 标准差来表示。

正常眼及有良好注视的记录结果其误差范围为 5 ~ 20 $\mu m$。在有视网膜病变的 OCT 图中可以出现较大的标准差,这是由于固视不良所致。

(4) 视网膜厚度/体积分析法(图 1 - 4 - 10)　该分析法可同时显示两眼两个环形区中视网膜厚度/体积值分析图。它们可应用在用快速黄斑厚度记录法、黄斑厚度地形图记录法或放射状扫描线记录法所获得的 OCT 图中。

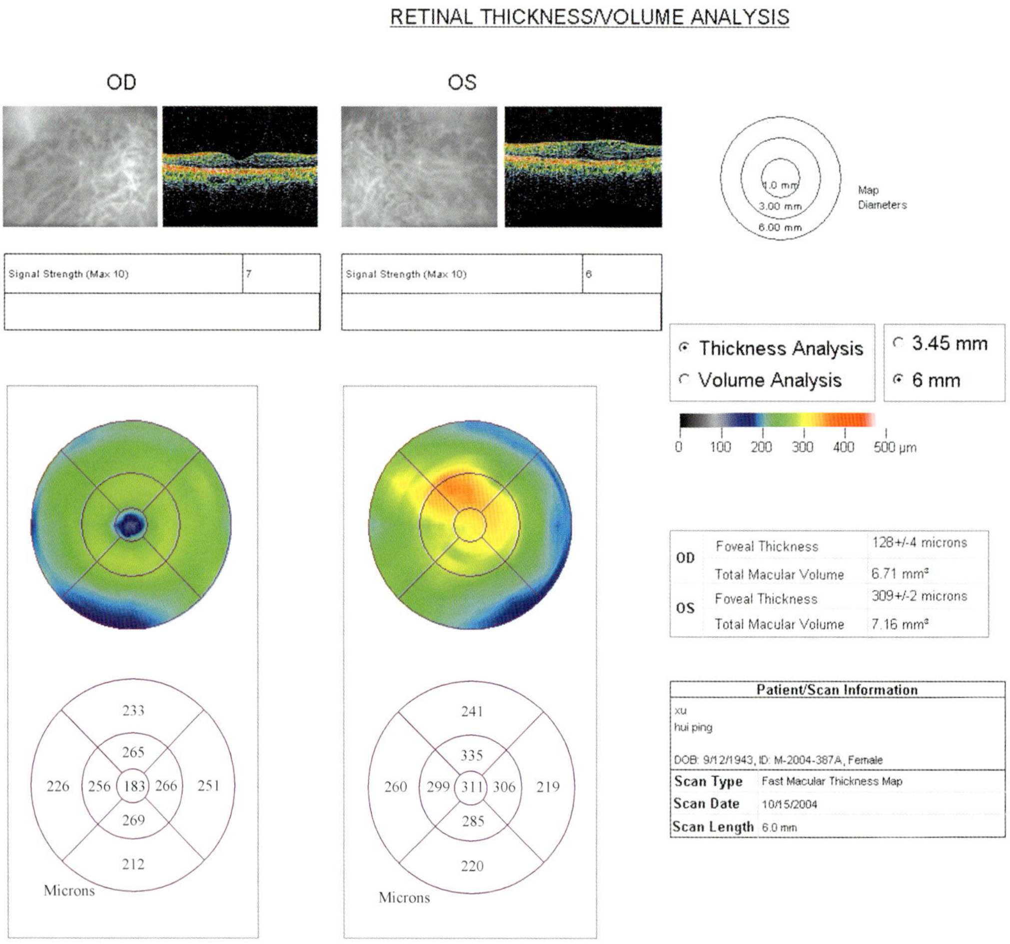

图 1 - 4 - 10　OCT 的视网膜厚度/体积分析图

　　本图同时用色度和平均值显示双眼的视网膜厚度/体积的两环地形图,每眼的地形图同样被分成 9 个区。每个区的平均厚度/体积显示在下方的环形地形图中,中心凹厚度和标准差显示在右下角表格中。若标准差值很大则提示眼固视不好。右上角为选择检查视网膜厚度或体积分析的功能键。

（5）视网膜厚度/体积值分析表（图1-4-11） Zeiss STRATUS OCT 仪能提供视网膜厚度/体积分析值表，它包含每眼视网膜各区域厚度的平均值、比值和双眼各对应区域之间的差值。

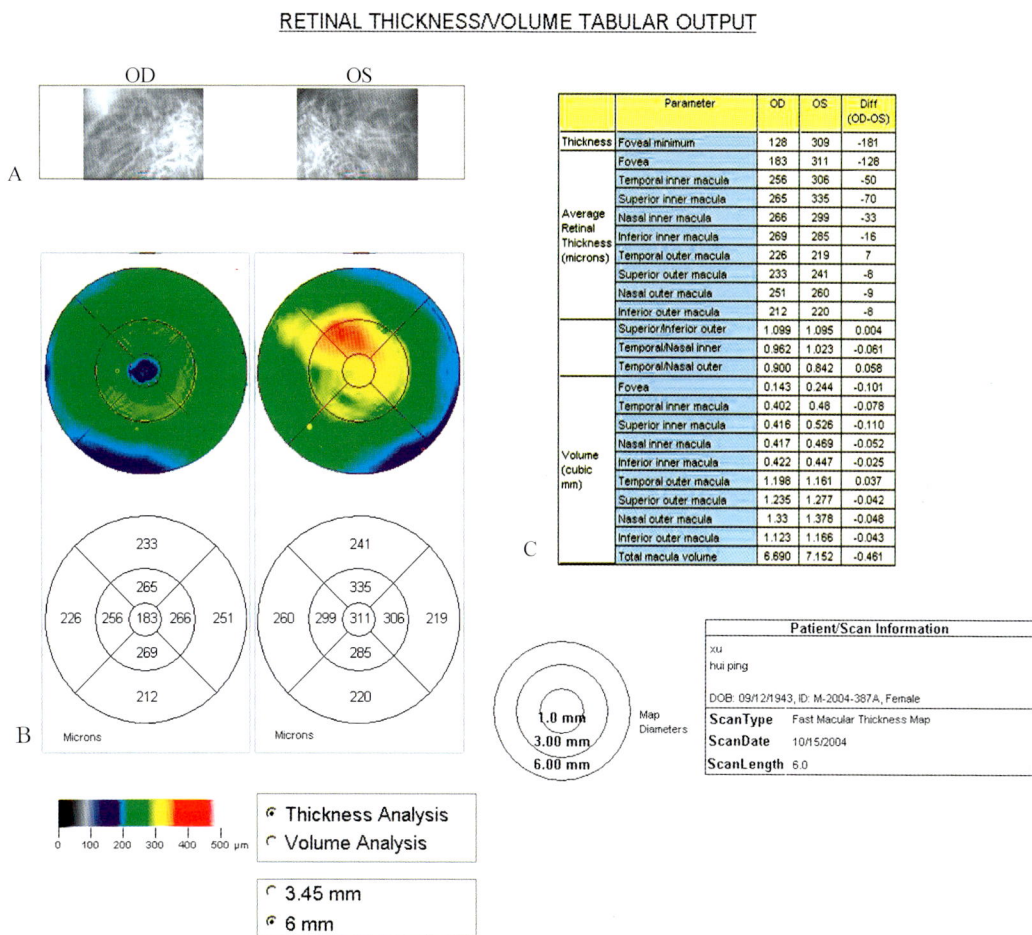

RETINAL THICKNESS/VOLUME TABULAR OUTPUT

| | Parameter | OD | OS | Diff (OD-OS) |
|---|---|---|---|---|
| Thickness | Foveal minimum | 128 | 309 | -181 |
| Average Retinal Thickness (microns) | Fovea | 183 | 311 | -128 |
| | Temporal inner macula | 256 | 306 | -50 |
| | Superior inner macula | 265 | 335 | -70 |
| | Nasal inner macula | 266 | 299 | -33 |
| | Inferior inner macula | 269 | 285 | -16 |
| | Temporal outer macula | 226 | 219 | 7 |
| | Superior outer macula | 233 | 241 | -8 |
| | Nasal outer macula | 251 | 260 | -9 |
| | Inferior outer macula | 212 | 220 | -8 |
| | Superior/Inferior outer | 1.099 | 1.095 | 0.004 |
| | Temporal/Nasal inner | 0.962 | 1.023 | -0.061 |
| | Temporal/Nasal outer | 0.900 | 0.842 | 0.058 |
| Volume (cubic mm) | Fovea | 0.143 | 0.244 | -0.101 |
| | Temporal inner macula | 0.402 | 0.48 | -0.078 |
| | Superior inner macula | 0.416 | 0.526 | -0.110 |
| | Nasal inner macula | 0.417 | 0.469 | -0.052 |
| | Inferior inner macula | 0.422 | 0.447 | -0.025 |
| | Temporal outer macula | 1.198 | 1.161 | 0.037 |
| | Superior outer macula | 1.235 | 1.277 | -0.042 |
| | Nasal outer macula | 1.33 | 1.378 | -0.048 |
| | Inferior outer macula | 1.123 | 1.166 | -0.043 |
| | Total macula volume | 6.690 | 7.152 | -0.461 |

Patient/Scan Information

xu
hui ping
DOB: 09/12/1943, ID: M-2004-387A, Female
ScanType    Fast Macular Thickness Map
ScanDate    10/15/2004
ScanLength  6.0

Map Diameters: 1.0 mm, 3.00 mm, 6.00 mm

Thickness Analysis
Volume Analysis

3.45 mm
6 mm

**图1-4-11 OCT 的视网膜厚度/体积值表**

图 A 显示扫描的眼底，图 B 是用不同色度显示的视网膜厚度和不同区的厚度平均值，图 C 的左侧显示以色度和平均值表示不同分区的视网膜厚度或体积，图 C 的右侧表格列出两眼各项的平均厚度和体积平均值。

（6）视网膜厚度/体积变化分析法（图1-4-12） 这个分析法是对两次在不同时期应用快速黄斑厚度记录法、黄斑厚度地形图记录法或放射线扫描记录法的检查结果进行比较，观察同一患者同一眼先后两次或两眼检查之间的视网膜厚度或体积值间的差别。它可用于评价记录的可信性，或在随访中对病情的评价。

图1-4-12 显示用视网膜厚度/体积变化分析图对两眼记录的 OCT 图进行比较分析的结果。

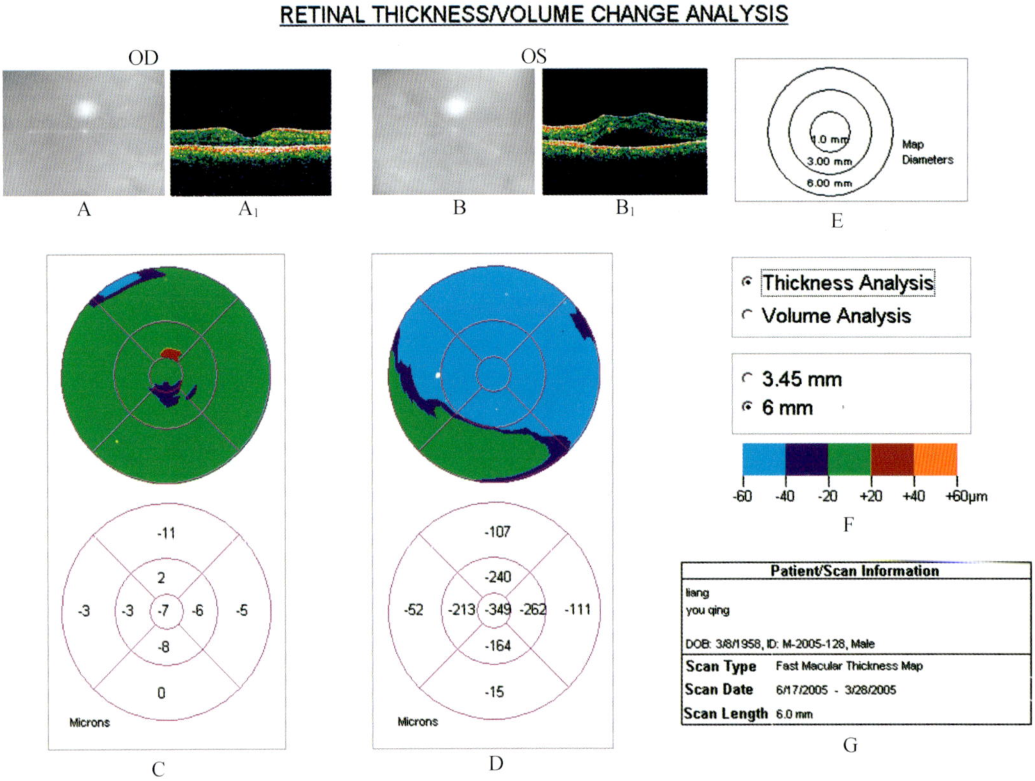

图 1-4-12　视网膜厚度/体积变化分析图

图 A、A₁ 和图 B、B₁ 是监视扫描的眼底图和记录的 OCT 图,图 C 和图 D 是以色度和平均值表示的两眼视网膜厚度/体积。图 E 和图 F 为记录用的 3 个环的直径和选择检查视网膜厚度或体积时的功能键,图 G 是患者的一般信息和记录条件。

（7）盘周视网膜神经纤维层厚度测量法（图 1-4-13）　视网膜神经纤维层的厚度值是通过在以视盘为中心的环形扫描法测得的。本分析法显示以视盘为中心的直径 3.4 mm 的环形 OCT 扫描图像和相对应部位的视网膜神经纤维层厚度值。

在 OCT 图中,视网膜神经纤维层厚度表现为一层位于玻璃体侧视网膜内面的高反向散射组织,它比视网膜其他各层具有更高的光反射率。

（8）视网膜神经纤维层平均值分析法（图 1-4-14）　本分析法用于比较两眼间或随访中视网膜神经纤维层厚度的变化,用于获取视乳头（盘）周围指定区域内的一组视网膜神经纤维层厚度值。为了评价不同时期的各次检查间的视网膜神经纤维层厚度变化,视网膜神经纤维层厚度改变分析法或视网膜神经纤维层厚度系列分析法都应保持检查条件和表示方法的一致性。

从视网膜神经纤维层厚度图上观察视网膜神经纤维层的前后界线,对辨别视网膜神经纤维层的厚度是否变薄很有价值。为了鉴别局部视网膜神经纤维层的缺损需要仔细检查环形断层图,还需要根据视网膜神经纤维层的厚度和反射率去区分其变化。正常眼的

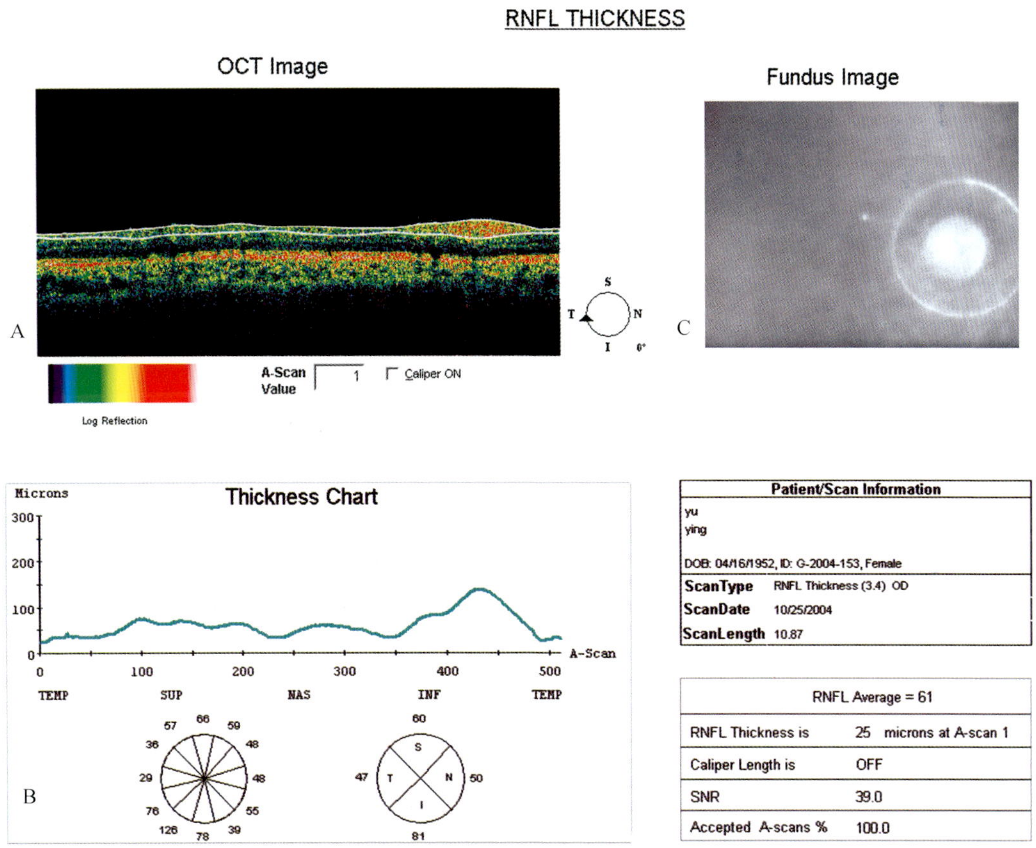

## RNFL THICKNESS

图1-4-13　盘周视网膜神经纤维层厚度的OCT图

　　图A显示在图C中位于盘周被检查位置的OCT图,图中的两条白线是由计算机自动测绘形成的视网膜神经纤维层前后界线,两线之间代表视网膜神经纤维层的厚度。图B以坐标和曲线形式反映在眼底不同位置上的视网膜神经纤维层厚度,图中的曲线是代表与图A OCT图相对应各点上的视网膜神经纤维层厚度;此外,还用在圆周上间隔30°的分区表示法及将扫描环分为鼻侧、颞侧、上方和下方4个象限的分区法表示视网膜神经纤维层在各区的厚度。图C表示在眼底盘周环形扫描的位置。

　　视网膜神经纤维层厚度曲线表现为典型的双峰形,其特点是上下方较厚。但是有时可看到有几个小光峰,它们可能是视网膜血管,也可能是视网膜神经纤维层缺损。这时区分它们的最好方法是结合临床的其他表现(如视野、视觉电生理、眼底表现),并仔细地比较另一眼的曲线图。对可疑的病例应做好随访工作。

　　图1-4-14汇集了上述多种有关视网膜神经纤维层厚度测量的表示法。其主要特点:① 在厚度-位置曲线的坐标图中用不同颜色分别表示视网膜神经纤维层厚度的正常和异常范围。图A黄色下方的红色区表示低于正常,黄色上方的绿色区表示正常,绿色区域外表示异常增厚。② 图B将两眼的视网膜神经纤维层厚度曲线放在同一个坐标图中,比较两眼的记录结果。③ 图D将所有数值用不同的颜色表示它们的正常或异常的可能性,图中的$S_{max}$、$I_{max}$、$T_{max}$和$N_{max}$分别代表上方、下方、颞侧或鼻侧象限的最大厚度,

37

$T_{avg}$、$N_{avg}$、$S_{avg}$ 和 $I_{avg}$ 分别代表颞侧、鼻侧、上方和下方象限的视网膜神经纤维层的平均厚度。

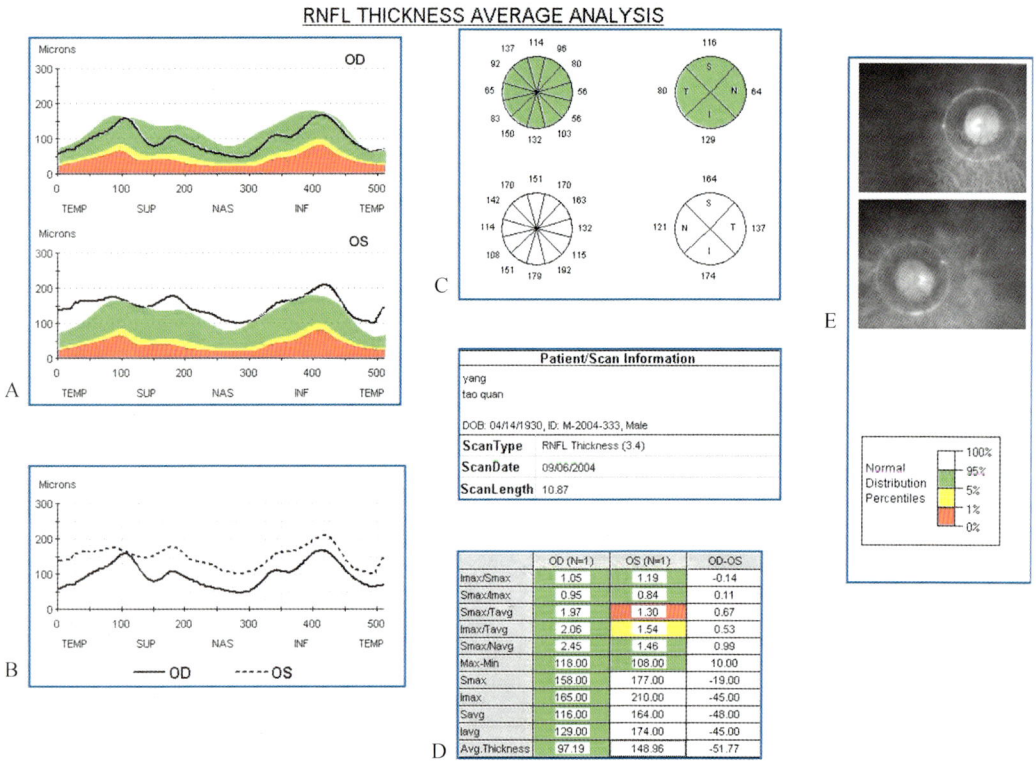

**图1-4-14　OCT的视网膜神经纤维层厚度平均值分析图**

图A用不同颜色连续显示视网膜神经纤维层的厚度;图B同时显示两眼视网膜神经纤维层的厚度曲线;图C分别用不同颜色显示在眼底不同区域的神经纤维层厚度;图D显示受检者的一般资料和两眼记录结果的比较;图E是显示两眼盘周环形扫描的位置。

（9）视盘扫描分析法　这是一种建立在快速视盘记录法或放射线扫描记录法所得到的视盘放射状扫描线图案的基础上对视盘和生理凹陷进行分析的方法。视盘扫描图分析法需要记录沿着每个钟点角的视盘断层图像。图1-4-15是表示在间隔30°角上的放射状扫描线记录的视盘OCT图,分析法中把视网膜色素上皮层/脉络膜毛细血管层在筛板的终点作为视盘的边界。在计算机屏幕窗口显示的OCT图中,可修改视盘边界的参考点。视盘的直径可通过测量视盘边界两个参考点间的长度获得。视杯的直径可通过平移AB线段后在视网膜神经纤维层表面交点C至D的长度来估计,平移的深度范围为150 $\mu$m。视杯参数的补偿值可根据经验作修改。

　　通过测得的视杯和视盘的直径,能进一步计算出视杯、视盘和盘沿组织的面积、体积及各种比值。在图1-4-15的图B显示综合测量的结果,包括盘沿体积、盘沿面积、视盘面积、视杯面积、视杯/视盘面积比、水平视杯/视盘直径比和垂直视杯/视盘直径比。

**图 1 - 4 - 15　视盘的 OCT 分析图**

　　图 A 表示经右眼视盘单次水平向扫描记录的视盘 OCT 图；图 B 表示在 CRT 的窗中上移动参考点的连线可测得水平向的视盘直径、视杯直径、盘沿直径和盘沿面积、视盘面积、视杯面积，这些数值分别显示在图 A 和图 B 的下方；图 C 表示记录时在眼底的扫描位置。

## 6. 经计算机处理后的 5 种 OCT 图 ( 图 1 - 4 - 16 )

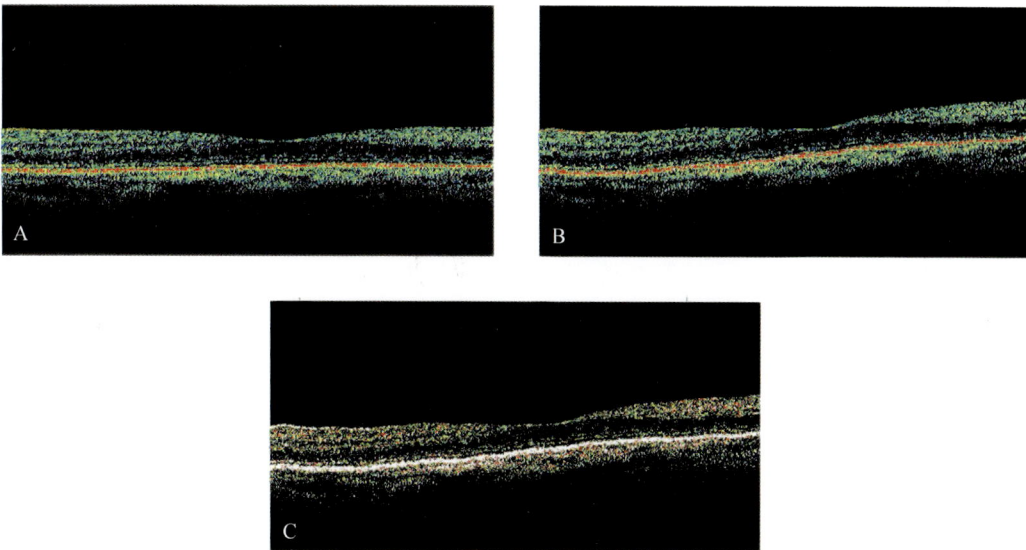

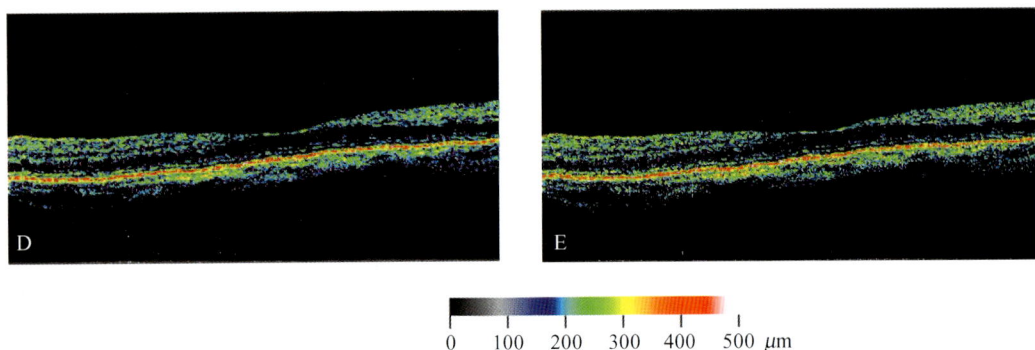

図 1 - 4 - 16　经计算机处理后的 OCT 图

图 A 为经视网膜中心凹记录的原始 OCT 图;图 B 应用"矫动"功能取消病人因眼动产生的伪迹后的 OCT 图;图 C 表示用对数值保留住像中的细节部分;图 D 是用高氏平滑法处理后的 OCT 图,它丢失了图中的部分细节;图 E 表示用中间值平滑法消除噪声后的 OCT 图。

# 五、影响 OCT 图分辨力(率)的因素

OCT 的分辨力(率)或 OCT 图的分辨率是一种评价 OCT 检查法的精确度和可信度的重要指标,也是与临床同类检查或有关检查法比较其性能的重要参数。OCT 的成像过程分为纵向取样和横向扫描取样,纵向扫描是获取组织深(厚)度的信息;横向扫描是获取水平向(宽)组织的信息,所以 OCT 的分辨力包含空间分辨力和对间分辨力。影响 OCT 纵向取样的主要因素是光源的波长及被测组织的生物特性,而影响水平向取样的主要因素是仪器的扫描速率和记录宽度。因此,决定 OCT 分辨力的主要因素是 OCT 仪器的光学性能,决定 OCT 图像的主要因素是仪器传感器和输出部件的特性。

由于影响 OCT 纵向分辨力和横向分辨力(率)的因素有所不同;所以分别讨论于后。常用表示纵向(深度)分辨力的计量单位是毫米(mm)或微米($\mu$m),横向(宽度)的计量单位是毫米(mm)。

## (一)影响纵向分辨力的因素

OCT 仪的纵向分辨力,主要是由光源的波长和该光源的相干性所决定。不同波长的光源具有不同的穿透力。当纵向扫描的取样速率固定时(通常位 1 024),其仪器纵向的分辨率为对该组织的穿透力(深度)/1 024。不同的光源具有不同的相干性,光源波长的相干长度越短其纵向分辨力就越高。

## 1. 光源的波长

由于不同波长的相干光对眼组织具有不同的穿透力和分辨力。同一波长光源的穿透力和分辨力是一对互相消长的物理量。例如用在眼前段 OCT 仪光源的波长为 1 310 nm，其穿透力为～6 mm，纵向分辨率为～6 $\mu$m；与此相反，在眼后段 OCT 仪光源的波长为 820 nm，其穿透力仅为～2 mm，而纵向分辨率可达～2 $\mu$m。因此，在一台 OCT 仪中不能同时兼有理想的穿透力和分辨力，为了检查眼前段和眼后段组织的 OCT 图不得不设计成拥有两种不同波长的扫描光源。眼前段的 OCT 仪较适用于记录角膜、虹膜、房角和眼前房的 OCT 图；而眼后段的 OCT 仪更适用于记录眼底的 OCT 图。

从仪器对组织的穿透力和分辨力的性能来说，OCT 仪和眼科用的超声波仪的检查原

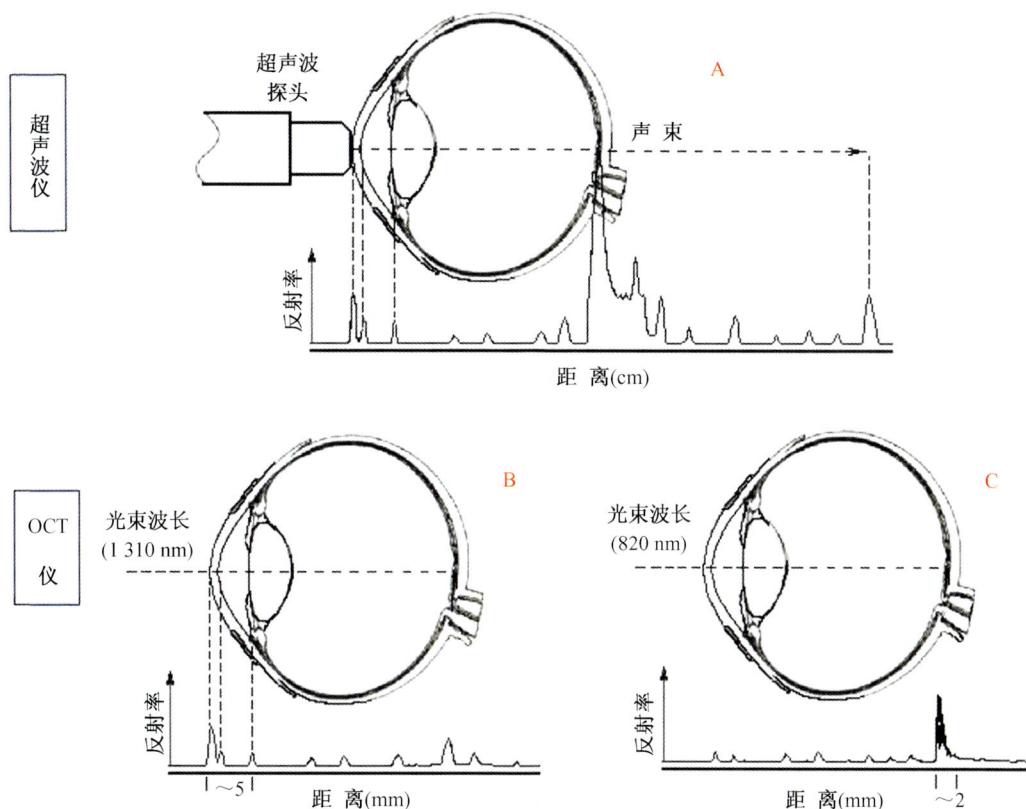

**图 1－5－1　光学和声学的纵向测距图**

图 A 表示超声波仪的声学测距原理，超声波检查时探头必须直接接触眼球，才能传送和接收声波的能量。常用的 A 型超声用的是 10 mHz 探头，测量深度为～5 cm，分辨力为～5 mm；若用 40 mHz 探头，其测量深度仅为～5 mm 时，而分辨力可达～50 $\mu$m。图 B 和图 C 表示 OCT 仪的光学测距原理，它检测时不需用与眼组织接触的探头。眼前段 OCT 用的光源波长是 1 310 nm，其探测深度为～6 mm，横向分辨力约为 10～15 $\mu$m；眼后段 OCT 应用的光源波长是 820 nm，其测量深度为～2 mm，其横向分辨力为～5 $\mu$m。

理是极为相似的,只是应用的探测媒体声波和光波间的不同。OCT 仪对组织的穿透力、分辨力(率)和应用光源的波长有关,而超声波仪则和应用声源的频率有关。超声波仪在检查眼球、眼眶深部组织时,常用的频率为10 MHz,组织穿透力为～50 mm,但其组织分辨力(率)仅为～150 $\mu$m;当用于检查眼前段的角膜、前房、房角时的超声波仪,探头频率为40～60 MHz或更高,它们的组织分辨率为～50 $\mu$m;但其组织穿透力仅为～5 mm。为了提高组织分辨力(率)或穿透力,OCT 仪和超声波仪一样不得不以牺牲其中一方的能力为代价。这种矛盾现象是分别由声和光各自固有的物理特性所决定的(图 1 - 5 - 1)。

### 2. 光波的相干长度

图像纵向分辨力还取决于光源波长的相干长度,它直接影响纵向分辨力 $\Delta z$ 的大小。纵向分辨力 $\Delta z$ 与光源波长 $\lambda$ 和带宽 $\Delta\lambda$ 的关系表示如下:

$$\Delta z = \frac{2\ln 2}{\pi} \cdot \frac{\lambda^2}{\Delta\lambda} \qquad (1-5-1)$$

式 1 - 5 - 1 表示相干光的纵向分辨力 $\Delta z$ 是和光源波长 $\lambda$ 的平方成正比,和光源波长的半带宽 $\Delta\lambda$ 成反比。用于 OCT 的高亮度发光二极管光源,发出中心波长为～820 nm,近红外波长,其带宽为～40 nm。在空气中的纵向分辨力 $\Delta z$ 为～2 $\mu$m,因为光在组织中的传播速度较慢;其纵向值除以组织中的屈光指数后,得到的纵向分辨力为～10 $\mu$m。

### 3. 受测组织的光学特性

由于光波和声波都能在组织中传播,在其行程中,从入射组织到返回至光接收器经过入射界面的反射和进出两次的组织吸收而被明显削弱,因此组织的吸收限制了纵向扫描的深度。光波在组织传播中受到吸收的影响要比声波严重,所以 OCT 的光束在眼部多数散射组织中的扫描成像深度为 2～6 mm。

## (二) 影响横向分辨力(率)的因素

横向的扫描宽度受到眼底凹形、瞳孔大小和光束焦点直径、记录时间等因素的影响和制约,在可控眼动因素除外后,通常对 OCT 图的记录长度限定在 3～10 mm 内,其主要因素有以下几点。

### 1. 焦点位置

由于眼球是具有特殊形状的器官,如角膜、房角、视网膜等,都不在一个扫描平面内,各有不同的曲面,这使扫描中的焦点不能保持在光学设计的景深内,因此限制了扫描的宽度。

### 2. 瞳孔

临床的 OCT 检查希望能在不扩瞳的条件下进行,因此瞳孔的直径限制了扫描光束的入射角度。

### 3. 光束和光点直径

OCT 图的水平向分辨力取决于 OCT 扫描光束聚焦后光点的直径。最小光束的焦点

$\Delta x$ 取决于光衍射的影响和被应用的聚焦方法和透镜的性能。

焦点的大小 $\Delta x$ 和入射光束、透镜焦距 $f$ 的关系表示如下：

$$\Delta x = (4\lambda/\pi)(f/d) \qquad (1-5-2)$$

从式 1-5-2 知道，扫描光束的焦点直径 $\Delta x$ 是和透镜的焦距($f$)成正比，和入射光束的直径($d$)成反比。为了获得一个所追求的小焦点($\Delta x$)，必需用一个大直径($d$)的光束和短焦距($f$)的透镜，但是得到的却是一个景深较短的高数字孔径焦点。因此为了获得有较长景深的低数字孔径焦点，就必须应用直径($d$)较小的光束和长焦距($f$)的透镜。在 OCT 横向扫描中，希望在横向扫描能获得较高的分辨力，但又要求扫描的光束有一个较长的景深以保证记录的质量，因此在确定横向分辨力和景深时必须采用一个兼顾的折衷方法。

从式(1-5-3)可看出景深($b$)是和焦点的直径($\Delta x$)的平方成正比，并随焦点直径的增加而改善横向分辨力：

$$b = \pi(\Delta x)^2/2\lambda \qquad (1-5-3)$$

由此可见，光束焦点的直径和横向扫描宽度有十分密切的关系(图 1-5-2)。眼科用的 OCT 仪，为了提高横向分辨力和透过深度，并可在不扩瞳的条件下进行检查，可采用低数字孔径的焦点和减少衍射干涉的技术。

标准眼用 OCT 系统是在长景深焦点条件下工作的，它在视网膜上的光点直径为~$20\,\mu m$。当应用一低相干光作为光源时，它可获得较长的景深，并提高纵向和横向的分辨力。

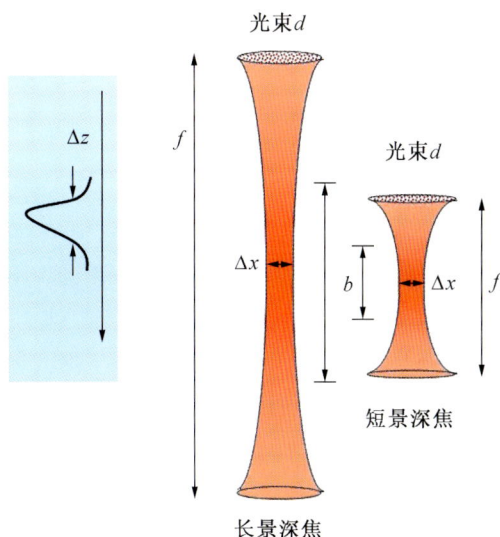

图 1-5-2　焦点直径和景深的关系

焦点直径"$\Delta x$"的大小是由聚焦的光学系统结构、入射光束的直径"$d$"和聚焦透镜的焦距"$f$"所决定。小直径光束 $d$ 获得较大直径的焦点 $\Delta x$，其对应的焦距 $f$ 有较长的景深"$b$"；反之，在大直径光束 $d$ 获得较小直径的焦点 $\Delta x$，其对应焦距 $f$ 的景深"$b$"要比小直径光束的景深短。

OCT 成像是在横向连续记录垂直向所产生的反向反射或反向散射信号所构成的图像。由于横向的像素数等于横向的扫描数,所以像的清晰度决定于横向的扫描数。如果 OCT 图具有 $Nx$ 个横向扫描像素数,而且横向的扫描宽度是 $Lx$,那么,横向的像素大小就是 $Lx/Nx$。例如标准的视网膜 OCT 图,其横向为 6 mm 宽,具有 512 个像素数,每个像素的大小是 6 mm/512≈12 $\mu$m。但是,标准的视网膜 OCT 图的横向分辨率还和光束焦点的大小有关。为了充分利用仪器本身的光学分辨力的潜力,可以通过进一步缩小焦点的直径来提高记录仪的总分辨力。

标准的 OCT 仪应用超亮度发光二极管为光源,它的纵向分辨力在空气中为～2 $\mu$m,在组织中为～10 $\mu$m。然而,为了进一步提高 OCT 仪在纵向的分辨力,可继续寻找更合适的新光源。

新近在短脉冲激光光源的 OCT 系统的研究中,发现带宽为 100～200 nm 的新光源,其图像的纵向分辨力可达到 1～3 $\mu$m。

### 4. 像素大小和像素数

在 OCT 图中的像素数、像素密度和数码照相机的摄像一样是用于评价它们的清晰度最常用的术语和指标。在摄影技术中像素是指构成图像(照片)中可分辨要素的最小单元,像素密度是在单位面积中所拥有的像素数,像素密度越高,像素就越小。照相机的像素数或像素密度越高,摄出照片的清晰度就越高。在 OCT 图中也一样,像素数或像素密度越高,图像的清晰度就越高,它们和 OCT 仪的分辨力是直接相关的。

(1)像素数(密度)与纵向分辨率的关系 在设计中像素数 $Nx$ 是代表计算机从对应深度的反向散射或反向反射的纵向扫描中所记录到的电子信号数。这个信号数是由转换器的模数转换率所决定。如果 OCT 图有 $Nz$ 个纵向像素,它的纵向深度是 $Lz$,那么在纵向的像素大小是 $Lz/Nz$。例如标准的视网膜 OCT 图,它在纵向的深度是 2 mm,仪器设计在纵向扫描能接受到的信号是 1 024 个,因此在纵向的像素大小是 2 mm/1 024 = 1.9 $\mu$m。

(2)像素数(密度)与横向分辨率的关系 横向的像素数和像素大小与水平向扫描数有关,水平向的扫描数与像素数成正比,与像素的大小成反比。

标准的视网膜 OCT 仪设计规定横向扫描数分为 768 个、512 个、256 个及 128 个,扫描宽度为 3～10 mm。这 768 个、512 个、256 及 128 个可与宽 3～10 mm 的长度搭配。很清楚,在这 4 种扫描条件中像素的大小和扫描的宽度成正比:① 在 10 mm 长度记录的图像像素最大,其大小分别为:13.0 $\mu$m、19.5 $\mu$m、39 $\mu$m 和 78 $\mu$m。② 在 3 mm 长度记录的图像像素最小,其大小分别为 3.9 $\mu$m、5.9 $\mu$m、11.7 $\mu$m 和 23 $\mu$m。由于扫描时间是和扫描数及扫描的长度成正比的,所以一般都不是通过增加横向的扫描数来提高图像的像素数或分辨率,除非是在保持不增加扫描时间的前提下提高扫描数即提高横向扫描和取样的速率。因为增加记录时间会增大遇到眼动的概率,最终导致 OCT 图的失真。

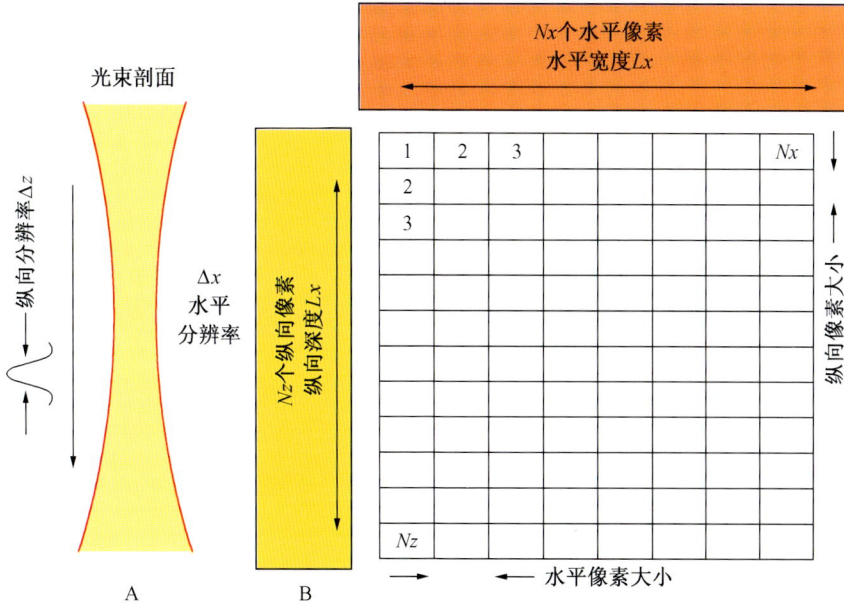

**图 1-5-3　像素大小、像素数和 OCT 图分辨率的关系**

图 A 表示 OCT 图的纵向分辨率 $\Delta z$ 和入射光束的景深、焦点的直径 $\Delta x$ 有关;图 B 表示 OCT 图的纵向分辨率与纵向像素数 $Nz$ 有关,横向分辨率与横向像素数 $Nx$ 有关。

### 5. OCT 成像时间和像素数的关系

首先,成像所需的时间是由安全的入射光量和允许的信噪比决定的,入射光量是按照规定的安全曝光量给予,而短的记录时间还可降低信噪比,所以图像的记录时间是一个直接关系到安全和测量的敏感因素。图像的记录时间随图像中横向像素数的增加而增加,如果横向扫描数是 $Nx$,扫描时间为 $T$,那么仪器的扫描率 $R$ 就等于 $Nx/T$。某一图像的记录时间是其横向像素数 $Nx$ 除以仪器横向扫描率 $R$ 的商。如图像在横向要有更高的分辨率即需要更多的像素数,那就需要增加横向的扫描数,图像的记录时间也按比例增加。反之,如对图像的横向分辨率要求不高,那么就可减少横向的像素数,而图像的记录时间也按比例加快。虽然 OCT 仪具有很高的扫描率 $R$,但考虑到记录时间对信噪比的影响,所以必须把像数密度和记录速度调整在一个合适的范围是很重要的。关于像素数和记录时间、图像质量间关系的解释可见图 1-5-4。

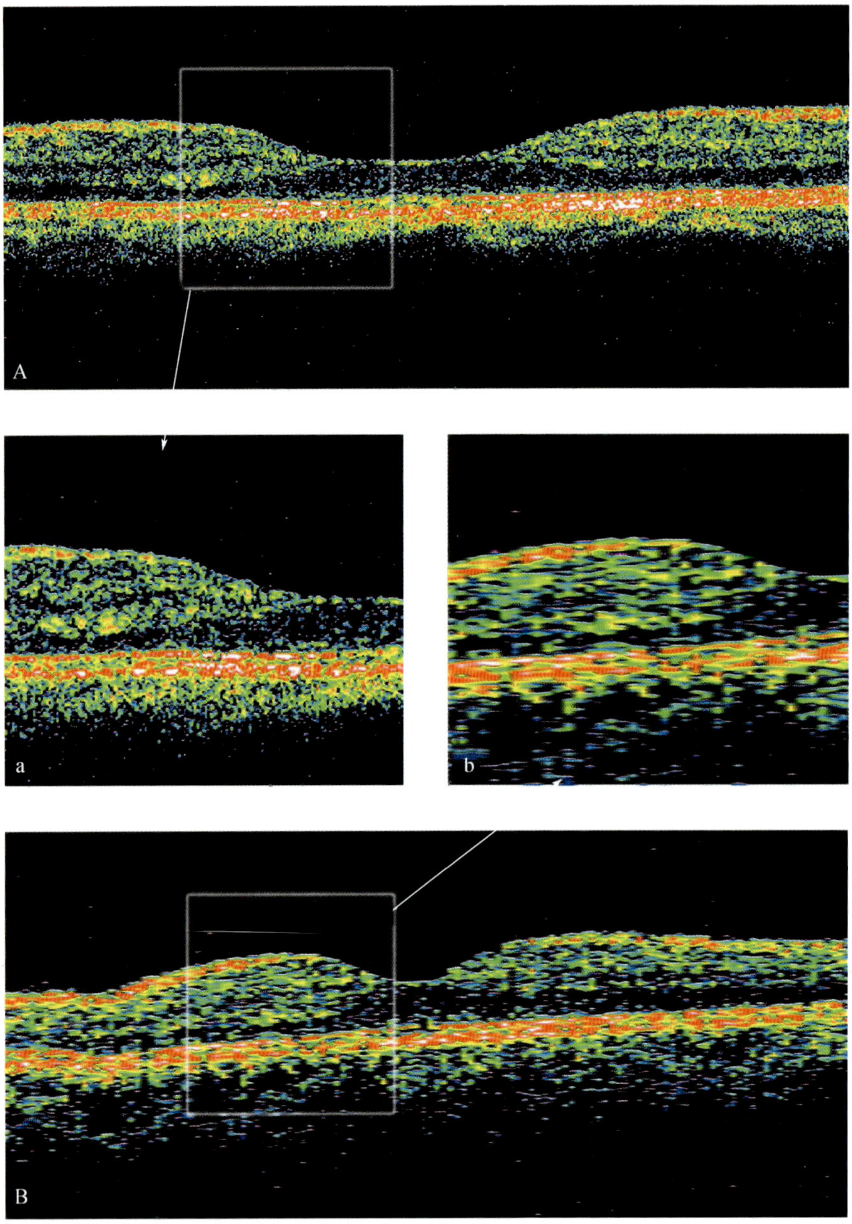

**图 1-5-4　图像记录速度和水平向像素密度的关系**

　　图 A 是一个有较高像素数的像,在扫描宽度为 6 mm 时,它含有 512 个横向像素,因此它的横向像素大小是 6 mm/512 = 11.7 $\mu$m;图 B 是一个低像素数的像,在扫描宽度为 6 mm 时,它只含有 128 个横向像素,因此它横向像素大小是 6 mm/128 = 48 $\mu$m。图 a 和图 b 是分别来自图 A 和图 B 矩形框内经放大后的图像,从图中可清楚地看到图 b 中的像素值要比图 a 大得多。

　　从以上叙述可知道 OCT 的成像时间和像素数成正比,即像素数要求越高,其成像(记录)所需的时间就越长。现已知标准 OCT 记录仪的水平向扫描率 $R$ 是 400 Hz,在高像素数的图 A,其横向像素的大小是 6 mm/512 = 11.7 $\mu$m,根据记录时间 $T$ 等于 $Nx/R$,所以图 A 的记录时间 $T$ = 512/400 = 1.28 s;在低像素数的图 B,其像素大小为 48 $\mu$m,其记录时间 $T$ = 128/400 = 0.32 s,它的记录时间只有高像素数图的 1/4。

从图 1-5-4 较高像素数的图 A 和较低像素数的图 B 中,可清楚地看到图 A 的质量明显优于图 B,这从放大的图 a 和图 b 中看得更清楚,因为图 b 比图 a 有更明显的颗粒外观。

# 六、光学的基本理论

## (一) 光的微粒说

在 16 世纪,对光性质的认识几乎同时出现微粒说和波动说,并在很长的一段时期里争论不休。1666 年,英国的物理学家牛顿(Newton)把光描绘成为从发光体发射出来的作高速运动的一种非常细小的粒子。这就是牛顿的微粒说。微粒说认为,光是由光源为中心向四面八方直线发射的微粒所组成。微粒可通过透明的物体,可从物体表面反射。光的微粒说能很好解释光的传播、反射、折射,但是它却无法解释光的衍射、干涉、偏振等现象。

## (二) 光的波动说

1679 年,荷兰物理学家惠更斯(Huygens)提出光的波动说。他认为光是在一种充满整个空间的特殊介质"以太(ether)"中传播的某种弹性波。波动说解释了在实验室中观察到的光在玻璃或水等介质中其传播速度比在空气或真空中慢的事实。波动说还确认了反射定律和折射定律,并解释了方解石的双折射现象。

1801 年,英国物理学家托马斯·杨(Young)做了著名的"杨氏双孔干涉实验"。1802 年,他在皇家学会宣读了关于"光的波动学"的论文,开始打破了"光微粒说"的优势。

1819 年,法国物理学家菲涅耳(Fresnel)在他著名的"光的绕射实验"中,证明了当障碍物小到足以可与光的波长相比拟时,则光波在传播中可以绕过障碍物并在它后面的屏上形成明暗相间的图形,这种现象称为绕射花样或衍射花样。

## (三) 光的电磁说

在 1861 ~ 1862 年间,英国物理学家麦克斯韦(Maxwell)总结了一系列电学和磁学实验,推出了著名的麦克斯韦方程组。由他的方程组推算出电磁波在真空中的传播速度和当时测得的光速数据极其相近。因而他大胆地预言:"光是一种以波的形式通过〈以太〉传播的电磁波。"

关于麦克斯韦对光是电磁波的预言,直到他去世 8 年后才由赫兹(Hertz)的实验所证实。

至此,波动说面临的重要问题是能否证实光波传播介质"以太"的存在。这事直到1887 年美国迈克尔逊(Michelson)与莫雷(Moley)合作,应用精密的迈克尔逊干涉仪(Michelson interferometer)观察地球相对于"以太"运动的实验结果而告一段落。他们在实验中未能观察到地球对"以太"运动的任何效应。于是,人们开始意识到"以太"在宇宙中是根本不存在的。1905 年,爱因斯坦(Einstein)提出了狭义相对论,否定了"以太"的存在。他认为光在真空中传播并不需要什么媒体。光在真空中永远以确定的速度 $c$ 传播,$c \approx 3 \times 10^8 \mathrm{m/s}$,与光源或观察者的运动状态无关,并确立了质能关系:能量 $E = mc^2$。因此,人们必须接受这样的新观点:"光波(电磁波)能够通过自由空间传播,光波(电磁波)本身就是一种实体。"

## (四)光的波粒二象性

1873 年麦克斯韦(Maxwell)和 1887 年海斯(Hess)的实验进一步证实光和其他电磁辐射一样,是一种电磁波。但由于光电效应和光压力等现象的发现,微粒说和波动说之争仍未能完全解释光的性质。到 1930 年以后,随着量子力学和物理学的发展,人们认识到电磁辐射不但具有波动性,也具有粒子性。由电磁波传送能量是以一个个单位来传载的,其单位量值和电磁波的频率成正比,这种能量单位称为光子或量子。电磁辐射是具有波动和粒子二象性的实体,光就是具有这二象性实体的一部分。

### 1. 光电效应

金属及其化合物在光照射下发射电子的现象称为光电效应,电子是即时发射的,滞后时间不超过 $10^{-9}$s。爱因斯坦的光子假设不仅成功地说明了光电效应,而且加深了人们对光本性的认识。光不仅具有波动性,而且具有粒子性,这就说明光兼有波-粒二象性。光不仅具有能量,而且具有质量和动量等一般粒子共有的特性,光的质量 $m_\Phi$ 可由相对论的质能关系求出,

即　光子质量　　$m_\Phi = E / c^2 = h\nu / c^2 = h / c\lambda$

　　光子动量　　$P = m_\Phi c = h\nu / c = h / \lambda$

### 2. 康普顿(Compton)效应

1923 年美国物理学家康普顿发现,单色 X 射线被物质散射时,散射线中有两种波长,其中一种波长比入射线长,但波长改变量与入射线波长无关,而随散射角的增大而增大。这种波长变大的现象称为康普顿效应。康普顿认为康普顿效应是单个光子与物质中弱束缚电子相互作用的结果,他并假设在这过程中动量和能量都是守恒的。

量子力学把包括光子在内的微观"粒子"之粒子性和波动性结合了起来,能够解释前面提到的光电效应、康普顿效应以及光被原子吸收或发射等现象。所以,近代物理表明,微观粒子都具有波动和粒子二重性。动量为 $P$ 的粒子,具有波长为 $\lambda$,其关系为

$P = h / \lambda$。

从人们不断地通过实验对光本质的探索中，人们总是不断地建立新的理论，不断地在实践中修正已有的理论，加深对客观世界的认识，并不断应用新的理论来解决实际中的问题。虽然我们至今仍然还不能说光的本质问题已彻底解决，但我们至少可以说我们已经应用新的理论解说了过去不能解释的问题，并应用于实际。

### （五）现代对光性质的认识

#### 1. 光的电磁波特性

电磁波是一个含有不同波长和频率的大家族，它们的波长从几十千米的无线电波到波长不到 $1\,\mu m$ 的可见光，再到波长在 $10^{-10}\,m$ 数量级的 γ 射线。它主要包括无线电波、微波、红外线、可见光、紫外线、伦琴射线和 γ 射线等，而光只是这个大家族众多成员中的一员，因此光是一种波长或频率在一定范围内的电磁波。

电磁波可按它们的波长和频率的大小，排列成一个图，此图称为电磁波波谱（图1-6-1）。

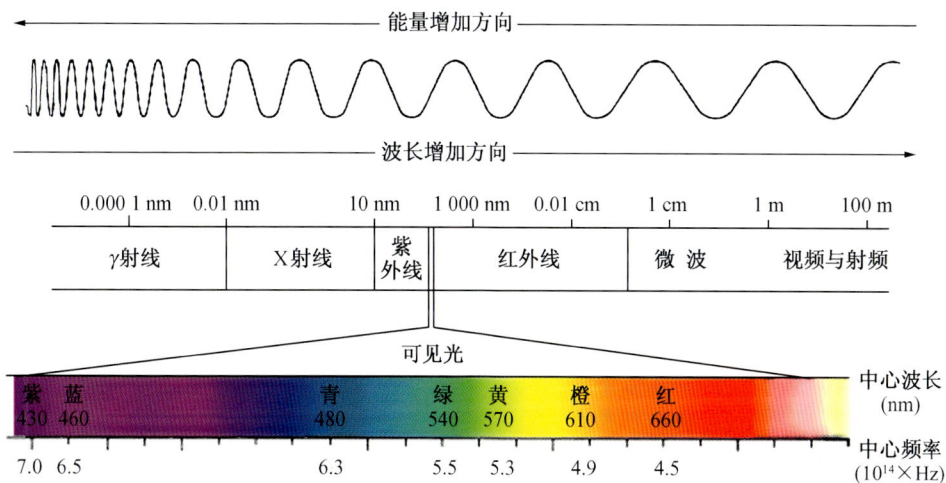

图 1-6-1　电磁波的波长和频率

人眼的可见光只占电磁波谱中的一小部分。可见光的波长单位，一般应用微米（$\mu m$）或纳米（nm）来表示，$1\,\mu m = 1\,000\,nm$。

电磁波是一种随物理量电场 $E$ 和磁场 $H$ 在时间和空间作简谐振动的波。其电场 $E$ 与磁场 $H$ 振动的指向彼此垂直，而且两者均与波的传播方向 $P$ 相垂直，三者的关系相当于在直角坐标系中 $X$、$Y$、$Z$ 三个轴，因此光是一种横波，它是一种高速振动并传播的电磁波（图1-6-2）。

49

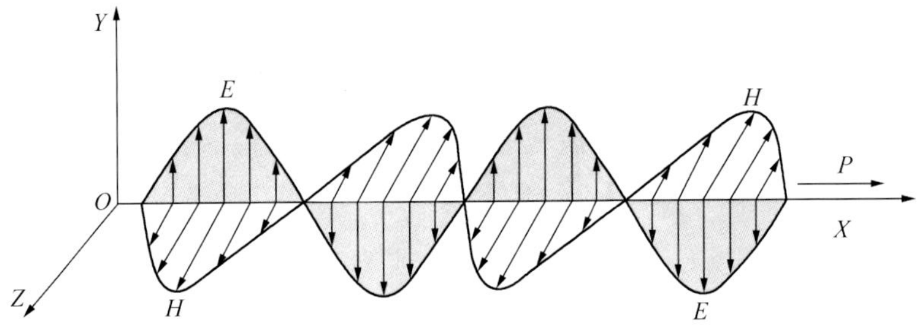

图 1 - 6 - 2 光的振动和传播

图中的字母 $X$、$Y$、$Z$ 代表直角坐标系中的三个轴,$E$ 代表电场,$H$ 代表磁场,$P$ 表示光的传播方向。

### 2. 光的一般性质

（1）光波的振动特性 光波的振动表现为时间和空间两个方面同时改变的特性（图 1 - 6 - 3）。它和水波的传播形式极为相似,表面上它们的任何一点都随时间作上下往复振动,而且在同一瞬间,自近而远表面相邻各点随空间位置的不同形成一种高低起伏的振动。这种振动通常具有简谐振动（即呈正弦或余弦函数）的形式。

光波的振动形式可以式 1 - 6 - 1 来表达:

$$A = A_0 \sin(2\pi ft - kx + \zeta_0) \tag{1-6-1}$$

在式（1 - 6 - 1）中,$A_0$ 为初相的振幅,$f$ 为振动频率,$k = 2\pi f/v$ 为波的传播常数,即相距单位距离的两点振动间的相位差,$\zeta_0$ 为初相位。

图 1 - 6 - 3 显示光是一个向右传播的行波,它的振幅 $A$ 随时间 $t$ 和空间 $x$ 的变化的同时按简谐规律作出周期性的往复运动和变化。

（2）可见光的波长和频率 不同动物的视觉器官对可见光有不同的敏感范围,能引起人眼对光感受的光称为可见光,其波长大约在 430～760 nm 间,其相应频率约在 4.5～7.0 × $10^{14}$ Hz（图 1 - 6 - 1）。

由于可见光具有不同的波长和频率,所以表现出不同的物理和生理特性。

可见光按光的波长和频率可引起人眼的不同色觉,它们依次排列为红、橙、黄、绿、青、蓝、紫等（表 1 - 6 - 1）。

（3）光的传播 通常我们用直线表示光的传播方向,这就是光线。点状光源发出的光,是以点状光源为中心向四周发出的光波,同心球面是它们的波阵面。很近的波阵面曲率半径短,曲率高;很远的波阵面曲率半径长,曲率低;离光源很远的波阵面可看成是一个平面。光线事实上就是和波阵面垂直的直线,也就是波阵面行进的方向。相邻的许多光线集合在一起,就称为光束。

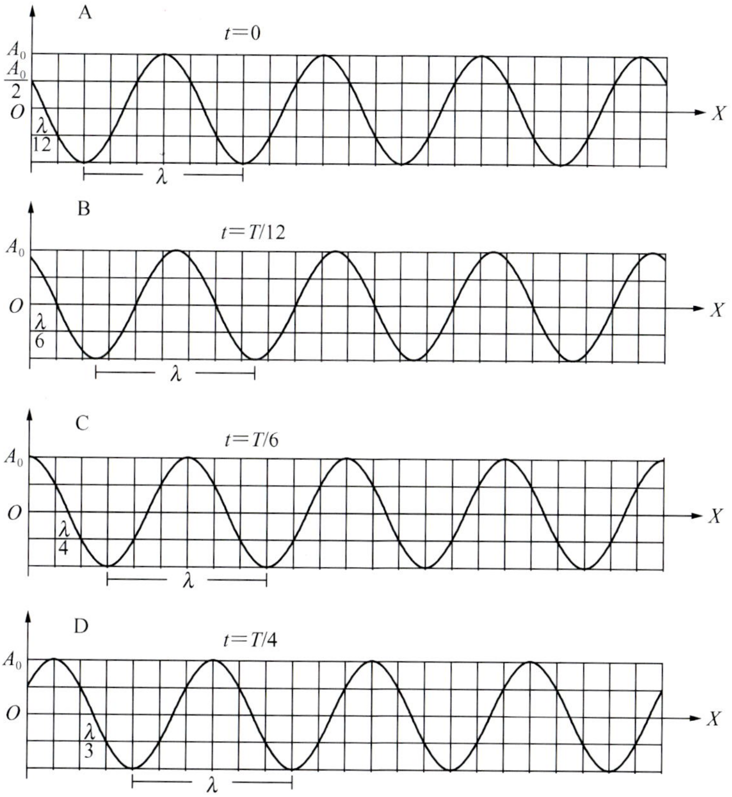

**图 1 - 6 - 3  光的传播**

图 A、图 B、图 C、图 D 分别代表 $t=0$，$T/12$，$T/6$，$T/4$ 等各瞬间的波形，初相位 $\zeta_0 = 30°$。

**表 1 - 6 - 1  光的波长、频率和色觉的关系**

| 颜色 | 波长范围(nm) | 中心波长(nm) | 频率范围(Hz) | 中心频率(Hz) |
|------|------------|------------|------------|------------|
| 红外光 | $1\,000 \sim 760$ | 723 | | |
| 红 | $760 \sim 622$ | 660 | $3.9 \times 10^{14} \sim 4.8 \times 10^{14}$ | $4.5 \times 10^{14}$ |
| 橙 | $622 \sim 597$ | 610 | $4.8 \times 10^{14} \sim 5.0 \times 10^{14}$ | $4.9 \times 10^{14}$ |
| 黄 | $597 \sim 577$ | 570 | $5.0 \times 10^{14} \sim 5.4 \times 10^{14}$ | $5.3 \times 10^{14}$ |
| 绿 | $577 \sim 492$ | 540 | $5.4 \times 10^{14} \sim 6.1 \times 10^{14}$ | $5.5 \times 10^{14}$ |
| 青 | $492 \sim 470$ | 480 | $6.1 \times 10^{14} \sim 6.4 \times 10^{14}$ | $6.3 \times 10^{14}$ |
| 蓝 | $470 \sim 455$ | 460 | $6.4 \times 10^{14} \sim 6.6 \times 10^{14}$ | $6.5 \times 10^{14}$ |
| 紫 | $455 \sim 400$ | 430 | $6.6 \times 10^{14} \sim 7.5 \times 10^{14}$ | $7.0 \times 10^{14}$ |
| 紫外光 | $400 \sim 100$ | | | |

第一部分 光学相干断层扫描成像术的原理

光的传播速度很快,光每秒钟的行程称为光速。光在真空中的速度为 $2.9979250 \times 10^8 m/s$,一般取其近似值约为 $3 \times 10^8 m/s$。光波每秒钟振动的周数称为频率 $F$,其单位为赫兹(Hz),1 Hz 表示每秒振动 1 周。

以 $F$ 代表频率,$C$ 代表光速,$\lambda$ 代表光的波长,式(1-6-2)表示三者的关系:

$$F = c/\lambda \qquad (1-6-2)$$

光在传播过程中如遇到不同物体,可发生透过、反射、折射、散射和吸收等多种情况。凡能让光透过的物质,统称为介质。

(4)光的反射 光在同一种均匀介质中沿直线传播。光从一种介质进入另一种介质时,在两种介质的分界面上改变传播方向,一部分被反射回原来的介质中,这种现象称为光的反射。

光的反射遵循以下规律:

1)入射光线、反射光线及通过入射点的法线同位于一平面内,反射光线和入射光分居在法线的两侧;

2)入射光线和法线的夹角(入射角 $\alpha$)同反射光线与法线的夹角(反射角 $i$)相等(图 1-6-4)。

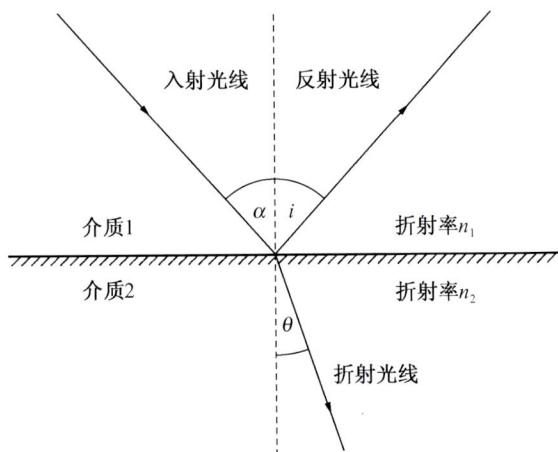

图 1-6-4 光的入射和折射

光的全反射 光从光密介质射向光疏介质时,折射角总是大于入射角,当入射角增大到某一角度时,折射角将达到 90°,这时不再发生折射,光全部反射回光密介质中,这种现象称为光的全反射。

当折射角等于 90°时的入射角,称为临界角。利用光的折射定律,可求出各种介质对空气(或真空)的临界角。如用 $\theta$ 表示临界角,$n$ 表示介质的折射率,则

$$\sin\theta/\sin 90° = 1/n$$

由此可得 $\sin\theta = 1/n$,临界角 $\theta = \sin^{-1} 1/n$。

值得注意的是,由折射到全反射是一个量变到质变的过程,当入射角逐渐增大,折射光逐渐减弱,反射光逐渐增强。当入射角达到临界角时,沿着界面传播的折射光减弱至零,反射光最强。

光导纤维是一种比头发还细的玻璃丝,它是利用光的全反射现象制成的导光材料。这种玻璃丝分为内外两层(芯线和色层),芯线的折射率比色层的大,光从芯线射向色层时能发生全反射,这样光就在芯线内从光导纤维的一端传输到另一端。当把许多光导纤维并成一束,并使束中光导纤维的相对位置不变,就可用于传递物像。医学上可用光导纤维束制成内窥镜和 OCT 的光路。

(5)光的折射  光射到两种介质的界面上时,一部分光发生了反射,回到原先的介质中,一部分光进入了另一种介质中,而使传播方向发生了变化,这种现象称为光的折射(图 1-6-4)。

光折射遵守以下规律:

1)入射光线、折射光线及经过入射点界面的法线同位于一个平面内,故入射光线和折射光线分居法线的两侧;

2)如入射光线处于折射率为 $n_1$ 的介质中,且和界面法线的夹角为 $\alpha$,折射光线处于折射率为 $n_2$ 的介质中且和界面法线的夹角为 $\theta$,则:

$$n_1 \sin\alpha = n_2 \sin\theta \tag{1-6-3}$$

当光线从一种介质进入另一种介质时,入射角的正弦和折射角的正弦之比为一常数,即 $n = \sin\alpha / \sin\theta$。

这个规律适用于任何介质,但对不同的介质,这个常数是不同的。$n$ 反映该物质的光学性能,称为该介质的折射率。

(6)光的吸收  光的吸收是指光在介质中由于光能转换成其它形式的能量而发生的衰减。光线在真空中传播时,虽然会发生发散现象,但其总能量并不损失;可是当它通过介质时,却由于吸收和散射的原因,可发生总能量的损失。

(7)光的散射  当光在不均匀的介质中传播时,由于介质中有无数杂乱无序的界面使光波在传播时发生多次的反射和折射,致使光波的总能量发生了不同程度的衰减,这种现象称为光的散射。光的散射程度取决于介质的透光性和均匀性。例如当光入射一种几乎是均匀的介质时,大部分的光被透过;但如光波入射到另一种含有大量色素而又不均匀的介质时,光波可被强烈地吸收,透过率减少,并可能有极少一部分被反向散射回原来的介质中。这就是光的吸收和散射现象。这种现象可见于眼科 OCT 检查时,扫描光在角膜或视网膜等组织的传播过程中。

(8)光的干涉现象  当两束光在空间相遇时有的会出现明暗相间的条纹,有的只发生亮度变化。我们把出现明暗相间条纹的现象称为光的干涉(图 1-6-5)。

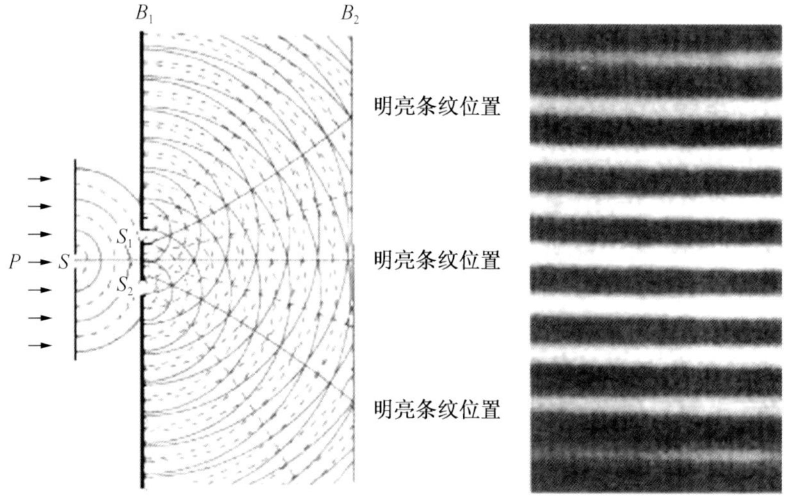

图 1-6-5　光的干涉现象

　　P 是一个光源,它照射在小孔 S 上,光经小孔 S 照射到一不透明屏 $B_1$ 的两个小孔 $S_1$ 和 $S_2$ 上。小孔 $S_1$ 和 $S_2$ 靠得很近,并且和小孔 S 等距离,因而它们就构成了从同一波阵面上分出的两个同相的光源(图 a),因此从小孔 $S_1$ 和 $S_2$ 发出的光完全符合产生干涉现象的基本条件,它们投射到观察屏 $B_2$ 上经叠加后,形成了明暗相间的干涉条纹(图 b)。

　　1) 干涉的基本条件:光的干涉现象必须具备下列 3 个基本条件:① 光波的频率必须相同;② 光波的振动方向必须相同;③ 光波必须有相同的相位或有恒定的相位差,否则就不可能发生干涉。凡是具备上述 3 个条件的光称为相干光。

　　2) 合成波的振幅:两束相干光的叠加将遵循波的叠加原理,在光波的重叠区,某些点的合成光光强(振幅)大于分光强度之和,在另一些点的合成光光强小于分光强度之和,合成光波的光强在空间形成强弱相间、稳定分布的干涉条纹。光波的这种叠加效应称为相干叠加;如果两束非相干光,它们在光波的重叠区,合成光的强度等于分光强度之和,不发生有明暗相间条纹的干涉现象,此时的叠加现象称为非相干叠加。

　　实际上完全符合上述 3 个条件的相干光源是很难寻找和制作的,因为符合上述 3 个相干条件的光首先它必须是只含一种波长(或频率)的单色光。单色光是一种相干性最好的光源。普通光源发出的光是一种含有多种波长(或频率)的混合光,混合光是相干性较差的光源,它只有在取其某一段波长作为光源时才具有较好的相干性。目前,由于人们还无法获得理想的单色光,所以实际上应用的相干光都是一种含有一段波长(或频率)的光。自从激光问世后,激光被看成是一种最接近于单一波长的单色光。因为,它含有一段很窄的频谱,而且还有一个峰值,所以它是一种相干性很好的相干光源。

　　相干光在空间相遇,互相叠加后的合成波的振幅大小取决于两束光的相位差,因此它们可能发生以下三种情况(图 1-6-6):① 振幅增加。当相位相同,即两者相位差为零时,两波的峰与峰、谷与谷彼此重合;当振幅相等的两波叠加时,合成波的振幅加倍(图

A),由于合成波的功率与平方成正比,所以合成波的功率为单波的 4 倍。② 两波的相位差在 0°～180°间,所合成波显然介于上述两种情况之间,既可能使原来单波的振幅增加,也有可能使原来单波的振幅反而降低,但小于 2 倍的振幅(图 B)。③ 两波相互抵消发生在两波的相位相差为 180°时,即一波之峰对准另一波之谷。当两波振幅相等时,叠加结果是两波相互抵消,合成波的振幅为 0(图 C);

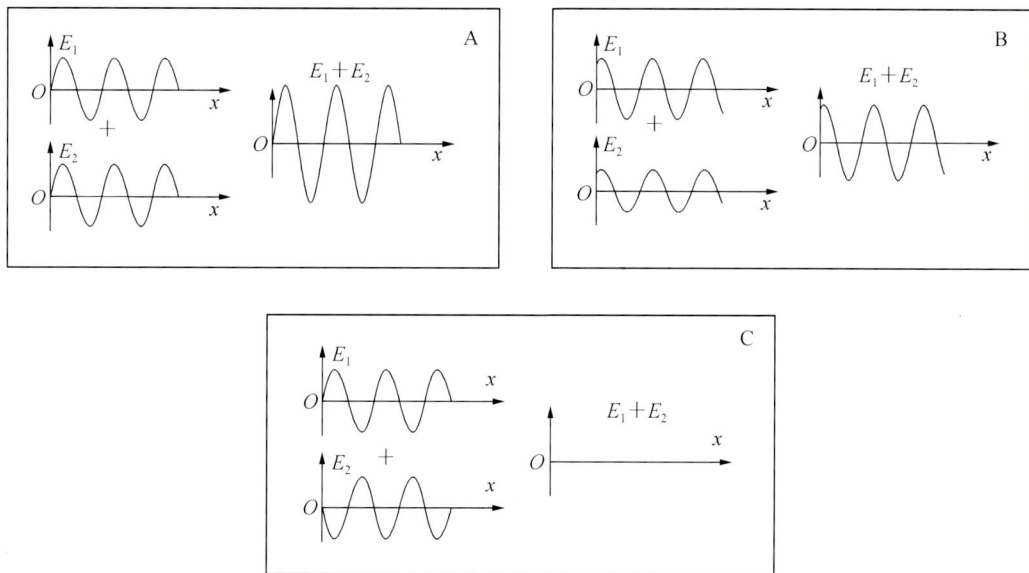

**图 1-6-6 相干光的叠加结果**

　图 A 表示两束相干光,互相叠加后,使合成波的振幅加倍增加的相干条件;图 B 表示两束相干光,互相叠加后,合成波的振幅大于或低于单个光波振幅的相干条件;图 C 表示两束相干光,互相叠加后,合成波的振幅为 0 的相干条件。

　3) 光的相干性和相干长度:图 1-6-7 表示相干光中的一般相干光和低相干光的相干长度($\Delta z$)和带宽($\Delta L$)的关系。在产生相干光的光源中,我们把产生相干光的光源分为一般相干性和低相干性。

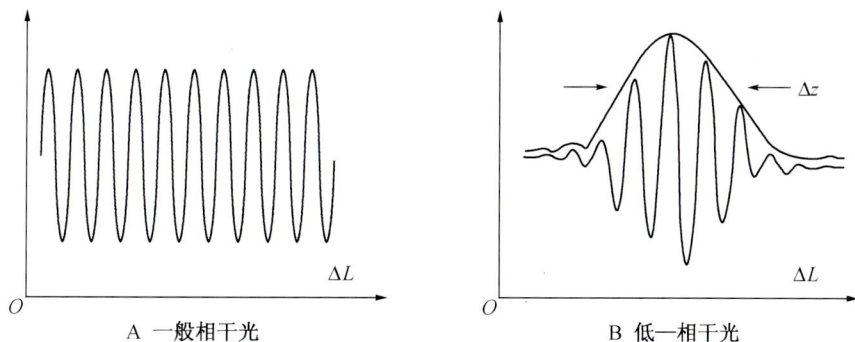

**图 1-6-7 相干光和低相干光的相干长度**

前者的光波频率带宽（Δ*L*）相对较宽，其相干长度（Δ*z*）较长，故相干性较差（图 A），而后者的光波频率带宽（Δ*L*）较窄，其相干长度（Δ*z*）较短故其相干性较好（图 B）。在测定仪的测距中应用的低相干性光源，它的分辨力为相干光波长 λ 的 1/2，所以相干光的波长 λ 越短它就具有越高的分辨力（表示相干长度 Δ*z* 的 Z 轴在图中未画出，欲知更详细的内容可参阅 OCT 干涉仪部分）。

（9）光的衍射现象　光的衍射和干涉一样，也是光波的特性之一。按照几何光学理论，光是直线传播的，当光通过遮板上的一小圆孔时，接收屏幕上应该出现一边界清晰的小圆亮点。但事实上并非如此，在接收屏幕上出现的并不是一个边界清晰的小圆点，而是在原来应该完全黑暗的部位，出现了淡淡的明纹环，这些环向外越来越变暗。在相应的小圆孔直径范围内的明亮部，亦呈明暗相间的环状层，而点中心是均匀的明圆环。这种现象好像光绕过了小孔边缘，故称为绕射或衍射。衍射是光通过小孔或细裂隙时，光波向各方向传播及各子波互相干涉的结果。衍射现象可影响 OCT 纵向扫描的深度和横向扫描的宽度，在现代的 OCT 仪器的设计中，为了提高仪器的分辨力，还必须减少和消除衍射的影响。

初看起来，干涉和衍射现象好像是属于两种不同的物理现象，其实它们都是由相同频率的简谐波经历不同的径路后再相遇叠加而成。由于历史的原因，通常 2 个或有限个简谐波叠加的情形称为干涉，如杨氏干涉、牛顿环等；而衍射是由许许多多甚至是连续分布的简谐波的叠加结果，如单孔衍射、光栅等。实际上，干涉和衍射的界限是难以严格界定的，事实上也没有必要去严格分清，例如光栅既可列入干涉也可列入衍射，全息照相术既有干涉也有衍射。

# 七、光在生物组织中传播的特性

在 OCT 不同波长光源成像中，由于生物组织成分和结构的多样性及不同波长扫描光源的固有特性，使得光在生物组织中的传播产生许多不同现象。这些不同现象是由于应用不同波长光源和受测组织的不同特性相互作用的结果。

被称为"组织光学之窗"的 700 ～ 1 300 nm 波长的近红外光，是一种被吸收和散射效应最小的近红外光。但是，眼组织对近红外光仍然是一种高散射性的介质，且其散射作用明显大于吸收和反射，所以目前 OCT 仪用的光源还不是理想的光源。OCT 具有和超声波检查法相似的工作原理，但是它又是一种不同于超声波检查法的新型影像学检查法。在了解 OCT 测量法和解释 OCT 图前，必须先了解光进入组织所发生的变化。由于 OCT 成像主要是测量入射光进入被测组织和从各不同深度组织结构反射或散射回来的光强度，因此从受测组织返回的光量与光和组织的性质有密切的关系。当光入射眼组织后会发生光学透射、吸收、反射和散射等现象。

## （一）光的透射（light penetration）

光入射透明物体，将发生光学的全透射和部分透射。能让光透过的眼透明组织有角膜、房水、晶状体、玻璃体和视网膜,但是它们还不是属于真正的透明体,入射光进入这些组织后,只发生光学的部分透射,透过的光将继续保持光的特性并受深部组织的影响。可见光是由不同波长的光所组成,不同波长的光在同一组织中具有不同的透射力,长波长的光比短波长的光具有更强的透射力,所以长波长的光在组织中的透射力高于短波长的光,图1-7-1表示几种有代表性波长的光在眼底的透射力。

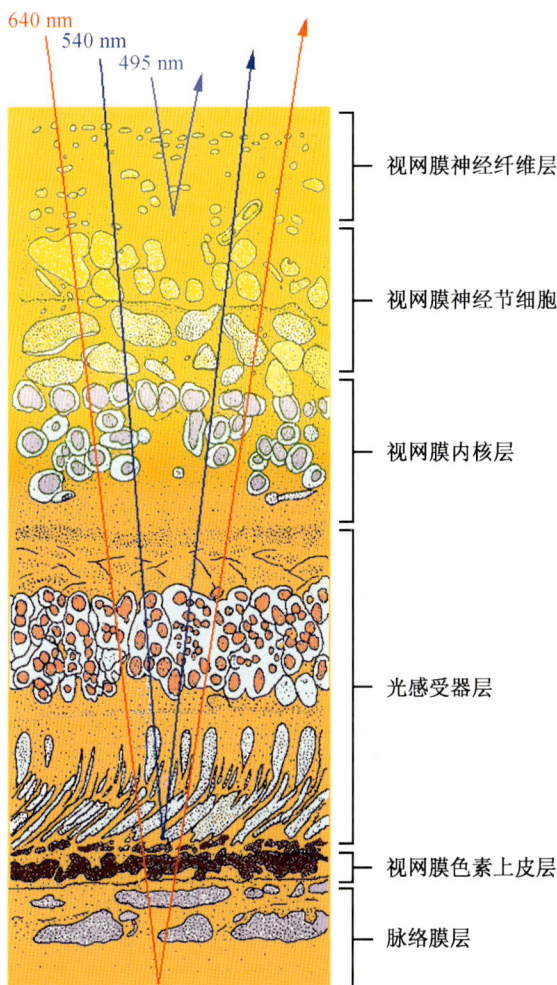

图 1-7-1　几种不同波长可见光的透射力

上图表示 495 nm 波长光的透射力仅达神经纤维层;540 nm 波长光的透射力达到脉络膜浅层,640 nm 波长光的透射力可透过脉络膜到达巩膜。

## (二) 光的吸收(light absorption)

入射光进入眼中有一定厚度的组织如虹膜或脉络膜,光将受到组织的阻挡,它通过吸收或部分吸收或反射使入射光的强度减弱。吸收发生在组织中的生色基团,例如红血球中的血红蛋白、虹膜或脉络膜中的色素，它们具有吸收与入射光波长相应光谱的波长，在组织内进行能量的转换。用于 OCT 成像的近、远红外光，多数可被深部组织吸收并产生热效应，但用于 OCT 成像的入射光功率非常低，所以因局部吸收光能而引起的温度升高是可忽略不计的。在组织传播中未被吸收的光将进入更深的组织并继续发生作用。

## （三）光的反射（light reflection）

镜面反射是几何光学中描述光反射现象的一种特殊形式，它也可应用在描述 OCT 检查的眼组织结构中具有不同屈光指数的两种均匀介质界面上的光反射，例如在眼角膜前的泪膜和角膜间、眼角膜内皮和房水间、视网膜各层间的界面上的光反射。但是，这些界面的大小至少大于入射光的波长。光反射能量的大小除了受光和介质固有性质的影响外，它还和入射角有关。当入射角大于全反射的临界角时，其入射角越是接近 90°，其光反射的能量就越大。光反射率（$v$）是用于反映或描述某一界面上光反射具有量化概念的术语，光反射率（$v$）是测得的光反射能量（$L_{ref}$）与一已知量的入射光能量（$L_{in}$）之比。它代表该界面上的光学特性。图 1-7-2 表示入射光发生在视网膜神经纤维层的镜面反射现象和光透射对光反射率（$v$）的影响。

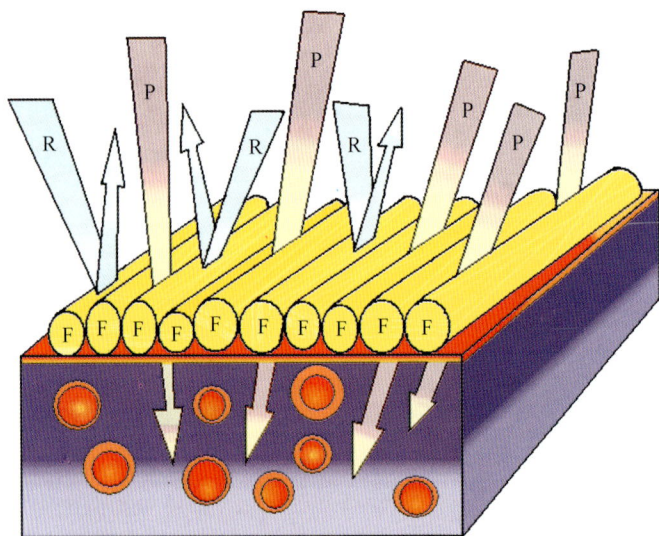

图 1-7-2　发生在视网膜神经纤维层表面的反射现象

图中 F 代表视网膜的神经纤维束，R 代表入射光束的反射部分，P 代表透过视网膜神经纤维层的入射光束。

## （四）光的散射（light scattering）

散射是光在特殊条件下发生的反射现象，它发生在眼组织不均匀介质的结构中。当组织微结构的界面大于入射光的波长时，这时入射光便发生镜面反射；若组织结构的界面小于入射光波长时,入射光可在该组织的行程中发生多次不同方向的随机反射,这就是光的散射(图1-7-3)。因为在这些组织中不同成分的微空间使其具有不同的屈光指数,这些不同的屈光指数可由亚细胞结构产生,如细胞膜、细胞核、细胞质和小的束状结构(如角膜的板层结构、神经纤维束等)。这种完全改变方向的光称为反向散射光,这些反向散射光一部分在散射中被组织吸收,一小部分最后被OCT仪的光接收器所接受,构成像中的信号成分。在生物组织的中反向散射光可分成3种类型:① 单次反向散射光,称为弹道散射光;② 多次反向散射光,又称蛇行散射光;③ 反向漫射光,与透过漫射光相似。

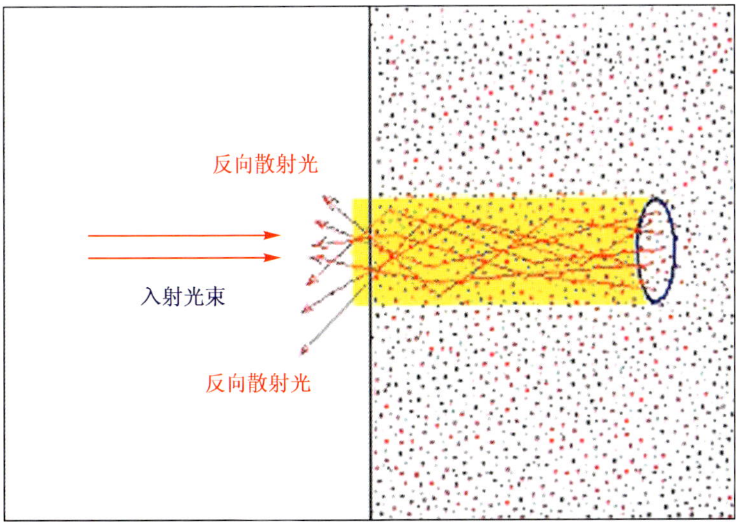

**图1-7-3　光在眼组织中的散射现象**

图说明当入射光束进入眼组织微结构的界面大于入射光波长时所发生的光反向散射的现象。

用于表述散射介质的光学性质对入射光束的散射和吸收组合作用的3个参数分别是吸收系数、散射系数和不同向散射光。

### 1. 吸收系数

表示入射光通过组织一个极短距离后被组织吸收的光量的分数为吸收系数。在纯吸收的介质中,入射光的强度随距离和与吸收系数之比而衰减,其衰减率和吸收系数相关。

### 2. 散射系数

表示入射光在经过一无限短的传播距离后的散射光量的分数为散射系数。在纯散射的介质中,入射光的强度是随入射深度增加的指数规律而相应衰减,衰减率取决于散射系数的大小。由于无法区分入射光束的吸收和散射作用的大小,所以光在传播中的衰减量是按进入组织吸收和散射后测得的光能来计算。然而,以散射为主的介质中,光在其中传播光的散射作用要比吸收大10倍,所以在不同组织中的光衰减主要因素是散射而不是吸收。当介质中存在与入射光的波长有匹配的特征时,如介质中存在高浓度的生色基团,吸收就成为重要的因素。

### 3．不同向散射光

在具有不同向散射的介质中，光向各方向散射的光量的总和应等于入射光的散射量；在大多数组织中，散射光的方向总是与入射光的方向向背的。

### （五）光的衰减（light attenuation）

由于在组织中存在不同介质界面的反射，以及介质对光波的吸收、散射等原因而使光在眼组织传播中的能量减弱，这种现象称为光的衰减。光的衰减量随光在眼组织中传播距离的增大而增大。光在不同的介质中有不同的衰减量。眼组织对光的衰减量可用-dB单位来表示，若 $A$ 代表衰减值，$E_{in}$ 代表入射光强度，$E_{out}$ 代表反向输出光强度，它们的关系可以用式（1-7-1）来表示：

$$A(-dB) = 20 \log(E_{out}/E_{in}) \qquad (1-7-1)$$

$E_{out}$ 是 OCT 仪输出的信号强度，$E_{in}$ 是在检测面测得的入射光强度，$A$ 就是受测眼组织对入射光的衰减。

OCT 仪检测输入信号强度的范围为-95～-50 dB。眼组织对光波的吸收和衰减几乎是和光的波长呈正比，在角膜、晶状体、玻璃体、视网膜、虹膜和巩膜等 6 种组织中吸收和衰减最强的位置位于巩膜和虹膜。

### （六）光的遮蔽现象（obscure phenomenent）

OCT 图中的光遮蔽现象是由于光的径路前存在吸收或散射很强的组织，致使极大地衰减了本应进入和返回的光量，从而使位于其后的组织结构不能被显示（图1-7-4）。

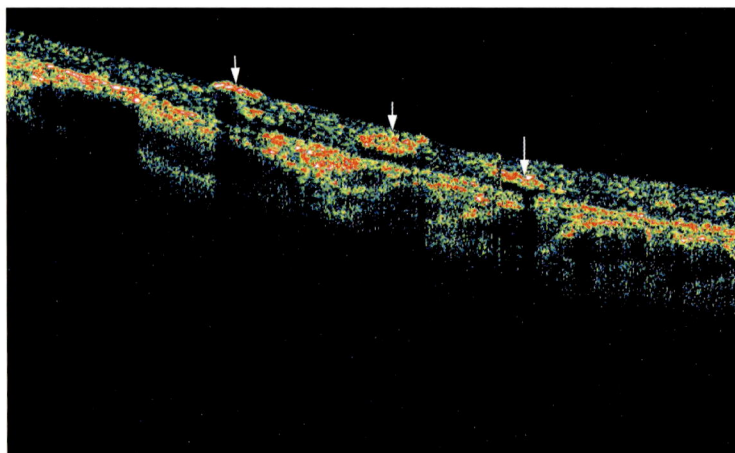

**图 1-7-4　在 OCT 图中的入射光遮蔽现象**

箭头指示位于 RNEL 和 RPEL 内的强光反射（散射）组织，这种强光反射组织极大地衰减了进入和返回的入射光，因而对下方组织产生了光学遮蔽现象。

光和声在组织中的传播过程都会因吸收和反射而发生深部组织被遮蔽的现象,不过光的遮蔽现象要比声更明显,这种现象严重地影响到对 OCT 图的解读和应用 OCT 仪作为检查工具的目的。光的遮蔽现象在 OCT 图中出现率相当高,可发生在许多反射率和吸收率增加的病理改变中,这种现象为我们提供了许多有助于诊断的重要信息,但也掩盖了许多我们本应获得的深层组织的信息,因此它是一个值得我们重视的征象。

## 参 考 文 献

1. Youngquist R, Carr S, Davies D. Optical coherence domain reflectometry: a new optical evaluation technique. Optics Letters. 1987. 12(3):158.

2. Gilgen HH, Novak RP, Salathe RP, et al. Submillimeter optical reflectometry. IEEE Journal of Lightwave Technology. 1989. 7:1225-1233.

3. Flock ST, Patterson MS, Wilson BC, et al. Monte Carlo modeling of light propagation in highly scattering tissues. 1. Model predictions and comparison with diffusion theory. IEEE Transactions on Biomedical Engineering. 1989. 36(12):1162-1168.

4. Cheong WF, Prahl SA, Welch AJ. A review of the optical properties of biological tissues. IEEE Journal of Quantum Electronics. 1990. 26(12):2166-2185.

5. Pavlin CJ, Harasiewicz K, Sherar MD, et al. Clinical use of ultrasound biomicroscopy. Ophthalmology. 1991. 98(3):287-295.

6. Huang D, Swanson EA, Lin CP, et al. Optical coherence tomography. Science. 1991; 254(5035): 1178-1181.

7. Swanson EA, Huang D, Hee MR, et al. High speed optical coherence domain reflectometry. Optics Letters. 1992. 17:151-153.

8. Swanson A, Izatt JA, Hee MR, et al. In vivo retinal imaging by Optical coherence tomography. Optics Letters. 1993. 18:1864-1866.

9. Izatt JA, Hee MR, Owen GM, et al. Optical coherence tomography in scattering media. Optics Letters. 1994. 19(8):590-592.

10. Izatt JA, Hee MR, Swanson EA, et al. Micrometer-scale resolution image of the anterior eye in vivo with Optical coherence tomography. Arch Ophthalmol. 1994. 112(12):1584-1589.

11. Fujimoto JG, Brezinski ME, Tearney GJ, et al. Optical biopsy and imaging using Optical coherence tomography. Nat Med. 1995. 1(9):970-972.

12. Fujimoto JG, Brezinski ME, Tearney GJ, et al. Optical biopsy and imaging using Optical coherence tomography. Nat Med. 1995. 1(19): 970-972.

13. Schuman S, Hee MR, Puliafito CA, et al. Quantification of nerve fiber layer thickness in normal and glaucomatous eyes using Optical coherence tomography. Arch Ophthalmol. 1995. 113:586-596.

14. Hee MR, Izatt JA, Swanson EA, et al. Optical coherence tomography of the human retina. Arch Ophthalmol. 1995. 113(3):325-332.

15. Schuman S, Pedut-Kloizman T, Hertzmark E, et al. Reproducibility of nerve fiber layer thickness measurements using Optical coherence tomography. Ophthalmology. 1996. 103:1889-1898.

16. Brezinski ME, Tearney GJ, Bouma BE, et al. Optical coherence tomography for optical biopsy, properties and demonstration of vascular pathology. Circulation. 1996. 93(6):1206-1213.

17. Boppart SA, Brezinski ME, Bouma, et al. Investigation of developing embryonic morphology using optical coherence tomography. Dev Biol. 1996. 177(1):54-63.

18. Van den Berg TJ, Spekreijse H. Near infrared light absorption in the human eye media. Vision Res. 1997. 37(2):249－253.

19. Koop N, Brinkmann R, Lankenaw E, et al. Optical coherence tomography of the cornea and the anterior eye segment. Ophthalmology. 1997. 94(7):481－486.

20. Asiyo-Vogel MN, Koop N, Brinkmann R, et al. Imaging of laser thermokeratoplasty lesions by optical low coherence tomography and polarization microscopy after Sirius red staining. Ophthalmology. 1997. 94(7) 487－491.

21. Hee MR, Puliafito CA, Duker JS, et al. Tomography of diabetic macular edema with optical coherence tomography. Ophthalmology. 1998. 105:360－370.

22. Born M, Wolf E, Bhatia AB. Principles of Optics：Electromagnetic theory of propagation, interference and diffraction of light. 7th (expanded)ed. Cambridge, England. 1999.

23. Pieroth L, Schuman JS, Hertzmark E, et al. Evaluation of focal defects of the nerve fiber layer using Optical coherence tomography. Ophthalmology. 1999. 106:570－579.

24. Drexler W, Morgner U, Kartner FX, et al. In vivo ultrahigh-resolution Optical coherence tomography. Optics Letters. 1999. 24(17):1221－1223.

25. American National Standard for safe use of lasers. Orlands：Laser Institute of America. American National Standards Institute, Inc；June28,2000. ANSI Z136.1－2000.

26. Lida T, Hagimura N, Sato T, et al. Evaluation of central serous chorioretinopathy with Optical coherence tomography. Am J Ophthalmol. 2000. 129:16－20.

27. Fujimoto JG, Pitris C, Boppart SA, et al. Optical coherence tomography：an emerging technology for biomedical imaging and optical biopsy. Neoplasia. 2000. 2(12):9－25.

28. Drexler W, Morgner U, Ghanta RK, et al. Ultrahigh-resolution ophthalmic optical coherence tomography. Nat Med. 2001. 7(4):502－507.

29. Bechmann M, Thiel MJ, Neubauer AS, et al. Central corneal thickness measurement with a retinal optical coherence tomography device versus standard ultrasonic pachymetry. Cornea. 2001. 20(1):50－54.

30. Hirano K, Ito Y, Suzuki T, Kojima T, et al. Optical coherence tomography for the noninvasive evaluation of the cornea. Cornea. 2001. 20(3):281－289.

31. Feng Y, Varikooty J, Simpson TL. Diurnal variation of corneal and corneal epithelial thickness measured using optical coherence tomography. Cornea. 2001. 20(5):480－483.

32. Hirano K, Kojima T, Nakamura M, et al. Triple anterior chamber after full-thickness lamellar keratoplasty for lattice corneal dystrophy. Cornea. 2001. 20(5):530－533.

33. Wirbelauer C, Scholz C, ENgelhardt R, et al. Biomorphometry of corneal epithelium with slit-lamp-adapted optical coherence tomography. Ophthalmology. 2001. 98(9):848－852.

34. Radhakrishrishnan S, Rollins AM, Roth JE, et al. Real time optical coherence tomography of the anterior segment at 1310nm. Arch Ophthalmol. 2001. 119(8)1179－1185.

35. Wirbelauer C, Scholz C, Haberle H, et al. Corneal optical coherence tomography before and after phototherapeutic keratectomy for recurrent epithelial erosions (2). J Cataract Refract Surg. 2002. 28(9): 1629－1635.

36. Li Y, Shekhar R, Huang D. Corneal anatomic change after LASIK measured by arc-scanning optical coherence tomography and ultrasonic pachymetry. ARVO Meeting Abstracts. 2002. 43(12):153.

37. Hoerauf H, Wirbelauer C, Scholz C. Slit-lamp-adapted optical coherence tomography of the anterior segment. Graefes Arch Clin Exp Ophthalmol. 2002. 238(1):8－18.

38. Nozaki M, Kimura H, Kojima M, et al. Optical coherence tomographic findings of the anterior-segment after nonpenetrating deep sclerectomy. Am J Ophthalmol. 2002. 133(6):837－839.

39. Fujimoto JG. Optical coherence tomography for ultrahigh resolution in vivo imaging. Nat Biotechnol. 2003.

20(11):1361－1367.

40. 宗贤钧. 现代生物医学仪器. 北京:原子能出版社,1988.

41. 顾长华. 医用电子仪器. 北京:人民卫生出版社,1991.

42. 李凤鸣主编. 眼科全书. 北京:人民卫生出版社,1996.

43. 吴伯诗主编. 大学物理学. 北京:科学出版社,2001.

44. 易明. 普通物理学教程,光学. 北京:高等教育出版社,2001.

45. 王宁利,刘事主编. 活体超声显微镜眼科学. 北京:科学出版社,2002.

第一部分　光学相干断层扫描成像术的原理

# 第二部分 2 眼前段 OCT 的基础和临床应用

1994 年,Izatt 首次报道了应用 820 nm 波长光源的 OCT 仪,开始主要用于眼前段的成像,以后知道这种 OCT 仪不是眼前段 OCT 检查的最好选择,而是更适用于眼后段的检查。

2001 年,波长 1 310 nm 的高速 OCT 仪问世,它所记录的眼前段 OCT 图比用 820 nm 波长光源记录的眼前段 OCT 图更清晰。

图 2-1-1 是用于检查眼前段的 OCT 仪(Visante OCT),它的外观和操作和一台大家熟悉的裂隙灯显微镜极为相似。Visante OCT 用于眼前段检查时其纵向深度为 6.0 mm,水平向宽度为 16 mm,具有单线、十字线和四线扫描,单线扫描时间为 0.125 s,每线可获取 256 点数据;当用于角膜厚度检查时其纵向深度为 3.0 mm,横向宽度为 10 mm,扫描方式为可调 8 线模式,每线扫描可获得 128 点数据,单线扫描时间为 0.5 s。眼前段 OCT 与

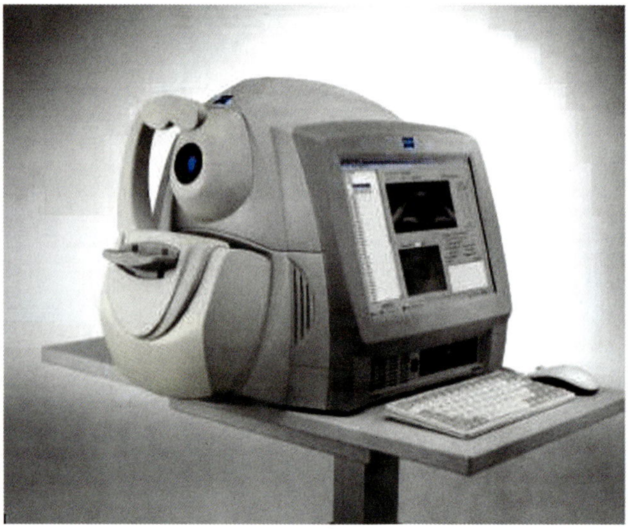

**图 2-1-1 Visante 眼前段 OCT 仪**

超声波生物显微镜(UBM)比较,其最大的优点是操作方便,检查省时,不需与检查部位直接接触,纵向分辨力可达到~3 $\mu m$,横向分辨力在扫描宽度 16 mm 时为 62.5 $\mu m$,在 10 mm 时为 19.5 $\mu m$。它的非接触特点,在测量过程不压迫眼前段的组织,而常用的眼前段成像系统如 A 超(A-scan)、B 超(B-scan)、超声生物显微镜(UBM)以及高频率 UBM,检查时,其探头与眼之间需要放置一层不同密度的凝胶或放一水浴袋,这些操作都会因外力作用导致眼前段组织结构空间的改变而影响测得的数据。

由于编写此书时眼前段 OCT 仪尚未正式进入国内市场,故本节应用的一些眼前段 OCT 图,主要来源于厂商提供的资料和我们应用眼后段 OCT 仪记录的眼前段资料。应用眼后段 OCT 仪记录的眼前段 OCT 图,它们的清晰度及记录效果不如公司提供的眼前段 OCT 仪的记录结果。

据报道眼前段的 Visante OCT 仪,可用于测量前房宽度、前房深度、前房角角度、角膜厚度、角膜曲率半径等眼前段结构的标志性数值,它可直接检测在自然状态下无睫状肌调节作用引起解剖学空间变化的正常值,如无调节活动状态下的前房深度。

# 一、眼前段 OCT 检查的适应证

眼前段 OCT 仪是一种用于测量和评估眼前段组织和结构的理想工具,它可了解在人类、在生命中每个阶段的角膜、虹膜、晶状体和房角的生理性变化。因此,它可用于测量角膜厚度、前房深度、前房深度动态变化、房角直径、前房宽度、透明晶体曲率半径、透明晶体厚度和眼调节力,它可向我们提供过去生理学中未能提供的生理参数。

眼前段 OCT 检查的适应证至少有以下四个方面:
(1) 眼角膜屈光手术前后对眼角膜厚度的测量。
(2) 屈光性有晶体眼人工晶体植入前对眼前段解剖参数的测量。
(3) 青光眼手术前后对房角结构和宽度的测量。
(4) 眼前段组织解剖学和组织结构自然生理值的测量。

# 二、眼前部相关解剖组织学

了解以下眼前部相关解剖组织学的知识,有助于对眼前段 OCT 图的解读和理解。

## (一) 结膜(conjunctiva)

结膜是由上皮层和结缔组织所组成的一层菲薄透明的黏膜,覆盖于眼睑内面,并在穹隆部折转覆盖于眼球前部巩膜表面而终止于角膜缘。依其解剖位置不同,可分为睑结膜、穹隆结膜与球结膜三部分。

65

### 1. 睑结膜（palpebral conjunctiva）

紧密覆盖于睑板后面，不能移动，表面光滑，菲薄透明，能透见其下之睑板腺呈黄色纵行条纹。

### 2. 穹隆结膜（fornical conjunctiva）

系睑结膜向球结膜移行的部分，结膜下组织疏松，有弧形皱襞，便于眼球运动。此部结膜含有静脉丛和大量淋巴细胞，在正常情况下也可在肉眼下看见有淋巴滤泡。患滤泡性结膜炎时，真性滤泡在下穹隆部表现尤为明显。

### 3. 球结膜（balbar conjunctiva）

薄而透明，覆盖于前半部巩膜上，球结膜下组织疏松，易于移动，靠近角膜缘处则粘连甚紧，不能移动，上皮层继续向前覆盖于角膜表面，延伸成为角膜的上皮层。球结膜在内眦部形成特殊之皱襞，称半月皱襞，为其他动物第三眼睑的遗迹。在半月皱襞之鼻侧有一突起，名泪阜，是介于皮肤于黏膜之间的组织。睑裂鼻侧暴露区的上皮易发生上皮样化生，如在睑裂斑和翼状胬肉表面的结膜上皮。

## （二）角膜（cornea）

角膜本部　它是一清晰透明的组织，它的弯曲度比眼球外壁其他部分为大。在角膜和巩膜交界处有一浅沟，称为巩膜沟。角膜为凸凹透镜形，其边缘呈楔形，镶嵌在巩膜孔中，角膜和巩膜彼此密切相连接。

正视角膜呈椭圆形，水平径约 11.0 mm，垂直径 10.6 mm。角膜前弯曲度半径为 7.84 mm；后面曲度半径为 6.8 mm。角膜呈一中央薄四周较厚的凹凸透镜状。

来自尸体检测的结果，角膜中央厚度约 0.8 mm，周边部约厚 1.1 mm。在活体用裂隙灯显微镜测量，其中央厚度为 0.58 ～ 0.64 mm；A 超测定角膜瞳孔区的厚度为 0.5 ～ 0.6 mm。

角膜组织切片的显微镜检查从前向后可分为上皮细胞层、前弹力膜层、角膜实质层、后弹力膜层及内皮细胞层等五层（图 2－2－1）。

### 1. 上皮细胞层

此层厚度一致，约 50 ～ 100 $\mu$m，由 5 ～ 6 层上皮细胞构成。

### 2. 前弹力膜层

它是一层透明无结构的薄膜，厚 10 ～ 13 $\mu$m。位于角膜上皮层和实质层之间，向周围伸展，突然终止于角膜边缘。此层有很多通过感觉神经纤维的小孔。

### 3. 角膜实质层

它占角膜全厚的 90%。其中包含两种组织，即板片和细胞。板片由约 60 层广宽的纤维束集成，每片约厚 1.3 ～ 2.5 $\mu$m，各束在整个角膜中伸展，各层互相重叠，几成直角交叉。板片之间存在固定细胞和游走细胞。

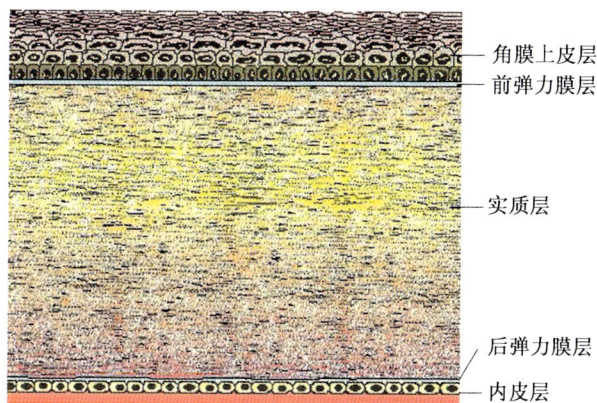

图 2 - 2 - 1　角膜组织学

角膜上皮层
前弹力膜层
实质层
后弹力膜层
内皮层

### 4. 后弹力膜层

它是一层均质的薄膜,介于实质层和内皮细胞层之间。中央厚度为 $5 \sim 7 \mu m$,周边厚度为 $8 \sim 10 \mu m$。

### 5. 内皮细胞层

它是角膜的最内层,由一层六角形扁平细胞构成。直径约 $7 \mu m$,细胞高 $5 \mu m$,宽 $19 \sim 20 \mu m$。

角膜缘区:这是一个宽约为 1 mm,与结膜、上巩膜组织、巩膜组织相连接的环形区域。它的结构和角膜本部不同。前弹力膜到角膜缘区前突然终止,后弹力膜移行到虹膜根部,形成网状组织,故实际上角膜缘区仅有上皮细胞和角膜实质两种组织。本区边缘出现血管和淋巴管组织。此区的上皮细胞排列不规则,有 $10 \sim 12$ 层,比角膜本部厚,达 $80 \sim 90 \mu m$。实质层失去它原有的规则排列,逐渐移行到巩膜组织和纤维束之间。后弹力膜变成极薄的膜并与梳状韧带结合。

## （三）巩膜(sclera)

它由致密的纤维组织所构成,厚 $4 \sim 12$ mm,是一层不易让光透过的组织。入射巩膜的光,大部分被巩膜表面反射回来,因此,OCT 检查不能测量出巩膜和其下的睫状体部的厚度。

## （四）虹膜(iris)

它属于色素膜睫状体的前部,是一薄层圆盘状的垂直隔,将晶状体和角膜间的空间分为前房和后房。虹膜的中央有一圆形可变的圆孔,称瞳孔。瞳孔能控制进入眼内的光量。

虹膜结构由前向后共分为前内皮层、前界膜层、基质层、后界膜层和后上皮层等五层(图 2 - 2 - 2)。

67

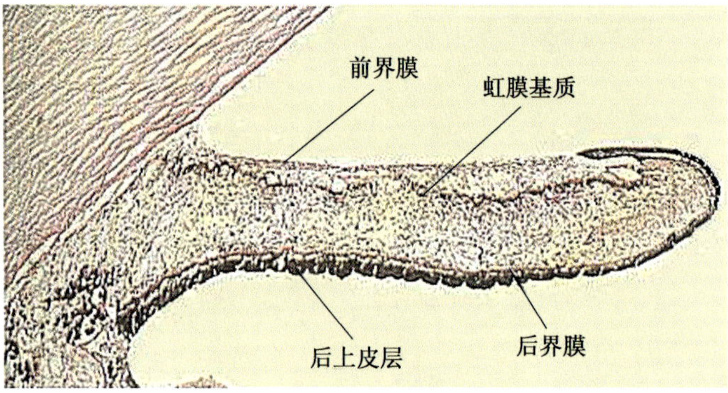

图 2-2-2　虹膜组织学结构

### 1. 前内皮层

这是一层极透明的薄膜,常规染色不着色。用硝酸银染色,可看到它的细胞核和外绕的胞浆。

### 2. 前界膜层

这是虹膜基质的增厚部分,含有由基质、色素细胞、闭塞的血管和神经末梢。

### 3. 基质层

此层由疏松的结缔组织所构成,基质中含有色素细胞、瞳孔括约肌、神经纤维和血管。

### 4. 后界膜层

此层亦称 Bruch 膜,由一薄层平滑肌纤维组成。

### 5. 后上皮层

此层由两层细胞合成,含有极多的色素细胞。前层为扁平梭形细胞,后层为大的多边形细胞或立方形细胞,它们含有极多的色素。

## （五）前房(anterior chamber)

前房的前界是角膜和小部分巩膜(1～2.0 mm),后界为虹膜和部分睫状体及瞳孔后方的晶状体。前房的周围称为前房角。前房深度大约为 3.0 mm,前房深度是 1 个动态值,受到年龄、虹膜和晶状体的影响,在测量时与晶状体的关系最密切。当睫状体静止时晶状体的前后径较短,这时的前房深度较深;反之当睫状体调节时,因晶状体的前后径增加而使前房深度变浅。前房深度的测定应该在不刺激瞳孔和睫状体收缩的条件下进行,应用红外线光源的 OCT 仪测量前房深度是目前比较理想的方法。

## （六）后房(posterior chamber)

后房的断面呈三角形,三角尖位于虹膜缘贴近晶状体部,三角形的底由睫状突和突间的凹谷形成,三角形的后壁由晶状体及其悬韧带形成,它的前壁是虹膜。

## （七）前房角（angle of anterior chamber）

多年来,前房角形态都是在病理切片及前房角镜的检查下所见。近年出现的 UBM 和 OCT 仪,除了可观察各壁间的关系外,还可作断面的观察和分析。正常眼的前房角宽度并不一致。前房角的后壁为虹膜,前壁是一条环形沟。环形沟是由巩膜静脉窦和角巩膜小梁所构成的隐窝。前房角宽度、前房角后壁和前壁间的夹角度数按 Shaffer 的描述,正常人的前房角宽度和夹角可分为 4 级,即狭角(1 级)、中度角(2 级)、宽角(3 级)和宽角(4 级)(图 2-2-3 和表 2-2-1)。

在正常人群中,前房角宽度 3~4 级占 98.6%,房角宽度 2 级为 1%,房角宽度 1 级为 0.64%。

表 2-2-1 房角宽度的 Shaffer 分类法

| 前房角 | 分　级 | 前房角宽度 |
|---|---|---|
| 宽　角 | 3~4 | 30°~45° |
| 中　度 | 2 | 20°~30° |
| 狭　角 | 1 | <20° |

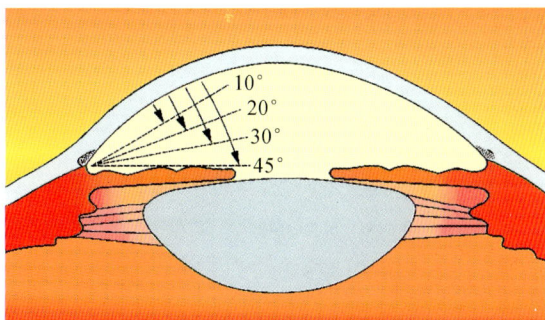

图 2-2-3 前房角宽度的分度

前房角是由前壁的巩膜静脉窦、角巩膜小梁和后壁的虹膜所组成,图中箭头指为前后壁构成的夹角度数,即为前房角的宽度。

## （八）睫状体（ciliary body）

睫状体起于视网膜锯齿缘,向前伸展到达虹膜根部。整个睫状体形成一个环形,其矢状切面呈三角形,前面最短,其三角形前部的外侧部分构成前房角。三角形的外侧面与睫状肌相结合,隔脉络膜上腔与巩膜相连接。内侧面为睫状突,后方贴近玻璃体。从睫状突到晶体赤道部的距离约有 0.5 mm。

## （九）晶状体（lens）

晶状体是一个透明双凸面的生物透镜,位于虹膜和玻璃体之间。它的直径 9~

10 mm,厚4～5 mm。晶状体分为前后两面,两面结合的边缘称赤道部。前面的凸度比后面小,它的球面半径为9 mm,中央离角膜约3 mm。晶状体后面凸度比前面大,其切面弓形半径为5.5 mm。

晶状体的结构分为晶状体囊、前上皮、结合质、晶状体纤维等四部分。

### 1. 晶状体囊

它是包裹在晶状体最表面的一层薄膜,透明,无结构,有高度的弹性。

### 2. 前上皮

它位于晶状体前囊膜的深面。前上皮细胞在中央为单层立方形细胞,到赤道部逐渐变为柱形,向后并逐渐延长为晶状体纤维,所以在晶状体的后部没有相应的后上皮。

### 3. 结合质

结合质是一种无定形的透明物质,在晶状体内部将各种不同形状的晶状体纤维黏合在一起。

### 4. 晶状体纤维

它是位于晶状体中的纤维组织,在人的一生中不断生长,新生的纤维加在老纤维外面。老的晶状体纤维形成晶状体的核并随人的年岁增加而逐渐增大,晶状体的颜色也随人的年龄增加而改变,从淡黄色向黄色发展,年岁越大,颜色越深,区域亦变大。

## (十) 玻璃体(vitreous body)

它是一种完全透明无色的胶样物,密度比蛋白质高,充满眼球的后4/5。玻璃体的形状和它所在腔室的外形相同。

玻璃体的标本在显微镜下可分成较稠密的界膜和中央部,界膜是玻璃体的浓缩部分而并非真正的膜,界膜可分为前后两部分:

### 1. 前界膜

玻璃体的前界膜在距离视网膜锯齿缘约2 mm处,在玻璃体基底部前方,向内附于晶状体后而形成一约9 mm的环。

### 2. 后界膜

它起于玻璃体基底部,向后与视网膜的内界膜紧紧相贴,并发生轻度黏着。在视盘周围及在黄斑区与视网膜内界膜发生粘连。

玻璃体液含有98.5%的水分和少量蛋白及氯化钠等。它的组成大致和房水相似,仅仅多含一小部分黏蛋白质和玻璃样酸。玻璃体的比重、折射率、传导力以及渗透压均与房水相似。

正常玻璃体在OCT图中是一个几乎无回波反射的组织,在正常OCT图中无法区分和视网膜前界膜的界限,但在多种眼底病中它是一层非常重要的标志性结构。

# 三、正常眼前段 OCT

## （一）角膜 OCT（cornea OCT）

图 2-3-1 是应用波长为 820 nm 光源记录的正常角膜 OCT 图，扫描宽度 3 mm。在图像中可清晰地区分出角膜上皮层、前弹力层、基质层、后弹力层和内皮细胞层。图像的中部可见一信号特强区，表面一层高强度光反射带是角膜上皮层，厚约 $2\sim3\,\mu m$，其后是低光反射带的前弹力层，角膜基质层为一中度反向散射光带，占角膜全层的 95% 以上，位于角膜最内层是一很弱的连续光反射带，代表角膜内皮层，后弹力层和内皮细胞层紧密接触在图中较难区分。

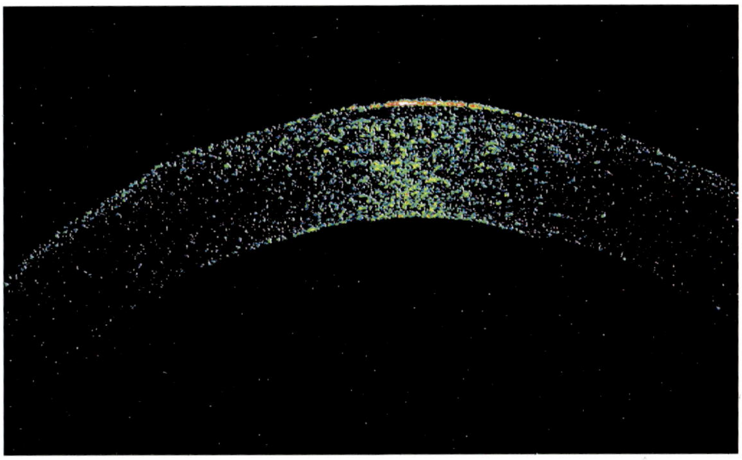

第二部分　眼前段 OCT 的基础和临床应用

图 2-3-1　正常角膜 OCT 图

图中清晰地显示角膜上皮层、前弹力层、基质层、后弹力层和内皮细胞层。图像的中部因反射的光信号较强，故显像较清晰，图像的两侧因受角膜曲率的影响，反射信号减弱而影响图像的清晰度。

## （二）虹膜 OCT（iris OCT）

在正常人的虹膜 OCT 图，其前内皮层外观表现为一层高低不平的红白色的高光反射带，虹膜基质层是一层反向散射的中等强度的光发射带，呈现不均匀的蓝绿色，因受前内皮层和基质层遮蔽作用的影响，一般其后的后界膜层和后上皮层往往不能显示（图 2-3-2）。

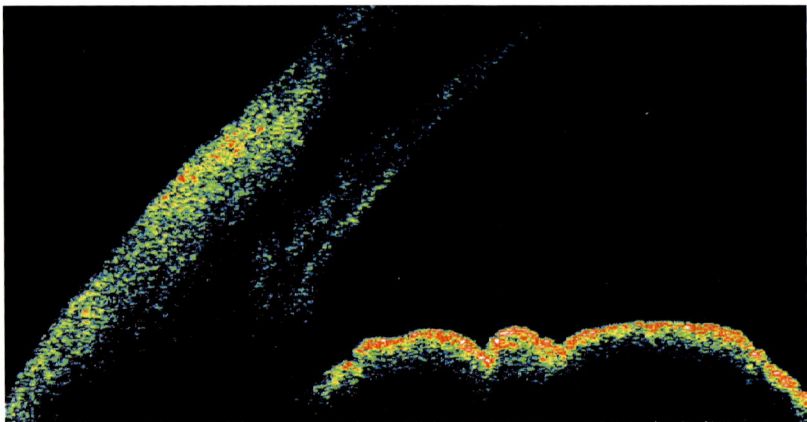

图 2 - 3 - 2　正常眼虹膜 OCT

## （三）前房 OCT(OCT of the AC)

它是位于角膜内面,虹膜表面与晶状体前囊之间的一个几乎无光反射的空间。在这个空间中人们可以在无睫状肌调节的状况下测得其深度和宽度。

### 1. 前房深度

正常人的前房深度随年龄的增长而逐渐变浅,它与年龄呈负相关。前房深度在生命早期不断增加,并于 15 ~ 20 岁左右达到最大值,然后随年龄的增加而逐渐变浅。在非调节状况下,20 岁正常人的前房深度为 $3.61 \pm 0.38$ mm,以后随年龄的增加,前房深度逐渐变浅。在 20 ~ 80 岁间,前房深度从最大值 3.9 mm 以每年 18.3 $\mu$m 的速度变浅直到 2.8 mm。在调节状况下,前房深度和调节力成正比,一般说 10D 的调节力能使前房深度前移300 $\mu$m。这些从活体身上应用 OCT 仪测得的前房深度最接近人体的生理值,由于 A 超或 UBM 测量时探头对角膜的压迫,使组织变形,其测量结果低于实际值。

图 2 - 3 - 3 表示应用 OCT 仪测定前房深度的两种方法:① 测量从角膜内面至晶状体前囊间的距离,其深度为 3.84 mm,房水的屈光指数 $n$ 为 1.32,经校正后的前房深度为 2.88 mm(图 A)。② 测量从角膜内面至虹膜面的距离,其深度为 3.64 mm,经校正后的前房深度为 2.62 mm(图 B)。

### 2. 前房宽度

前房宽度的测量数据用于选择儿童人工晶体的型号,及放置前房型人工晶体时确定其支撑攀的长度。前房宽度的测量十分重要,如在选择人工晶体时,人工晶体支撑攀太长,会压迫虹膜根部,太小会使植入的人工晶体偏心及损伤角膜内皮细胞。OCT 是用两点法测量前房的深度和宽度(图 2 - 3 - 4),这种测量方法方便易行、准确、重复性好。在 OCT 仪未出现前,对前房型人工晶体支撑攀长度的估计,是通过测量角膜的直径,然后加上1 mm 的补偿系数而得出的。现在可用 OCT 仪直接测得前房宽度,故可精确地选择合适的前房型人工晶体。正常成人的前房宽度大约为 $12.5 \pm 0.5$ mm。

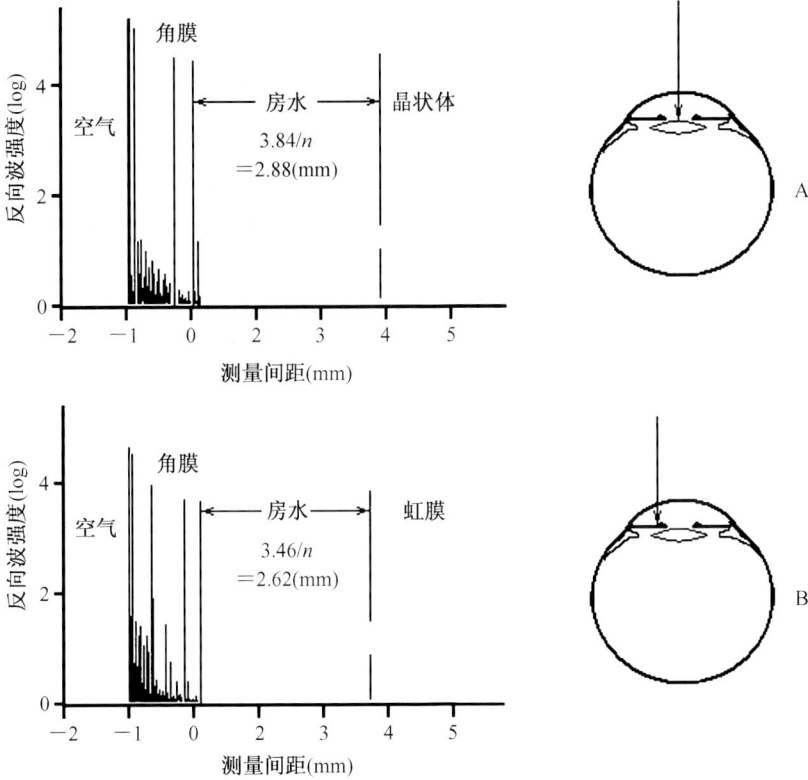

图 2 - 3 - 3　OCT 测量的前房深度

　　图 A 是经角膜内面至晶状体前囊的前房深度测量法,其前房深度为 2.88 mm;图 B 是经角膜内面至虹膜面的前房深度测量法,其前房深度为 2.62 mm。

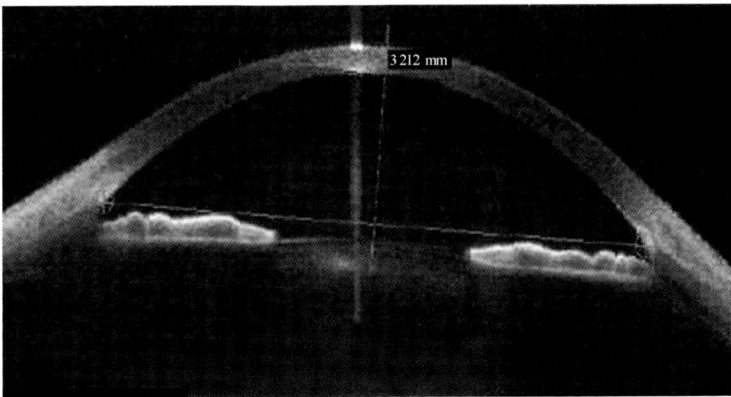

图 2 - 3 - 4　前房深度和宽度的 OCT 测量图

　　图中垂直的红线起至角膜内面,止于晶状体的前囊,表示前房的深度为3 212 nm;水平的绿线与虹膜面接触,线段两端与房角内面接触,此线段为房角的宽度,其长度为 12.8 mm。

73

## （四）前房角 OCT（OCT of the AC angle）

在 OCT 仪问世前,应用房角镜检查房角可能是最佳的选择,但是它是一个高度主观的检查结果,并需要经过专门的训练。然而应用 OCT 作前房角检查,可免去将房角镜放在角膜上的操作,而且显示的结果十分直观和清晰。OCT 和 UBM 仪都是目前被用于前房角检查的新技术,但是相对而言应用 OCT 仪检查前房角要优于 UBM,因为前者操作方

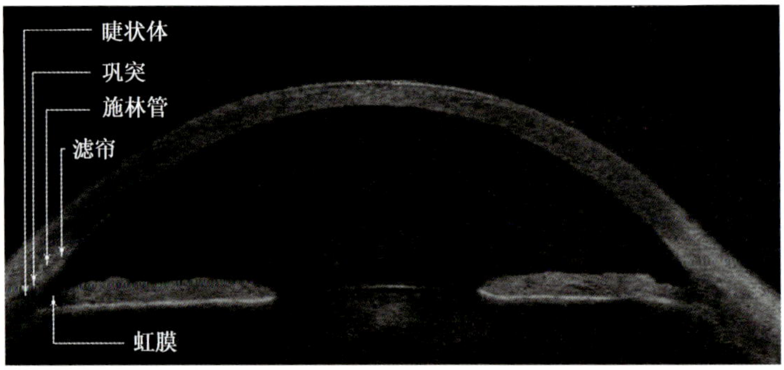

**图 2-3-5　前房角结构的 OCT 图**

应用眼前段 Visante OCT 仪记录的眼前房角 OCT 图,它清晰地显示前房角的结构。图中可看到由虹膜根部、虹膜的末卷、睫状体、巩膜突、施林(Schlemm)管和滤帘构成的前房角。

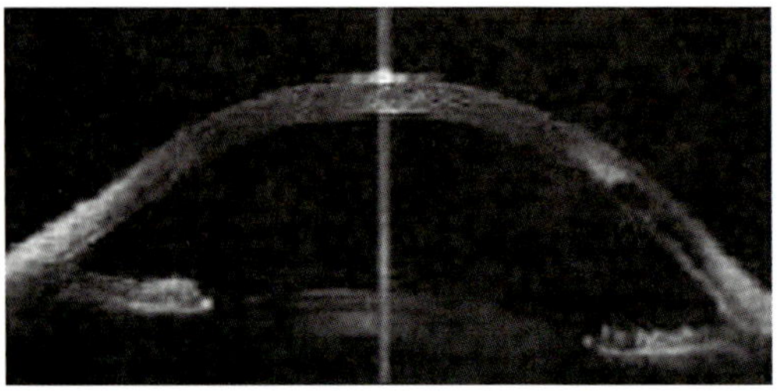

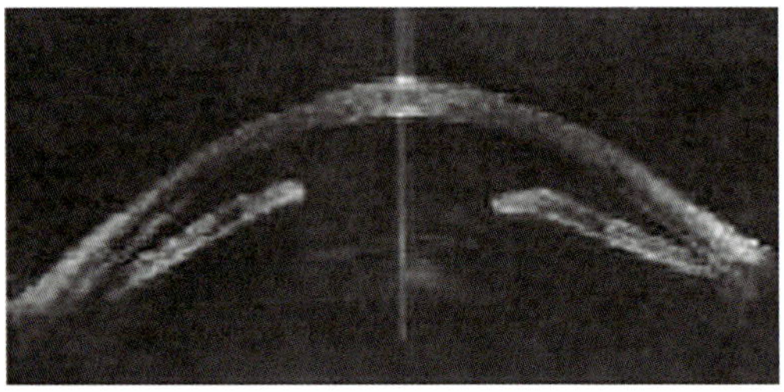

**图 2-3-6　显示前房角宽度的 OCT 图**

图 A 和图 B 分别是宽角和窄角的前房角 OCT 图。图 A 的前房角宽度在 30°～ 45°间,能清楚地看到角膜、巩膜突、滤帘、虹膜和晶状体前面;图 B 是小于 20°的窄角,可直观地看到前移的虹膜隔,前房角入口呈一裂隙状。

便,图像结构清晰,分辨率高(图2-3-5),从前房角OCT图中可准确地确定房角的宽度和对前房角宽度的分类(图2-3-6)。

# 四、眼前段病变的OCT

## (一)结膜病变(conjunctiva disorder)

眼前段OCT除了用在测量角膜厚度、房角度数、房角宽度和前房深度外,还可用于结膜、角膜、虹膜等病变的检查,在未做活体病理学检查前,先应用OCT检查不失为一种简单易行的好方法。

### 1. 结膜淀粉样变(conjunctival amyloid degeneration)

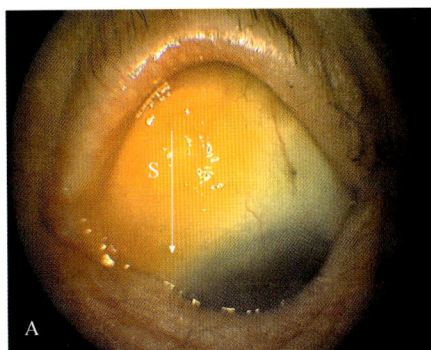

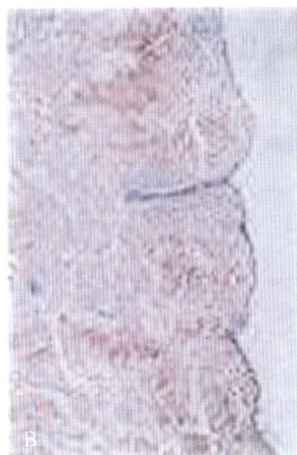

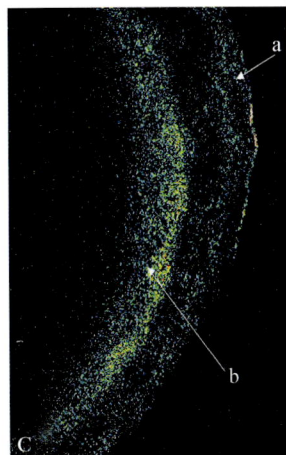

**图2-4-1  结膜淀粉样变的OCT图**

病变区域位于颞上方,起于穹隆部结膜,下至球结膜,12 mm×15 mm大小,淡黄色,表面血管较少(图A);组织学检查(图B)见结膜下有大量的细胞浸润,细胞成分有浆细胞、白细胞和巨噬细胞;图C是从图A病灶区S垂直向扫描记录的OCT图,图中箭头a指出增厚的球结膜层,其下箭头b指出一不均匀光反射减弱的间隙,间隙下方是一中等光反射增强区,相当于眼筋膜层,此处即为结膜淀粉样变物质的沉着处,其下为被遮蔽的属于高反射率的巩膜。

结膜淀粉样变较为少见,它是全身淀粉样病变的局部表现。它是一种来自血液和局部组织中的淀粉样物质在结膜组织中的沉淀。这种淀粉样物质是一种与免疫球蛋白有关的糖蛋白。淀粉样变是一种免疫性疾病,它与机体的免疫调节功能障碍有关。结膜淀粉样变可出现于球结膜和穹隆部结膜。结膜外表呈蜡黄状,质地硬脆。光镜检查见结合膜淀粉样变组织为一均一染色的组织,其中有淋巴细胞、巨噬细胞和浆细胞。

【病例】 金某,女,54 岁。右眼上方球结膜变黄约 2 年,并逐渐扩大、增厚。

图 2 - 4 - 1 是结膜淀粉样变的外观、活体组织显微镜检查和 OCT 检查。

## 2. 副泪腺囊肿

【病例】 全某,男,54 岁。左眼睑结膜肿块半年。右眼视力 1.0,左眼视力 0.5 + 1.0 D. S. →1.0。

图 2 - 4 - 2 是眼睑结膜肿块外观及肿块 OCT 检查。

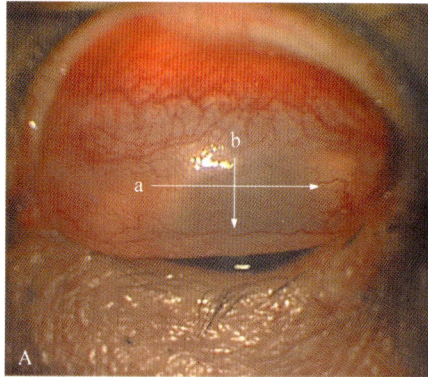

**图 2 - 4 - 2 副泪腺囊肿的 OCT 图**

图 A 表示在左眼上穹隆结膜下有一 3.5 cm×1.5 cm 大小,半透明状的囊肿,表面光滑。病理检查为副泪腺囊肿;图 B 为经图 A 囊肿表面的扫描线记录的 OCT 图。其中图 A 是经横向扫描线 a 记录的像,图 B 是经垂直扫描线 b 记录的图像。图 A 和图 B 的囊壁均为一呈中高反射率的光带,厚 20 ～ 80 μm。光带中隐约可分成两层,前层可能是结膜的上皮组织,后层可能是泪腺组织,光带下是充满浆性液体的无光反射的囊腔。

### 3. 结膜色素斑

【病例】 芮某,男,8岁。家长代诉患儿左眼角膜的鼻上方有一黑斑(图A),近年有迅速增大趋势。

图2-4-3是结膜色素斑的外观我OCT检查所见。

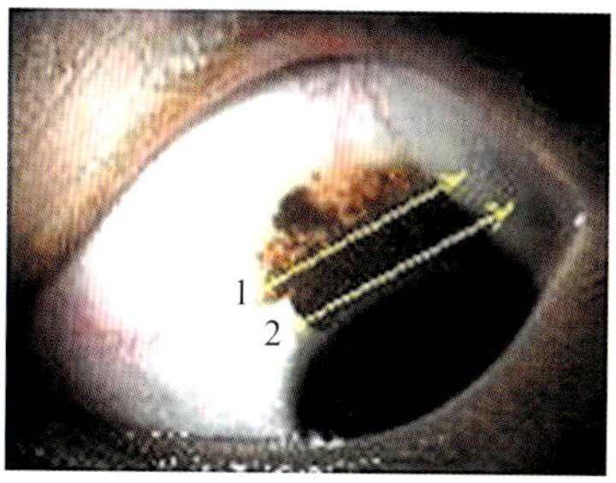

图 2-4-3 结膜色素斑的外观和 OCT 图

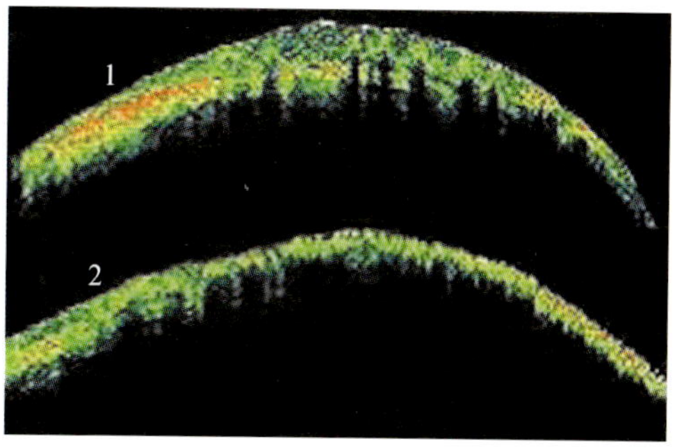

图A是左眼近角膜缘的球结膜黑色素斑,黑色素分布不均,近角膜缘色素斑遮蔽下方的巩膜,上方色素斑呈棕黄色;图B中的1和2分别是从图A中的扫描线1和2位置记录的OCT图。在图B中1鼻侧可清晰地看到球结膜、结膜下筋膜和巩膜,但至颞侧因表面及浅层色素量较多,呈较强光反射率的色素组织遮蔽了结膜下方的筋膜和巩膜;图B中2的OCT图来自色素较多的角膜缘,因此除在OCT图的起始端可看到有球结膜、筋膜和巩膜的光反射外,其他部位仅可看到变窄的光反射带,由具有强光反射率的黑色素遮蔽了深层的筋膜和巩膜的反射信号。

### 4. 翼状胬肉(pterygium)

翼状胬肉是睑裂部球结膜及结膜下组织的变性,多见于睑裂部鼻侧球结膜。胬肉外观呈三角形,进入角膜的部分称为头部,跨越角膜缘处为颈部,其余广阔的部分称为体部。静止期的翼状胬肉头部平坦,与角膜接触的边界清晰,体部仅轻度增厚,不充血;活动期的翼状胬肉表现为头部隆起,与角膜接触的边界处有灰色浸润的帽,体部充血组织增生肥厚,胬肉的头部缓慢地向角膜瞳孔区发展。翼状胬肉的发生和发展,特别是究竟什么因素促使胬肉的头部向透明角膜的瞳孔区发展,这是多年来一直使眼科医生感到困惑的问题。因为它的病因是一个关系到治疗的时机、手术的方法和如何防止术后复发的问题。OCT对胬肉可直接多次进行检查,为该病病因的研究和预防术后复发提供了重要的信息。

【病例】 张某,男,84岁;右眼鼻侧翼状胬肉40年。右眼视力0.03(不能矫正)。

图2-4-4是翼状胬肉手术前后的外观和OCT检查。

### 5. 青光眼结膜滤枕

应用裂隙灯检查青光眼的结膜滤枕的形状是最常用的方法。根据滤枕外观的饱满程度,将滤枕分成有滤过功能的滤枕和无滤过功能的扁平滤枕,有时由于滤枕的遮挡,妨碍裂隙灯检查,无法观察到手术在角巩膜缘所做通道与筋膜及球结膜间的关系,而OCT检查可直接观察到它们之间的关系。

A

角膜缘

$A_1$　扫描长度3 mm

角膜缘

$A_2$　扫描长度10 mm

角膜上皮层

$B_1$　扫描长度3 mm

B

$B_2$　扫描长度10 mm

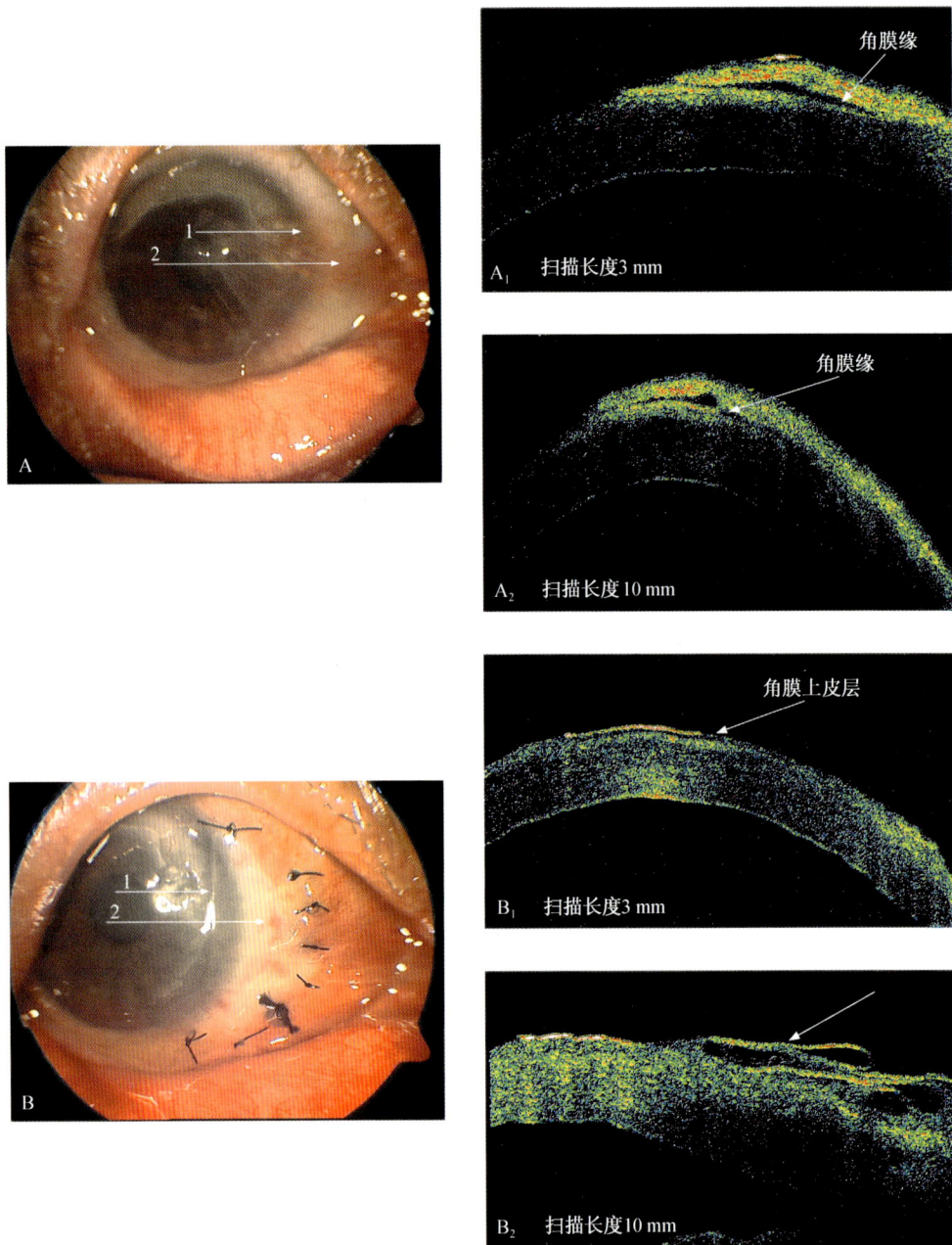

**图 2 - 4 - 4　翼状胬肉手术前后的外观及 OCT 图**

　　图 A 显示翼状胬肉的头部向对侧 11 点钟方向生长,侵入角膜缘约 8 mm,几乎遮盖了整个角膜瞳孔区,体部宽阔、薄、轻度充血。图 $A_1$ 和图 $A_2$ 是经图 A 中扫描线 1 和 2 记录的 OCT 图。在图 $A_1$ 和图 $A_2$ 中可清晰地区分出翼状胬肉和角膜两种不同性质的组织。在角膜面的翼状胬肉除头部的前缘与角膜紧密接触外,翼状胬肉大部分与角膜间存在一个间隙。翼状胬肉头部的前缘与角膜的紧密接触构成了对鼻侧球结膜牵拉的力点,使球结膜因受牵拉而形成扇形外观。手术解除牵拉的力点,术后防止新牵拉力点的形成是获得手术成功和防止日后复发的关键。

　　图 B 显示术后 1 周的角膜外观,图 $B_1$ 及图 $B_2$ 是手术 1 周后的 OCT 检查结果,图 $B_1$ 和图 $B_2$ 是经图 B 相应位置的扫描线 1 和 2 记录的 OCT 图。图中可看到已修复的角膜上皮和覆盖在巩膜面上的羊膜,羊膜并未和巩膜面上的组织结合形成单一的组织,羊膜在术后修复过程中可能对创面起着一种保护、诱导自身组织生长的临时作用。

图2-4-5是一例青光眼手术后在滤枕处记录的OCT图。

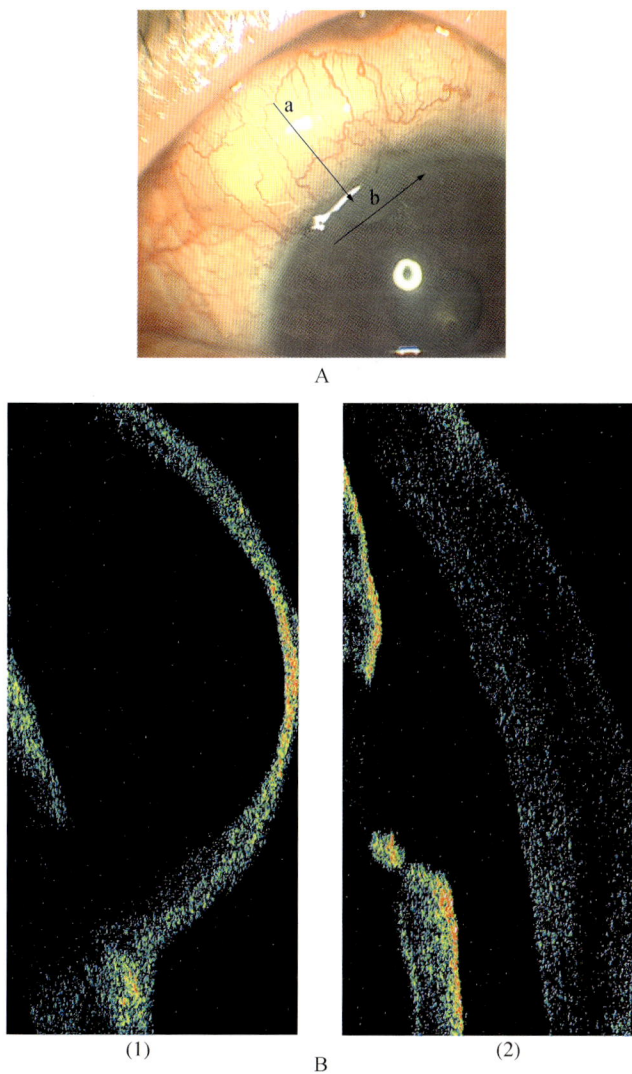

**图2-4-5　青光眼手术后滤枕的OCT图**

图A显示青光眼手术后第3周的滤枕,滤枕周围球结膜轻度水肿,外观饱满隆起。箭头a和箭头b分别代表从滤枕部和角膜切口缘记录OCT的扫描线;在图B的(1)中可看到滤枕的前壁和前壁下由引流液形成的液腔,底部前端可看到与液腔交通的角巩膜缘的手术入口,在(2)中可看到角膜、虹膜根部被全层切除的外形。

79

## （二）角膜病变（keratopathy）

### 1. 角膜水肿（cornea edema）

【病例】　韩某,男,6岁;患先天性角膜内皮营养不良,出生后不久即被发现双眼视力不佳。右眼视力0.04(不能矫正),左眼视力0.04(不能矫正)。两眼瞳孔区角膜上皮层和实质层水肿,一年前左眼行角膜后板层及内皮移植术。

图 2-4-6 是角膜病变手术前后的外观和 OCT 图。

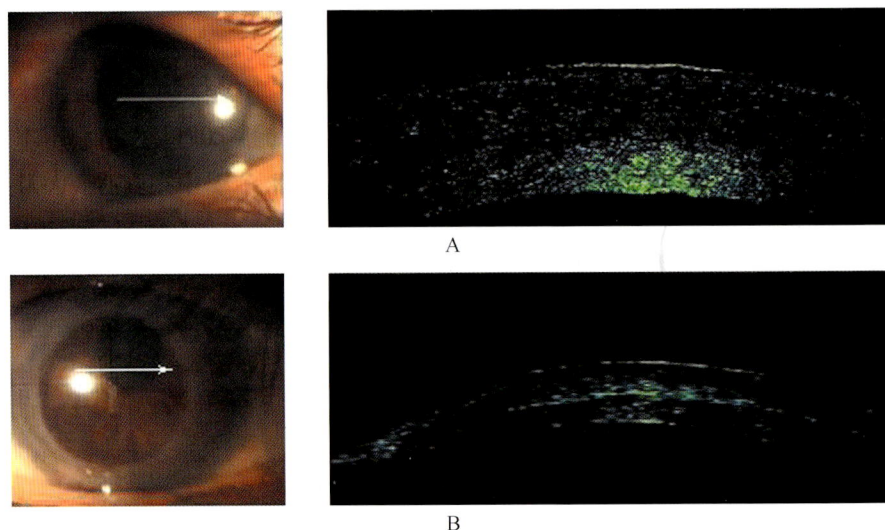

图 2-4-6　角膜厚度的 OCT 测量法

图 A 是经右眼角膜水平扫描线记录的 OCT 图,其厚度为 977 $\mu$m,比正常角膜几乎增厚一倍;图 B 是经左眼水平扫描线记录的 OCT 图,图中可看到移植片与受体角膜间的接触良好,角膜瞳孔区的厚度大约为 527 $\mu$m,角膜实质层水肿较右眼轻。

### 2. 角膜瘢痕(cornea scar)

角膜由于各种病变,使角膜组织失去正常的结构,当病变痊愈后,按照病变侵及的深度形成不同密度的瘢痕,如云翳、斑翳或白斑,有的病变区的角膜厚度变薄。OCT 检查可显示不同光反射强度的瘢痕、角膜厚度及角膜和虹膜间的关系。

【病例1】　角膜中央云翳

张某,男,48 岁;左眼病毒性角膜炎后视力减退。左眼视力 0.8。

图 2-4-7 是角膜云翳的外观和 OCT 图。

【病例2】　角膜斑翳

秦某,女,66 岁;左眼角膜炎后角膜斑翳。左眼视力 0.4。

图 2-4-8 是角膜斑翳的外观和 OCT 图。

【病例3】　角膜粘连性白斑

浦某,男,47 岁;40 年前右眼角膜穿孔伤,右眼视力 0.3(不能矫正)。

图 2-4-9 是角膜粘连性白斑的外观和 OCT 图。

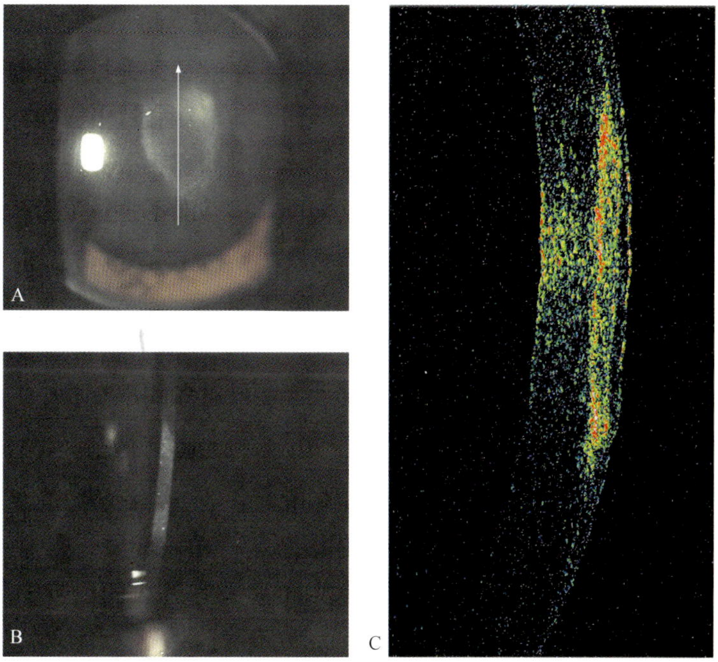

**图 2 - 4 - 7  角膜云翳的 OCT 图**

图 A 和图 B 是眼角膜正位和侧位的照相,在角膜瞳孔区存在一 2 mm 直径大小的云翳;图 C 是经角膜云翳区垂直扫描的 OCT 图。在云翳区的角膜厚度为 556 $\mu$m,表面上可见一较细的强光反射带,对下方角膜浅层基质有轻微遮蔽作用,基质区的前 1/3 光反射率增大。

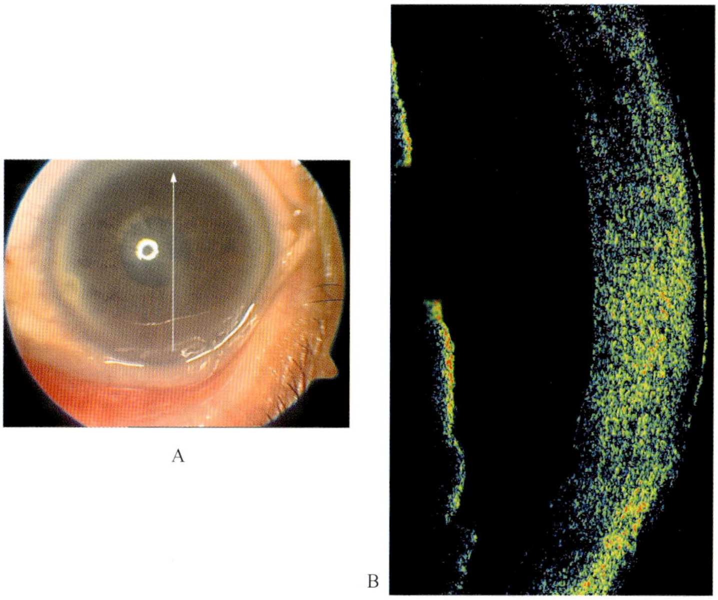

**图 2 - 4 - 8   角膜斑翳的 OCT 图**

图 A 表示在角膜瞳孔区有一个约 3 mm 大小的角膜斑翳;图 B 是经角膜斑翳扫描的 OCT 图,角膜上皮层连续、光滑,反光增强,其下有一薄层呈现遮蔽现象形成的光反射减弱带,角膜基质前 1/2 的光反射增强,角膜厚度增加,中部达到 764 $\mu$m。

**图 2 - 4 - 9　角膜粘连性白斑的 OCT 图**

图 A 显示右眼在角膜周边部 3 点处有一角膜粘连性白斑,晶状体透明;图 B 是经角膜粘连性白斑的水平向扫描 OCT 图,箭头指示角膜基质层在白斑处变薄,表面凹陷,虹膜与角膜内面粘连。由于粘连处角膜板层结构排列紊乱,因此光反射增强,前房角变窄,前房变浅,后房被拉宽。

### 3. 角膜血染( keratohemia)

角膜血染是外伤性前房出血和眼压长期增高导致的结果。因含铁血黄素侵入角膜基质内使角膜呈弥漫性棕黄色。

【病例】　吴某,男,58 岁;右眼被木块击中两周,前房积血,继发性青光眼。眼外伤前房积血,并发难以控制的高眼压及角膜血染。入院后即行前房冲洗术。术后第 5 天,眼压恢复正常,视力 0.1。右眼角膜基质层水肿,中央呈棕黄色反光,前房及虹膜面细节看不清。

视力检查　右眼　光感/眼前(无法矫正)。

图 2 - 4 - 10 是角膜血染的外观和 OCT 检查结果。

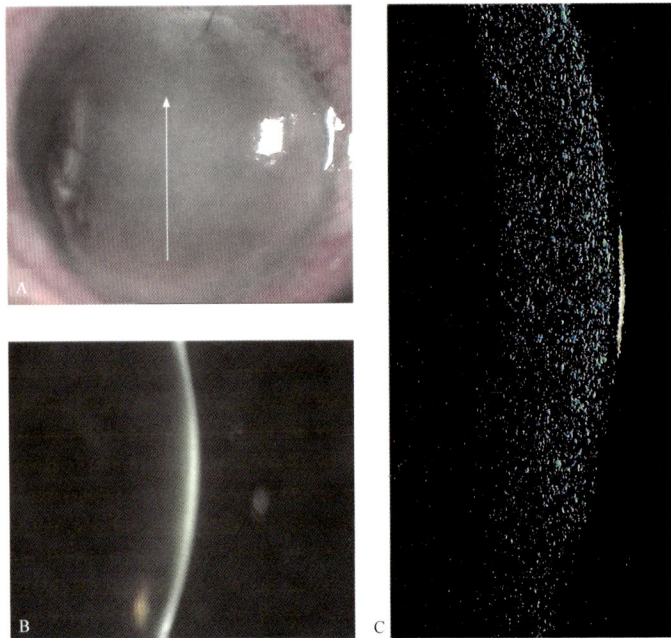

**图 2 - 4 - 10　角膜血染的裂隙灯检查和 OCT 图**

图 A 和图 B 是右眼的正位和侧位照片;图 C 是经图 A 垂直扫描线记录的角膜 OCT 图,图显示角膜全层光反射轻度增强,角膜瞳孔区全层增厚,厚度为 863 $\mu$m。

#### 4. 角膜溃疡(corneal ulcer)

【病例】 真菌性角膜溃疡(图4－4－11) 黄某,男,56岁;右眼结膜充血、视物模糊约半年余,曾用过多种抗生素,眼球结膜充血加重,并出现眼睑红肿。

视力检查 右眼0.06(不能矫正),左眼1.2。

眼部检查 右眼球结膜混合充血,角膜颞下方见3 mm×8 mm灰白色浸润性病灶,病灶侵及基质深层,病灶中部后弹力层前隆,病灶边界水肿高起,上方及鼻侧角膜缘有新生血管长入;前房深度正常,前房下方积脓,液平约2 mm高,虹膜面纹理不清,瞳孔圆形,药物性扩大,晶状体透明(图A)。图$A_1$是结膜瓣遮盖术前的OCT图。图B和图$B_1$是手术后第四天的外眼照像和OCT复查图像。

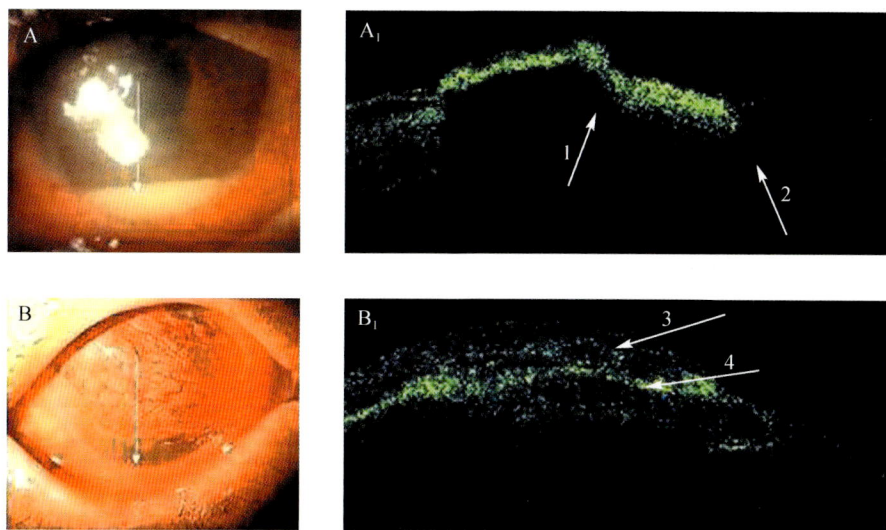

**图2－4－11 角膜溃疡的外眼OCT图**

图A和图B是本例术前和术后的外眼照像;图$A_1$是经图A角膜垂直扫描线记录的OCT图,显示病灶处角膜水肿,高出周围角膜面,最厚处达942 $\mu$m,角膜表面可看到脱离的上皮组织及增强的光反射带,它对深层组织有遮蔽现象;箭头1和2指出溃疡面的边缘,溃疡面凹入,病灶角膜呈高光反射。经涂片镜检发现菌丝,诊断为真菌性角膜溃疡。为了防止角膜溃疡穿孔,除应用抗真菌药外,在溃疡面作了桥式的结膜瓣遮盖(图B)。术后裂隙灯检查看不清角膜的情况,在术后第4天使用OCT检查被球结膜覆盖的角膜;图$B_1$是经图B结膜瓣上的垂直扫描线记录的OCT图,图中可清晰地看到覆盖在角膜面上的球结膜(箭头3)与原角膜溃疡面(箭头4),两者密切接触,角膜水肿已明显减轻,溃疡面的凹陷部不明显,表明角膜溃疡面已得到修复。

83

#### 5. 角膜移植术的OCT检查

在角膜移植眼中,OCT检查可用于观察术后角膜移植片和受体角膜间的结合情况、术后的角膜曲率和角膜厚度等的变化。

【病例】 角膜移植

林某,男,38岁;10年前右眼有角膜裂伤史。现角膜面可见角膜斑翳。因美容需要,要求作角膜移植术。

图 2 - 4 - 12 是角膜手术前和手术后外眼照像和 OCT 图。

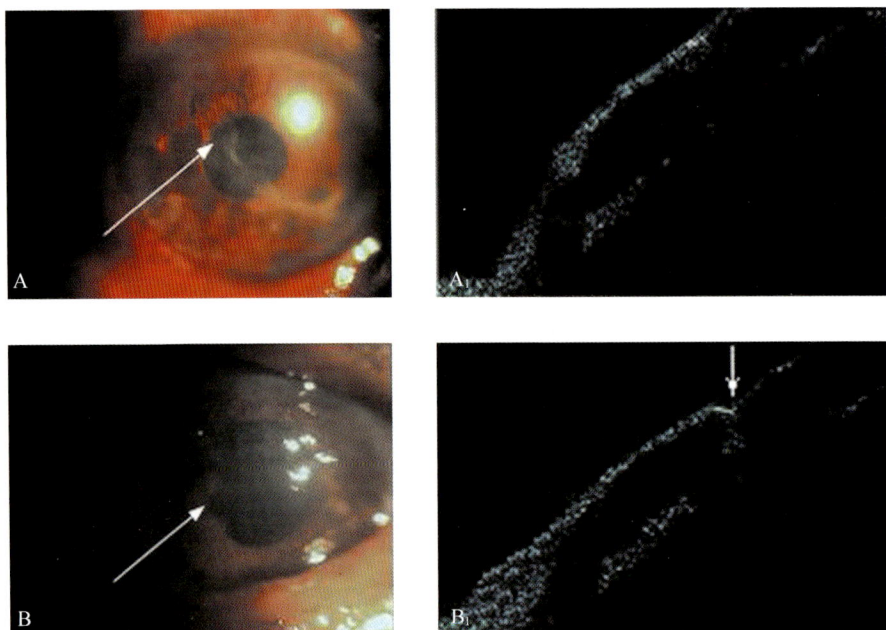

**图 2 - 4 - 12　角膜移植手术前、后的 OCT 图**

图 A、$A_1$ 和图 B、$B_1$ 是右眼手术前后的前部照相和经角膜箭头位置和方向记录的 OCT图。图 A 表示用裂隙灯检查在角膜面见一从 4 点钟至瞳孔区的斜向瘢痕,OCT 图中图 $A_1$表示在角膜瘢痕处,见角膜厚度增加,光反射率增强;图 B 是角膜移植手术后 1 周的检查情况,裂隙灯检查见移植片透明,鼻上方角膜轻度水肿。在 $B_1$ 的 OCT 图中可看到角膜移植片与植床间紧密接触,光反射率增强,箭头指示在移植片接合边缘处有一小切迹,表明植床的基质尚有水肿,供体与受体的角膜厚度不一致。

### 6. 角膜屈光手术的 OCT 检查

在角膜激光屈光手术中,测量角膜术前、术后的厚度,测量角膜前瓣与角膜基底间接触面是否密合是手术医生的关注点。虽然,这些问题均可通过裂隙灯显微镜、A 型超声波或 UBM 检查来完成。但是裂隙灯检查的分辨率不高,A 型超声波和 UBM 检查不能在术中或术后的即时和早期进行检查。由于 OCT 检查不需与眼部接触,因此,OCT 可在角膜屈光手术前、手术结束时及手术后任何需要的时候进行检查。

（1）手术前对角膜厚度的测定（图 2 - 4 - 13）。

（2）LASIK 手术后对角膜厚度的测定（图 4 - 4 - 14）。

本例是应用波长 820 nm 的 OCT 仪对角膜厚度测量的结果。

（3）对 LASIK 手术后角膜厚度的随访。

本例是应用波长 1 310 nm 的 OCT 仪对角膜厚度记录的结果。

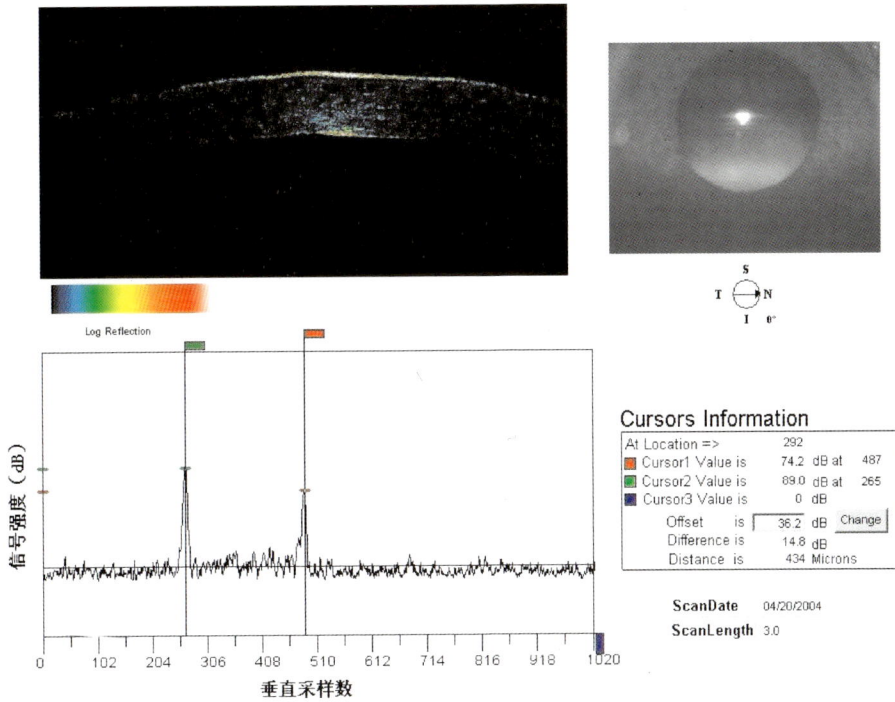

**图 2 - 4 - 13　角膜厚度测量方法**

　　上图表示角膜厚度的测量法。在 OCT 图中的一测量点放在角膜的前表面,另一测量点放在与第一点对应的角膜内面,在曲线图中的红、绿色光标间的数值即为角膜的厚度。其结果相当于角膜上皮至角膜内皮间的厚度。

**图 2 - 4 - 14　对 LASIK 手术后角膜厚度的观察**

　　图 A 是术前 OCT 图,角膜厚度为 558 $\mu m$;图 B 是术后第 1 天的 OCT 图,图像显示角膜瓣与基底接触良好,基质有轻度水肿,角膜厚度为 494 $\mu m$;图 C 是术后第 1 周的 OCT 图,图像显示角膜瓣与基底接触良好,基质水肿基本消退,角膜厚度 472 $\mu m$;图 D 是术后第 1 个月的 OCT 图,图像显示角膜瓣与基底的接缝处已不能分辨,角膜厚度 430 $\mu m$。比较图 A 和图 D 的角膜厚度,表明角膜实质层约被磨削掉 128 $\mu m$。

85

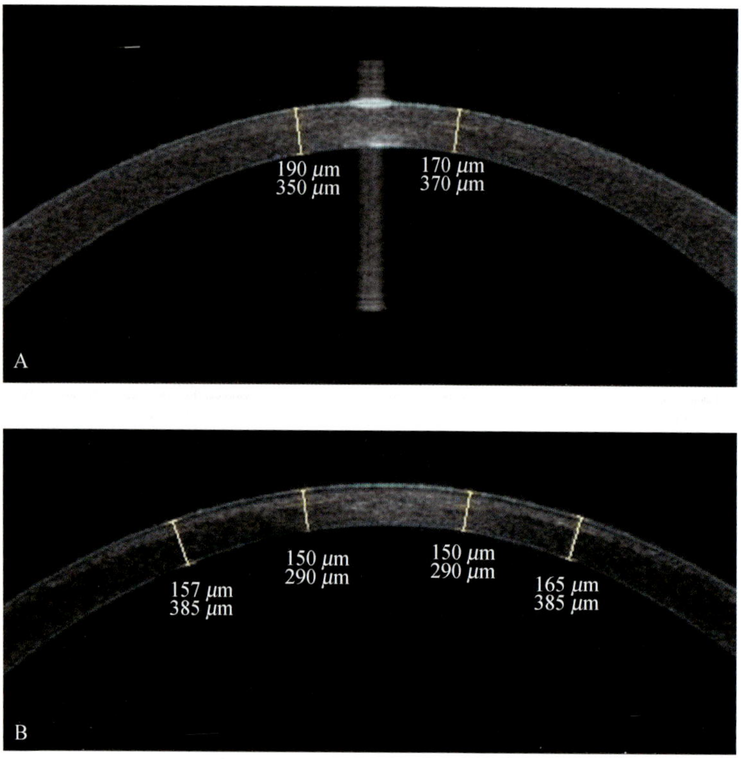

**图 2-4-15　对 LASIK 手术后角膜厚度的观察**

　　图 A 是 LASIK 手术后第 1 周的 OCT 图,角膜前瓣的厚度左侧为 190 $\mu$m,右侧为 170 $\mu$m,基底的厚度左侧为 350 $\mu$m,右侧为 370 $\mu$m;图 B 是 LASIK 手术后第 3 个月的 OCT 图与第 1 周相应测量位置的角膜厚度,左侧分别为 150 $\mu$m 和 290 $\mu$m,右侧分别为 150 $\mu$m 和 290 $\mu$m。

## （三）虹膜睫状体病变(iridociliary disorder)

### 1. 虹膜睫状体炎( iridocyclitis)

　　角膜后沉积物(KP)是虹膜睫状体炎的重要体征之一。KP 是由房水中混悬着的细胞、色素颗粒、纤维素等沉积在角膜内皮表面上的物质。在 OCT 检查中不仅可观察到它们和角膜内皮面间的附着关系,而且还可了解它们的光学特性。

　　【病例】　虹膜睫状体炎

　　朱某,男,58 岁;右眼虹膜睫状体炎。右眼视力 0.9;右眼混合性充血,裂隙灯显微镜检查可见在角膜后有许多羊脂状 KP ( 图 A );晶状体皮质轻度混浊,眼压 15.9 kPa(12 mmHg)。图 2-4-16 显示外眼裂隙灯检查和 OCT 检查的结果。

### 2. 虹膜异常及病变

　　【病例1】　虹膜色素痣

　　孔某,女,68 岁;在左眼虹膜面 5 点钟处近瞳孔缘处见一 1.5 mm × 2 mm 色素痣。图 2-4-17显示外眼裂隙灯检查和 OCT 检查的结果。

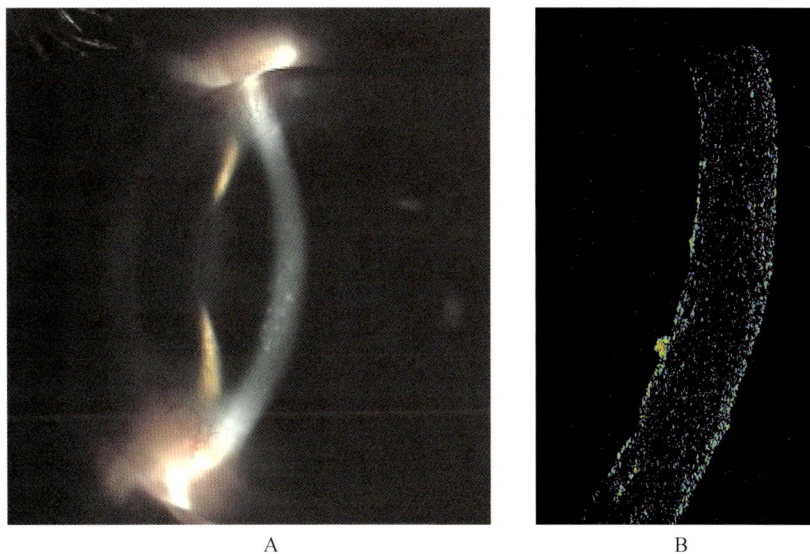

**图 2 - 4 - 16  角膜后沉淀物的 OCT 图**

图 A 显示裂隙灯检查所见的 KP;图 B 是经角膜缘 90°垂直向扫描的 OCT 图,它显示附着于角膜内皮的羊脂状 KP,是一种有较高光反射率的物质,它们高出角膜的内皮表面。

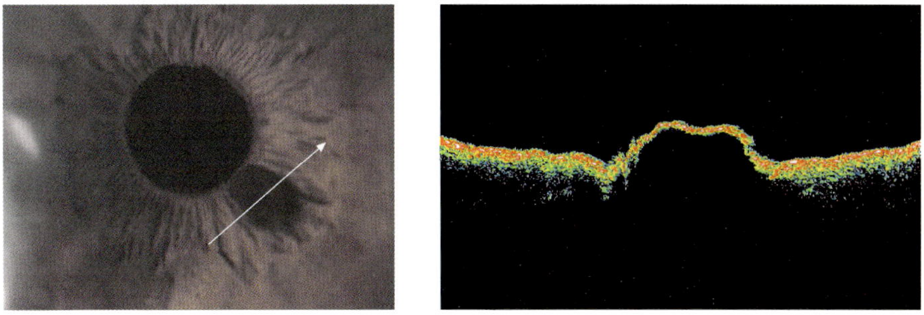

**图 2 - 4 - 17  虹膜色素痣的 OCT 图**

图 A 显示裂隙灯检查所见的虹膜色素痣;图 B 是沿图 A 中经色素痣表面成 45°方向直线扫描记录的 OCT 图。OCT 图中见虹膜色素痣高出周围正常的虹膜面,呈拱桥状强光反射带,高出虹膜面 192 $\mu$m,遮蔽了光带下的深层组织。

【病例 2】  虹膜 YAG 击孔术

本例为一例窄角浅前房潜性青光眼患者。图 4 - 4 - 18 显示在虹膜根部应用激光作虹膜造孔术后的 OCT 图。OCT 检查可用于显示激光术后的虹膜组织情况。

【病例 3】  前房植入性囊肿

蒋某,男,56 岁;视力下降 3 月。6 年前右眼曾行穿透性角膜移植术,手术后在上方前房角的虹膜面出现一半透明物并逐渐长大。临床诊断为眼前房植入性囊肿。

视力检查  右眼 0.4,左眼 1.0。

图 2 - 4 - 19 为前房植入性囊肿的裂隙灯检查和 OCT 检查的图像。

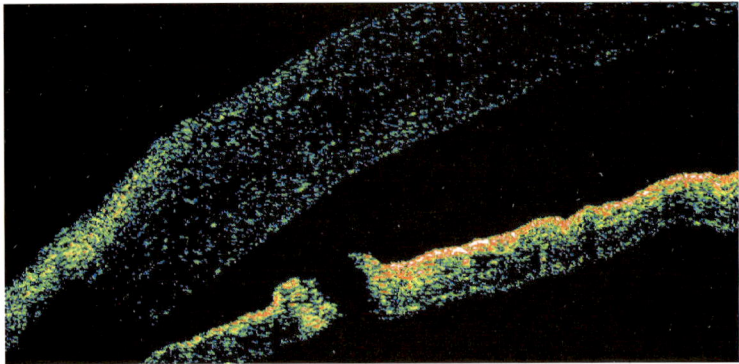

**图 2 - 4 - 18    虹膜根部激光造孔术后的 OCT 图**

图中显示虹膜根部全层缺损,表明虹膜已被 YAG 激光全层击穿,激光孔边缘组织增厚,略高出虹膜面,孔周虹膜组织较厚,光反射率增强,表明有轻度水肿。

**图 2 - 4 - 19    眼前房植入性囊肿的 OCT 图**

图 A 是裂隙灯显微镜检查,在前房上方虹膜面见一囊性突出物,占据上方前房角,有 4 mm ×8 mm 大小,指测眼压不高。图 B 是经图 A 中的扫描线位置记录的 OCT 图。OCT 图显示角膜和囊肿的关系。箭头 1 指示囊肿的前囊壁(虹膜)呈一高反射光带,部分与角膜内皮接触,部分位于前房内;箭头 2 指示有水肿的角膜内皮;箭头 3 指示的低反射区是充满液体的囊肿腔隙。

## (四) 玻璃体浑浊(vitreous disturbranse)

正常玻璃体在眼底 OCT 图中于视网膜光反射界面前是一个呈黑色几乎没有光反射的空间。在病理性玻璃体混浊时,这个空间出现了许多异常光反射点。OCT 检查有助于了解位于玻璃体腔内这些混浊物的性质、形状及它们和视网膜间的关系。

【病例】    玻璃体结晶样浑浊

黄某,男,75 岁;患者糖尿病 10 年,无眼病史。

视力检查    右眼 0.8,左眼 0.5。

眼部检查    图 2 - 4 - 20 是眼底照像和玻璃体部的 OCT 检查。图 A 在该眼视网膜前的玻璃体腔内可见大量细小的闪辉样混浊物。眼底外观比较模糊,在视网膜上可见散在的硬性渗出点、点状出血及微血管瘤。图 B 是将扫描焦点放在玻璃体内记录的 OCT 图,图中见有许多呈中等强度的光反射的小点。这些小点就是在图 A 中看见的那些位于玻璃体内闪辉样的混浊物。

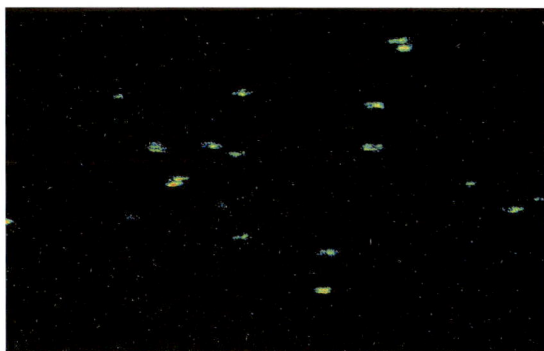

A

B

图 2 - 4 - 20　结晶样玻璃体浑浊的 OCT 图

## 参 考 文 献

1. Youngquist R, Carr S, Davies D. Optical coherence domain reflectometry: a new optical evaluation technique. Optics Letters. 1987. 12(3):158.

2. Gilgen HH, Novak RP, Salathe RP, et al. Submillimeter optical reflectometry. IEEE Journal of Lightwave Technology. 1989. 7:1225 - 1233.

3. Huang D, Swanson EA, Lin CP, et al. Optical coherence tomography. Science. 1991;254(5035):1178 - 1181.

4. Pavlin CJ, Harasiewicz K, Sherar MD, et al. Clinical use of ultrasound biomicroscopy. Ophthalmology. 1991. 98(3):287 - 295.

5. Huang D, Wang J, Lin CP, et al. Micro-resolution ranging of cornea and anterior chamber by optical reflectometry. Lasers Surg Med. 1991. 11:419 - 425.

6. Hitzen berger CK. Measurement of corneal thickness by low-coherence interferometry. Appl Opt. 1993. 31(31):6637 - 6642.

7. Izatt JA, Hee, MR Swanson EA, et al. Micromiter-scale resolution image of the anterior eye in vivo with Optical coherence tomography. Arch Ophthalmol. 1994. 112(12):1584 - 1589.

8. Izatt JA, Hee MR, Swanson EA, Lin CP et al. Micromiter-scale resolution image of the anterion eye in vivo

with optical coherence tomography. Arch ophthalmol. 1994. 112(12):1584 − 1589.

9. De Boer JE, Milner TE, Van Gemert MJC, et al. Two dimensional birefringence imaging in biological tissue by polarization-sensitive optical coherence tomography. Optics Letters. 1997. 22(12):934 − 936.

10. Koop N, Brinkmann R, Lankenau E, et al. Optical coherence tomography of the cornea and the anterior eye segment. Ophthalmologe. 1997. 94(7):481 − 486.

11. Radhakrishnan S, Rollins AM, Roth JE, et al. Real-time Optical coherence tomography of the anterior segment at 1310 nm. Arch Ophthalmol. 2001. 119(8)1179 − 1185.

12. Drexler W, Morgner U, Ghanta RK, et al. Ultrahigh-resolution Ophthalmic Optical coherence tomography. Nat Med. 2001;7(4):502 − 507.

13. Maldonado MJ. Undersurface ablation of the flap for laser in situ keratomileusis retreatment. Ophthalmology. 2002. 190(8):1453 − 1464.

14. Hoerauf H, Scholz C, Koch P, et al. Transseleral optical coherence tomography:A new imaging method for the anterior segment of the eye. Arch Ophthalmol. 2002. 120(6):816 − 819.

15. Fujimoto JG. Optical coherence tomography for ultrahigh resolution in vivo imaging. Nat Biotechnol. 2003. 20(11):1361 − 1367.

16. Drexler W, Sattmann H, Hermann B, et al. Enhanced visualization of macular pathology with the use of ultrahigh-resolution Optical coherence tomography. Arch Ophthalmol. 2003. 121(5):695 − 706.

17. Yazdanfar S, Rollins AM, Izatt JA. In imaging of human retinal flow dynamics by color Doppler Optical coherence tomography. Arch Ophthalmol. 2003. 121(2):235 − 239.

18. Budenz DL, Michael A, Chang RT, et al. Sensitivity and specificity of the Stratus OCT for perimetric glaucoma. Ophthalmology. 2005. 112(1):3 − 9.

19. Born M, Wolf E, Bhatia AB. Principles of Optics:Electromagnetic Theory of propagation, interference and Diffraction of Light. 7th (expanded)ed. England Cambridge, 1999.

# 3

**第三部分** **眼后段 OCT 的基础和临床应用**

# 一、眼后段 OCT 相关的解剖和组织学

## （一）视网膜解剖学(retinal anatomy)

视网膜是衬于眼球球壁最内层的一层透明薄膜,厚 0.2 ～ 0.3 mm。视网膜起于视神经乳头(盘)周围,沿脉络膜表面伸展并止于锯齿缘。在经眼球赤道部的横断眼杯或眼底照片中可清楚地看到以下各种眼底标志性结构:视神经乳头、视网膜血管、黄斑区和黄斑中心凹(图 3-1-1)。

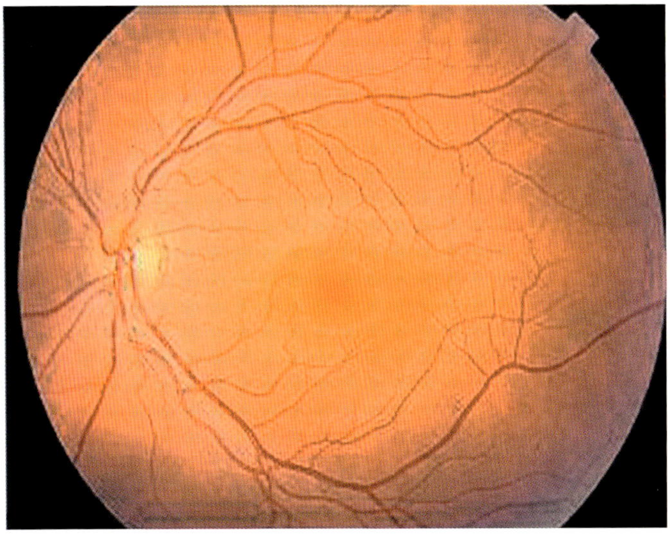

**图 3-1-1  彩色眼底解剖图**
显示视神经乳头,从视乳头发出的视网膜中央血管,视网膜和黄斑区。

### 1. 视乳头(optic papilla)

视乳头又称视盘,它是位于眼球后极部鼻侧3 mm处,一个1.5 mm×2.0 mm的椭圆形区域,是视神经纤维穿过筛板处,也是视网膜中央动脉和静脉出入的地方。在视神经乳头的中央有一凹陷,称为生理凹陷。其位置、形状、大小和深度在正常情况时也很不一致。由于视神经乳头只有神经纤维而没有感光细胞,因此是一个没有感光功能的盲区,在视野图中这个区域称为生理盲点。

### 2. 视网膜血管(retinal blood vessel)

视网膜中央血管的循环是由视网膜中央动脉和视网膜中央静脉系统所组成。视网膜中央动脉为眼动脉的分支,通常起于眼动脉,在球后12～15 mm处穿入视神经,并从视盘中央偏鼻侧露出。在视神经乳头不同的深度处首先分为上下两主支,然后每一主支再分为上下颞侧动脉和上下鼻侧动脉。此后,每一主支的分支再分出各自同级的小分支,颞侧走向形成黄斑动脉,鼻侧走向形成内侧动脉。最后形成毛细血管前动脉,移行于毛细血管。视网膜中央静脉和同名动脉同行(见图3-1-1),血液流入眼上静脉或颅内海绵窦。

### 3. 黄斑区(macula lutea)

黄斑区位于眼底后极部的正中或视神经乳头颞侧3.5～4.0 mm处,横径约1.5 mm带有黄色反光的无血管区。它是一个椭圆形的浅凹,大小和视盘相近。

### 4. 黄斑中心凹(macular fovea)

在黄斑区的中心有一凹陷,称为黄斑中心凹。面积约0.8 $mm^2$,视角1°(288 $\mu m$)。它是一个只有视锥细胞而无视杆细胞的区域,拥有全部视锥细胞的1/20,是视力最敏锐处。在视网膜中心凹的中心又有一小凹,特别称它为中心小凹。它是视网膜最薄的区域。围绕中心凹的黄斑区集合了许多神经节细胞,它们被排成5～8层,形成了中心凹环或称黄斑旁区。在中心凹处,视网膜各层向周围散开,因此光线就能直接投射到视锥细胞上。

## (二)视网膜组织学(retinal histology)

视网膜的垂直切片,在显微镜下从外向内可为10层,它们依次称为视网膜色素上皮层、光感受器层、外界膜层、外核层、外丛状层、内核层、内丛状层、神经节细胞层、视网膜神经纤维层和内界膜层(图3-1-2)。

### 1. 视网膜色素上皮层(retinal pigment epithelium layer,RPEL)

每眼的色素上皮细胞有4.1万～6.1万个。色素上皮细胞的形状视眼底的位置而异。周边部的色素上皮大而不规则,色素较少,视网膜的颜色较他处为浅;黄斑区的色素上皮细胞长11～14 $\mu m$,色素较多,因而此处的视网膜颜色较他处深。

视网膜色素上皮层是一层六角形细胞。从平面看它的外面与脉络膜前的玻璃样膜(Bruch膜)紧密地黏着;内面与感光细胞疏松地结合。每个细胞长12～18 $\mu m$,高约

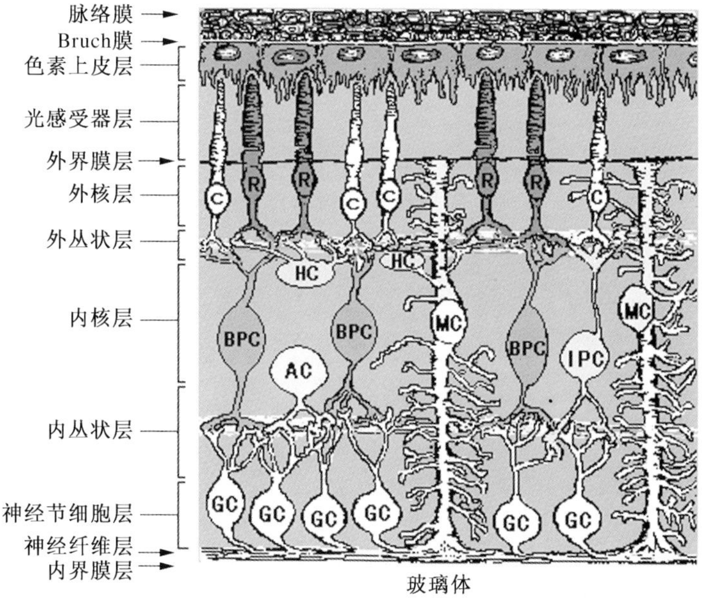

图 3-1-2　视网膜分层示意图

图中的字母分别代表相应的神经元:R 视杆细胞,C 视锥细胞,Hc 水平细胞,BPc 双极细胞,Mc 放射状胶质细胞,Ac 无长突细胞,IPc 丛间细胞,Gc 神经节细胞。

$5\ \mu m$。侧面观每个细胞呈长方形,分基底、顶部和色素突三部分。基底部对向脉络膜,通过 Bruch 膜与脉络膜的毛细血管连接,细胞核主要位于基底部,几乎不含色素;顶部位于色素上皮细胞的基底部和色素突之间,是含有色素的部分;色素突是位于顶部伸向视锥细胞和视杆细胞的突起部分,它们包绕在视感细胞外段的外面。

**2. 光感受器层( photoreceptor layer )**

此层是由视锥细胞和视杆细胞的外段和内段组成,它是视网膜真正的感光部分。

**3. 外界膜层( outer limiting membrane layer )**

视网膜的外界膜是一层有孔的膜,感光细胞的外段穿过此膜,构成了视网膜神经上皮层和视网膜色素上皮层间的屏障。外界膜的起源有两说,一说是胚胎视网膜细胞中间胶质的残余,另一说是由放射状胶质细胞的纤维所组成。

**4. 外核层( outer nuclear layer )**

此层主要由感光细胞(视杆细胞和视锥细胞)的细胞核组成。视杆细胞核较小呈圆形,位置离外界膜较远,其直径约 $5\ \mu m$,通常染色较深;在中心凹外的视锥细胞核比视杆细胞大,呈椭圆形,位置靠近外界膜,染色较浅。位于视乳头周围的外核层较薄,以后逐渐增厚,在靠近中心凹附近最厚,有 10 层视锥细胞核,但在中心凹中央的外核层几乎完全消失;位于锯齿缘的外核层最薄。人的视网膜含有 1.1 ~ 1.2 亿个视杆细胞和 600 ~ 700 万个视锥细胞,它们的比例为 17:1,即视杆细胞数明显多于视锥细胞。它们在视网膜中的分布是不均匀的,视锥细胞主要分布在视网膜中央的黄斑区。黄斑区有一中心凹只有视锥细胞而无视杆细胞。

### 5. 外丛状层(outer plexiform layer)

此层是视网膜的第一突触层,它主要是由感光细胞轴突的分支和双极细胞的树状突,水平细胞、丛间细胞的突起所形成的突触与放射状胶质细胞的纤维互相连接形成的一层网状结构。在靠近此层的内侧,这些突触的连接点称为中界膜,视网膜的毛细血管一般到此为止,不再伸向外核层。在视网膜周围的外网层较中央疏松,因为它的中央主要由水平细胞的水平突与放射状胶质细胞纤维的侧突所组成。但近黄斑区的这种网状结构消失,而被纤维组织层所代替。这是由于视细胞纤维的行走由垂直方向逐渐转变为倾斜,最后来自中心凹的纤维几乎与表面平行。在黄斑区的外丛状层最厚,但在中心凹几乎消失。

### 6. 内核层(inner nuclear layer)

此层主要由双极细胞、水平细胞、无长突细胞、丛间细胞和放射状胶质细胞的细胞核及来自视网膜中央血管的毛细血管所组成。

### 7. 内丛状层(inner plexiform layer)

内丛状层呈网状结构,又由无长突细胞的平行突起与成层的神经节细胞的树突将其分成数小层。该层厚度在视网膜各处都相同,但在黄斑区中心凹缺乏这层组织。此层是视网膜的第二突触层,它比外丛状层厚。它主要含有来自双极细胞的轴突分支、神经节细胞的树突和无长突细胞的突起,其中还包含来自放射状胶质细胞的纤维。

### 8. 神经节细胞层(layer of ganglion cells)

这层主要是由视网膜的神经节细胞的胞体所构成,含有放射状胶质细胞纤维和视网膜血管的分支。神经节细胞是视网膜的输出神经元,其轴突即为视神经纤维。神经节细胞含有圆形或椭圆形的核和明显的核仁。细胞大小和形状很不一致,大的直径可达 $30\,\mu m$,小的直径仅为 $4\sim5\,\mu m$,见于黄斑区。视网膜的神经节细胞一般排成单层,但在视乳头的颞侧,有时可排成双层,在向黄斑区的方向逐渐增加,到达黄斑区边缘可增至8层,然后在中心凹附近又减少,至中心凹则完全消失。

### 9. 视网膜神经纤维层(retinal nerve fiber layer,RNFL)

这层主要由视网膜神经节细胞的轴突所构成,经巩膜的筛板和视神经相连(图3-1-3),其中含有离心纤维、放射状胶质细胞纤维、神经胶质细胞和血管。

### 10. 内界膜(inner limiting membrane)

内界膜位于视网膜和玻璃体之间,它是由放射状胶质细胞的基底膜和纤维所组成,内界膜约厚 $0.5\sim2\,\mu m$,其厚度随年龄而增厚。它构成视网膜神经上皮和玻璃体的屏障,既是视网膜的内界,又是玻璃体的外界。它的玻璃体面是光滑的,视网膜面随着视网膜血管、视网膜神经纤维层和放射状胶质细胞轴突的伸展而起伏不平。

图 3-1-3　无赤光直视下的视网膜神经纤维层

　　视网膜神经纤维和视网膜表面平行，所有的纤维都向视神经乳头集合。由鼻侧来的纤维直接走向视神经乳头，但由颞侧来的纤维必须绕过黄斑区后才到达视乳头。从黄斑区本身来的纤维则直接到达视乳头的外侧，构成非常重要的黄斑乳头束。视网膜神经纤维在围绕视神经乳头的边缘最厚，有 $20 \sim 30\,\mu m$。但是各象限的厚度是不同的，最厚的位置是位于鼻上和鼻下，其次是位于颞上和颞下；最薄的边缘位于颞侧中央，是黄斑乳头束进入的地方。

## （三）脉络膜（choroid）

　　脉络膜是位于巩膜和视网膜间的一层血管膜，它根据血管口径的大小不同可依次分为大、中、小三层（图 3-1-4）。

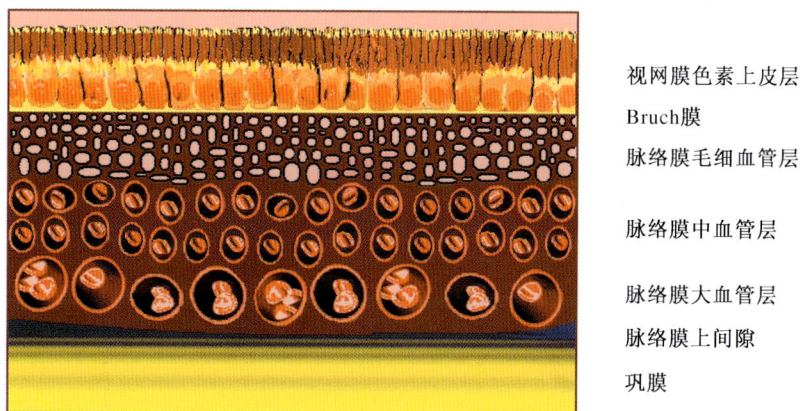

图 3-1-4　脉络膜血管分层示意图

（1）大血管层　　靠近巩膜侧。

（2）中血管层　　位于大血管层和脉络膜毛细血管层间。

（3）脉络膜毛细血管层　靠近视网膜侧。

### （四）玻璃膜（vitreous membrance）

玻璃膜又称 Bruch 膜，是一层位于色素上皮和脉络膜毛细血管层间的均质薄膜，厚约 $1.5\,\mu m$。是从脉络膜进入视网膜血液的一道重要屏障，它担当了一个过滤血液中有害物质的重任。

## 二、OCT 图的显示方法

在计算机的图像处理功能中，OCT 图和其他影像诊断图像的处理和显示方法相似，是把不同强度的信号转换成以灰阶或伪彩显示的图像。图 3-2-1 中的图 A 和图 B 是同一次记录的视网膜黄斑区 OCT 图，但它们是分别以灰阶或伪彩显示的记录结果，目前 OCT 仪的纵（轴）向分辨力为 $2\,\mu m$，横向分辨力为 $10\,\mu m$。通常获得的图像信号是取其对数值，测定信号的范围是从可测信号的 $-95dB$ 至 $-50dB$，其变动范围大约为 5 个数量级，这样可使强的和较弱的信号都能在相似的该图中看见。

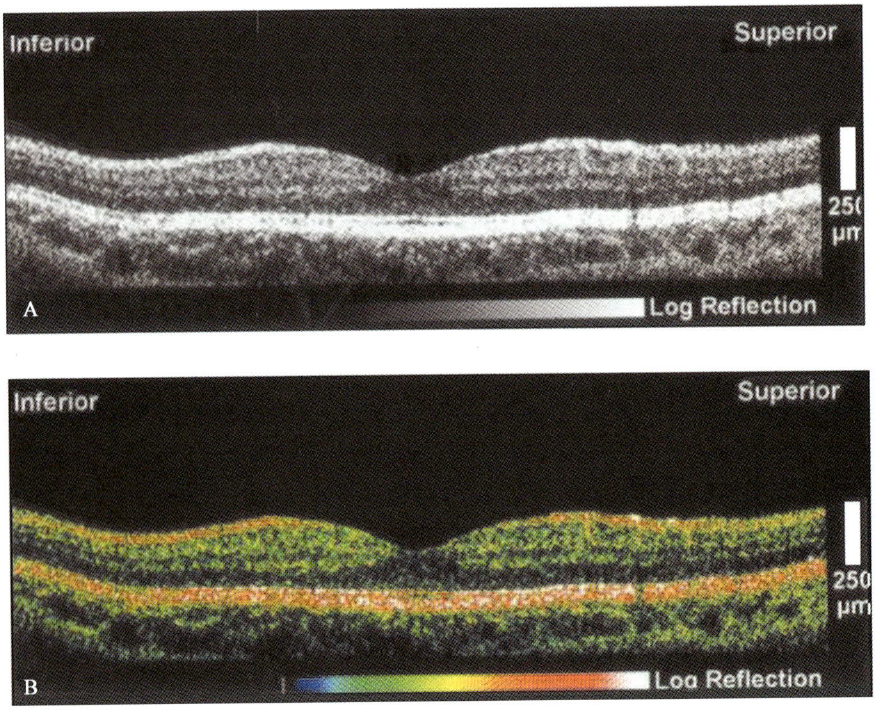

**图 3-2-1　正常眼底黄斑区的 OCT 图**

图 A 以灰阶表示不同强度的光反射率的 OCT 图；图 B 以伪彩表示不同强度的光反射率的 OCT 图。

## （一）以灰阶表示的 OCT 图

灰阶图具有良好的可视性,黑的和白的分别代表来自最弱的和最强的反向光信号,图 3－2－1A 就是用灰阶表示的 OCT 图。由于反向噪声是位于阈值段内,所以位于某些阈值水平下的噪声在显示时都被设置为黑色。

用灰阶图显示的主要缺点是显示光强度变化的能力非常有限,由于计算机的显示器只能提供 8bit 的灰阶,即 256 级的灰度,而人眼具有比监视器高得多的分辨力,所以灰阶图没能完全反映 OCT 检测结果的全部动态范围。

## （二）伪彩图中不同色度的定义

OCT 的伪彩图和灰阶图的区别,因为计算机的图像处理功能能提供大约 24bit 的色度,而人眼具有分辨数百万个不同水平色度的能力,因此,应用伪彩来显示 OCT 图,可增强 OCT 图对微结构的显示能力。图 3－2－1B 是用伪彩表示的 OCT 图,图 3－2－1A 是灰阶表示的 OCT 图。在用伪彩表示眼组织不同结构的 OCT 图中,用"彩虹"的形式来表示光信号的不同强度,这些不同色彩与眼组织有以下的对应关系:

### 1. 红色和白色

OCT 图中的红色和白色代表反射最强的组织,如巩膜、角膜斑翳、纤维增生瘢痕等致密的纤维结缔组织,神经纤维层、色素上皮层、脉络膜毛细血管层等,相当于入射光强度的 －50dB。

### 2. 黑色

OCT 图中的黑色代表反射最弱的组织,如玻璃体、深层脉络膜、光感受器等,相当于入射光强度的 －95dB,这是能被传感器测到最弱的光强度,它是设置在仪器光接收器中所能感应到的最低光信号。

### 3. 黄、绿、蓝色

OCT 图中黄、绿、蓝色依次代表比上述组织的光反射为弱的组织:黄色代表来自内、外丛状层,绿色代表内、外颗粒层,蓝色代表在这三色中最弱的光反射信号,它可来自玻璃体-视网膜界面。

### 4. 混合色

在同一组织内可同时存在其他的颜色,称为混合色。这是由于在同一层组织内存在不同强度的光反射信号所致。

## （三）视网膜黄斑区 OCT 图与组织学的对应关系

用伪彩法显示的视网膜黄斑区 OCT 图与视网膜黄斑区的切片组织学检查所见极为相似,这为应用 OCT 技术来研究和诊断视网膜病变带来极大的方便。图 3－2－2 中图 A 和图 B 显示经视网膜黄斑区记录的 OCT 图和在光学显微镜下看到的视网膜组织学的比

97

较,图中可清楚地看到它们具有相似的分层结构。

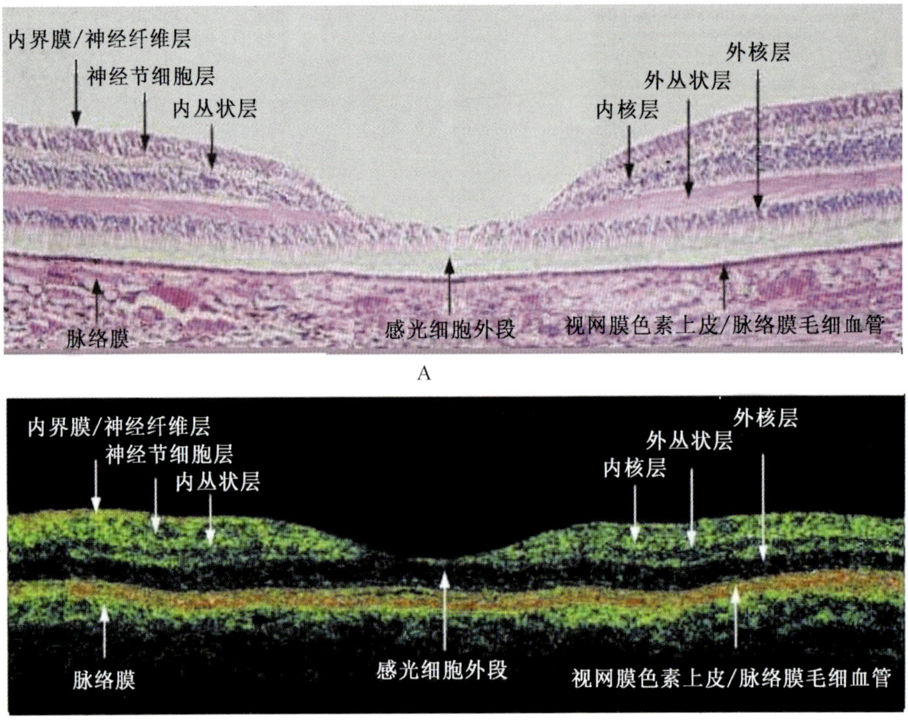

图 3-2-2　视网膜黄斑区 OCT 图与切片组织学检查的比较

图 A 是正常的视网膜黄斑区 OCT 伪彩图,扫描宽度 3 mm,由 512 个像素组成。它用代表不同强度光反射的"彩虹"色度显示;图 B 是经视网膜黄斑区的组织学切片检查,经嗜伊红染色后在显微镜下可依次看到为人们熟知的神经纤维层、神经节细胞层、内丛状层、内核层、外丛状层、外核层、感光细胞层、色素上皮层和脉络膜的分层结构。从图 A 和图 B 可看到两者十分相似的视网膜黄斑区组织结构的分层排列。

这种在 OCT 伪彩图中显示的视网膜分层结构的表现已应用现代的实验性高速扫描记录技术进行研究比较,其结果证明了 OCT 伪彩图中显示的结构是真实可靠的。目前,在 OCT 图中除了还不能显示视网膜中的两层薄膜的结构外,其他各层结构均可在伪彩图中显示出来,而且非常一致(图 3-2-2,图 3-2-3)。

## (四) 影响 OCT 图色觉反差的因素

OCT 图的色觉反差异常可发生在有光学通路异常的受测眼及可使入射光信号减弱和反射光信号增强的受测眼中,例如受测眼存在角膜云翳、白内障或玻璃体混浊。由经这些受测眼记录到的 OCT 图,其色觉反差减弱(图 3-2-5)。此外,虽然受测眼屈光间质透明,但由于视网膜萎缩,使入射和反射的光信号强度都增强,结果使 OCT 图的色觉反差减弱(图 3-2-6)。

**图 3-2-3　正常视网膜黄斑区的 OCT 图**

　　左图是应用实验性高速扫描记录的 OCT 图;右图是常规组织学检查所见的视网膜分层结构示意图,表示它们间的对应关系。NFL 神经纤维层,GCL 神经节细胞层,IPL 内丛状层,INL 内核层,OPL 外丛状层,ONL 外核层,ELM 外界膜,OS 感光细胞的外段,PEL/CCL 色素上皮层/脉络膜毛细血管层。

## 1. 屈光间质浑浊的 OCT 图

比较图 3-2-4 和图 3-2-5,可感到在白内障眼记录的 OCT 图的色觉反差明显减弱。

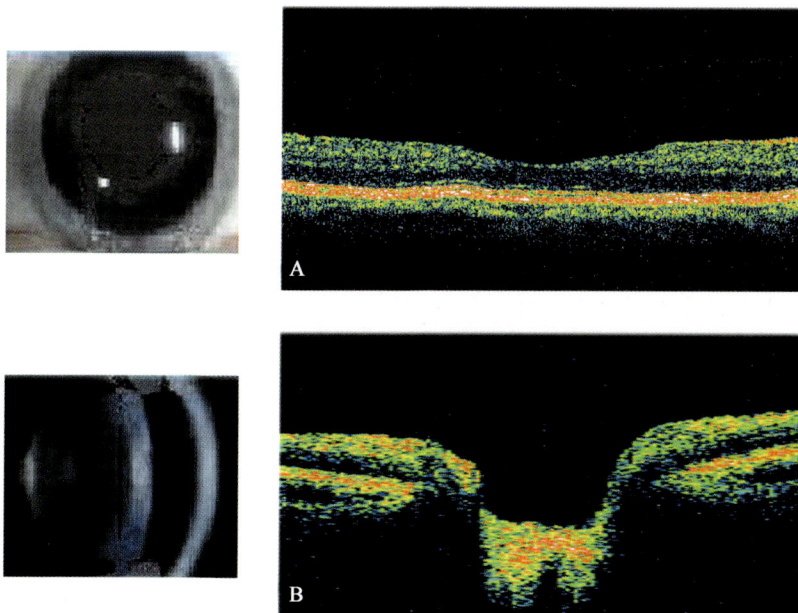

**图 3-2-4　正常屈光间质眼的 OCT 图**

图 A 和图 B 是在正常屈光间质眼记录的黄斑区和视盘的 OCT 图

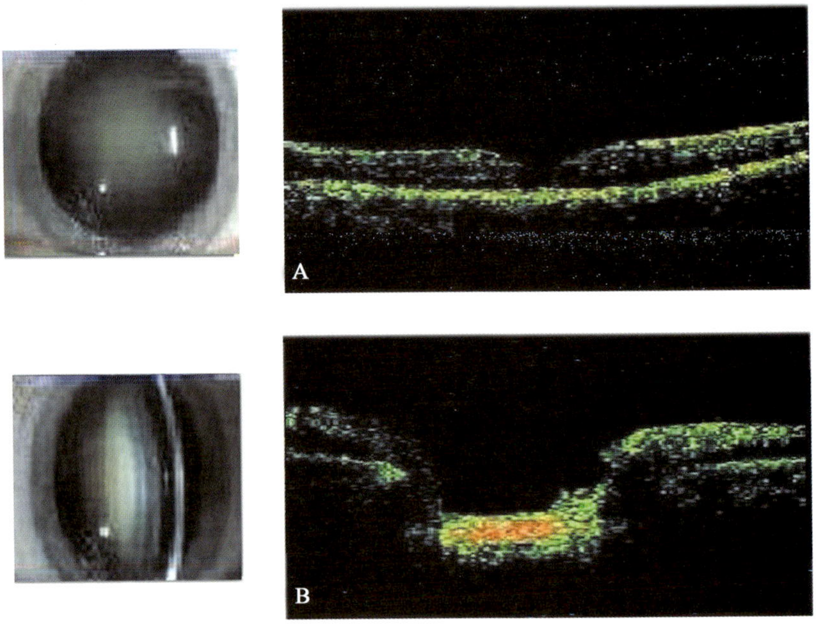

**图 3-2-5　屈光间质浑浊的 OCT 图**

图 A 和图 B 是在白内障眼记录的黄斑区和视盘的 OCT 图

## 2. 弥漫性视网膜萎缩的 OCT 图(图 3-2-6)

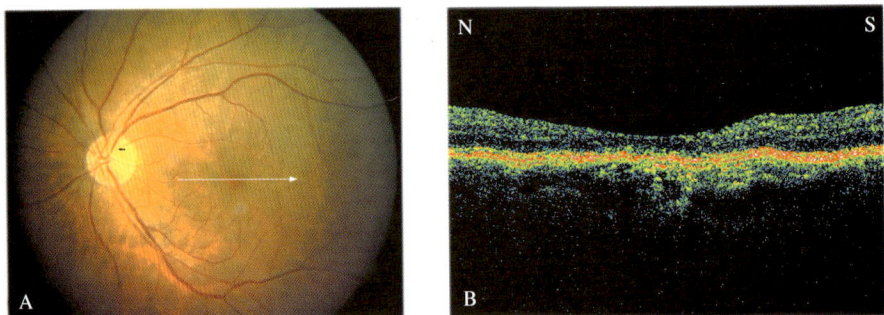

**图 3-2-6　弥漫性视网膜萎缩的 OCT 图**

图 A 是一例弥漫性视网膜萎缩的眼底照相,患眼的屈光间质透明;图 B 是经黄斑区水平扫描线记录的 OCT 图。由于入射和反射的光信号都增强,因而使图像的色觉反差减弱。

## (五) 正常视乳头(盘)、视网膜的 OCT 图

图 3-2-7 表示正常眼底(图 A)的宽视野 OCT 图(图 B),图像的扫描宽度为 10 mm。它包括黄斑区至视乳头旁区,同时显示眼底的黄斑区中心凹、视乳头等标志性结构。中心凹因缺少视网膜内层而呈现明显的凹陷。在伪彩图中以代表强光反射信号的红色而使图

像的视乳头特征性轮廓、视网膜神经上皮层、视网膜色素上皮层被刻画得十分清晰。在图中可清晰地看到各层的代表色及其变化过程。在后极部的视网膜内侧面的视网膜神经纤维层是一层高度散射光带,但厚度并不一致,在伪彩图中以红色显示;视乳头区的神经纤维层较厚,走向黄斑区逐渐变薄,视网膜的其他各层在到达中心凹前也逐渐变薄,在中心凹处只剩下光感受器层、视网膜色素上皮层和脉络膜毛细血管层。OCT图中的这些表现与已知的视网膜结构的形态学是非常相似的,但它并不代表在显微镜下所见到的视网膜形态学。

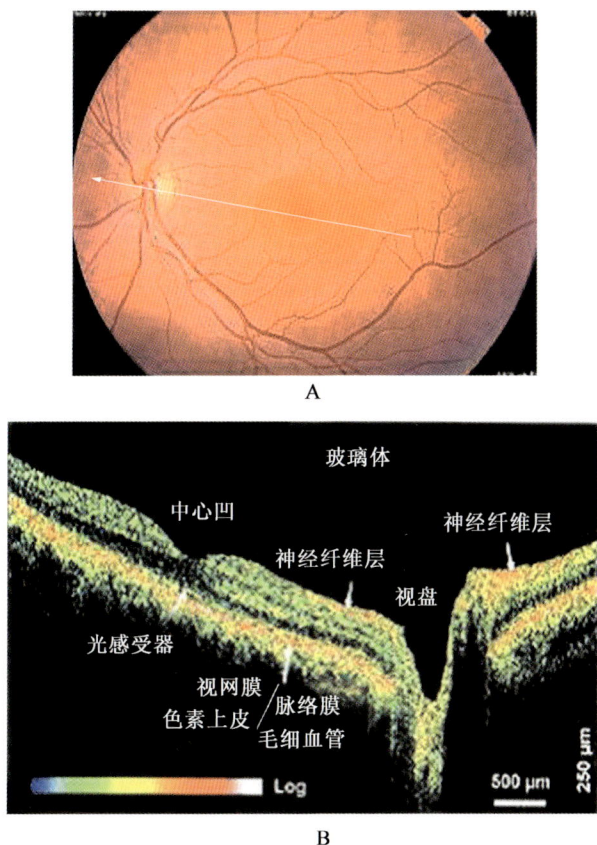

图 3-2-7　正常视乳头(盘)、视网膜的 OCT 图

图 B 是经图 A 中的扫描线记录的 10 mm 长的 OCT 图,图中箭头指出通常在眼底检查时的标志性结构:视盘、黄斑区中心凹和它们的视网膜神经上皮层、视网膜色素上皮层、脉络膜毛细血管层。

## (六) 正常视乳头(盘)OCT 图

正常视乳头(盘)OCT 图的标志性结构有视盘的轮廓、视网膜神经纤维层、色素上皮和脉络膜毛细血管层的止点。图 3-2-8 是应用 3 mm 长经正常视盘水平扫描线记录的OCT 图,其中可看到重要的三个标志性结构。

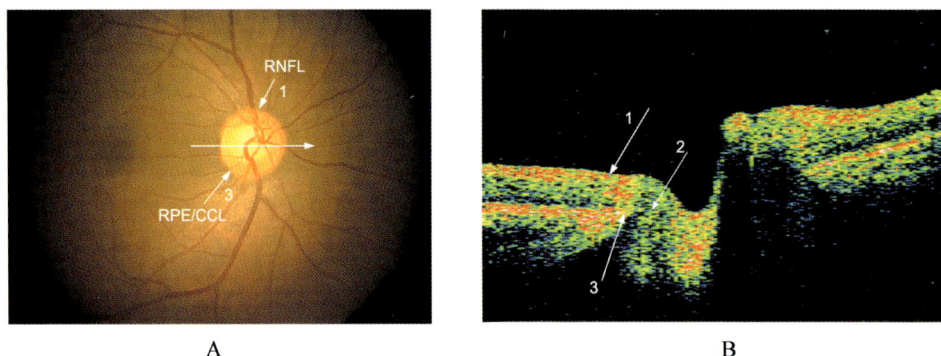

图 3 - 2 - 8　正常直线扫描的视盘 OCT 图

　　图 A 为正常眼底的彩色照相,它显示正常的视盘、视网膜和黄斑区;图 B 是经图 A 视盘水平向扫描线记录的 OCT 图,图 A 和图 B 中箭头 1 所指为视网膜神经纤维层,箭头 2 指的是视网膜色素上皮层/脉络膜毛细血管层。

### 1. 视盘的轮廓

　　视盘的轮廓是被低反向散射的玻璃体和高反向散射的神经纤维层之间的界线所界定。正常视盘的视杯显示十分明确。在图 B 中箭头 1 指示处为到达视盘边缘的视网膜神经纤维层,平行放射状行走的视网膜神经纤维显示了定向的光高反射带;箭头 2 指出代表神经纤维的光高反射带在视神经盘边缘处降低,因为这里的神经纤维不再和入射的记录光束垂直,而是弯曲地进入视乳头;箭头 3 指示处为视网膜色素上皮层 L/脉络膜毛细血管层在视盘的终点。

### 2. 视网膜神经纤维层

　　视网膜神经纤维层(RNFL)是一层高光反向散射组织,其厚度在视神经乳头边缘处增加(箭头 1)。视网膜色素上皮层/脉络膜毛细血管层及靠近筛板的光感受器均能清楚地被看见(箭头 2)。视盘的参数如视杯、视盘直径、神经视网膜缘区和杯-盘比都可应用这种界标进行测量。

### 3. 视网膜色素上皮和脉络膜毛细血管层的止点

　　视网膜色素上皮层和脉络膜毛细血管层(RPEL/CCL)被看成是高度反向散射层,它终止于筛板,在 OCT 图中视网膜色素上皮层和脉络膜毛细血管层有时很难区别,这时可统称为视网膜色素上皮层/脉络膜毛细血管层,并能把它看成是确定视盘边缘的界标(箭头 3)。光感受器的内段和外段间的界线是一薄层,具有高度反向散射的特征,它位于视网膜色素上皮层/脉络膜毛细血管层的前方,内丛状层和外丛状层的光学特性是中等光反射组织,而内核层和外核层是弱光反射组织。

## 三、OCT 图的分析内容

　　OCT 图是以不同的颜色或不同的灰度模拟地显示被测视网膜的组织学结构,人们可以应用正常 OCT 成像的知识和参数来分析和评估检查结果。

## （一）光反射率（light reflectivity）

在几何光学中对光反射率（$R$）的定义是反射光线能量（$L_R$）与入射光线能量（$L_I$）之比，即：

$$R = L_R/L_I \times 100\% \qquad (3-3-1)$$

从光学对光反射的定义和 OCT 成像所测到的光信号知道，在 OCT 测到的光信号中除了从角膜面或者从视网膜面返回的信号是属于光反射信号外，其他的返回信号都是属于返回的光散射信号。严格地说在 OCT 图中描述其光信号强度的术语"反射率"应该是接收器接收到返回的散射光能量与入射光能量的比率。由于光的散射是光反射的一种特殊形式，为了以后叙述的方便，把 OCT 图中所有描述其回波光信号强度的术语统称为"光反射率"。

视网膜各层不同的光反射率是构成可视 OCT 图的基础；视网膜结构或形态学改变可引起光学性质特别是光反射率的改变。异常的角膜、房水、晶状体、玻璃体和视网膜前部各层均可使它们的光反射率发生变化。

### 1. 光反射率增加

视网膜的炎性浸润、瘢痕、硬性渗出和出血都可使光反射率增加。例如硬性渗出是一种高反射率病变，它们可完全掩盖其下的视网膜组织；血液具有较高的散射系数，它有较强的散射能力，它可使入射光在血液中传播中迅速衰减。因此，在 OCT 图中的血管，可由于它的强光反射性质和对深部组织的遮蔽作用而变得可视。

### 2. 光反射率减弱

入射光的衰减程度和散射介质的厚度有关，薄层出血对入射光的衰减较弱，厚层的出血对入射光的衰减较强，大约 200 $\mu$m 厚的血液层可使入射光完全衰减而无光反射。由于视网膜积液导致视网膜微结构密度降低和相应结构的散射系数降低，使光反射率减弱。当细胞结构改变时，例如视网膜色素上皮中的色素减少也可引起光反射率降低。光反射率减弱可由散光、角膜浑浊、白内障、玻璃体浑浊、人工晶体植入位置不正或 OCT 仪器记录的位置不正所致。由于记录时位置不正引起的光反射率减弱表现在整个 OCT 图中。图像中局部光反射率减弱可能是由高光反射率组织遮蔽深层组织，如硬性渗出物或脱离的色素上皮。局部光反射降低，有时可因瞳孔过小而影响扫描光束的正常进入。这种情况可引起各层组织的光反射率降低。组织中的积血和积液的区别也是建立在不同的光反射率的基础上的。光反射率的大小和液体的反射系数及液体中的分子浓度成正比。浆液中只含少量的细胞成分，其光学性质是透明的，在 OCT 的积液腔中表现为无光反射区；如果积液腔中是血液，因为血液中含有大量的血细胞，并具有很高的反射系数，在 OCT 图中其光反射率是增加的。在 OCT 图中视网膜"软性渗出"的光反射率介于血液和浆液之间。

## （二）视网膜厚度（retinal thickness）

OCT 图具有精细的纵向分辨力,视网膜的前后有两个十分清晰的高光反射带可供测量时界定,因此可很方便地通过 OCT 图实行对视网膜厚度的测量。在许多视网膜黄斑病变中,都会发生视网膜黄斑区厚度的改变,因此测量黄斑区视网膜厚度是分析图像的重要指标。

### 1. 视网膜增厚

视网膜内液体的积聚引起组织水肿,它不仅增加视网膜厚度,而且还可增加组织的散射特性而使光反射率减弱。黄斑区中心凹与视力关系十分密切,对黄斑区中心凹厚度的测定可确定引起视功能障碍的组织学位置。视网膜厚度增加可见于糖尿病视网膜病变、视网膜震荡伤、白内障手术引起的黄斑囊样水肿等。

### 2. 视网膜变薄

局部或广泛的视网膜变薄,见于视网膜萎缩或视网膜瘢痕等病理改变。

## （三）视网膜组织层间分离（retinal interlaminar dissociation）

眼底镜和 B 型超声波检查法无法区分视网膜神经上皮层(RNEL)分离和视网膜色素上皮层(RPEL)分离,然而在 OCT 图中可以根据组织学的特点确定它们分离的位置(图3-3-1)。

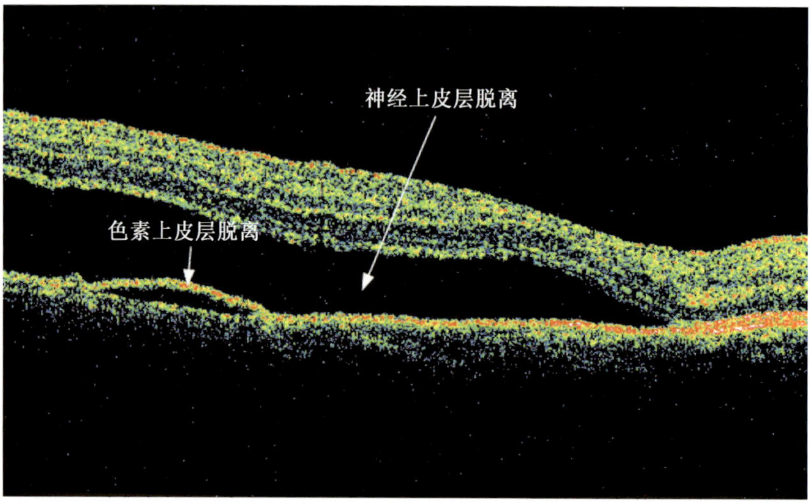

神经上皮层脱离

色素上皮层脱离

图 3-3-1 视网膜神经上皮层和视网膜色素上皮层分离的 OCT 图

### 1. 视网膜神经上皮层分离

视网膜神经上皮层(RNEL)分离是指视网膜神经上皮层与视网膜色素上皮层之间的分离,两层之间可见一低光反射区。与视网膜色素上皮层(RPEL)分离相比较,其分离范围较宽,与视网膜色素上皮层构成的分离角较小,显示分离两层间的张力不高,间隙的侧壁和顶部有时可显示不光滑的外观(图3-3-1)。

### 2. 视网膜色素上皮层分离

视网膜色素上皮层分离是发生在视网膜色素上皮层和脉络膜毛细血管层之间的分离,一般可分为浆液性分离和出血性分离。

视网膜色素上皮层的浆液性分离呈拱形的外观,腔隙突向视网膜神经上皮层,整个腔隙为浆液性的低光学反射区,视网膜色素上皮层与 Bruch 膜间的分离角较大,分离范围相对较局限,显示分离的两层间具有较高的张力,说明视网膜色素上皮层与 Bruch 膜间的结合非常紧密。腔隙的底部是由 Bruch 膜和脉络膜组织构成(图3-3-1)。

视网膜色素上皮层的出血性分离具有浆液性分离的特征,但位于视网膜色素上皮层下的血液表现为中度的而不是高度的散射光学特性,因为入射光经过视网膜色素上皮层时已先被衰减,这时它透过组织的厚度一般小于 $100\,\mu m$。

### (四) 黄斑区中心凹形态改变(morphologic change of aculofoveal)

黄斑区中心凹形态改变通常提示一种病理改变,因此可检查中心凹的形态作为黄斑区病变诊断的一个指标。

### 1. 中心凹轮廓变平或消失

图3-3-2显示了黄斑区中心凹轮廓消失和中心凹厚度增加。这种异常的形态改变常见于黄斑水肿、中心凹视网膜神经上皮层脱离、中心凹视网膜色素上皮层脱离、玻璃体黄斑牵引和即将形成的黄斑裂孔。

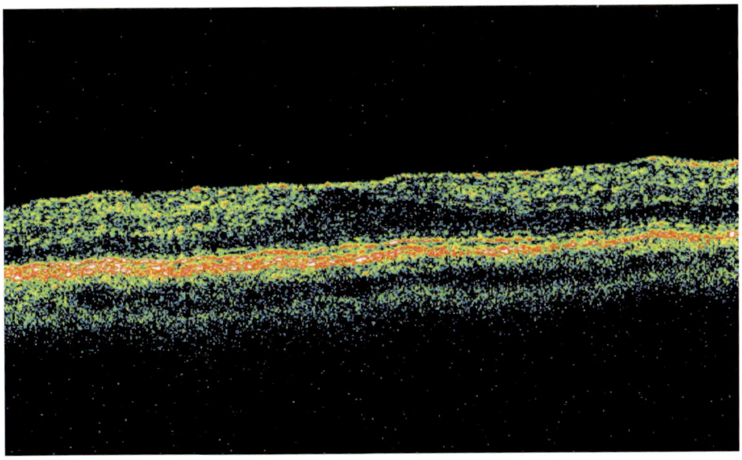

**图3-3-2 中心凹轮廓变平的 OCT 图**

图像显示黄斑区视网膜全层增厚,黄斑区中心凹轮廓消失,中心凹厚度增加。

### 2. 黄斑中心凹加深

图 3-3-3 是黄斑中心凹加深的 OCT 图。黄斑中心凹加深可发生在中心凹有瘢痕、纤维化,或有黄斑板层或全层裂孔的病变中。

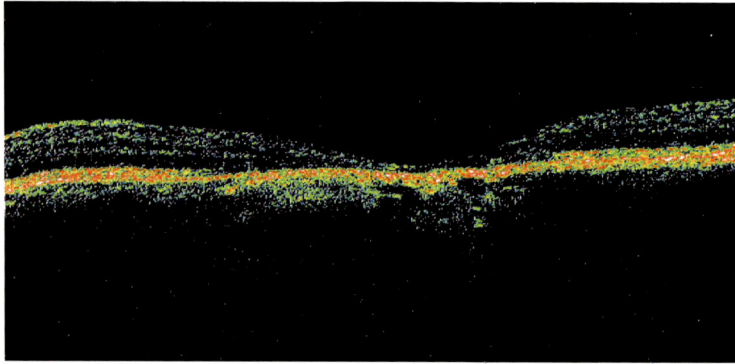

**图 3-3-3　黄斑中心凹加深的 OCT 图**

图像显示黄斑中心凹轮廓变宽,中心凹容积增大,中心凹组织厚度变薄,中心凹深度增加。

## (五) 视网膜色素上皮和脉络膜毛细血管层(RPE and CCL)

视网膜色素上皮和脉络膜毛细血管是两层紧密相邻的组织,中间仅隔一层极薄的 Bruch 膜,而且这两层组织在 OCT 图中同属高光反射层,所以在图中很难截然将它们分开。通常总称它们为视网膜色素上皮和脉络膜毛细血管层光反射带,它构成了视网膜神经上皮层的后界,为视网膜和脉络膜病变的诊断提供非常重要的信息,例如老年黄斑变性、脉络膜新生血管等。在 OCT 图中视网膜色素上皮层/脉络膜毛细血管层光反射带发生断裂、破碎、增厚是诊断脉络膜新生血管的重要依据。

## (六) 玻璃体和玻璃体视网膜界面(vitreous and VR interface)

由于正常的玻璃体是一种透明的介质,玻璃体凝胶在有相似屈光指数体液的干预下,在 OCT 图中有时可看到片状的外观,玻璃体内的炎性渗出物会增加玻璃体的光散射率。正常的玻璃体后界膜的光反射率很低,但不是均匀一致的,在 OCT 图中无法与视网膜的前界膜相区分(图 3-3-4A),只有在发生玻璃体后脱离时才能看到玻璃体的后界膜(图 3-3-4B)。

但是,玻璃体视网膜间有一个高对比度、反差明显的界面,许多玻璃体和视网膜疾病都会影响到这个界面。众多影响到玻璃体视网膜界面的基本病变是视网膜前膜。

图 3-3-4  正常的玻璃体视网膜界面和玻璃体后脱离的 OCT 图

图 A 为正常的玻璃体视网膜界面的 OCT 图,图像中看不到玻璃体的后界膜;图 B 是玻璃体后脱离的 OCT 图,图中在视网膜神经纤维层前可看到与视网膜前分离的玻璃体后界膜。

视网膜前膜(图 3-3-5)是一层紧紧与视网膜表面粘连的纤维膜,出现初期不易发现,只有当它增厚,光反射率增加,薄膜收缩,膜的边缘与视网膜神经纤维层发生分离时,可发生黄斑中心凹轮廓消失、黄斑中心凹消失、假性黄斑裂孔、视网膜牵拉性脱离等特征性改变,这时在 OCT 图的玻璃体视网膜界面处就会出现相应的病理特征性改变。

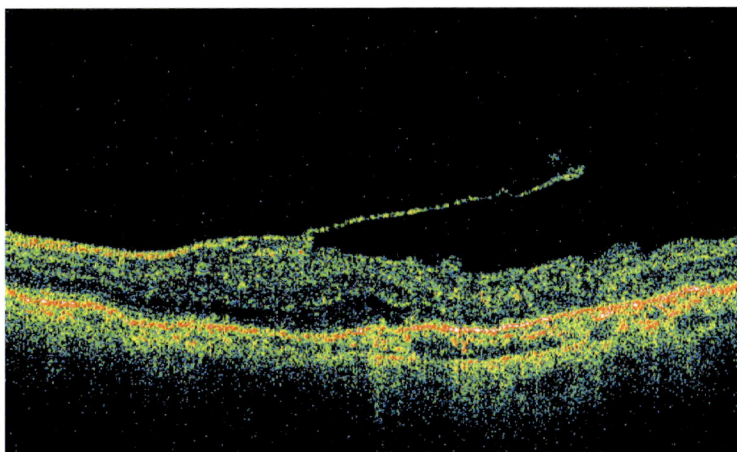

图 3-3-5  视网膜前膜

本图为经黄斑区水平扫描记录的 OCT 图。在玻璃体视网膜界面上看到有一光反射率增强的光带,此为视网膜前膜。图像显示黄斑中心凹的鼻侧前膜与视网膜面紧密粘着,黄斑中心凹颞侧前膜与视网膜面完全分离,与前膜分离处的视网膜表面粗糙高低不平,分离的视网膜前膜一端附着在黄斑区视网膜上,另一端进入玻璃体腔。

## (七) 视网膜神经纤维层(retinal nerve fiber layer)

视网膜神经纤维层(RNFL)是位于视网膜表面的一层高光反射率的组织。它连接视网膜的神经节细胞和外侧膝状体,许多视网膜和视神经病变都会改变视网膜神经纤维层的厚度。视网膜神经纤维层是视网膜 OCT 图中的第一条高光反射带,几乎不受邻近组织的干扰而显示良好的重复性和可测性。由于组织结构的单一和神经纤维规律性的走向,使得临床可选择其为可供测量数据的标志性位置。应用线扫或环形扫描黄斑区视乳头(盘)盘周视网膜,可看到视网膜神经纤维层有以下几种改变:

### 1. 局灶性增厚/变薄

图 3-3-6 是局灶性 RNFL 变薄/增厚的 OCT 图。图中箭头指出发生变薄和增厚的视网膜神经纤维层的位置,它们分别是131 $\mu$m 和176 $\mu$m。它们可在血行播散性视网膜病变的 OCT 图中看到。

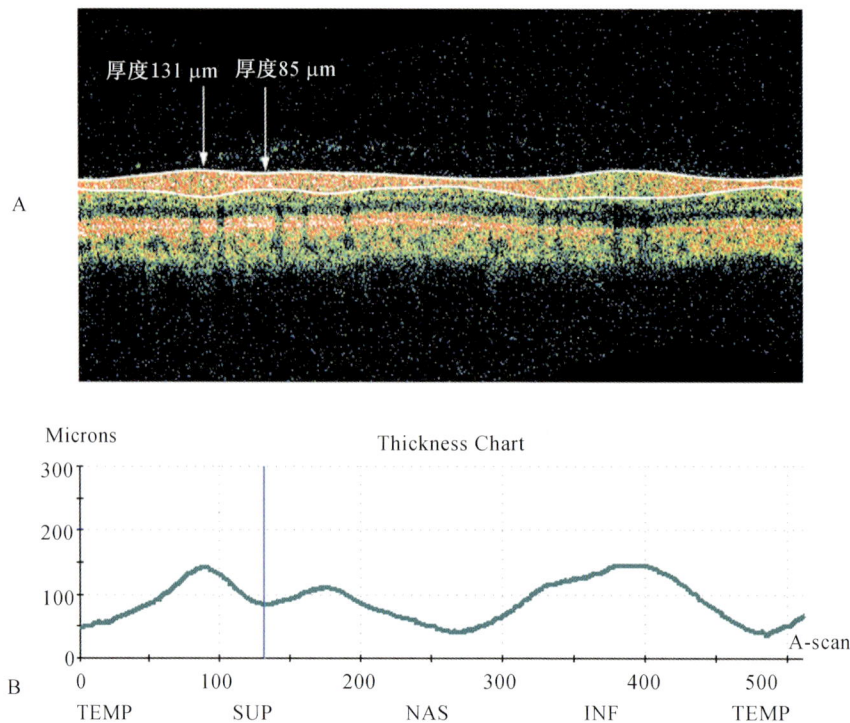

**图 3-3-6 视网膜神经纤维层局灶性增厚/变薄**

应用视网膜神经纤维层厚度平均值分析法记录的 OCT 图。从扫描图像和厚度曲线中看到盘周上方的视网膜神经纤维层为 131 $\mu$m,鼻上方视网膜神经纤维层变薄为 85 $\mu$m。

### 2. 象限性变薄

象限性视网膜神经纤维层变薄常见于青光眼或颅内占位性病变引起的视神经萎缩病变中。图 3-3-7 是盘周的 OCT 图,它显示在视盘的上方视网膜神经纤维层变薄。

### 3. 弥散性增厚/变薄

弥散性视网膜神经纤维层增厚可见于急性视盘炎、视网膜中央动脉阻塞等眼底病中。弥散性视网膜神经纤维层变薄,可见于退行性视网膜病变和因各种视神经病变引起的视神经萎缩中,图 3-3-8 显示弥散性 RNFL 变薄的 OCT 图。

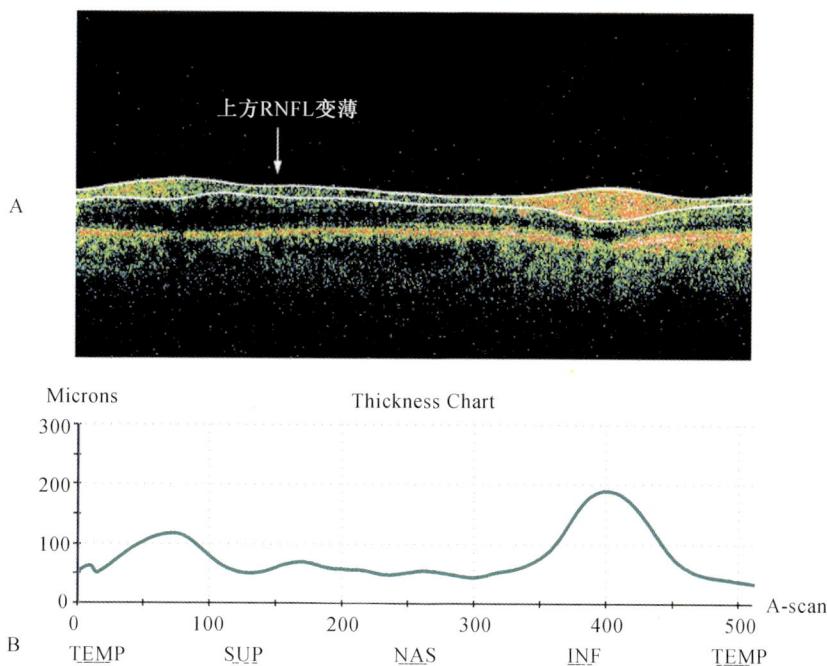

**图 3 - 3 - 7　象限性变薄的神经纤维层**

应用视网膜神经纤维层厚度平均值分析法记录的 OCT 图。从图像和厚度曲线中观察到在盘周的鼻上方的 NFL 变薄,厚度为 42 $\mu$m。

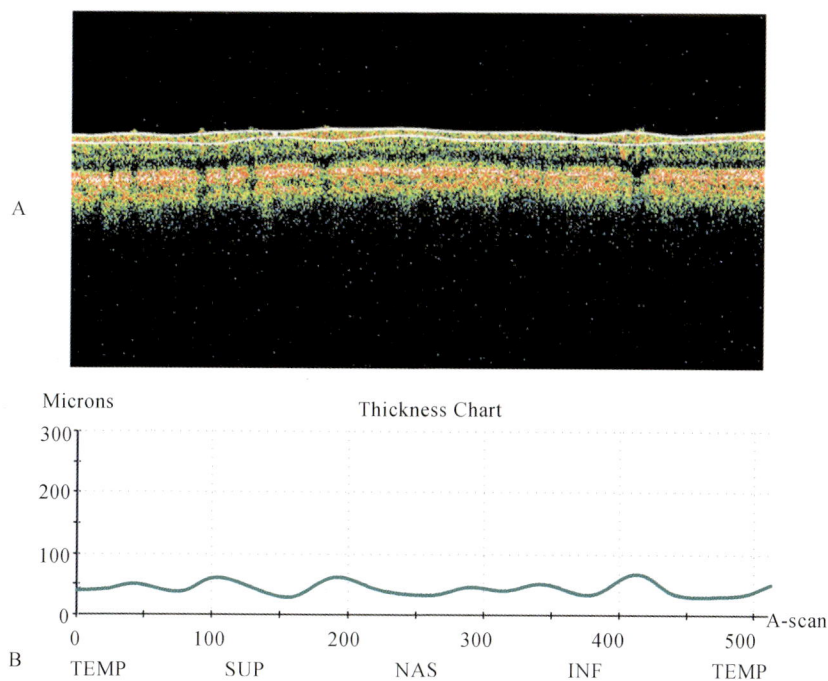

**图 3 - 3 - 8　弥散性视网膜神经纤维层变薄的 OCT 图**

应用视网膜神经纤维层厚度平均值分析法记录的 OCT 图。从图像和厚度曲线观察到盘周的视网膜神经纤维层全周变薄。

# 四、视网膜和视乳头(盘)的正常值

由于应用 OCT 仪的时间不长,还没有足够的时间去建立数据库和获得正常值。下面引用的数值只是笔者从日常临床工作中积累起来的经验值,不具有代表性,这份遗憾盼望由以后的工作来弥补,并希望和眼科的同仁共同努力,在不久的将来建立属于自己的数据库和正常值。

## (一) 黄斑区中心凹厚度/深度(macular foveal thickness/depth)

在正常眼中由于可以存在没有明显中心凹的生理现象,所以黄斑区中心凹(视网膜)厚度/深度的正常值本身就是一个很大的变数。黄斑区中心凹视网膜厚度是指从中心凹的底部至视网膜色素上皮层间的厚度(见图 3 - 4 - 1A),黄斑区中心凹深度的测量法是从中心凹轮廓水平线至中心凹底部的高度(见图 3 - 4 - 1B)。黄斑区中心凹视网膜的平均厚度为 $150 \pm 10 \mu m$,黄斑区中心凹的平均深度为 $130 \pm 20 \mu m$。

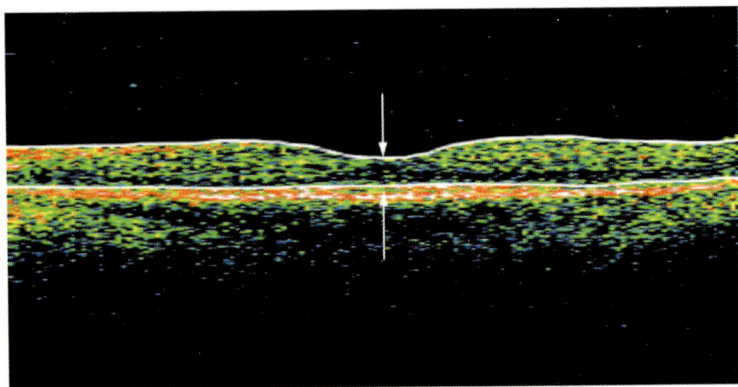

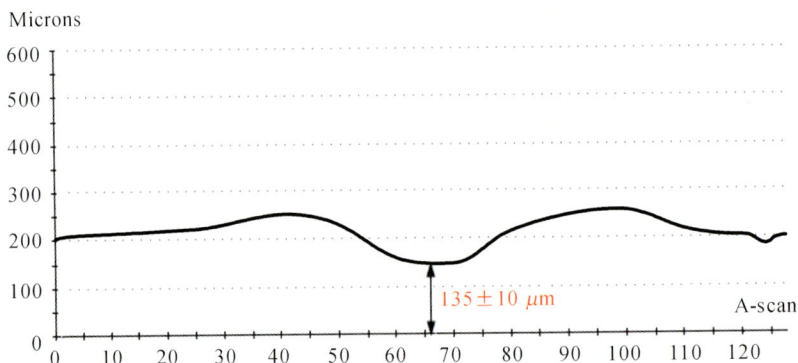

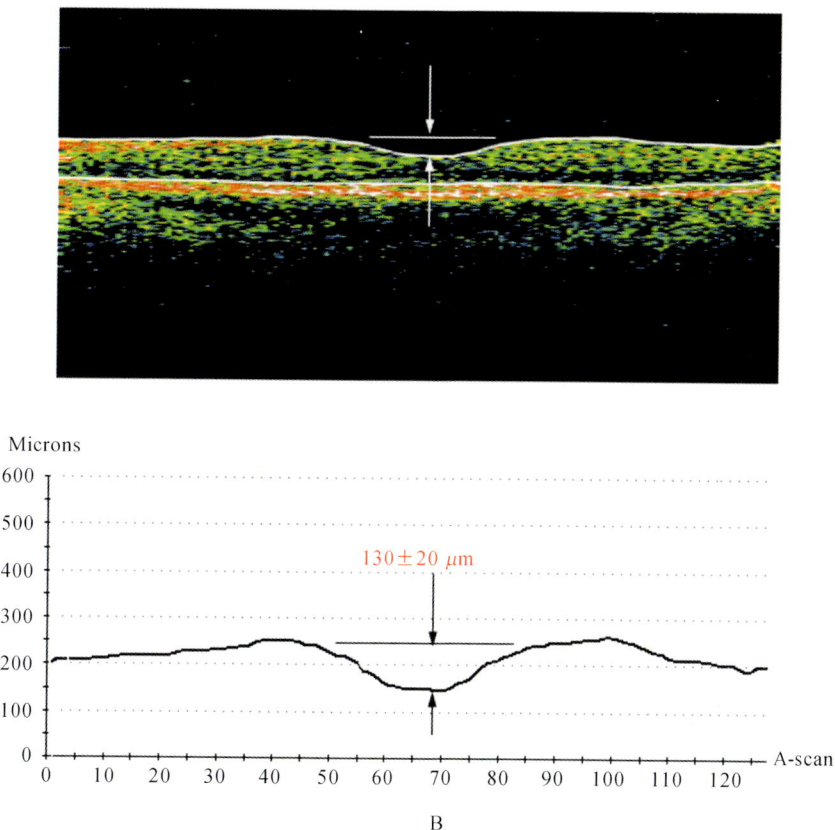

図 3 - 4 - 1　黄斑区中心凹视网膜厚度和中心凹深度的测量法

　　图 A 表示黄斑区中心凹视网膜厚度的测量法,两箭头指示从中心凹至色素上皮间的距离即为中心凹视网膜厚度;图 B 表示黄斑区中心凹深度的测量法,两箭头指示从中心凹轮廓水平线至中心凹底部的高度即为中心凹的深度。

## (二) 黄斑区视网膜厚度(macular retinal thickness)

　　黄斑区视网膜厚度是测量黄斑区中心凹轮廓外视网膜最高点处至 RPEL 的厚度(图 3 - 4 - 2)。黄斑区视网膜平均厚度为 $292 \pm 8 \mu m$。

## (三) 黄斑区视网膜神经上皮层厚度(macular RNEL thickness)

　　黄斑区视网膜神经上皮层厚度可用色度图和区域平均值来表示(图 3 - 4 - 3),色度图是将检查区分成 3 环 9 小区来表示:图 A 第 1 环为中心凹区(~2.5°),通常该处最薄,以蓝色表示;第 2 环为旁中心凹区(~8.75°),通常该处最厚,以绿黄色表示;第 3 环为第 2 环以外的旁中心凹区(~15°),通常该处的厚度略低于旁中心凹区,如图 A 黄绿色所示。平均值法是将上述 9 个小区测得的厚度取其平均值。它除中心凹区外,一般是将第 2 环和第 3 环分成颞侧、鼻侧、上方、下方 4 个象限共 9 个区,每个区取其平均值。图 B 中各小区中的数值是黄斑区每小区的视网膜神经上皮层的正常参考值。

111

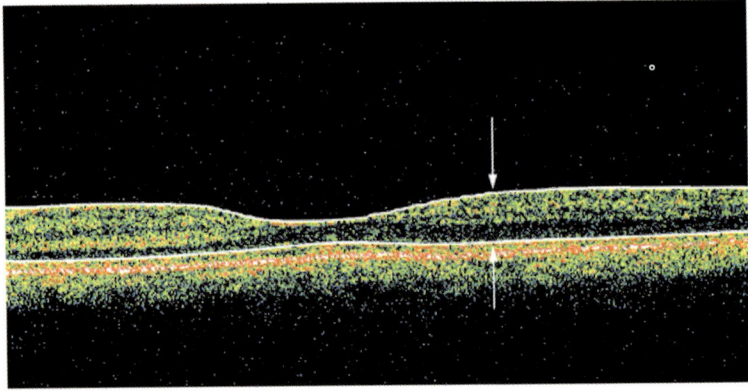

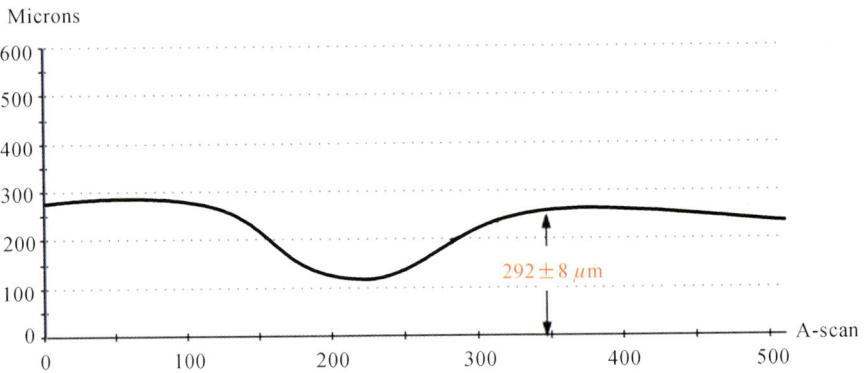

图 3 - 4 - 2　黄斑区视网膜厚度测量法

　　图表示黄斑区视网膜厚度的测量法,OCT 图中的箭头间指示从黄斑区中心凹轮廓的视网膜最高点至视网膜色素上皮层间的厚度,即为黄斑区视网膜厚度。

图 3 - 4 - 3　黄斑区视网膜神经上皮层厚度地形图

　　应用视网膜厚度分析法记录的 OCT 图可获得 9 个区的黄斑区视网膜神经上皮层的厚度。图 A 是用不同颜色表示的各小区厚度;图 B 是用平均值表示的各小区视网膜神经上皮层的厚度。

## （四）盘周视网膜神经纤维层厚度（RNFFL thickenss around OD）

盘周视网膜神经纤维层（RNFL）厚度是用一已知半径的圆环进行记录的 OCT 图（图 3-4-4A 和 B）并用两种方式表示其厚度（图 3-4-4C）：① 将圆周分成 12 等份，即取每份 30°小区内的平均值；② 将圆周分成 4 份，即取颞侧、鼻侧、上方、下方 4 个小区，各小区 RNFL 厚度的参考值分别为：颞侧 90.1 ± 10.6 $\mu m$；鼻侧 85.0 ± 6.1 $\mu m$；上方 140.3 ± 10.16 $\mu m$；下方 140.3 ± 9.76 $\mu m$。

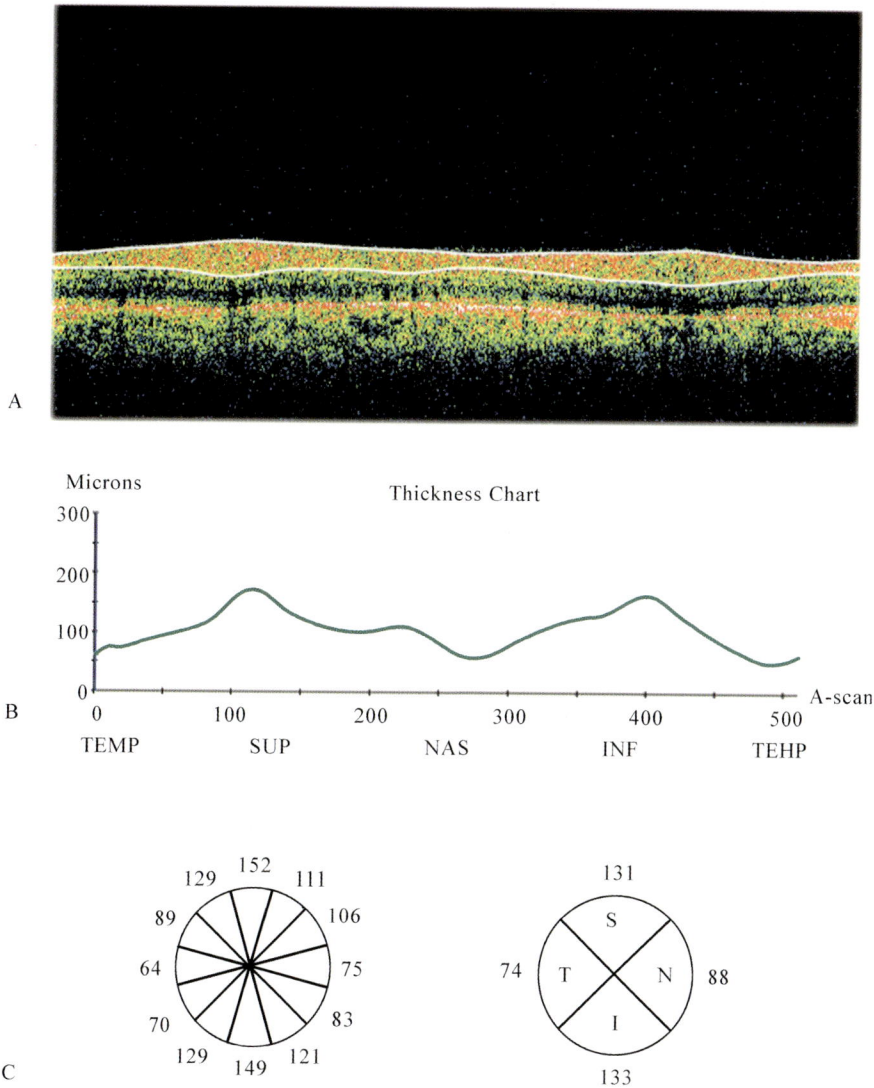

113

**图 3-4-4　盘周视网膜神经纤维层厚度**

图 A 是应用视网膜神经纤维层厚度平均值分析法记录的 OCT 图，两白线间是视网膜神经上皮层的厚度；图 B 是用厚度曲线表示环形扫描每度上的视网膜神经上皮层厚度；图 C 是表示 OCT 图中每 30°小区和 4 个小区的平均值，来分析盘周 RNFL 厚度。

盘周视网膜神经纤维层厚度曲线大致呈两低两高的双峰型,两低分别出现在视乳头(盘)颞上和鼻上区,两高分别出现在颞下和鼻下区,有时在上方可出现一个小的低谷,则曲线就形成三峰型(图B)。

## (五)视乳头(盘)生理参数(papillary physiologic parameter)

在用OCT的视盘分析法记录的OCT图(图3-4-5)中,可获得以下常用的视盘参数:视盘面积、视杯面积、视杯容积、盘沿面积、盘沿体积等。它们的正常参考值如下:视盘面积$2.15\pm0.5$ mm$^2$;视杯面积$0.55\pm0.2$ mm$^2$;视杯容积$0.124\pm0.12$ mm$^3$;盘沿面积$1.6\pm0.9$ mm$^2$;视盘C/D比正常值$\leq0.5$,异常值$\geq0.6$。

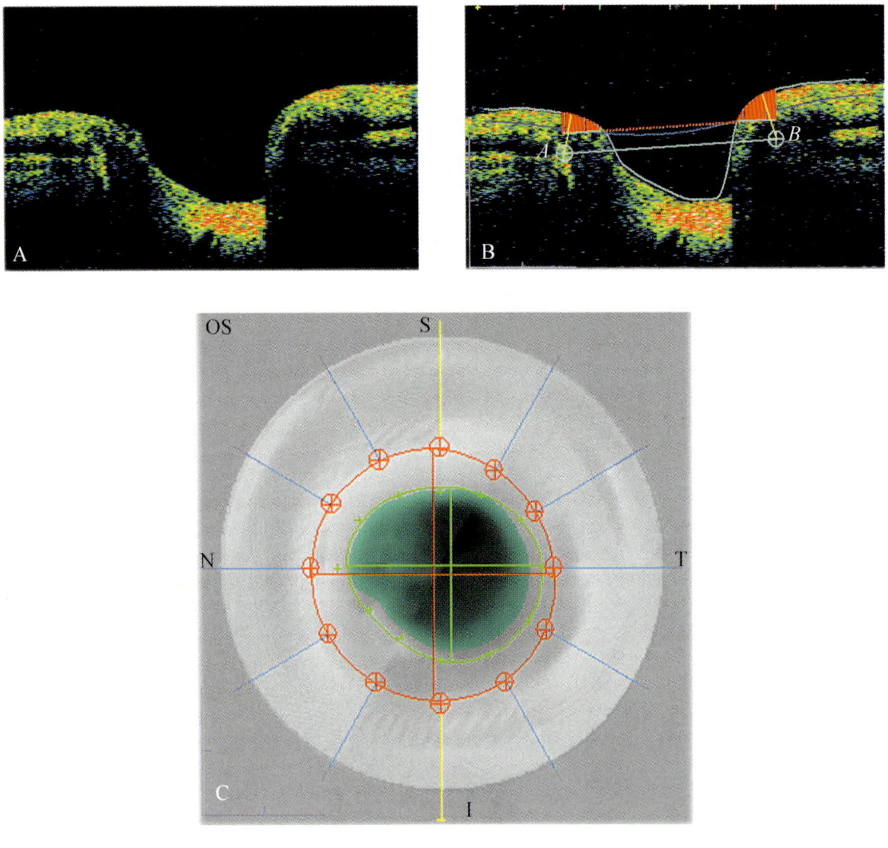

图3-4-5 视盘的OCT图

图A和图B是经视盘的水平和垂直扫描线记录的OCT图,通过移动图中的测量线A和B可获得需要的参数;图C是由OCT图中测得的数值所构成的视盘形态图。

# 五、眼底基本病变的 OCT 表现

## （一）视网膜水肿（retinal edema）

从视网膜水肿发生的组织学位置来说,可分为视网膜细胞外水肿和视网膜细胞性水肿。

### 1. 视网膜细胞外水肿

视网膜细胞外水肿多见于视网膜静脉系统回流障碍,由于视网膜浅层或深层毛细血管内皮细胞损害,血-视网膜屏障的破坏,导致毛细血管网渗漏,漏出液积聚于疏松的外丛状层中,称为细胞外水肿。视网膜细胞外水肿发生在视网膜全层,也可分别发生在视网膜浅层和视网膜深层。视网膜细胞外水肿常见于糖尿病性视网膜病变、眼内炎症等疾病中,也见于白内障术后。视网膜细胞外水肿的眼底和 OCT 图见图 3 - 5 - 1。

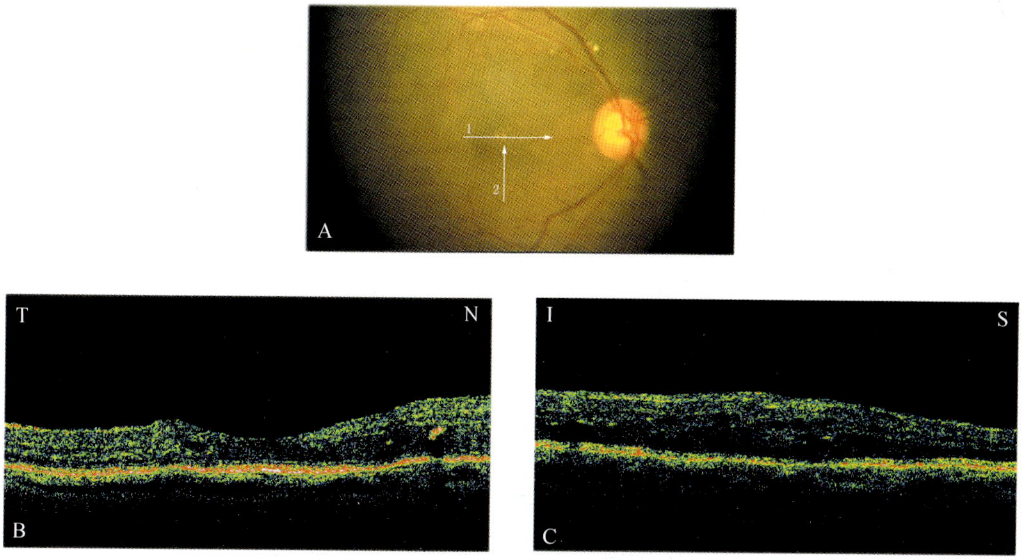

**图 3 - 5 - 1　视网膜细胞外水肿的 OCT 图**

图 A 是糖尿病性视网膜病变的右眼底照相,眼底上可看到视网膜水肿,黄斑中心凹反光消失;图 B 和图 C 是经黄斑区扫描线 1 和扫描线 2 记录的黄斑区 OCT 图,图中见视网膜神经上皮层增厚、光反射率降低。

视网膜浅层水肿常见于视盘周围和后极部的神经纤维层。眼底镜检查可见视乳头(盘)边缘模糊不清,视网膜色淡,反光增强,黄斑区中心反光消失;有时可出现与 Henle 纤维走向一致的放射状反光。

视网膜深层水肿常见于视网膜的外层,眼底镜检查在黄斑区可看到蜂窝状的外观,称为黄斑囊样水肿。

## 2．视网膜细胞性水肿

视网膜细胞性水肿可见于视网膜动脉阻塞，它是视网膜动脉阻塞后发生的病理性改变。视网膜动脉阻塞可发生在主干、分支和视网膜睫状动脉。当供血突然中断后可引起视网膜双极细胞和神经节细胞的细胞性水肿。水肿范围与该动脉血供范围一致，缺血后细胞迅速死亡并分解，分解物与在视网膜神经上皮内层积聚的液体呈现乳白色混浊。

眼底镜下可看见苍白水肿的视网膜，但在OCT图的视网膜内层可看到由坏死神经元分解物形成的高反射率区。在黄斑区中心凹，由于特殊的组织学关系，这里仅有内界膜而无视网膜内层，它不受视网膜中央动脉血供的影响，故呈现显著的圆形暗红色斑，称为"樱桃红"。图3-5-2是一例由视网膜中央动脉阻塞引起的视网膜细胞性水肿的眼底照像和OCT图。

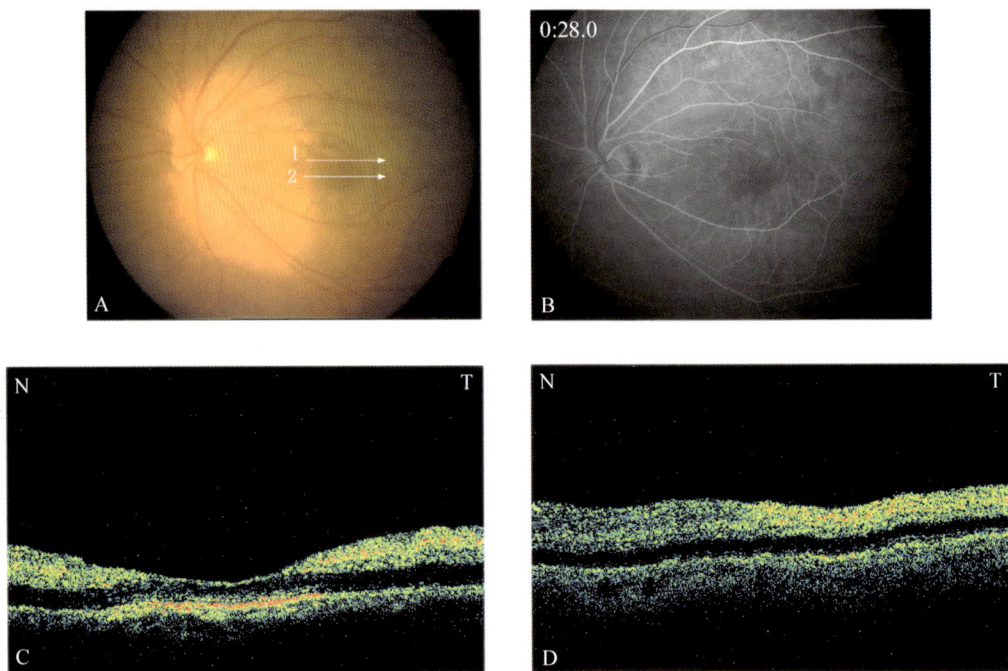

**图3-5-2 视网膜中央动脉阻塞的OCT图**

图A为视网膜中央动脉阻塞的眼底照相；图B为FFA检查，见视网膜中央动脉灌注时明显延迟，在第27分钟时出现血柱变细；图C及图D是经图A的黄斑区中心凹扫描线1及中心凹下方扫描线2记录的OCT图。图C和图D显示视网膜内层增厚，在视网膜内层相当于内核层和外丛状层可见不连续的光反射带，遮蔽下方的组织结构，使视网膜内层和视网膜色素上皮层间形成一低光反射区。在图C黄斑区由于特殊的组织学和供血关系而看到图两侧的低光反射区在黄斑区中断，中断处的视网膜可看到主要由视网膜神经上皮层、视网膜色素上皮层与毛细血管复合结构形成的光反射带。

## 3．黄斑微囊样水肿

黄斑微囊样水肿是视网膜深层毛细血管损害导致的细胞外水肿。漏出液积聚于疏松的外丛状层和中心凹周围的 Henle 纤维层中所形成的多个腔隙。在眼底镜下可见黄斑区呈蜂窝状的水肿外观(图 A)。图 3 - 5 - 3 是一例黄斑微囊样水肿的眼底和 OCT 图。

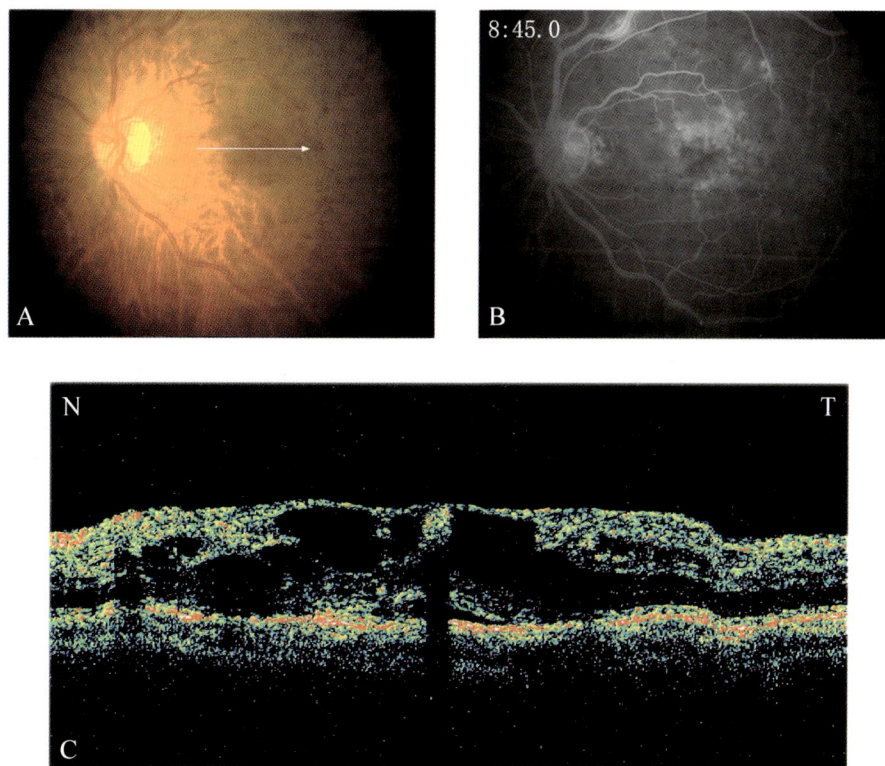

**图 3 - 5 - 3　黄斑微囊样水肿的眼底和 OCT 图**

图 A 显示左眼眼底黄斑区囊样水肿;图 B 显示视网膜黄斑区在 FFA 检查晚期持续存在的荧光着色;图 C 是经图 A 的黄斑区中心凹的水平扫描线记录的图像,显示视网膜全层增厚(373 μm),黄斑区中心凹轮廓消失,在视网膜神经上皮层内呈现多个位于不同层次间的大小不等的低光反射率的腔隙。

## (二) 视网膜出血(retinal hemorrhage)

在眼底镜检查中根据视网膜出血的形状和颜色的不同,分为视网膜前出血、视网膜浅层出血和视网膜深层出血。

### 1. 视网膜前出血

图 3 - 5 - 4 是视网膜前出血的眼底和 OCT 图。

这是一种血液积于视网膜与玻璃体后界膜间的出血,它是由于视网膜内层的出血,血液突破视网膜内界膜进入视网膜与玻璃体后界膜间的间隙中,称为视网膜前出血。在眼底镜检查时具有特征性的外观。出血初为圆形,边界清晰,后变成舟状并有分层的外观。上层是淡黄色的血清,下层是下沉的红血球(图 A)。

OCT 检查在图像中能充分显示出出血的解剖位置和不同时期血液成分的变化(图 B 和 C),它把在眼底镜或裂隙灯检查的外观变成二维的断层图像,使这种特征性的出血更具有可视性,有利于及时采取积极的治疗措施。

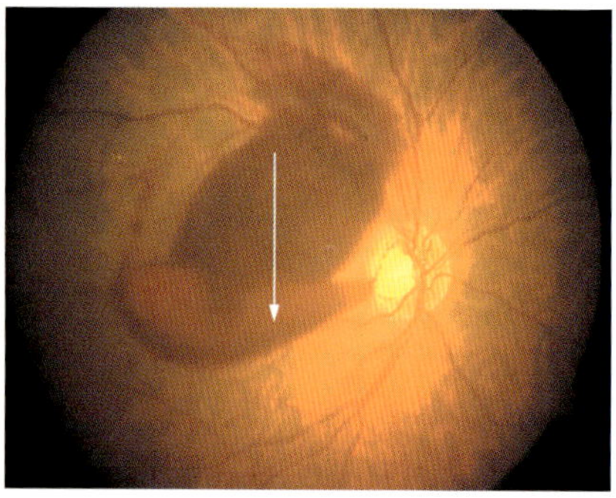

图 3－5－4　视网膜前出血的眼底和 OCT 图

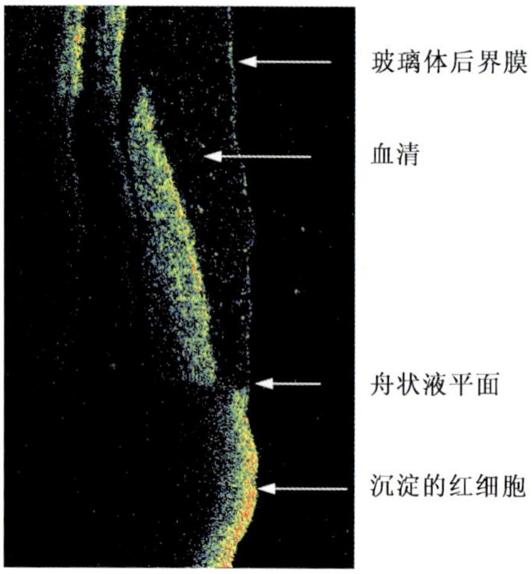

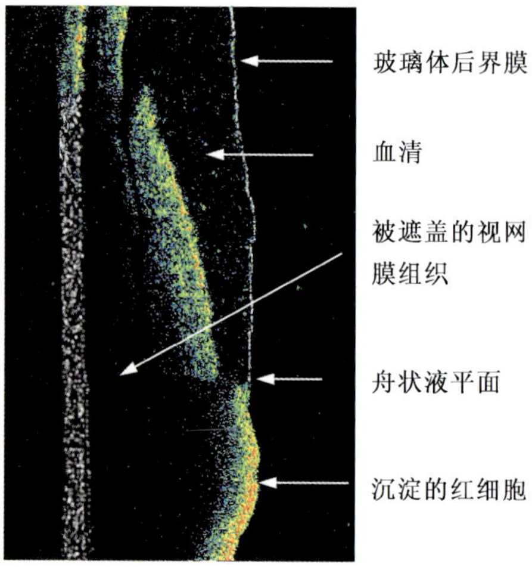

　　图 A 是视网膜前出血的眼底照相。出血位于眼底后极部血管弓内,出血有分层的外观。中部有一水平线将出血灶分成上下两半。上半部呈暗红色、外围鲜红色;下半部分两部分,上部呈粉红色、下部暗红色。图 B 是经图 A 出血灶的中部自上而下垂直扫描获得的 OCT 图,图像从上到下大致可分为具有不同特征的三部分。图的上端清晰地看到有一段完整的眼底 OCT 图;中段从右至左可依次看到玻璃体后界膜、血清、部分红血球及后方隆起的视网膜组织;图的下端为沉降在出血灶底部的红血球。图 C 是在图 B 的原始 OCT 图中用线条勾出表示出血和视网膜组织学的关系,并用文字注释,说明和图 B 间的对应关系。其中特别应用箭头指出被出血灶光学遮蔽的眼底部分。

## 2. 视网膜浅层出血

图 3－5－5 是视网膜浅层出血的眼底和 OCT 图。

这是一种发生在视网膜神经纤维层的毛细血管性出血,血液沿着神经纤维扩散,故呈现火焰状或羽毛状的外观(图 A)。这种出血常常发生在视乳头周围和后极部的视网膜。

OCT 检查:箭头指出在出血处表现为局部的神经纤维层增厚隆起,光反射率增强。应指出当出血量较多时,出血将遮蔽其下方的深部组织。

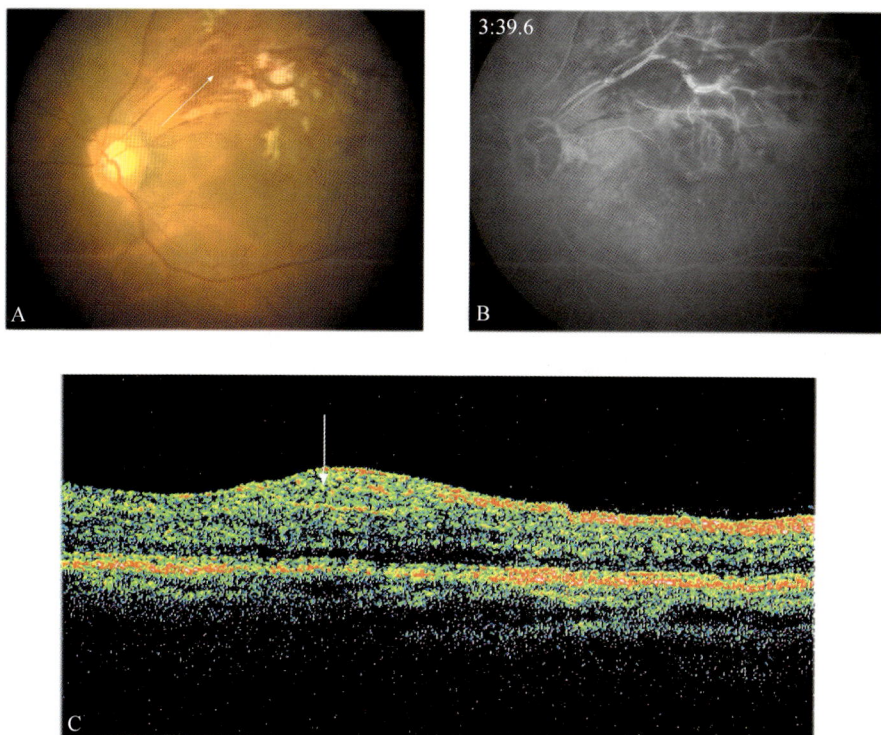

图 3 - 5 - 5　视网膜浅层出血

　　图 A 是视网膜颞上分支静脉阻塞的眼底照相,在照相中可看到扩张的颞上分支静脉、视网膜水肿、视网膜浅层出血和黄斑区上方硬性渗出;图 B 是 FFA 检查的照相,在 FFA 检查中可看到在出血灶区为荧光遮蔽;图 C 是经图 A 出血灶处的扫描线记录的 OCT 图,箭头指出出血灶的神经纤维层局部增厚隆起、光反射率增大并对深部的视网膜外层和视网膜色素上皮层产生了不同程度的遮蔽现象。

### 3. 视网膜深层出血

　　它是一种发生在视网膜外丛状层或颗粒层中的出血,血液沿着细胞间隙扩散,故被认为在眼底镜检查所见的外观是呈现出边界清晰的点状出血。这种出血可发生在视网膜外层以远的任何深度。从理论上说它还可再分为:① 色素上皮前出血。它是发生在视网膜外丛状层或外颗粒层中的出血;② 脉络膜或色素上皮下出血。它们在眼底镜下呈暗红色,圆形边界清晰。这种出血通常由于脉络膜血管或脉络膜新生血管破裂所致,如血液只限于脉络膜内则称为脉络膜出血;如血液进一步突破受损的 Bruch 膜到 Bruch 膜和色素上皮间隙则称为色素上皮下出血。上述这些出血的组织学位置,用眼底镜检查是无法对它们进行精确的定位的,但在 OCT 图中可以正确地确定这些出血的组织学位置。

　　(1)视网膜深层出血

　　图 3 - 5 - 6 显示视网膜外颗粒层出血的眼底和 OCT 图。

**图3－5－6　视网膜深层出血的眼底和OCT图**

　　图A是右眼眼底的照相,它显示视网膜小动脉硬化,在黄斑区及其周围视网膜都有散在的圆点状和片状出血;图B是经黄斑区水平扫描的OCT图,图中视网膜增厚,箭头指出在视网膜的外颗粒层和外丛状层看到由深层出血产生的细小光反射增强区,它们对色素上皮产生对应的光学遮蔽。

## （2）视网膜深层出血

图3－5－7显示色素上皮前出血的眼底和OCT图。

**图3－5－7　视网膜深层出血的眼底和OCT图**

　　图A是高度近视的眼底照相,图显示视网膜中央血管较细,颞侧有巨大的萎缩斑,黄斑区色素上皮退行性变,脉络膜血管绽露。在黄斑区鼻上方见大片的深红色区域;图B是经图A黄斑区上方水平扫描的OCT图,图像显示视网膜全层增厚,在色素上皮和脉络膜毛细血管间可见一很明显的、间断的光反射减弱和消失区。在黄斑区下方见一拱形的含有色素上皮的视网膜神经上皮层,它使黄斑区中心凹视网膜增厚,中心凹轮廓消失,箭头指出在分离的色素上皮前和色素上皮下有因色素上皮前出血和色素上皮下出血形成的低光反射率区。

## （3）视网膜深层出血

图3－5－8显示色素上皮下出血的眼底和OCT图。

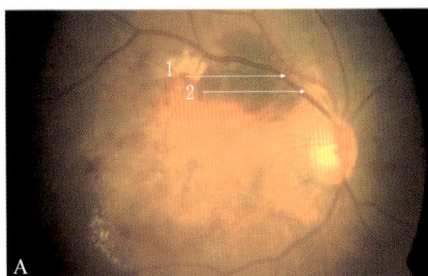

图 3-5-8 视网膜深层出血的眼底和 OCT 图

图 A 在视网膜黄斑区鼻上方、颞上支血管弓区的视网膜上看到一片状暗红色出血区。图 B 和图 C 是分别从图 A 出血灶的箭头 1 和箭头 2 处记录的 OCT 图；图 B 中的箭头 3 指的是视网膜色素上皮上的出血，箭头 4 指的是进入视网膜神经上皮内的出血；图 C 中的箭头 5 指的是色素上皮上出血，箭头 6 指的是色素上皮下出血，这些出血都是来自脉络膜。联合图 B 和图 C 的两幅 OCT 图的表现可以认为在图 A 中看到的视网膜出血是由于该病灶下的脉络膜出血突破了色素上皮层后形成的视网膜神经上皮内出血。

## （三）视网膜玻璃膜疣（retinal drusen）

视网膜玻璃膜疣是一种眼底组织学的退行性改变（图 3-5-9）。据认为由于视网膜色素上皮细胞对视细胞外节盘膜吞噬消化能力下降，结果使盘膜残余物潴留于细胞基底部原浆中，并向细胞外排出而沉积于 Bruch 膜上，形成 Bruch 膜疣（drusen）。疣体内发现含有变性的线粒体、细胞碎屑、视细胞外节盘膜碎片及残余体，疣体下 Bruch 膜内有消化不全的色素上皮细胞和视细胞的细胞器。如果这种退行性改变进一步发展，在形成 Bruch 膜疣处的 Bruch 膜内层（即色素上皮细胞基底膜）处可发生皲裂，Bruch 膜与色素细胞层之间出现间隙，此间隙是诱导进入视网膜内的脉络膜新生血管的通路，据认为这是引起血-视网膜屏障障碍的原因之一。图 3-5-9 为老年性 Bruch 膜疣的眼底和 OCT 图。

图 3-5-9 老年性 Bruch 膜疣的 OCT 图

图 A 是左眼的眼底照相，在眼底上可见黄斑区视网膜内有一黄白色圆形病灶；图 B 是经该病灶扫描线记录的 OCT 图，在图中可看到 Bruch 膜和视网膜色素上皮层向上隆起，光反射率增大，病灶遮蔽了下方的脉络膜的显示。

## （四）眼底渗出斑（eyeground exudate）

眼底渗出斑是眼底病中最常见的病理改变之一。在眼底镜检查下一般分为炎性渗出斑、硬性渗出斑和软性渗出斑。

### 1. 炎性渗出斑

炎性渗出斑是脉络膜和（或）视网膜炎性病变引起的局限性病灶，它们呈一灰白色边界模糊不清的区域。图3-5-10是炎性渗出斑的眼底和OCT图。

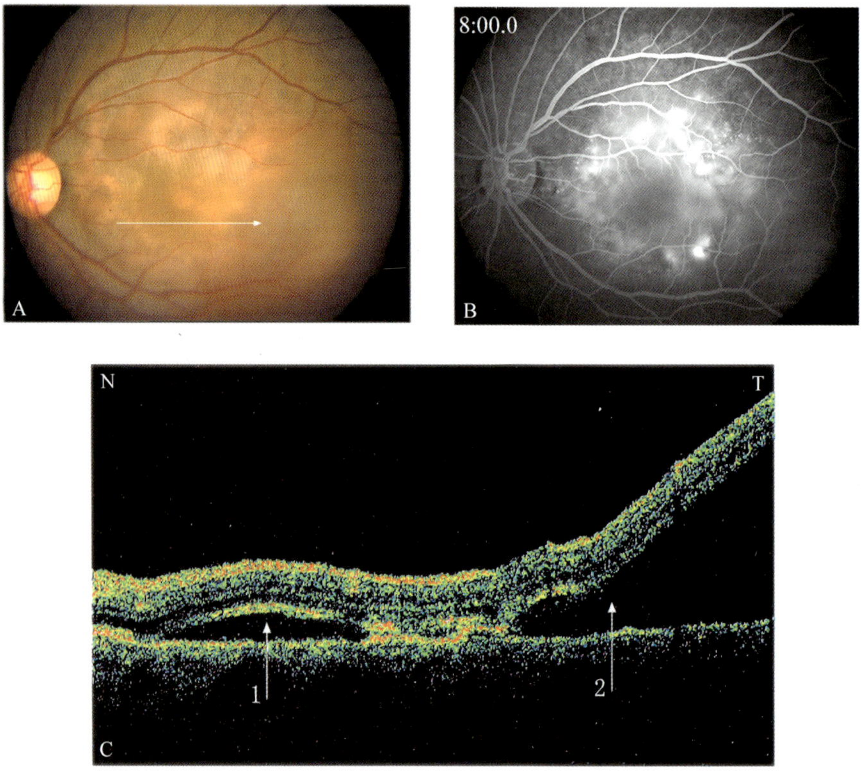

**图3-5-10 炎性渗出斑的眼底和OCT图**

图A是左眼的眼底照相，在血管弓区内可看到视网膜广泛水肿和隆起；图B显示在FFA晚期看到的在后极部包括黄斑区有荧光积存和渗漏；图C是经图A黄斑区中心凹下方的水平向扫描线记录的OCT图，图像显示视网膜神经上皮层增厚、隆起，在视网膜色素上皮层和视网膜神经上皮层中有大小不等的降低和无光反射区（箭头1），它们是由炎性渗液积聚形成。在颞侧周边部的视网膜神经上皮层和视网膜色素上皮层间有一很高的无光反射区（箭头2），它是一个视网膜的浅脱离区。在黄斑区视网膜除水肿增厚外，视网膜色素上皮层和视网膜神经上皮层间仍然保持接触。

### 2. 软性渗出斑

在眼底镜检查看到的软性渗出斑是指在视网膜上边缘模糊如棉絮状的病灶。它们位于视网膜浅层，呈片状或团块状，色白如棉絮，多在血管的上方或下方，可出现在眼底的任何部位。目前已知道这种渗出斑是由于供应该处神经纤维层的小血管发生梗塞而引起神经纤维肿胀、坏死的结果，并非病理学上的渗出。它的出现意味着病变的急性特征，可见于恶性高血压、系统性红斑狼疮的眼底上。图3-5-11是软性渗出斑的眼底和OCT图。

**图3-5-11　软性渗出斑的眼底和OCT图**

图A是左眼的眼底照相，在颞上血管弓区可看到一片浅层出血和较多的软性渗出斑；图B是经图A中软性渗出斑的水平向扫描线记录的OCT图。图像显示视网膜神经上皮层增厚、隆起，箭头指示在视网膜神经上皮层中有一光反射增强区，它遮蔽了下方的视网膜色素上皮层的显示；视网膜神经上皮层与视网膜色素上皮层间的低反射区为视网膜的浅脱离。

### 3. 硬性渗出斑

图3-5-12是硬性渗出斑的眼底和OCT图。

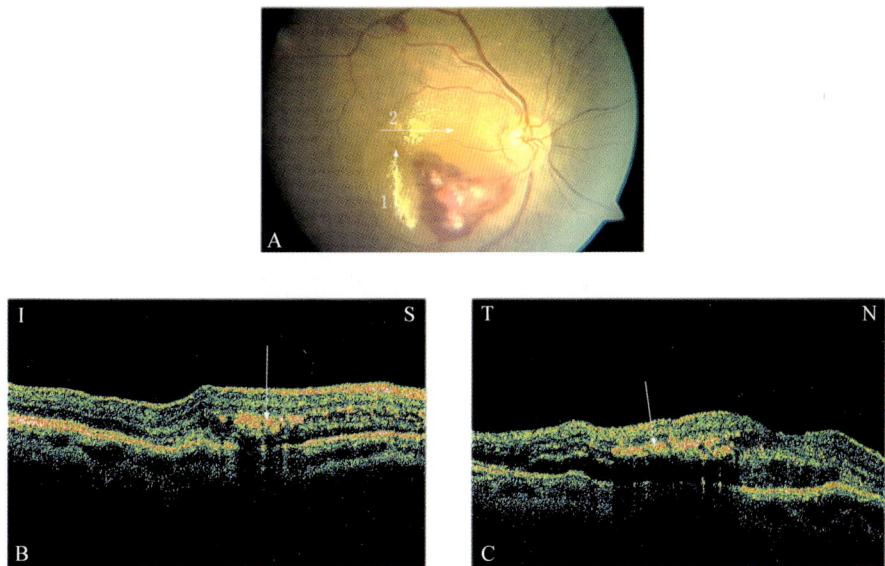

**图3-5-12　硬性渗出斑的眼底和OCT图**

图A是视网膜颞下静脉分支阻塞的眼底照相，在黄斑区的鼻下方可看到一片呈三角形的出血区，在出血区的颞侧及上方都存在成片的硬性渗出灶；图B是从图A中的扫描线1记录的OCT图，图中的箭头指出在视网膜外丛状层内的多数点状光反射率增强的病灶，它们遮盖其深面的光反射信号；图C是从图A中的扫描线2记录的OCT图，它与图B很相似，如箭头所指在外丛状层内也可看到这种点状反射增强灶，它们遮蔽了深层组织的显示。

硬性渗出斑通常是发生在视网膜水肿或局限性缺氧损害后,它们是由渗出液中的脂质和类脂质物的沉着聚合而成。

眼底检查时,在后极部的视网膜上可见病灶边界清楚,其形状大小不一、颜色不一,散在的、成簇的,呈环形或半环形分,它们位于视网膜的深层。位于黄斑区的硬性渗出斑多呈星芒状或扇形排列。这种渗出物多见于眼底病的后期或慢性阶段。在 OCT 图中,它们主要位于视网膜的丛状层,尤其是在外丛状层中。它们位于水肿形成的囊腔内,并被 Müller 纤维所分割。

## (五) 眼底色素异常(eyeground pigment abnormity)

视网膜的色素异常分为色素异常增加的眼底色素斑和眼底色素减少的脱色素区。

眼底的色素斑形态多样,大小不一,通常分为两种,一为先天性,二为继发性。先天性色素异常有局部色素增生、色素上皮肥厚、色素痣及良性脉络膜黑色素瘤等;继发性色素异常是由于眼底中的色素上皮细胞破坏后的色素游离沉积所致,见于眼底的变性、炎性及外伤等眼底病。最典型的眼底色素斑,如高度近视眼黄斑变性的 Fucus 斑,视网膜色素变性的骨细胞样色素。在 OCT 图中可看见色素斑呈强光反射率性质对其下组织结构有遮蔽作用。

### 1. 视网膜色素异常增加

(1) 色素上皮肥厚　图 3-5-13 是视网膜色素上皮肥厚的眼底和 OCT 图。在图 A 中可看到在黄斑区颞下方有 2 PD 大小的病灶,呈黑褐色,颜色比周围视网膜深,边界不清,位于视网膜血管下,表面不隆起。图 B 显示光反射率增加的 RPEL。

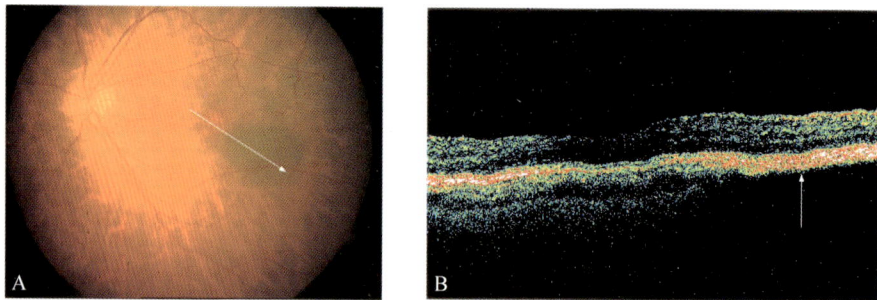

**图 3-5-13　视网膜色素上皮肥厚的 OCT 图**

图 A 是左眼的眼底照相;图 B 是经图 A 中病灶上的扫描线记录的 OCT 图。箭头所指视网膜厚度正常,视网膜的分层清楚,视网膜色素上皮层/脉络膜毛细血管层光反射带连续,但在色素增生处的光反射率增强、光反射带增宽,并完全遮盖了下方的脉络膜。

(2) 视网膜色素痣　视网膜色素痣常见于视网膜的周边部,一般呈褐色,形状大小不一,绝大多数静止不变。图 3-5-14 是视网膜色素痣的眼底和 OCT 图。

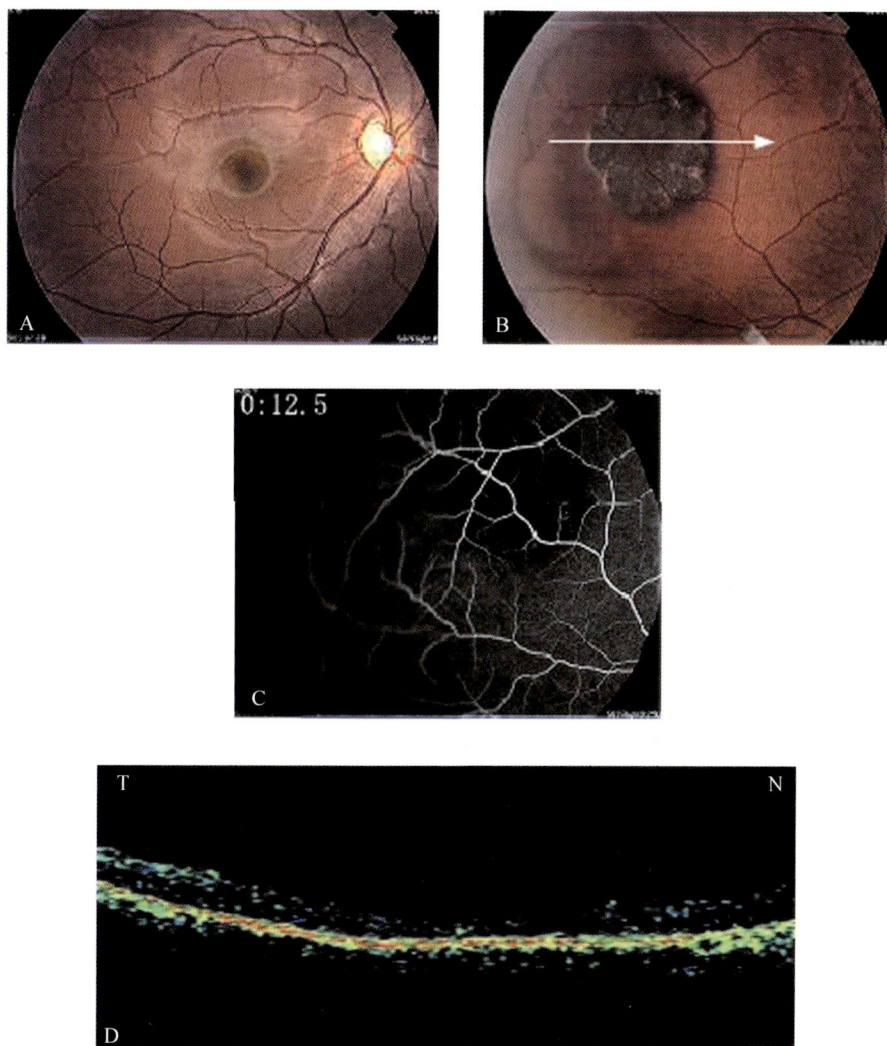

**图 3－5－14　视网膜色素痣的 OCT 图**

图 A 显示后极部眼底正常;图 B 显示在视网膜颞上周边部,有 5 个视乳头大小的色素斑,在无赤光和普通彩照下都可见到一外形似枚奖章的色素斑,边界清楚,具有鲜明的立体感,血管从其表面蜿蜒而过,在色素斑的外侧的视网膜上有 2 个深色的半环水渍状色素沉着;在 FFA 检查的整个过程中,色素斑始终表现为背景荧光遮蔽(图 C)。在经图 B 色素斑扫描线记录的 OCT 图中,发现病灶外视网膜神经纤维层、视网膜神经上皮层的光反射带均正常,但对应于色素斑区的视网膜色素上皮层的光反射带增强(图 D)。OCT 检查的图像表明,色素痣位于视网膜色素上皮层内。

125

(3)骨细胞样色素沉着　骨细胞样色素沉着是由于视网膜色素上皮细胞破坏,色素游离堆积于视网膜色素上皮层、视网膜神经上皮层、血管壁周围和 Müller 胶质细胞的纤维中而形成。多见于原发性或继发性视网膜色素变性的眼底。图 3－5－15 是一例原发性视网膜色素变性的眼底和 OCT 图。

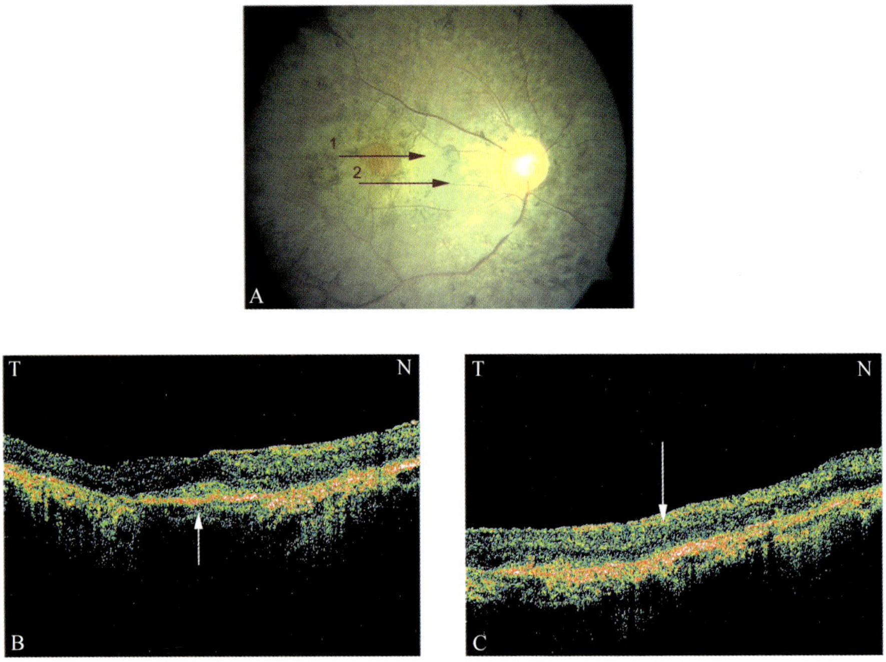

图 3-5-15　骨细胞样色素沉着的 OCT 图

图 A 为原发性视网膜色素变性的眼底照相,在视网膜的周边部可看到大量的骨细胞样色素沉着;图 B 和图 C 分别是经图 A 的黄斑区扫描线 1 和在黄斑区下方的扫描线 2 记录的 OCT 图,从图 B 和图 C 可看到视网膜的视网膜神经上皮层变薄,箭头所指的色素沉积是位于视网膜神经纤维层内,它们呈中等增强的光反射率。在黄斑区的色素沉着使视网膜色素上皮层/脉络膜毛细血管层光反射带具有强光反射的特性。

（4）大块色素沉着斑　由于脉络膜和视网膜色素上皮层炎症的损害,使细胞内的色素游离并在局部堆积,常伴有结缔组织或神经胶质的增生和色素脱失。色素斑常位于脉络膜视网膜萎缩病灶内或病灶的边缘。图 3-5-16 显示后极部有大块色素沉着斑的眼底和 OCT 图。

（5）视网膜脉络膜萎缩的色素沉着　这种色素沉着具有色素和视网膜脉络膜萎缩瘢同时存在的特点,并位于萎缩瘢的边缘。图 3-5-17 显示由高度近视产生的多发性脉络膜萎缩灶的眼底和 OCT 图。

### 2. 视网膜色素异常减少

眼底色素减少可分为原发性和继发性两种,它们可表现为眼底的局部或全眼底的色素减少。在 OCT 图中色素减少可表现为在色素减少处的光透过率增加,光反射率降低;原本显示不好的组织,反而显示良好,如巩膜。

眼底白化病是全身白化病的一部分,是一种由体内缺乏酪氨酸酶引起的眼底病。由于缺少这种酶,使色素细胞颗粒不能形成色素沉着,引起眼底应含有色素的组织色素缺乏。

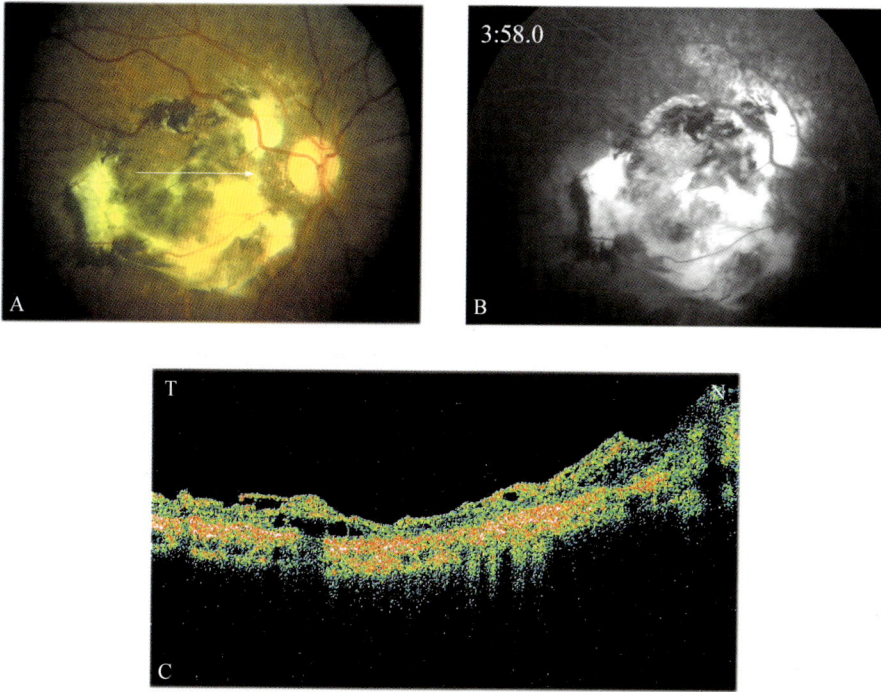

**图 3-5-16　大块色素沉着斑的眼底和 OCT 图**

　　图 A 是右眼的眼底照相,在视乳头(盘)的颞侧显示一片地图样的视网膜脉络膜萎缩灶,病灶中可看到成片的色素沉着;图 B 是 FFA 的照相,在照相中显示出萎缩区绽露的巩膜和由色素斑产生的荧光遮蔽;图 C 是经图 A 黄斑区萎缩灶水平扫描线记录的 OCT 图,在图中看到变薄的视网膜神经上皮层、视网膜前膜,箭头指出位于前膜中的色素和由色素斑产生的高光反射特性及被色素斑遮蔽的深层组织。

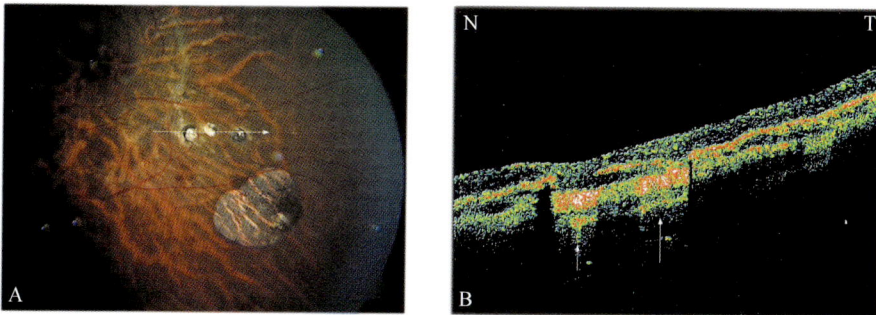

**图 3-5-17　视网膜、脉络膜萎缩色素沉着的眼底和 OCT 图**

　　图 A 是左眼的彩色眼底照相,眼底检查可看到众多的由高度近视眼眼底变性产生的视网膜脉络膜萎缩灶,病灶中可看到色素上皮萎缩后绽露的脉络膜血管及巩膜;图 B 是经图 A 黄斑区萎缩灶扫描线记录的 OCT 图,图中可看到变薄的视网膜神经上皮层,箭头指出由位于视网膜色素上皮层下的色素斑所产生的高光反射区和对于深层组织结构的光学遮蔽。

图 3 – 5 – 18 是一例先天性眼底白化病的 OCT 图。

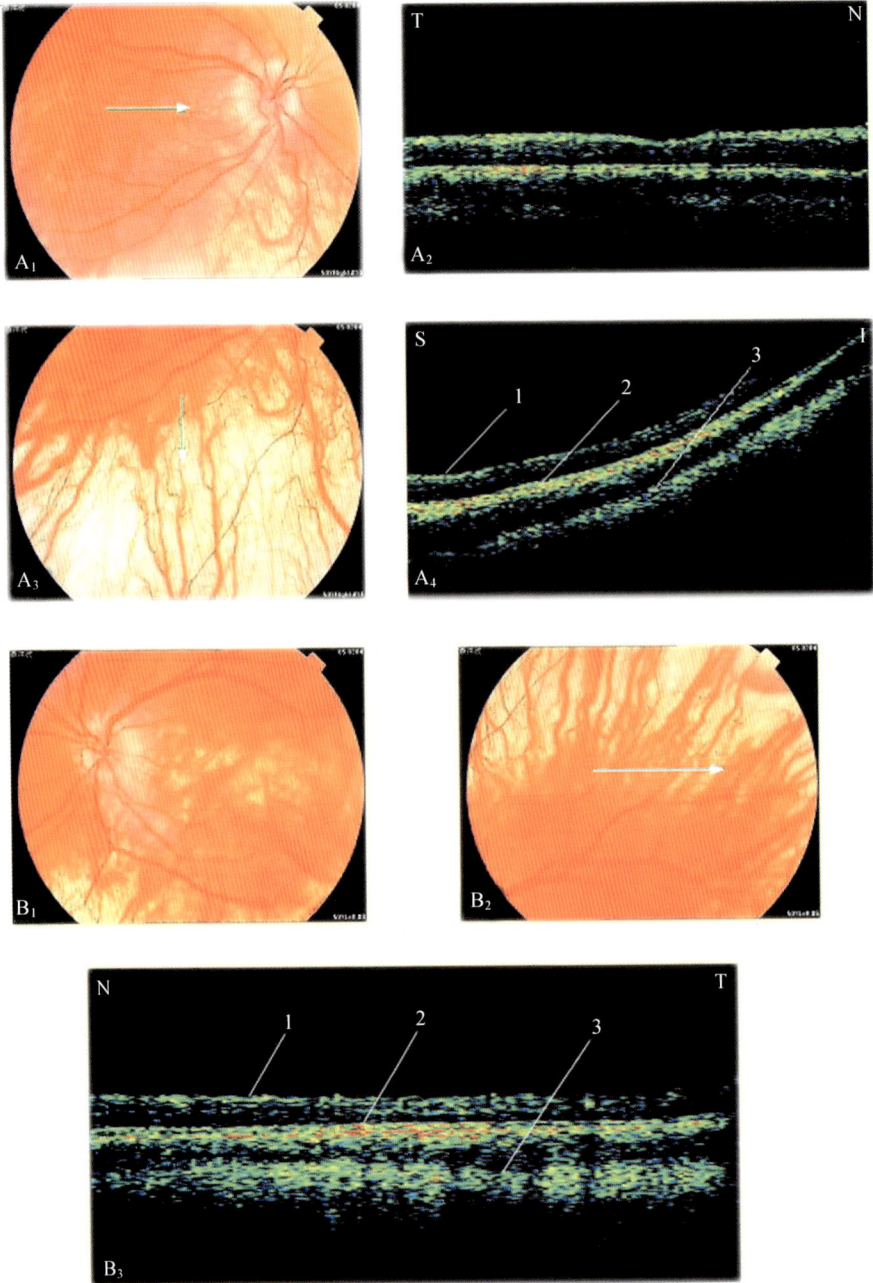

**图 3 – 5 – 18　白化病的眼底和 OCT 图**

　　图 A$_1$、图 A$_3$、图 B$_1$ 和图 B$_2$ 是本例两眼的后极部和周边部的眼底照相。本例为不全眼底白化病,由于眼底缺乏色素而使整个眼底显得特别鲜红,在眼底周边部,由于完全缺乏色素而使脉络膜大血管、巩膜暴露;图 A$_2$ 和图 A$_4$ 是经图 A$_1$ 和图 A$_3$ 右眼的黄斑区和周边部扫描线记录的 OCT 图;图 B$_3$ 是经 B$_2$ 左眼周边部扫描线记录的 OCT 图。

　　从右眼图 A$_2$ 黄斑区的 OCT 图和图 A$_4$ 右眼周边部的 OCT 图及图 B$_3$ 左眼周边部的 OCT

图中,看到在视网膜神经上皮层、视网膜色素上皮层/脉络膜毛细血管层的光反射带和正常的黄斑 OCT 图相似,但由于缺少了视网膜色素上皮层中色素对入射光的屏障作用,增加了脉络膜大血管层的光反射率,使位于深处原来不显示的脉络膜大血管出现在图中。左眼因黄斑注视差,未能获得信号较好的图像,仅记录到一幅代表周边部眼底的 OCT 图(图 $B_3$)。

在右眼图 $A_4$ 和左眼图 $B_3$ 视网膜周边部的 OCT 图中,显示由于缺少色素而增强了光的透射性,在图像中可看到较强的三层光反射带,依次为:"1"是视网膜神经上皮层的内层,"2"是视网膜色素上皮层/脉络膜毛细血管层,"3"是巩膜光带。位于上述三层光反射带之间的结构是光反射率较低的视网膜色素上皮层和脉络膜大血管层,图中所示的巩膜光带在正常人的 OCT 图中是不出现的。

## (六) 视网膜前膜(epiretinal membrane)

视网膜前膜是一层视网膜额外的组织,它是由增生的细胞在视网膜表面形成的纤维薄膜,它们收缩时可引起视网膜全层或内层组织结构的改变。

**例1** 牵引性视网膜前膜

图 3-5-19 是一例牵引性视网膜前膜的眼底照像和 OCT 图。

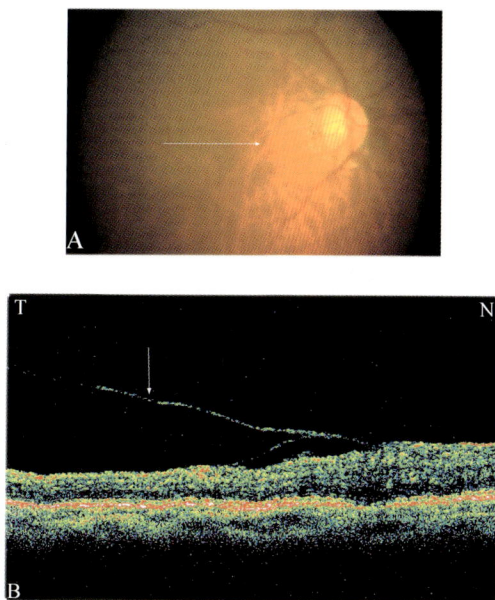

**图 3-5-19 牵引性视网膜前膜的 OCT 图**

图 A 是右眼的眼底照相,它显示黄斑区表面反光增强,中心凹反光消失;图 B 是经图 A 黄斑区水平扫描线记录的 OCT 图,显示在视网膜黄斑区鼻侧的表面光反射增强,视网膜中心凹的厚度增加,视网膜神经上皮层内有光反射率降低区。在黄斑区中心凹的颞侧边缘可见翘起组织高出视网膜表面,如箭头所指处为牵引性视网膜前膜。

**例2** 视网膜前膜与黄斑水肿

图 3-5-20 是一例视网膜前膜与黄斑水肿的眼底照像和 OCT 图。

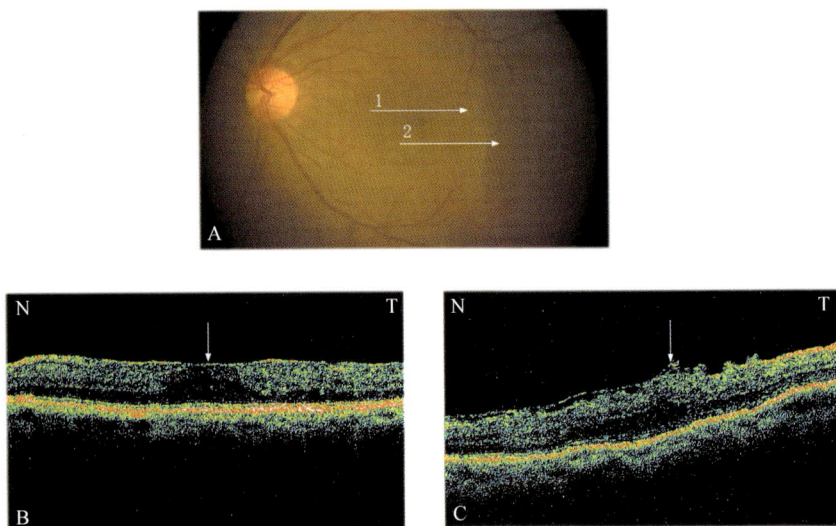

**图 3 - 5 - 20　视网膜前膜与黄斑水肿的眼底和 OCT 图**

在图 A 可见左眼眼底的黄斑区呈金箔样反光,中心凹反光消失;图 B 和图 C 分别来自图 A 中的扫描线 1 和扫描线 2 记录的 OCT 图。在图 B 箭头所指处是光反射增强的视网膜前膜,增厚的视网膜神经上皮层。图中还显示黄斑区中心凹变平及中心凹下视网膜内光反射率降低的腔室。在图 C 中看到视网膜表面光反射增强,箭头指出的光带处为表面粗糙不平的视网膜前膜,其下的视网膜增厚。图 B 和图 C 均显示了由视网膜前膜引起的视网膜黄斑水肿。

**例 3　视网膜前膜与黄斑水肿**

眼底表现及 OCT 图见图 3 - 5 - 21。

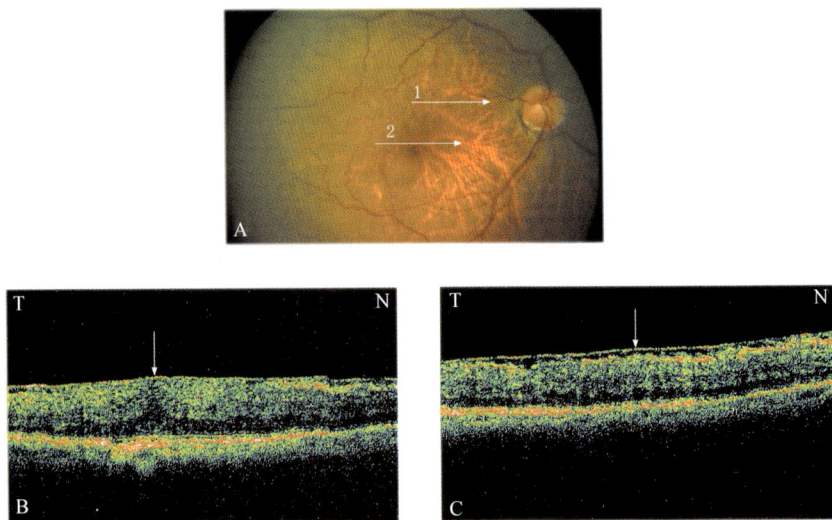

**图 3 - 5 - 21　视网膜前膜与黄斑水肿的眼底和 OCT 图**

图 A 显示右眼眼底的黄斑区轻度水肿,中心凹反光消失;图 B 和图 C 分别来自图 A 中扫描线 1 和扫描线 2 所记录的 OCT 图。在图 B 和图 C 箭头所指处的视网膜表面均可看到由前膜产生的增强的、连续的光反射带,其下方是增厚的视网膜神经上皮层;在图 B 箭头所指处是增厚的视网膜神经上皮层,其中有光反射率降低的区域是视网膜组织的水肿。

### 例 4　视网膜前膜与黄斑裂孔

眼底表现和 OCT 图见图 3 - 5 - 22。

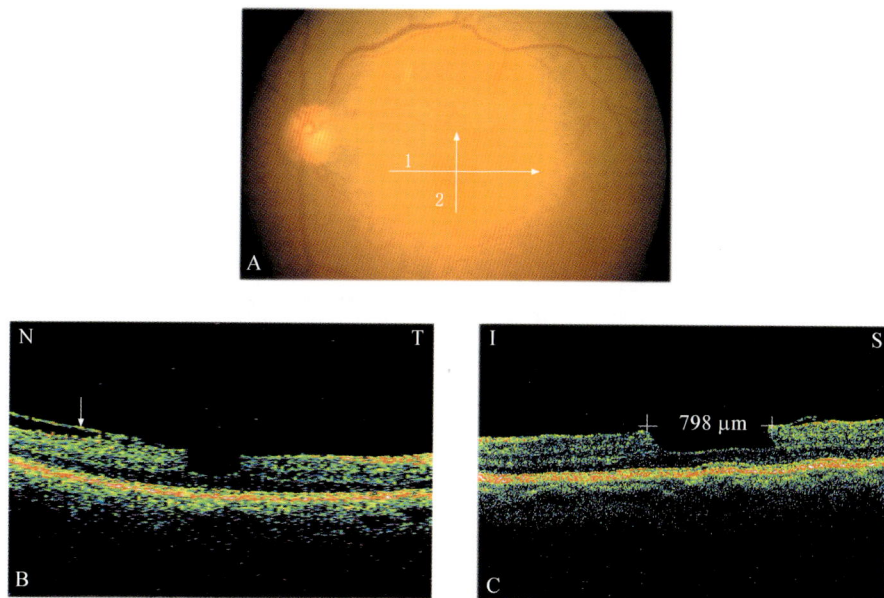

**图 3 - 5 - 22　视网膜前膜与黄斑裂孔的 OCT 图**

　　图 A 是左眼眼底的照相,在黄斑区可见一圆形的可疑裂孔,视网膜有轻度水肿;图 B 和图 C 分别是经图 A 中的扫描线 1 和扫描线 2 记录的 OCT 图。在图 B 和图 C 的 OCT 图中可看到在视网膜表面有增强的光反射带,但在黄斑区的视网膜光反射带中间有断裂缺损。在增强光反射带的下方是增厚的视网膜神经上皮层,在光反射带中断处见一边缘较陡峭的反射降低区,底部在色素上皮前尚有遗留的组织,表示该处为视网膜神经上皮层的部分缺损,在图 C 裂孔的入口孔径为 798 $\mu m$。由 OCT 检查表明在眼底镜下看到的可疑裂孔是一个黄斑板层裂孔,未发现视网膜脱离。

### 例 5　视网膜前膜与全层黄斑裂孔

眼底表现和 OCT 图见图 3 - 5 - 23。

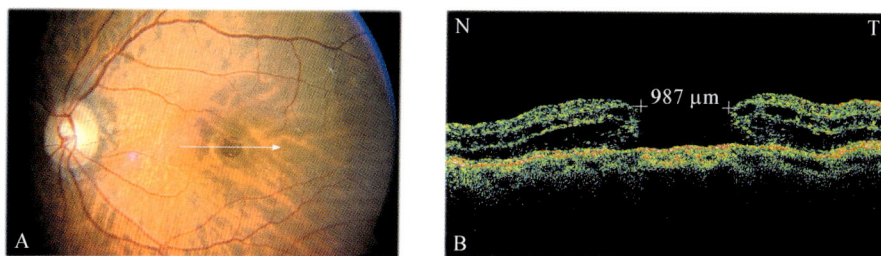

**图 3 - 5 - 23　视网膜前膜及全层黄斑裂孔的 OCT 图**

　　图 A 是左眼眼底的照相,在左眼的黄斑区见一圆形可疑裂孔,视网膜轻度水肿;图 B 是经图 A 扫描线位置记录的黄斑区 OCT 图。在图中可看到在视网膜表面由前膜产生的光反射率增强的光反射带,其下方的视网膜神经上皮层明显增厚,并有许多大小不等的腔隙。在黄斑区光反射带突然中断,在视网膜神经上皮层和视网膜色素上皮层间形成一火山口样的光反射率降低区,表明此处的视网膜神经上皮层全层缺损,火山口的口径有 987 $\mu m$。由 OCT 检查表明在眼底镜下看到的可疑裂孔是一个全层黄斑裂孔。

## （七）视网膜下膜（subretinal membrane）

**例1** 位于脉络膜的视网膜下膜

眼底表现和 OCT 图见图 3－5－24。

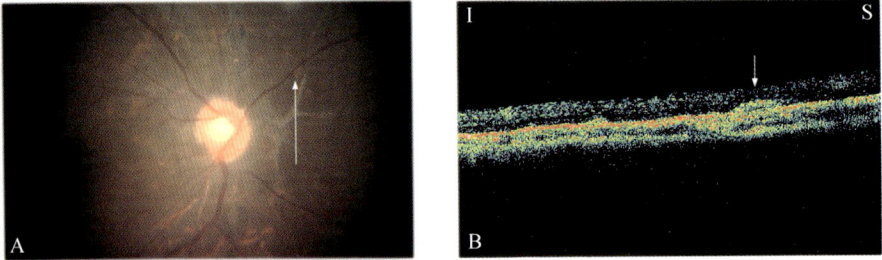

**图 3－5－24　视网膜下膜的 OCT 图**

图 A 是右眼的眼底照相,在视乳头鼻侧可见有一边界清晰的膜样组织;图 B 是经右眼底的膜样组织上的垂直向扫描线记录的 OCT 图。在图中可看到连续的视网膜色素上皮层/脉络膜毛细血管层的光反射带,在箭头所指处可看到在此光反射带上有一隆起的光反射率增强灶,表明此膜样病灶位于视网膜色素上皮层,可能是位于脉络膜前的视网膜下膜。

**例2** 位于脉络膜的视网膜下膜

眼底表现和 OCT 图见图 3－5－25。

**图 3－5－25　视网膜下膜的 OCT 图**

图 A 是左眼的眼底照相,在黄斑区可见一小片哑铃状的机化膜,图中箭头表示经机化膜的扫描线;图 B 是经图 A 扫描线记录的 OCT 图。图中箭头所指处是增厚隆起的视网膜神经上皮层、增厚的视网膜色素上皮层/脉络膜毛细血管层,视网膜色素上皮层/脉络膜毛细血管层光带连续。图 B 的 OCT 图表明图 A 中所见的机化膜位于视网膜下,其位置可能位于脉络膜内。

## （八）视网膜新生血管膜（retinal neovascular membrane）

视网膜新生血管膜可发生在糖尿病视网膜病变、视网膜中央静脉阻塞、视网膜静脉周围炎等眼底病中。视网膜组织由于缺氧,在促血管生长因子的诱导下而产生新生血管。新生血管可沿着视网膜表面进入玻璃体而形成视网膜的新生血管膜。OCT 检查可证实此膜的存在和由此膜引起的视网膜病理改变。

图 3－5－26 是一例视网膜新生血管膜的 OCT 图。

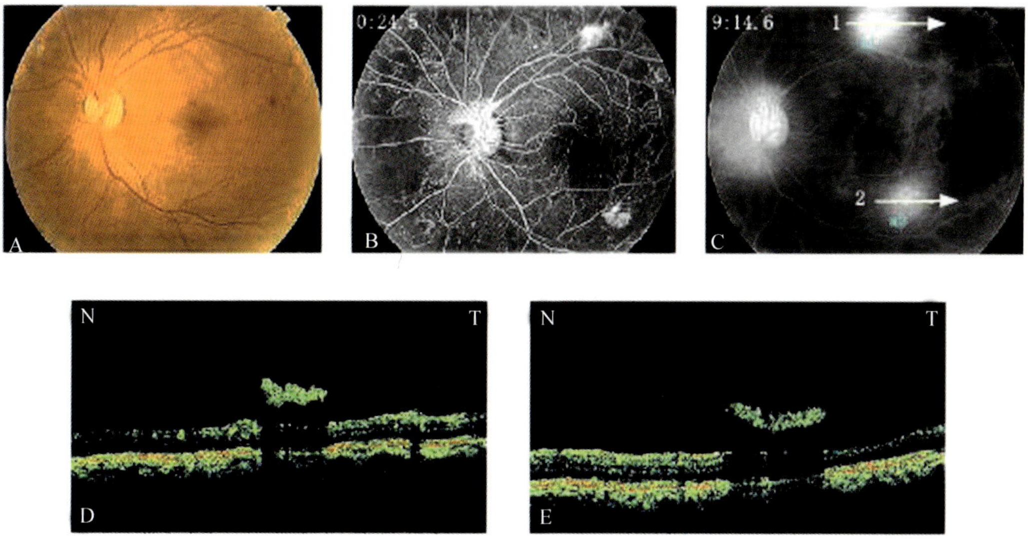

**图 3 - 5 - 26　视网膜新生血管膜的 OCT 图**

　　图 A 是左眼的眼底照相,在眼底血管弓的颞上和颞下方的视网膜表面各有一 1/4 PD 大小,有肌腱样外观的纤维膜,视网膜血管和血管弓受到牵引而发生外观变形;图 B 和图 C 中显示在 FFA 检查中观察到这两处的纤维膜都有荧光渗漏和晚期的荧光着色,图 C 中的箭头 a 和箭头 b 是经纤维膜记录的 OCT 扫描线;图 D 和图 E 是经图 C 中扫描线 1 和扫描线 2 记录的 OCT 图。图 D 和图 E 清楚地显示代表纤维膜的光反射带是高出视网膜面而位于玻璃体内,它们削弱了下方组织的光反射。

## (九) 脉络膜新生血管(choroidal neovascular,CNV)

　　脉络膜新生血管(CNV)是一个病理学的名词,但不是一个独立的疾病实体。它可以发生在多种眼底病中,如老年性黄斑变性、近视眼性黄斑变性和糖尿病性视网膜病变等。临床根据它在眼底的发病位置和生长的径路,在 OCT 图中可将它分为两型(图 3 - 5 - 27):Ⅰ型脉络膜新生血管和Ⅱ型脉络膜新生血管。Ⅰ型脉络膜新生血管又称常型脉络膜新生血管,Ⅱ型脉络膜新生血管又称为隐匿型脉络膜新生血管。

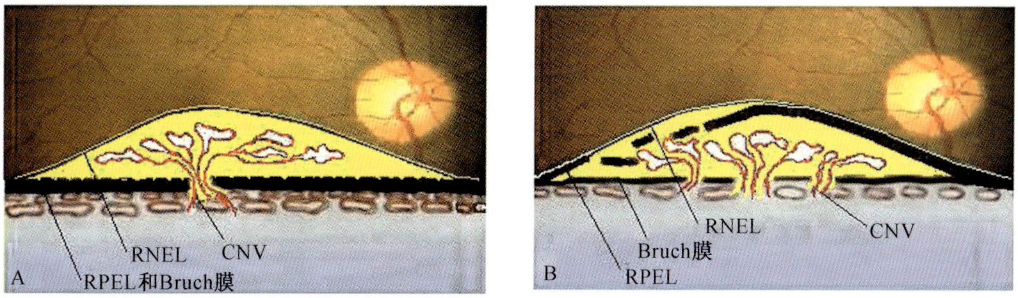

**图 3 - 5 - 27　Ⅰ型脉络膜新生血管和Ⅱ型脉络膜新生血管的生长径路**

图 A　Ⅰ型脉络膜新生血管(常型 CNV)　　　　图 B　Ⅱ型脉络膜新生血管(隐匿型 CNV)

## 1. Ⅰ型脉络膜新生血管(常型CNV)

当CNV突破眼底的Bruch膜上的小口后,没有在Bruch膜和视网膜色素上皮层间伸展,而是继续向前发展,突破视网膜色素上皮层后在视网膜色素上皮层和视网膜神经上皮层间生长。在OCT图中进入视网膜色素上皮层和视网膜神经上皮层间的CNV,表现为将原来紧密结合在一起的视网膜色素上皮层和RNPL分开,并将RNPL推向前形成一拱桥状外观,发生视网膜下的浅脱离。这型的CNV在OCT图的光学切面上,呈现一个哑铃状的外观,CNV对其下的组织如视网膜色素上皮层有不同程度的光学遮蔽(图3-5-27A)。

## 2. Ⅱ型脉络膜新生血管(隐匿型CNV)

这型脉络膜新生血管在眼底的生长径路和Ⅰ型脉络膜新生血管有明显的不同,它在Bruch膜上的有多个突破口,脉络膜新生血管除了和Ⅰ型脉络膜新生血管相似,可在视网膜色素上皮层和视网膜神经上皮层间生长外,还有一部分主要是在视网膜色素上皮层和Bruch膜间生长。因此在眼底上可形成许多不典型的外观,常给临床诊断带来一些困难。在病灶的OCT图中,在光学切面上,人们除了看到增厚拱起的视网膜外,在拱起的视网膜组织中可区分出一个被不连续的视网膜色素上皮层间分隔成的上腔隙和下腔隙,即较小的视网膜色素上皮层前腔隙和较大的视网膜色素上皮层后腔隙(图3-5-27B)。

【病例1】 Ⅰ型脉络膜新生血管(常型CNV)

眼底表现和OCT图见图3-5-28。

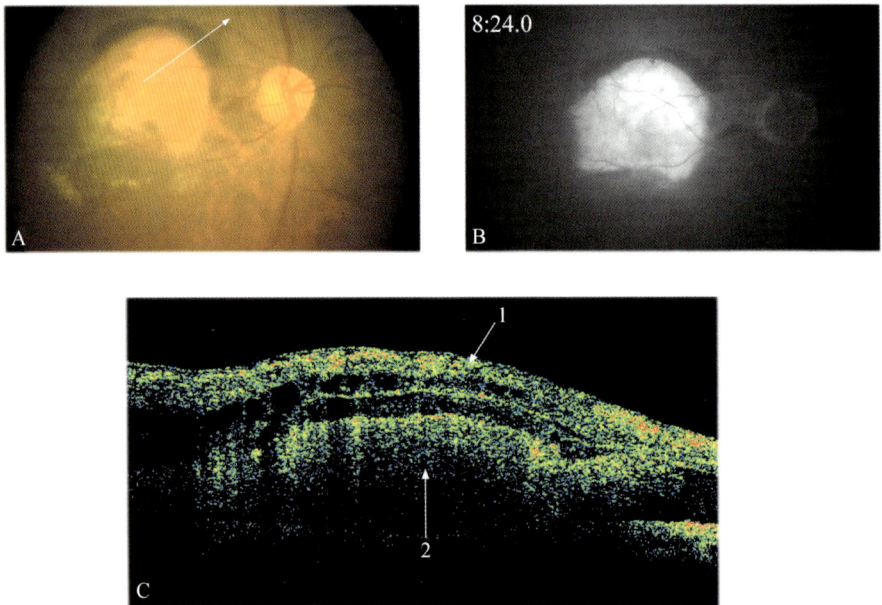

**图3-5-28 脉络膜新生血管的OCT图**

图A在右眼眼底的黄斑区看到一个有2～3 PD大小的灰白色水肿区,箭头指示记录OCT图时的扫描位置和方向;图B表示FFA检查,在第8:24分钟时出现的晚期高荧光渗漏;图C是经图A扫描线记录的OCT图。图中的箭头1指示隆起和增厚的视网膜神经上皮层,箭头2指示视网膜神经上皮层下方有呈中等光反射率的团块物,此团块物为侵入视网膜色素上皮层与视网膜神经上皮层间的脉络膜新生血管。

【病例2】 Ⅱ型脉络膜新生血管（隐匿型CNV）

眼底表现和OCT图见图3-5-29。

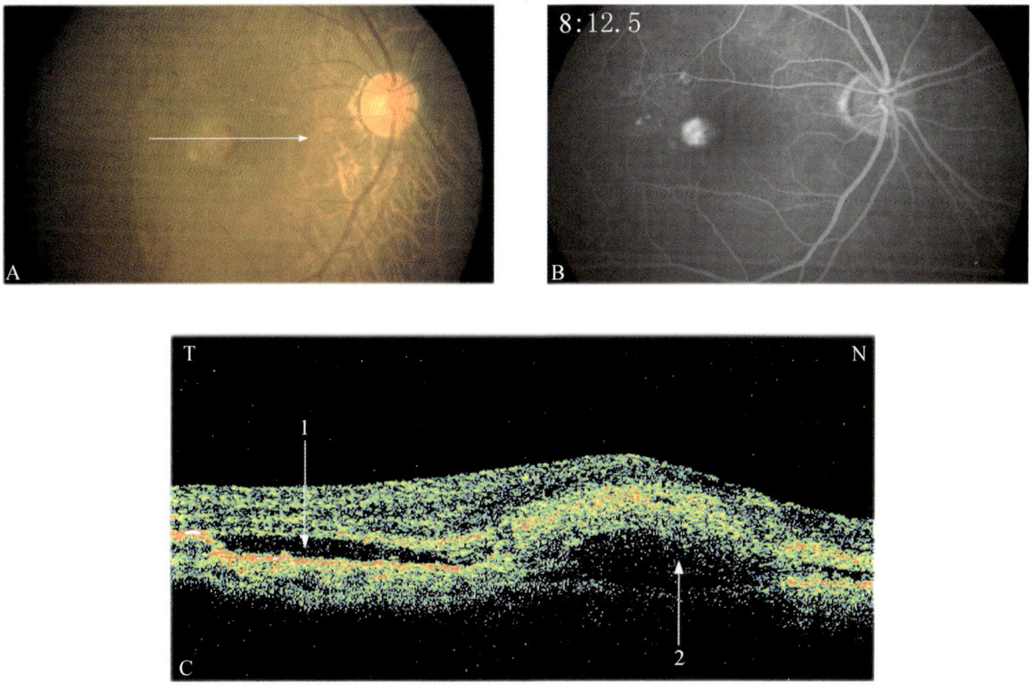

**图3-5-29 Ⅱ型脉络膜新生血管的OCT图**

　　图A表示在右眼眼底的黄斑区有一2 PD大小的视网膜水肿区，边缘有少量出血。图中箭头指示记录OCT时的扫描位置和方向；图B表示FFA检查，在第8：12分钟时，黄斑区出现的荧光渗漏；图C是经图A扫描线记录的OCT图，箭头1指示视网膜神经上皮层和视网膜色素上皮层间的脱离区，表示存在一个视网膜色素上皮层前的腔隙；箭头2指示拱形隆起的视网膜神经上皮层、视网膜色素上皮层/脉络膜毛细血管层和下方的光反射率降低的腔隙，表示存在一个视网膜色素上皮层后腔隙。

【病例3】 Ⅱ型脉络膜新生血管（隐匿型CNV）

眼底表现和OCT图见图3-5-30。

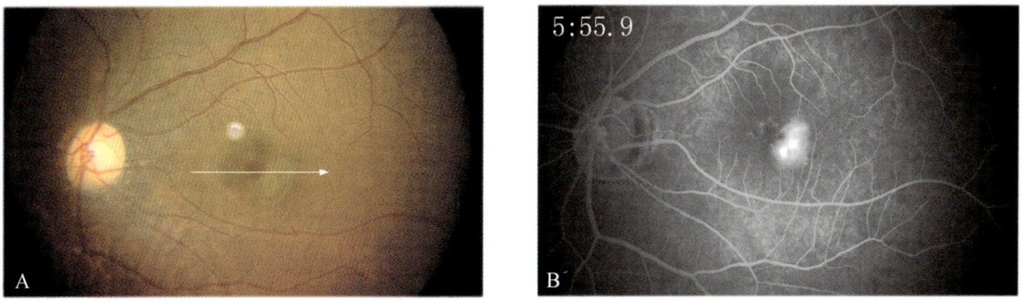

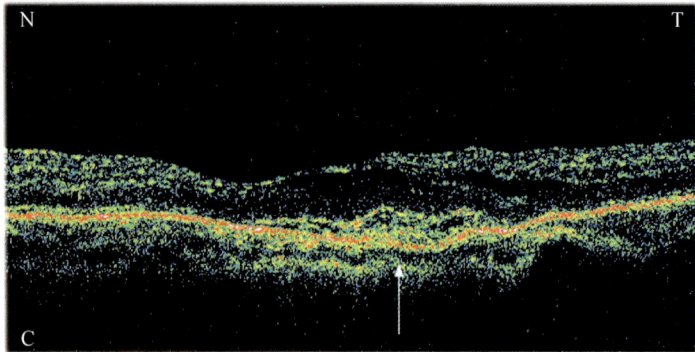

图 3 - 5 - 30　脉络膜新生血管的 OCT 图

　　图 A 是左眼的眼底照相,视网膜黄斑区见一有 1.5 PD 大小呈暗红色的水肿区;图 B 是 FFA 检查的照相,在第 5：58 分钟显示黄斑区有荧光渗漏;图 C 是经图 A 水平扫描线记录的 OCT 图。图像显示在增厚的黄斑区视网膜神经上皮层中有大小不等的光反射率减弱区,视网膜色素上皮层向脉络膜侧弯曲,在视网膜神经上皮层和视网膜色素上皮层间有中等强度光反射信号,表示该处有从脉络膜向视网膜色素上皮层和视网膜神经上皮层间侵入的脉络膜新生血管,在箭头指示的光反射率增强区是位于 Bruch 膜下的脉络膜新生血管。

## （十）视网膜脱离（retinal detachment）

　　在视网膜脱离的眼底病中,OCT 检查的目的有：① 用于手术前了解视网膜脱离的范围,特别是是否累及黄斑区;② 对有视网膜前膜或增殖性视网膜病变可了解前膜的性质和有无黄斑裂孔;③ 了解黄斑区的视网膜厚度及是否有囊样水肿;④ 用于观察手术后视网膜复位和视网膜下积液吸收的情况。

　　视网膜脱离分为孔源性和非孔源性两大类：

　　（1）孔源性视网膜脱离　常发生于视网膜周边部变性、增殖性视网膜病、高度近视、眼外伤及玻璃体积血等眼病中。

　　**例1**　孔源性视网膜脱离的 OCT 图

　　本例的眼底表现和 OCT 检查见图 3 - 5 - 31。

　　**例2**　黄斑裂孔视网膜脱离

　　本例的眼底表现和 OCT 检查见图 3 - 5 - 32。

　　（2）非孔源性视网膜脱离　常见于渗出性葡萄膜炎、脉络膜肿瘤和增殖性玻璃体视网膜病变,其 OCT 图特点可参阅有关章节。

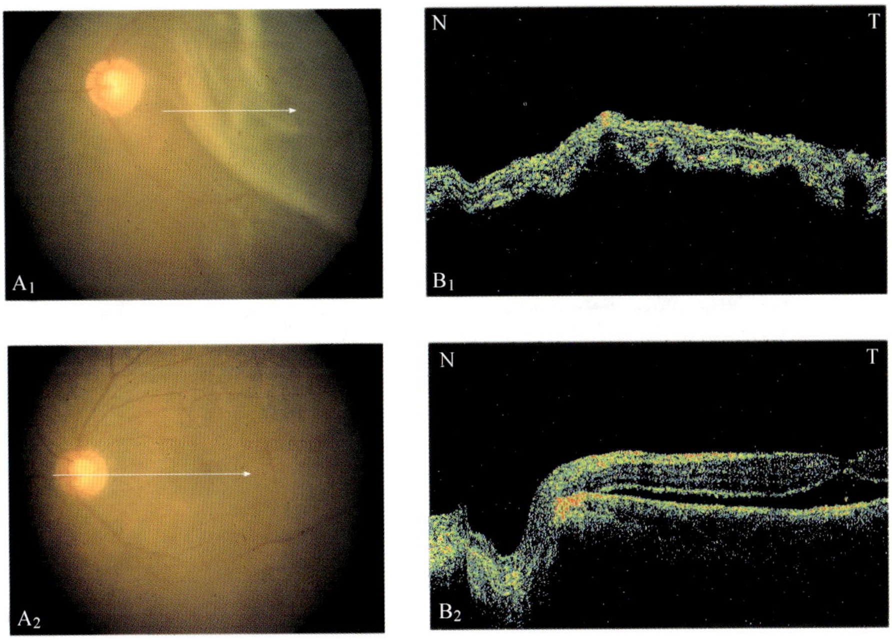

图 3－5－31　孔源性视网膜脱离手术前后的 OCT 图

图 A$_1$ 是左眼手术前的眼底照相，在眼底颞上方看到视网膜呈球形脱离，脱离的范围侵及黄斑区。图中箭头是经视乳头（盘）至黄斑脱离区记录 OCT 图的扫描线；图 B$_1$ 是经图 A$_1$ 中的扫描线记录的 OCT 图。图中见视网膜神经上皮层全层高起，并呈小的波浪状，脱离的视网膜神经上皮层下方是无光反射信号的间隙；图 A$_2$ 是左眼手术后第 2 周的眼底照相，表示脱离的视网膜已复位。箭头表示经视乳头（盘）至黄斑区记录 OCT 图的扫描线；B$_2$ 为经 A$_2$ 扫描线记录的 OCT 图，从图中可见视网膜下间隙已明显缩小，可见连续的视网膜色素上皮层的光信号反射带光；在黄斑区下的视网膜神经上皮层与视网膜色素上皮层间尚有一浅的低光反射的腔隙，表明该处尚有少量积液。

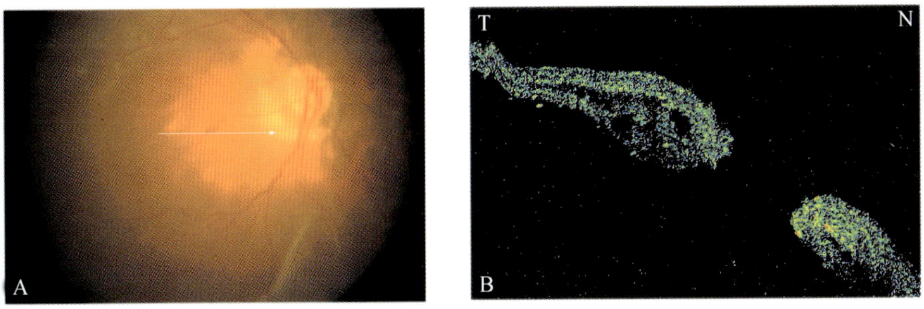

图 3－5－32　黄斑裂孔视网膜脱离的 OCT 图

图 A 是右眼的眼底照相，在黄斑区可见一圆形裂孔，后极部视网膜脱离。图中箭头指示经裂孔记录 OCT 图的扫描线；图 B 是经图 A 扫描线记录的 OCT 图，图中显示脱离的视网膜神经上皮层，中心凹处视网膜神经上皮层全层缺损；视网膜神经上皮层下是视网膜色素上皮层下的无光反射区，图中未能记录到视网膜色素上皮层。

## （十一）视网膜劈裂症（retinoschisis）

视网膜劈裂症分为先天性和获得性两种，它们是发生在视网膜神经上皮层内的组织学分离。先天性视网膜劈裂发生于视网膜神经上皮层内；获得性视网膜劈裂多在视网膜囊样变性的基础上，发生在内、外核层之间或外丛状层与内、外核层之间的分裂。获得性视网膜劈裂多见于 50～60 岁的老年人，也可见于青年人。双眼对称发生。发病初常先有飞蚊症和闪光感，以后出现视力减退或视野缺损。

**例1** 先天性视网膜劈裂症

眼底表现和 OCT 检查见图 3－5－33。

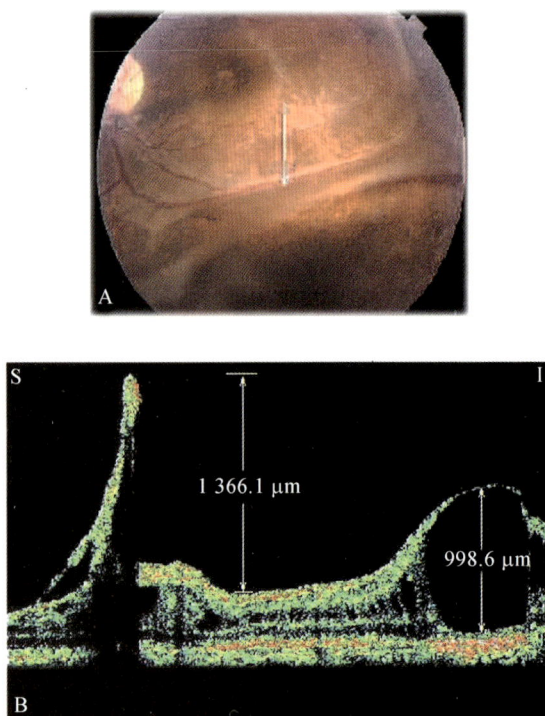

**图 3－5－33 先天性视网膜劈裂症的眼底和 OCT 图**

图 A 是左眼先天性视网膜劈裂症的眼底照相，在视网膜颞侧偏下的周边部见到呈山坡样隆起，在玻璃体中看到一层含有血管的透明薄膜，表面光滑、具有网样反光。图中箭头表示记录 OCT 图的扫描线，扫描位置是在黄斑区颞下方，扫描方向从上向下；图 B 是经图 A 扫描线记录的 OCT 图，在图中看到视网膜全层增厚，在视网膜神经上皮层内有多个大小不等的腔隙，最大的一个位于扫描图的右侧、视网膜神经上皮层的外丛状层内，高达 998.6 $\mu m$，劈裂发生在扫描图的左侧，劈裂网膜高出视网膜平面 1 366.1 $\mu m$。此劈裂视网膜即为眼底检查时看到的在玻璃体腔内带有血管的透明薄膜。

先天性视网膜劈裂的位置多发生在视网膜神经上皮层，外丛状层与内、外核层之间。

例 2　获得性视网膜劈裂症

眼底表现和 OCT 检查见图 3 - 5 - 34。

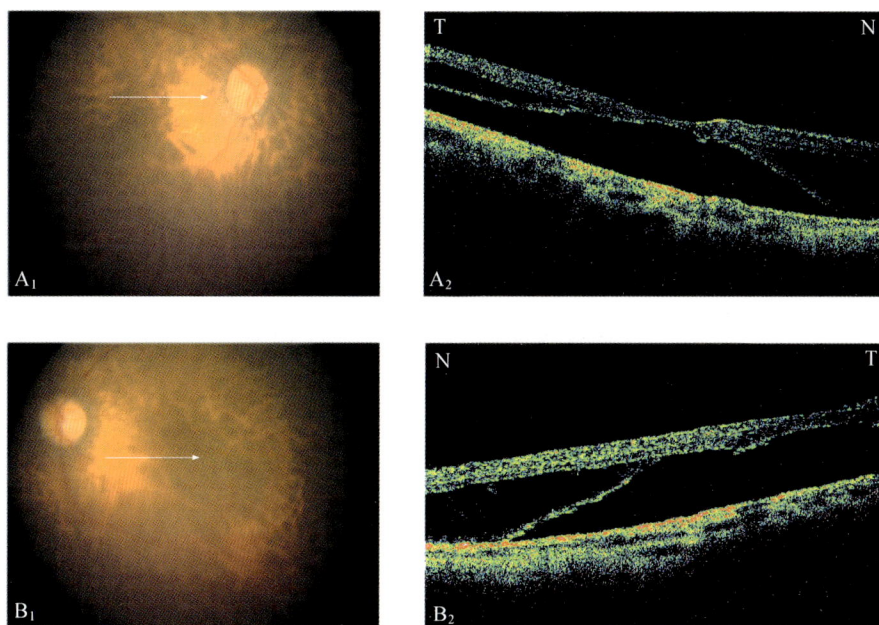

**图 3 - 5 - 34　视网膜劈裂症的 OCT 图**

　　图 $A_1$ 和图 $B_1$ 是左右两眼的眼底照相,在它们的视盘周围都可看到视网膜下的脉络膜血管和黄斑区水肿。图中的箭头表示记录 OCT 图时的扫描方向和位置;图 $A_2$ 和图 $B_2$ 分别是从右眼和左眼的扫描线记录的 OCT 图。两幅图中都可以看到劈裂的视网膜。在视网膜神经上皮层与视网膜色素上皮层间,有一个无光反射区,但在图中可看到联结这两层组织间的光反射带,反映这两层组织间尚有联系的残留组织,表明这个无光反射区是一个劈裂区。在图 $A_2$ 残留组织的联结点位于中心凹;在图 $B_2$ 左眼的联结点位于中心凹的鼻侧,它的一端位于视网膜色素上皮层,而另一端位于视网膜神经上皮层的组织内。

　　获得性视网膜劈裂症,其发生劈裂的位置多见于内核层与外核层之间。

## 参 考 文 献

1. Hugan H, Alvarado JA, E. WJ. Histology of the Human Eye：An Atlas and Textbook. Philadelphia, Pa：WASaunders;1971.

2. Krebs W, KREBS I. Primate Retina and Choroid—Atlas of Fine Structure in 　Man and Monkey. New York：Springer Verlag;1991.

3. Spalton DJ, Hitchings RA, Hunter PA. Anatomy of the retina. Atlas of Clinical Ophthalmology. 2nd ed. St. Louis, Mo；Mosby;1994.

4. Toth CA, Narayan DG, Boppart SA, et al. A comparison of retinal morphology viewed by optical coherence tomography and by light microscopy. Arch Ophthalmol. 1997;115(11)：14251 - 14428.

5. Huang Y, Cideciyan AV, Papastergiou GI, et al. Relation of optical coherence tomography to microanatomy in normal and rd chickens. Invest Ophthalmol Vis Sci. 1998;39(12):2405－2416.

6. Li Q, T mmers AM, Hunter K, et al. Noninvasive imaging by optical coherence tomography to monitor retinal degeneration in the mouse. Invest Ophthalmol Vis Sci. 2001;42(12):2981－2989.

7. Drexler W, Morgner U, Kartner FX, et al. In vivo ultrahigh-resolution Optical coherence tomography. Optics Letters. 1999;24(17):1221－1223.

8. Drexler W, Sattmann H, Hermann B, et al. Enhanced visualization of macular pathology with the use of ultrahighresolution optical coherence tomography. 2003;121(5):695－706.

9. Mizushima T, Uemura A, Sakamoto T. Prefoveolar membrane in macular hole opercula formation. Jpn J Ophthalmol. 2004;48(5):478－485.

10. 黄叔仁,临床眼底病学,合肥:安徽科学技术出版社,1994.

11. 李凤鸣主编,眼科全书,北京:人民卫生出版社,1996.

12. 李海生,潘家普主编,视觉电生理的原理与实践,上海:上海科学普及出版社,2002.

# 4 第四部分 常见眼底病的OCT临床应用实例

## 一、黄斑区病变

### (一) 先天性黄斑缺损(congenital macular colofoma)

黄斑区位于眼底的后极部是产生视觉最重要的部位,黄斑缺损,必然严重影响中心视力。

视网膜后极部在胚胎发育中是最早分化的部位,黄斑在胎龄3个月时出现,但其分化程度远较周围视网膜迟缓。直至胎龄7～8个月时才开始迅速分化,形成中心凹。出生时内核层变薄,外核层只是一层尚未完全发育成熟的视锥细胞,但是视锥细胞需至出生后3～4个月才日趋完善并具有注视功能。在此发育过程中,任何体内外有害因素均可损害黄斑区的发育。

黄斑缺损是一个不多见的异常,它可能和发育有关,也可能是一种遗传性眼底病。

根据眼底的表现Mann(1929)将先天性黄斑缺损分为3型:

(1) 色素型 此型缺损多呈圆形或椭圆形,大小在1～5个视盘直径(PD)间,在缺损区内及边缘有较多色素,脉络膜毛细血管层缺失,可看到稀疏迂曲的脉络膜大血管,缺损区无明显的凹陷,边缘清晰,表面的视网膜血管行经正常,缺损周围的视网膜和视盘一般均正常。

(2) 无色素型 缺损边缘陡峭,缺损区为灰色色素稀少区,脉络膜完全消失,视网膜血管在缺损边缘终止,不进入缺损区。

(3) 黄斑缺损合并血管畸变 黄斑缺损处脉络膜血管和视网膜动脉发生吻合,或血管自缺损区走出,进入玻璃体。

【病例】 先天性黄斑缺损(色素型)(图4-1-1)

周某,男,19 岁。自幼双眼视力差,无夜盲史。足月顺产,无家族病史。

一般体检　神清,智力发育正常,四肢无畸形。

视力检查　右眼 0.1,右眼 0.1,两眼视力均无法矫正。

色觉检查　红绿色盲。

眼部检查　外眼正常,双眼屈光间质透明。

眼底检查　视盘外形正常、边缘清晰,视盘颜色正常,杯盘比正常。两眼黄斑区呈圆形缺损。右眼缺损区约 2 个 PD 大小,左眼约 1.5 个 PD 大小。损区边缘像袖口状镶有一条褐色的色素边,右眼色素边的宽窄不一,边的外缘不规则,游离缘色素上皮像撕破的布片附在底部,左眼的色素边整齐,环状。缺损的底部衬着一层不均匀的棕黄色色素,薄处呈粉尘状可透见下方的脉络膜大血管和巩膜。缺损区的表面可看到来自视网膜的小血管。周边部及黄斑处以外的眼底均正常(图 $A_1$,图 $B_1$)。

视野检查　两眼中心 30°电脑视野检查显示,在中心 10°～20°内有外形不规则的暗点和程度不一的光敏感度减弱区(图 $A_2$,图 $B_2$)。

多焦视网膜电图(M－ERG)检查　在 M－ERG 的二维图和三维图中,缺少在正常眼中那高耸的视觉山,在中心 10°内显示一个含有多个不同程度信号的降低区,其三维图形成一个佛手指的外观(图 $A_3$,图 $B_3$)。

OCT 检查　在 OCT 检查前人们期待知道在黄斑缺损区是缺损什么组织,在缺损边缘的色素上皮和缺损区前是否还有视网膜组织。OCT 检查结果见图 $A_4$ 和图 $B_4$。

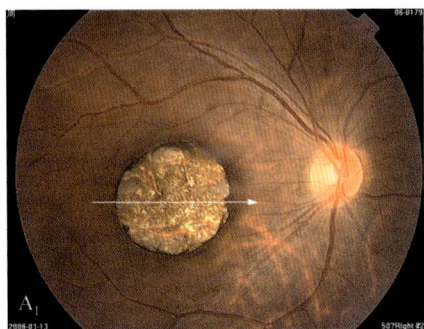

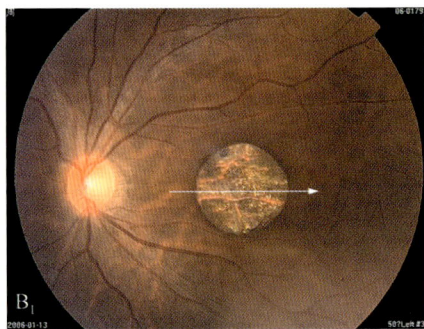

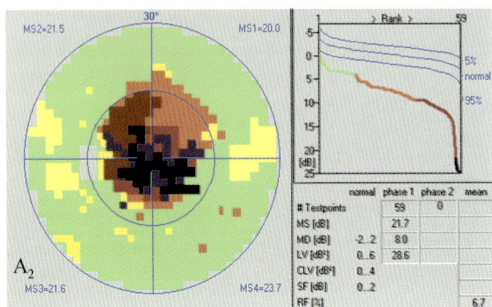

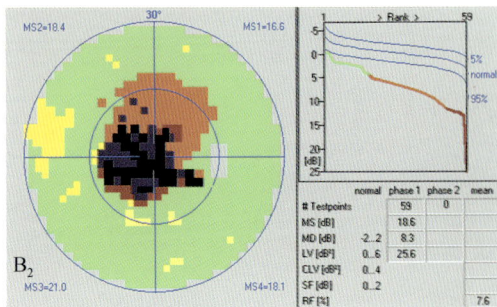

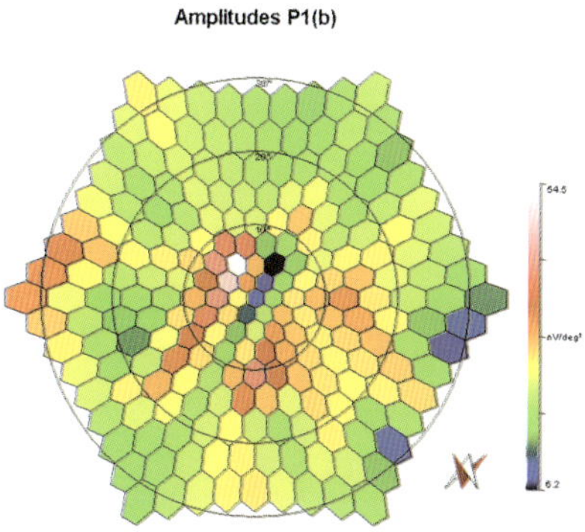

右眼 二维图 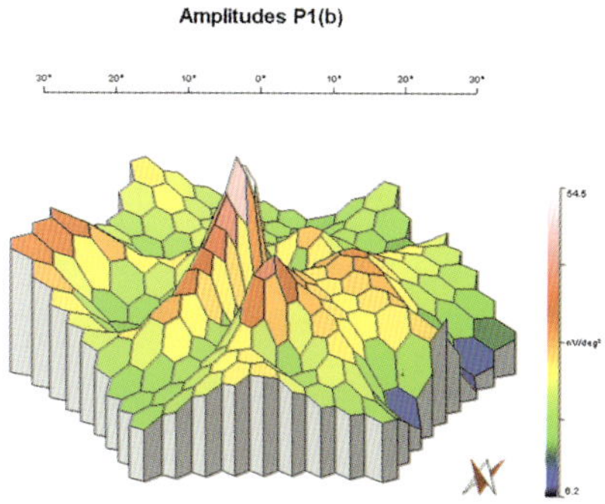 右眼 三维图

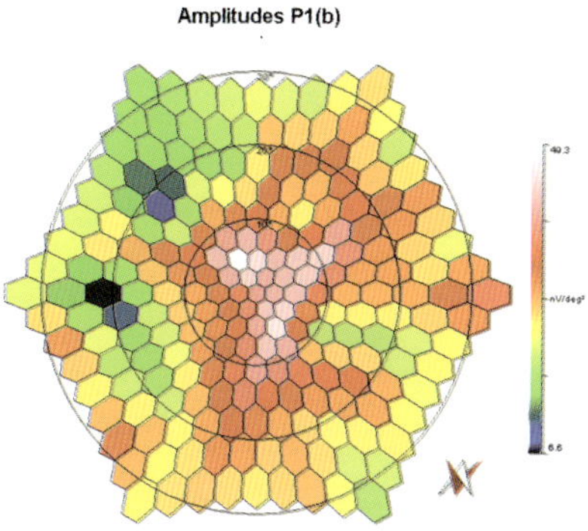

左眼二维图 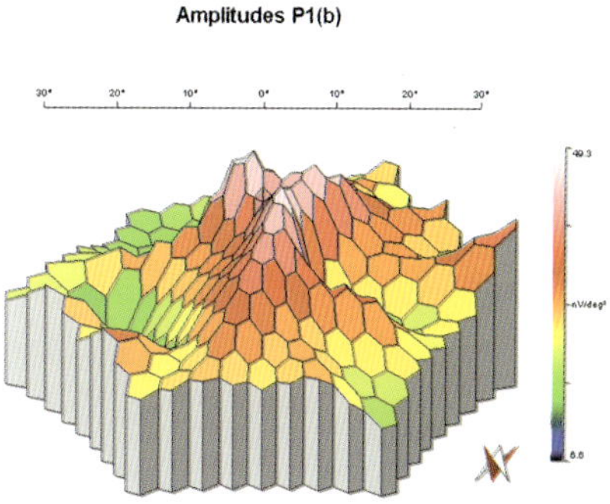 左眼三维图

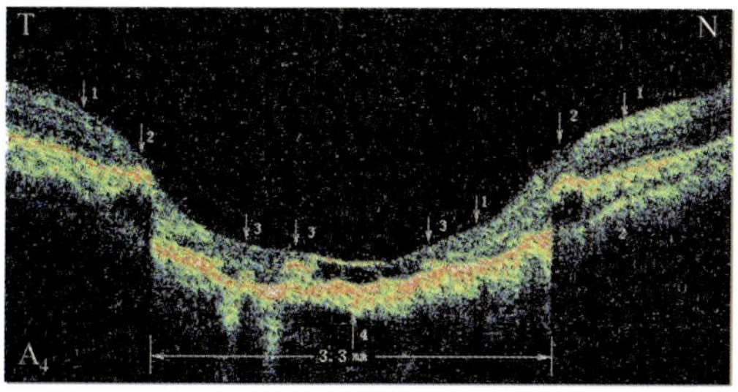

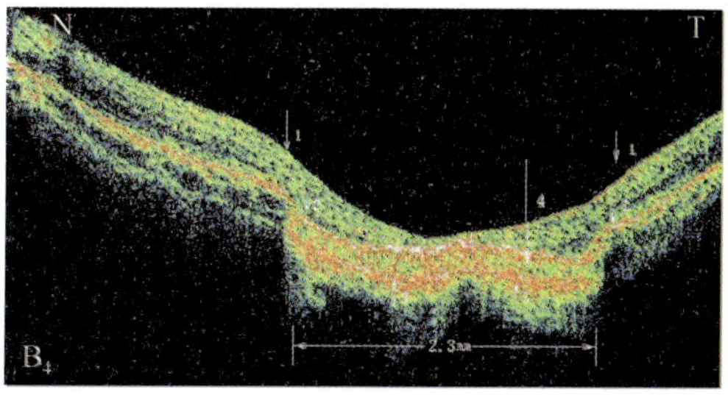

**图 4-1-1 黄斑缺损的 OCT 图**

图 A₄ 和图 B₄ 是经图 A₁、图 B₁ 缺损区水平扫描线记录的图像。图像显示黄斑缺损的直径,右眼为 3.3 mm,左眼为 2.4 mm。图中箭头 1 指的是位于缺损区边缘分层很清楚的视网膜神经上皮层,箭头 2 指的是缺损区边缘的色素上皮;右眼色素上皮上方缺少视网膜神经上皮层,对下方组织有较强的遮蔽作用,左眼色素上皮上方存在分层不清和逐渐变薄的视网膜神经上皮层。箭头 3 指的是脉络膜中的血管,右眼血管层上方的视网膜色素上皮层/脉络膜毛细血管层消失,视网膜色素上皮层变薄而且不连续,左眼的视网膜色素上皮层/脉络膜毛细血管层也消失,但是视网膜色素上皮层是连续的,只是在缺损的中部变得极薄。箭头 4 指的是变薄的脉络膜层,左眼右眼较厚,残留的脉络膜层中可看到许多脉络膜的大血管。

143

## （二）卵黄样黄斑变性（vitelliform macular dystrophy）

卵黄样黄斑变性是一种常染色体显性遗传、多型性、进展性视网膜色素上皮疾病，该病常在幼年起病，视力随年龄增大而变得更差。1905 年由 Best 首先报道。

眼底镜检查见到病灶位于黄斑区中心或旁中心，呈单个或多个发病灶，每个病灶约 0.5 到 3 个 PD 大小，呈黄色或橘黄色、轻微隆起。

眼底表现分四期：① 卵黄前期。黄斑形态正常，荧光素血管造影（FFA）检查病灶显示窗样缺损；② 卵黄期。黄斑区蛋黄样改变，外观呈日落状，FFA 检查显示脉络膜荧光遮蔽；③ 卵黄破碎期。外观似搅碎的蛋黄，蛋黄样物质可被吸收；④ 萎缩期。黄斑区瘢痕化及新生血管形成。在卵黄样黄斑变性的病理学改变均为后期的改变。

1982 年 Frangieh 等人在卵黄样黄斑变性卵黄破碎期获得的病理组织学的资料表明，本病在卵黄破碎期的视网膜中存在变性的感光细胞，在视网膜色素上皮层水平可见脂褐素样的物质沉着和组织纤维样变。由于很难获得本病的眼球标本，所以直到现在为止在医学文献中还没发现有关于本病在卵黄期的病理报告，对本病早期视网膜组织学和发病位置更是一无所知。

由于 OCT 检查可在活体上进行，所以就有可能获得本病在各期的病理改变。OCT 检查已发现本病在卵黄期有黄斑区视网膜神经上皮层变薄、视网膜神经上皮层分离、视网膜色素上皮层/脉络膜毛细血管层复合体隆起，有时在这隆起的复合体中可看到低反射的腔隙。现在 OCT 检查在国内已被广泛应用，临床有望能观察到更早的病理改变和系统地了解它的病理演变过程。

【病例1】 卵黄样黄斑变性（卵黄期）（图 4-1-2）

宗某，男，15 岁。双眼视力下降 7～8 年。

视力检查 右眼 0.8，左眼 0.6，两眼视力均不能矫正。

眼底检查 两眼视乳头色泽红润，视乳头鼻上方均见到数个黄色斑点，黄斑部各有 1 个约 2 个 PD 大小、圆形、黄色、半透明的囊样病灶，边界清晰。在右眼黄斑区的病灶有如食油样半透明的外观，内部似有少量黄白色漂浮的颗粒，并有正在向下沉积之势；下 1/6 是颜色较深的黄色沉积物，初降的颗粒在沉积物表面形成一粗糙面（图 A$_1$）。左眼黄斑区除了和右眼有相似的病灶外，在中心凹处还能看到有白色机化物和色素沉着（图 B$_1$）。这黄色的病灶和食油样半透明的物质，位于视网膜的什么位置，还有那漂浮在黄色液体中的小颗粒到底是一些什么物质，来自什么地方，是我们大家所关心的问题。但在这个不断发展的疾病中，我们除了观察它的外表形态学变化外，还缺少一种能在疾病任何阶段对上述的病灶直接进行的活体组织检查。

OCT 检查 见图 A$_2$ 和图 B$_2$。

以上检查结果表明此阶段的主要病变位置是位于黄斑区 2PD 范围内 RPEL/RNEL 的外层组织中，OCT 检查只是间接说明了上述现象发生的组织学位置。

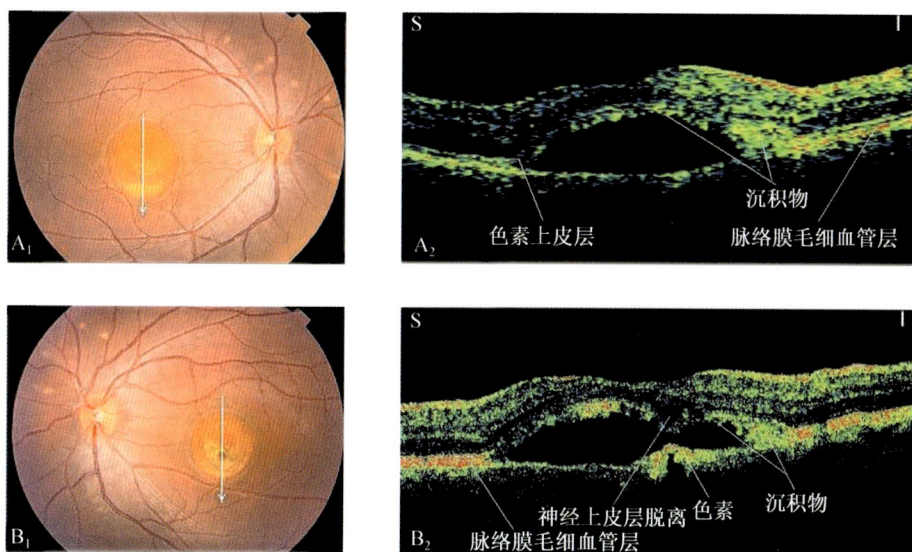

图 4‑1‑2　黄样变性(卵黄期)的 OCT 图

　　图 A₁ 和图 B₁ 是右眼和左眼的眼底照相。图 A₂ 是经图 A₁ 扫描线记录的 OCT 图,图中见黄斑区视网膜全层增厚,在视网膜色素上皮层/脉络膜毛细血管层间有一很大的低光反射区构成的腔隙,沉着物沉积于腔隙的下方和顶部(RPEL 面)。图 B₂ 是左眼的 OCT 图,它的基本病理和右眼相似,但有两个不同点:① 中心凹下 Bruch 膜上有色素沉着;② 中心凹下有局限性的视网膜神经上皮层脱离。因此,通过本例的 OCT 检查,至少可以得到这样的结论:在卵黄样黄斑变性的卵黄期,其主要的病理改变是位于视网膜色素上皮层和 Bruch 膜之间,以后发生的病理改变应该看成是在此病理改变基础上的后续发展。

【病例2】　双眼黄斑区卵黄样变性(萎缩期)(图 4‑1‑3)

　　黄某,女,17 岁。6 年前外院曾诊断"卵黄样黄斑变性(卵黄期)",双眼视力减退并继续下降。

　　视力检查　远视力右眼 0.2,左眼 0.1。

　　眼底检查　双眼的黄斑区都可见一个 1PD 大小的卵圆形平坦的瘢痕性病变,病变表面色素紊乱(图 A₁,图 B₁)。

　　FFA 检查　在造影早期双眼的黄斑区病变都可看到和外形眼底检查所见的相似的低荧区,中期略有增强,无渗漏,晚期病变区荧光不消失(图 A₂,图 B₂)。

　　OCT 检查　见图 A₃ 和图 B₃。

　　以上检查结果表明病变是发生在黄斑区 1PD 大小范围内的视网膜神经上皮层和视网膜色素上皮层间的组织中。

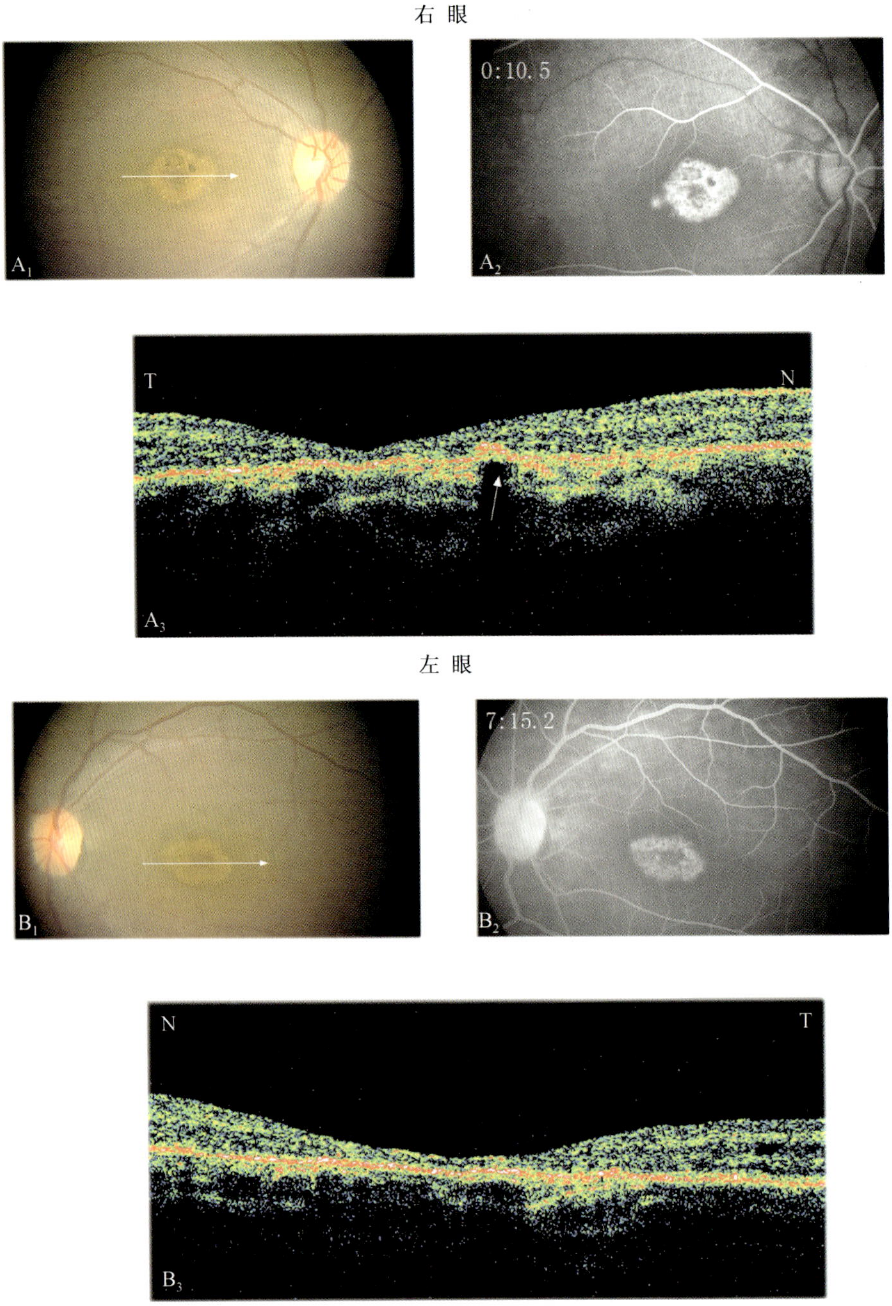

右 眼

左 眼

**图 4 - 1 - 3 卵黄样黄斑变性(萎缩期)的 OCT 图**

图 $A_1$ 和图 $B_1$ 分别是右眼和左眼的眼底照相;图 $A_3$ 和图 $B_3$ 是经右眼和左眼黄斑区的水平扫描线记录的 OCT 图。两图都显示黄斑区的视网膜神经上皮层变薄,正常黄斑区轮廓消失,视网膜色素上皮层/脉络膜毛细血管层光反射带的光反射率增大。在右眼近中心凹颞侧的视网膜色素上皮层光反射带中有一光反射率增强点,遮蔽了下面组织的光反射信号,此光反射点为沉积的色素。

## （三）眼底黄色斑点症及黄斑变性（fundus flavimculatus and Stargardt's disease）

1909 年初 Stargardt 首次描述了这种遗传性黄斑变性的疾病,并以他的名字命名。Stargardt 病的眼底具有两个特征性表现:① 椭圆形黄斑萎缩区;② 黄斑区周围的黄色斑点的数量多少不一,最少时可以只有一个。过去曾经认为这两种表现是分属不同的眼底病,现在发现这两种特征性表现可出现在同一个患者的眼底中,也可以只出现一种。现在认为它们是同一种遗传性疾病的不同表现。因此,现在将具有黄色斑点和有黄斑变性的眼底病称为 Stargardt 病,或称为"眼底黄色斑点眼病合并黄斑变性"。病理组织学研究发现,在视网膜感光细胞和色素上皮细胞水平内有脂褐素样的物质沉积。Stargardt 病的 OCT 图显示患眼黄斑区的视网膜变薄,视网膜神经上皮层和视网膜色素上皮层萎缩。受累的视网膜变薄是视网膜外核层细胞丢失的结果,视网膜神经上皮层和视网膜色素上皮层萎缩可引起脉络膜的光反射增强。

【病例 1】 Stargardt 病(图 4-1-4)

郁某,男,34 岁。双眼中心视力减退,畏光 20 余年。

视力检查 右眼 0.1,左眼 0.1,均不能矫正。

眼底检查 双眼视乳头正常,血管口径正常;黄斑区各见一有 2 个 PD 大小、椭圆形色素的紊乱区。图 A 是右眼的眼底照相,箭头表示经黄斑区记录 OCT 图的扫描位置。

FFA 检查 在造影的动静脉期可看见和眼底检查形态相似的透见荧光区,无渗漏,至造影晚期此区内荧光不消失(图 B)。

视野检查 在中心大约 10°～15°范围内有一个外形不规则、程度不一的视敏度降低区(图 C)。

OCT 检查 见图 C 和图 D。

上述检查结果表明其病变是位于黄斑区 2PD 范围内的视网膜感光细胞层(RPCL)和视网膜色素上皮层内。

【病例 2】 Stargardt 病(图 4-1-5)

吴某,男,13 岁。双眼视力差 5 年,伴畏光、色觉障碍。

视力检查 远视力右眼 0.4,左眼 0.3;近视力右眼 0.66,左眼 0.66。

眼底检查 双眼视乳头较小,黄斑区各见一约 2 个 PD 大小的病变区,有水肿,表面反光增强,中心凹反光消失,图 A 为左眼的眼底照相。图中的箭头 1 和箭头 2 表示记录黄斑区 OCT 图的扫描线。

OCT 检查 见图 B 和图 C。

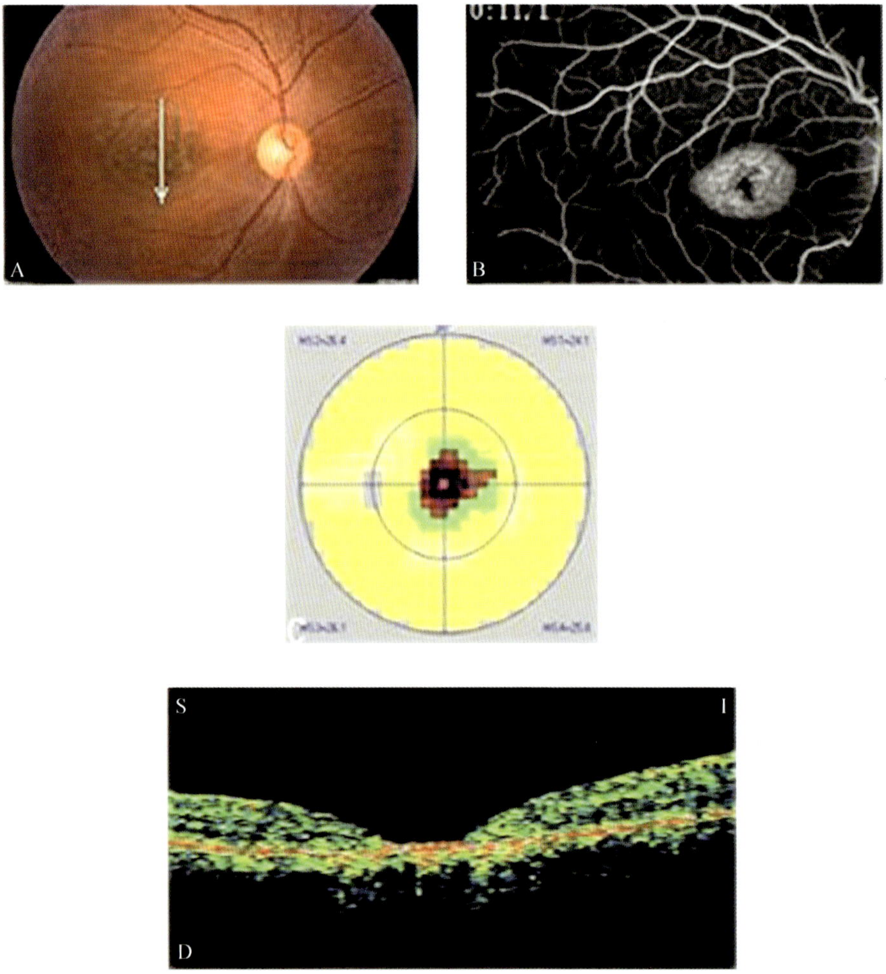

**图 4 - 1 - 4　Stargardt 病的眼底和 OCT 图**

图 D 是经图 A 中的扫描线记录的 OCT 图,在图中可见黄斑中心凹呈一盆状的外观,盆壁为变薄的视网膜神经上皮层,盆底存在有连续性的光反射率增强的视网膜色素上皮层。

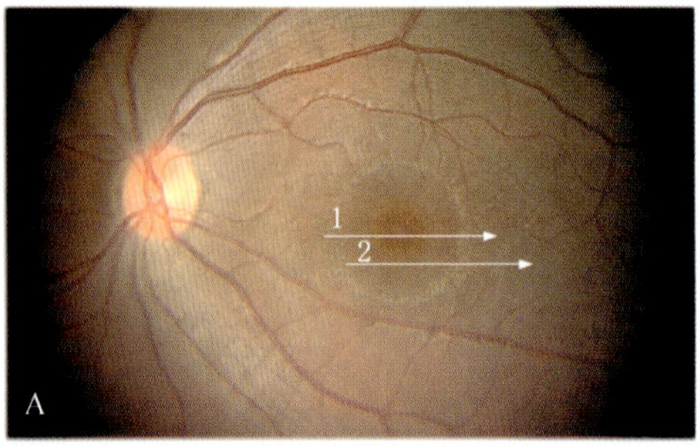

图 4－1－5　Stargardt 病的 OCT 图

　　图 A 是左眼的眼底照相;图 B 和图 C 是经图 A 中的扫描线 1 和扫描线 2 记录的 OCT 图;图 B 是扫描线 1 记录的 OCT 图,显示黄斑区中心凹的轮廓消失,视网膜厚度增加,在视网膜神经上皮层中有一较大的光反射率降低腔隙,腔隙的底和顶均为视网膜神经上皮层组织,腔隙的最大处达 416 $\mu m$;图 C 是黄斑区下方扫描线 2 记录的 OCT 图,图中可清楚看到增厚的视网膜神经上皮层,在视网膜神经上皮层中的外颗粒层和外丛状层间发生劈裂。在图 B 和图 C 中都可看到代表视网膜色素上皮的第二光反射带的光反射率增强,光反射带连续性未发生中断,对下方组织有轻度遮蔽作用,在视网膜色素上皮层前还留有部分视网膜神经上皮层组织,使其表面粗糙不平,由此表明本例的病理改变主要发生在视网膜神经上皮层的外颗粒层和外丛状层中。

【病例 3】　Stargardt 病(图 4－1－6)

费某,男,现年 9 岁,5 岁时发现两眼视力极差。

视力检查　插片 +1D 球镜,两眼的矫正视力分别为 0.15。

色觉检查　红绿色盲。

眼底检查　图 $A_1$ 和图 $B_1$ 分别是右眼和左眼的眼底照相,它们显示两眼的视乳头边缘清,颜色正常,血管口径正常,在黄斑区各有一个 1.5PD 大小的圆形变性区,区内充满细小的色素颗粒,后极部未见黄色斑点,周边部未见异常色素沉着。

视觉电生理检查　① 闪光视网膜电图(FERG)。显示两眼的 a 波和 b 波峰时和振幅在正常范围内(图 D)。② 图像视诱发电位(PVEP)。两侧的 $N_{75}$ 和 $P_{100}$ 波的振幅较低(图 E)。

OCT 检查　见图 $A_2$ 和图 $B_2$。

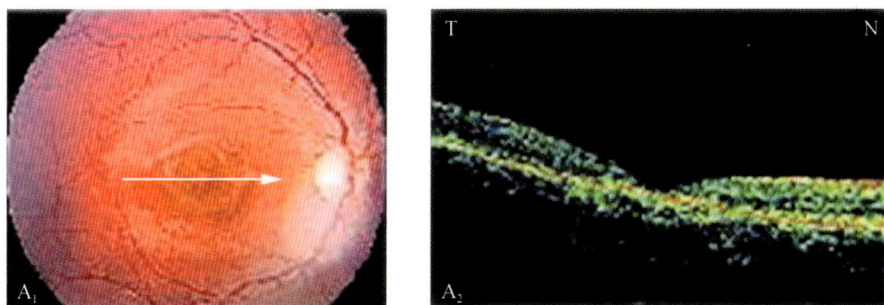

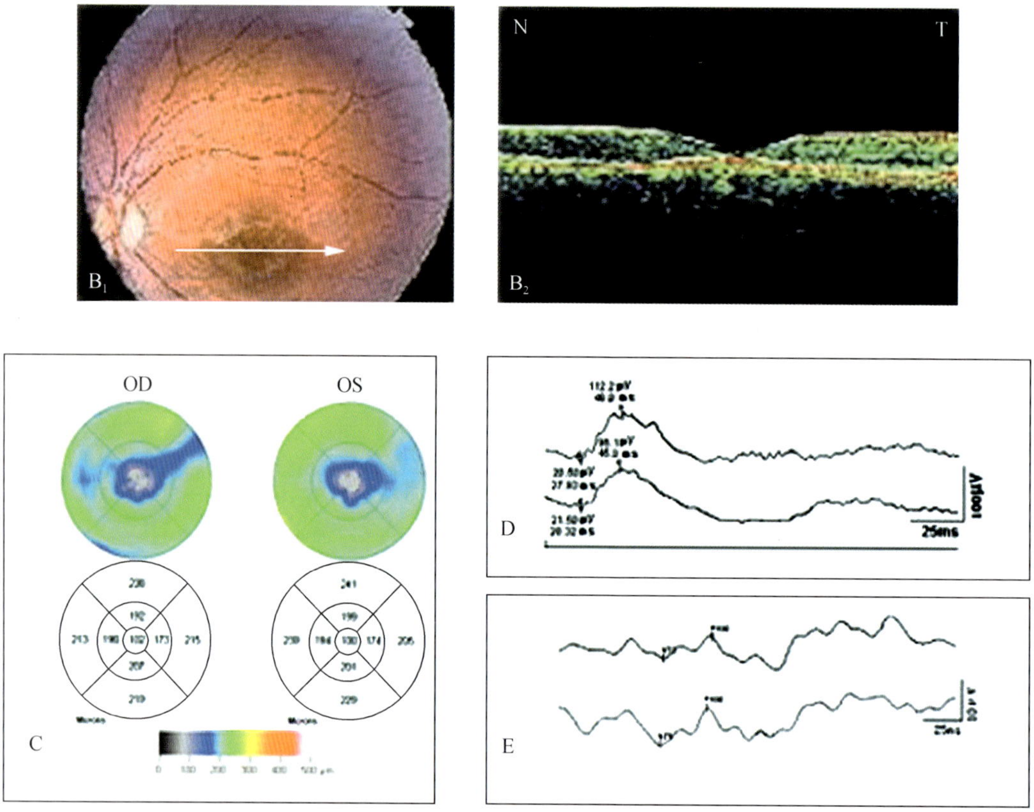

**图 4-1-6　Stargardt 病的眼底、电生理检查和 OCT 图**

图 $A_1$ 和图 $B_1$ 是右眼和左眼的眼底照相；图 $A_2$ 和图 $B_2$ 分别是经黄斑区水平扫描线记录的 OCT 图，它们显示两眼黄斑区的视网膜厚度变薄，在视网膜色素上皮层/脉络膜毛细血管层反射光带中视网膜色素上皮层的光反射带增强，并对下方组织有轻度光学遮蔽作用。

## （四）中心性浆液性脉络膜视网膜病变(central serous chorioretinopathy, CSCR)

本病真正病因还不清楚,可能是视网膜色素上皮屏障功能障碍;也有人认为是脉络膜毛细血管闭塞所致。近年来又有人认为是脉络膜循环障碍导致脉络膜热调节功能衰竭和渗出作用增加所致。本病多为单眼突然发病,见于 20～50 岁的健康人中,男性多于女性。有自限倾向,大多发生在 1～4 个月内。病程长或多次复发者可致永久性视力障碍。

临床症状主要表现为视力减退,视物变暗、变形、变小。视野检查可见相对性中心暗点。应用 Amsler 表可查出视物变形的位置。

眼底表现分为两期:① 急性期。黄斑区有 1～3 个 PD 大小的局限性水肿,周围有反光晕,中心反光消失,继而出现黄白色细点状渗出;② 恢复期。黄斑区视网膜水肿逐渐消退,中心反光恢复,可残留黄白色的渗出点和少量的紊乱色素。

FFA 检查　在静脉期可见一个或多个荧光渗漏点,这些渗漏点随时间呈喷出型或扩散型;在伴有视网膜神经上皮层分离时,渗出的荧光素可积存于此显示晚期荧光;在病变痊愈时无渗漏点,色素沉着处呈荧光遮蔽,色素脱失处呈透见荧光。

OCT 检查的目的可确定中央性浆液性视网膜脉络膜炎基本病理变化解剖位置。在黄斑区可看到两种基本病变:① 视网膜色素上皮层分离。它是视网膜色素上皮层与脉络膜毛细血管层间的分离。视网膜色素上皮层向上隆起,在视网膜色素上皮层与脉络膜毛细血管层间有一腔隙,此腔隙的底部是来自减弱或完全被遮盖的脉络膜毛细血管层光反射带的光反射信号;② 视网膜神经上皮层脱离。这是视网膜神经上皮层与视网膜色素上皮层间的分离,它表现在一个增厚的视网膜神经上皮层是位于一个充满液体的空腔顶壁上,其腔底是与 Bruch 膜黏附着的视网膜色素上皮层。在正常的 OCT 图中视网膜色素上皮层是一连续的高光反射带,但此时却在腔隙的底部构成一腔底两端强、中部减弱或消失的光反射带,这种改变和积液腔的大小和高度有关。能区分视网膜组织分离的解剖位置是 OCT 的主要功能之一。在中央性浆液性视网膜脉络膜炎的 OCT 图中,可单独看到视网膜神经上皮层层分离或视网膜色素上皮层分离,也可看到两者同时存在;有时还可看到断裂的视网膜色素上皮层,在高光反射率的视网膜色素上皮层光带发生中断,其两断端向视网膜神经上皮层翘起。

由于 OCT 检查具有高分辨率和良好的显示功能,因此它一问世就受到眼科界的关注。1995 年,Hee 等人就曾报道过 1 例中央性浆液性视网膜脉络膜炎的 OCT 图,继而在 2000 年,Iida 等人又报道了一组急性中央性浆液性视网膜脉络膜炎的 OCT 表现。现在 OCT 已在中央性浆液性视网膜脉络膜炎的诊断、治疗、随访中广泛应用。

OCT 对于视网膜组织和浆液间的不同光反射率十分敏感,它能分辨出目前检查仪器无法显示的视网膜层间积液。1999 年,Wang 等人曾报道过一组临床上很难确诊的中央性浆液性视网膜脉络膜炎病例。患者除了有轻微的视觉异常外,由于视网膜下的积液量极少而没有其他的阳性体征,但在 OCT 的检查中凭借它对组织和浆液不同反射率的鉴别而得以确诊。虽然,中央性浆液性视网膜脉络膜炎多见于年轻人中,但也可发生在 50 岁以上的人群中,在这种情况下必须和老年黄斑变性和视网膜下新生血管作出鉴别诊断。

OCT 检查还有助于本病与大泡性浆液性色素上皮脱离、视网膜脱离、老年性黄斑变性及视网膜下脉络膜新生血管间的鉴别诊断。此外,当隐性型脉络膜新生血管在局部出现渗漏点时,它与中央性浆液性视网膜脉络膜炎可具有相似的 FFA 表现,这时在 OCT 图中的特征性改变可作为鉴别诊断的依据。

OCT 检查对中央性浆液性视网膜脉络膜炎的另一个重要用途是在临床过程中可定量地监视中央性浆液性视网膜脉络膜炎的转归和发展。虽然大多数中央性浆液性视网膜脉络膜炎将在 1 ~ 4 个月中自发缓解,但何时介入激光治疗是一个重要的决策问题。当 OCT 检查发现积液持续存在或增加,或视力再次降低时,必须考虑及时采用激光或 PDT 的干预性治疗,否则会导致不可逆的视功能障碍。

【病例1】 急性中央性浆液性视网膜脉络膜炎(图4-1-7)

张某,男,41岁。右眼视物模糊约两周,视力0.8。

眼底检查 见右眼黄斑区水肿,并有明显的环形光晕,黄斑区的下方有一圆形灰白色渗出(图A)。

FFA检查 在造影早期位于黄斑区颞侧近中心凹出现一荧光点,随时间的增加而逐渐加深、扩大,晚期呈高荧光(图B,图C)。

OCT检查 见图D。

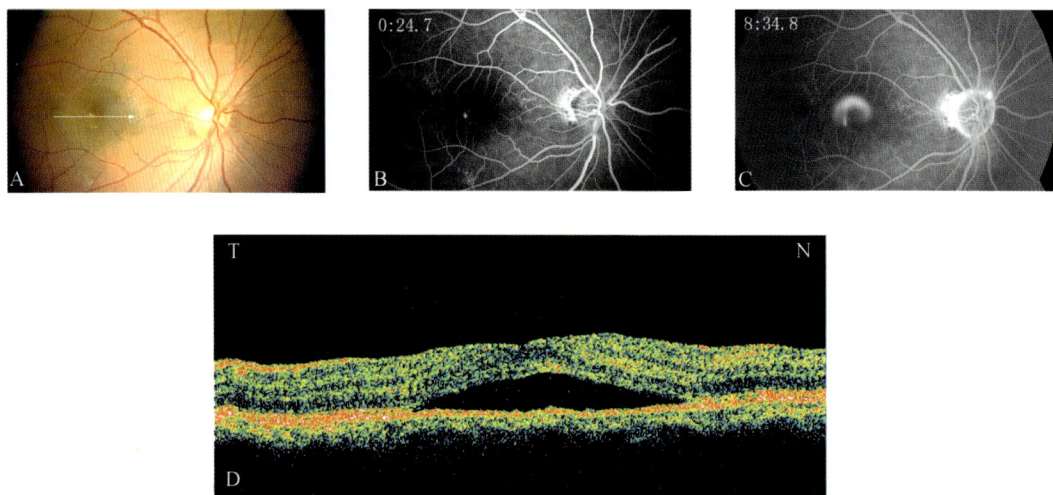

图4-1-7 急性中央性浆液性视网膜脉络膜炎的OCT图

图A是右眼的眼底照相;图D是经图A黄斑区水平扫描线记录的OCT图。在图中可看到位于黄斑中心凹的视网膜神经上皮层隆起、增厚,中心凹轮廓消失。视网膜神经上皮层下是一个低光反射率的腔隙,它为浆液性脱离区,脱离区的底部是视网膜色素上皮层,脱离高度为390 $\mu$m。

【病例2】 急性中央性浆液性视网膜脉络膜炎(图4-1-8)

陈某,男,46岁。右眼视物模糊约2个月,视力1.0。

眼底检查 右眼黄斑区视网膜轻度水肿,鼻上方水肿较明显,黄斑中心凹反光消失(图A)。

FFA检查 造影早期在右眼黄斑中心凹鼻上方、黄斑区鼻下方三处见有斑片状荧光,随时间逐渐加深、轻度扩大,晚期呈高荧光(图B,图C)。

OCT检查 见图D和图E。

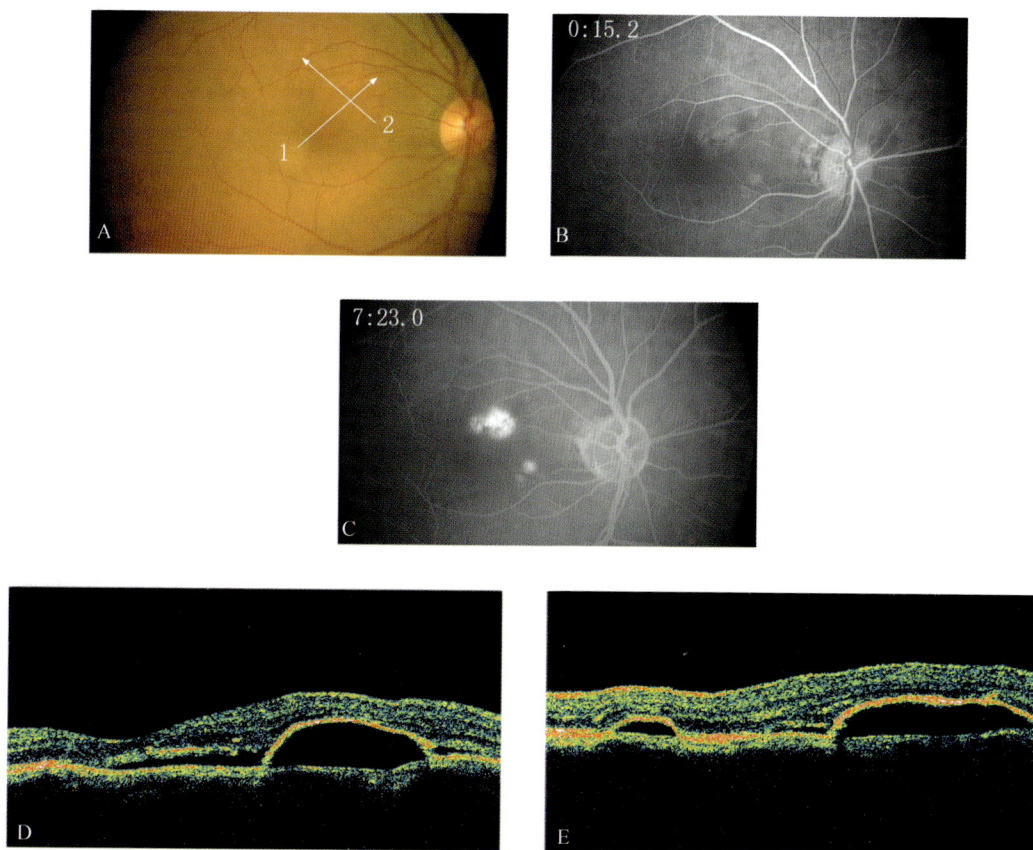

**图4-1-8  急性中央性浆液性视网膜脉络膜炎的OCT图**

图A是右眼的眼底照相;图D和图E是经图A中的扫描线1和扫描线2记录的OCT图。在图D中见视网膜中心凹变浅,中心凹的鼻上方视网膜色素上皮层呈拱形隆起,其深面为低反射的浆液性浅脱离区,在其深面可清晰地看到一连续的脉络膜毛细血管层光反射带,脱离的顶部至底部的高度约365 $\mu m$,宽约979 $\mu m$;在此浆液性脱离区外还可看到一个位于视网膜色素上皮上的浆液性浅脱离;在图E中可分别看到一大一小的浆液性脱离区,性质和图D相似,它们位于视网膜色素上皮层下,小的脱离区宽约375 $\mu m$,大的脱离区宽约1 218 $\mu m$。

【病例3】  急性中央性浆液性视网膜脉络膜炎(图4-1-9)

金某,男,38岁。右眼视物模糊、变形1周,矫正视力0.8。

眼底检查  在眼底镜下见右眼黄斑区有一边界明确的圆形水肿,中心凹反光未见(图A)。

FFA检查  造影早期在黄斑区上方出现一片状低荧区,然后出现一渗漏点,并在整个观察期间逐渐扩大,呈现一高荧区,晚期整个黄斑区呈现一局部低荧区(图B,图C)。

OCT检查  见图D。

【病例4】  急性中央性浆液性视网膜脉络膜炎(图4-1-10)

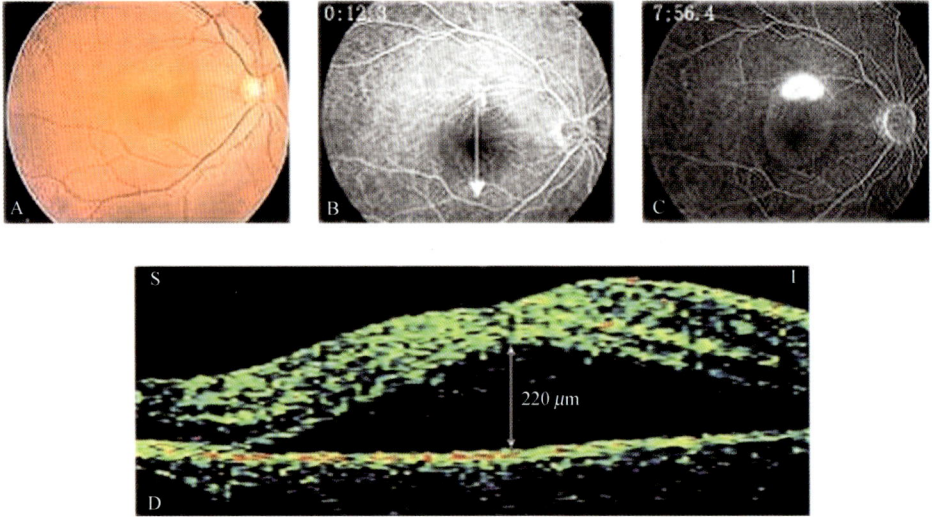

**图 4 - 1 - 9　急性中央性浆液性视网膜脉络膜炎的 OCT 图**

　　图 A 是右眼的眼底照相;图 D 是经图 B 中黄斑区上方渗漏区垂直向下扫描记录的 OCT 图。图 D 表示在视网膜上方的视网膜神经上皮层下有一浆液性脱离,并侵及黄斑区,脱离间隙的高度为220 $\mu$m,图中的视网膜色素上皮层的光反射带外观连续,并保持其正常的解剖位置。

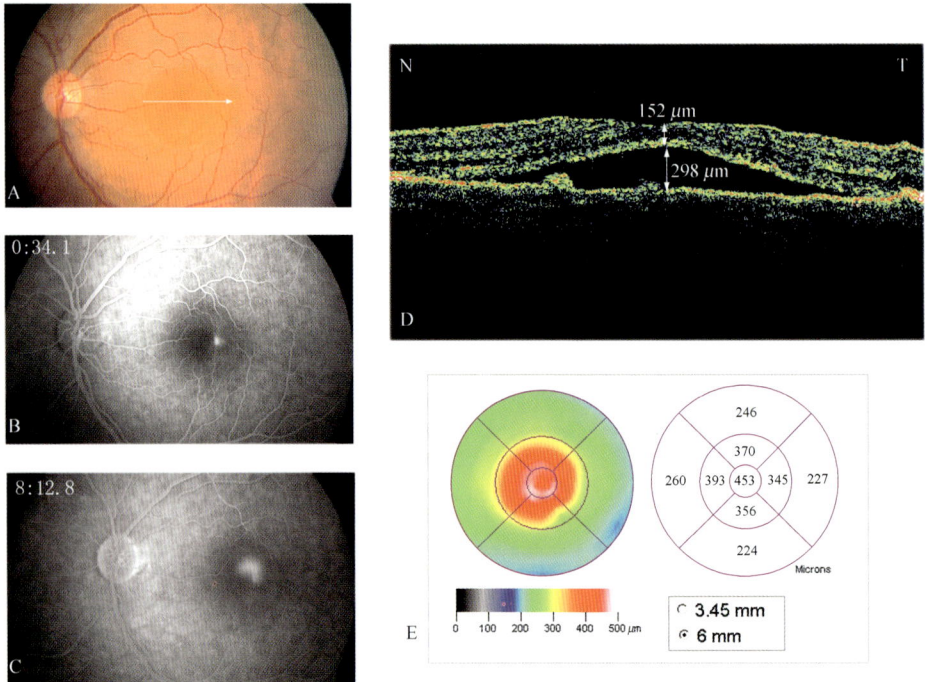

**图 4 - 1 - 10　急性中央性浆液性视网膜脉络膜炎的 OCT 图**

　　图 D 是经图 A 中的黄斑中心凹的水平向扫描线记录的 OCT 图。黄斑区视网膜增厚,在图中可见中心凹轮廓变平,中心凹处视网膜增厚,其厚度达152 $\mu$m,下方出现一小山样低光反射率腔隙,腔隙最高处为298 $\mu$m,腔隙底部是连续的 PEL 光带,脉络膜毛细血管层光反射率减弱(图 D);在图 E 黄斑地形分析图中见中心凹 3 mm 直径范围内视网膜神经上皮层呈现红色高度增厚,黄斑体积达7.74 mm$^3$。

陆某,男,40 岁。左眼视物模糊 1 个多月,视力 0.8。

眼底检查　在左眼黄斑区看到视网膜反光增强,轻度水肿,水肿边缘有光晕,中心凹反光未见。

FFA 检查　造影早期在黄斑区中心凹的颞侧出现一点状荧光,以后逐渐增强、扩大,至造影后期呈强荧光(图 B,图 C)。

OCT 检查　见图 D 和图 E。

【病例 5】　急性中央性浆液性视网膜脉络膜炎(图 4-1-11)

姜某,男,48 岁。左眼视物模糊,眼前中央出现一暗区约 3 周;左眼矫正视力 0.8。

眼底检查　左眼黄斑区视网膜轻度水肿,水肿区外有一环形的光晕,中心凹消失,在黄斑区鼻上方视网膜上看到一灰白色的斑片(图 A)。

FFA 检查　在造影早期位于视网膜黄斑区的鼻上方和颞下方各出现一个荧光渗漏点,在动静脉期逐渐增强和扩大(图 B);在造影晚期,除渗漏点的荧光继续存在外,黄斑区视网膜出现轻度的荧光着色(图 C)。

OCT 检查　见图 D,本例的 OCT 特点是在图中可同时看到视网膜神经上皮层和视网膜色素上皮层的分离。

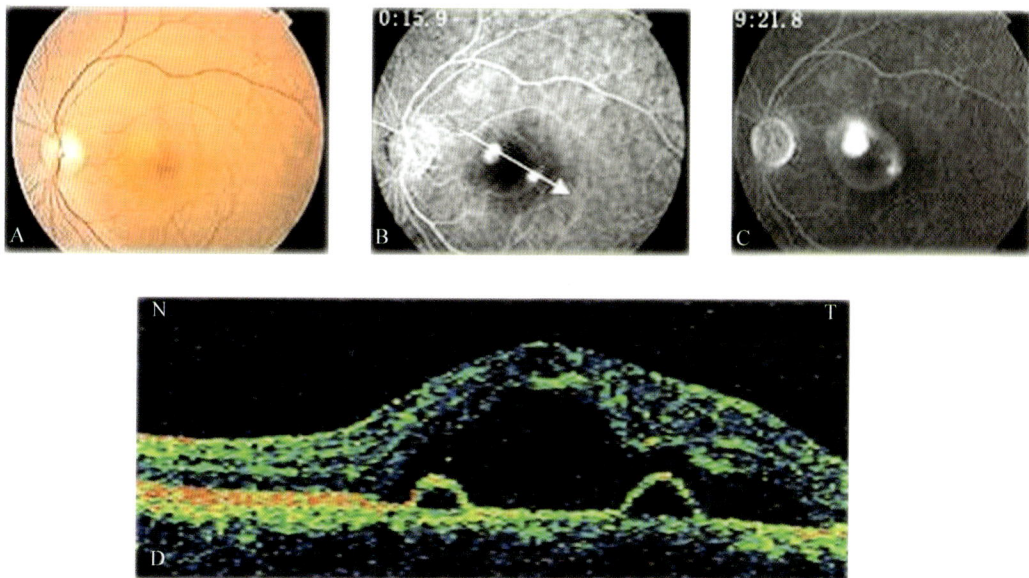

**图 4-1-11　急性中央性浆液性视网膜脉络膜炎的 OCT 图**

155

图 A 是左眼的眼底照相;图 D 是经图 B 中经两渗漏点的扫描线所记录的 OCT 图。从 OCT 图可见黄斑区视网膜增厚,中心凹轮廓消失,在视网膜中可同时看到 1 个大的视网膜神经上皮层脱离和 2 个小的视网膜色素上皮层脱离区,脱离区的光反射率极低。位于视网膜色素上皮层和视网膜神经上皮层之间,视网膜神经上皮层脱离的腔隙较大,腔隙中的积液使视网膜神经上皮层高起,在脱离腔隙底部两侧的边缘可看到代表视网膜色素上皮层的高反射信号。视网膜积液腔的最高点位于中心凹下,高达 $220\,\mu m$。位于视网膜色素上皮层和 Bruch 膜之间的视网膜色素上皮层脱离腔隙较小,腔隙的最高点为 $115\,\mu m$(图 D)。

【病例6】 慢性中央性浆液性视网膜脉络膜炎(图4-1-12)

吴某,女,45岁;右眼视物变小、变形2个月;5年前右眼曾有中央性浆液性视网膜脉络膜炎病史;现右眼视力0.1。

眼底检查 在右眼黄斑区见一圆形黄白色病灶,伴有色素脱失,中心凹反光未见(图A)。图A中的箭头表示记录OCT图的扫描方向和位置。

FFA检查 在造影早期黄斑中心即出现斑点状荧光(图B),其中有2个荧光点随时间逐渐加深、扩大,在造影晚期不消退(图C)。

OCT检查 见图D。

本例表明在未得到很好治疗和反复发作的中央性浆液性视网膜脉络膜炎,最后可引起黄斑区视网膜变薄并导致不可逆的视力减退。

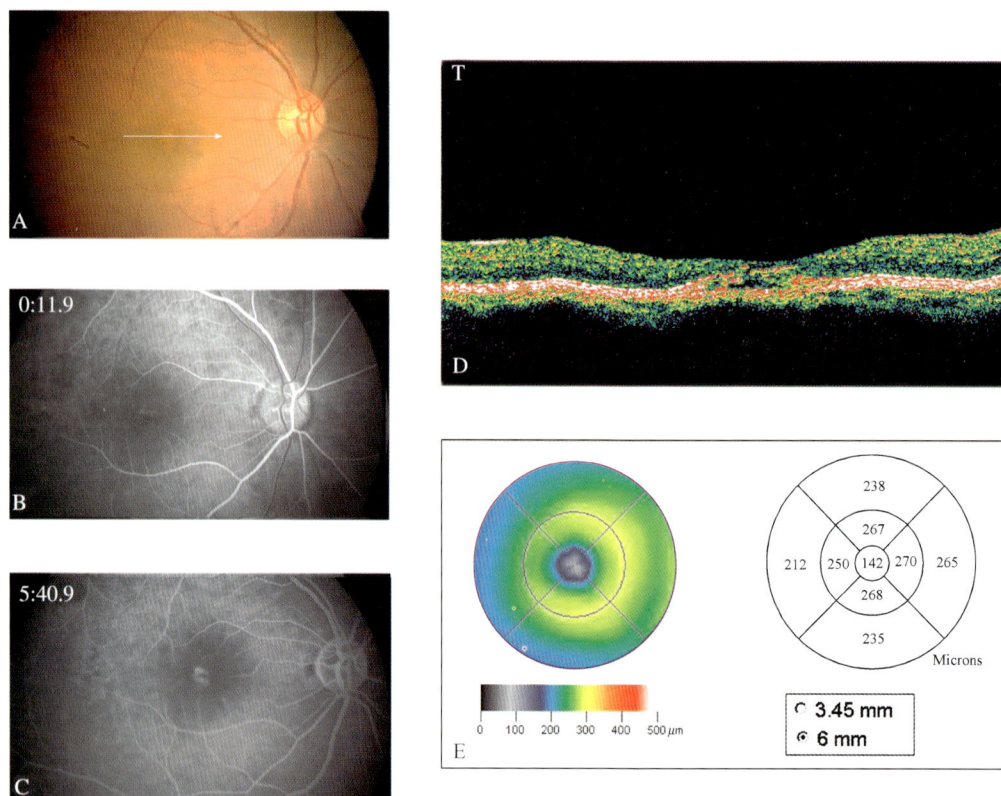

156

**图4-1-12 慢性中央性浆液性视网膜脉络膜炎的OCT图**

图A是右眼的眼底照相;图D是经图A的水平扫描线记录的OCT图。在图D的视网膜色素上皮层中见黄斑中心凹视网膜神经上皮层厚度变薄,仅为85 $\mu m$,在黄斑区连续的视网膜光反射带上见一弱的光反射率间隙,其顶部是颗粒状高光反射率的神经上皮组织。在图E的黄斑区视网膜地形图分析中,看到黄斑区视网膜普遍变薄,黄斑中心区的平均厚度只有148 $\mu m$。

【病例7】 慢性中央性浆液性视网膜脉络膜炎(图4-1-13)

黄某,男,64岁。右眼视力减退2年,最近1年视力持续下降,现右眼视力仅为0.06。

眼底检查 在图A见右眼的黄斑区水肿,表面反光增强,中心反光未见,在黄斑区有较多的渗出小点和细小色素沉着。

FFA检查 在造影早期见位于视网膜黄斑区近中心凹处出现一荧光渗漏点,并逐渐增强、扩大(图B),至造影晚期不消失。

OCT检查 见图C。

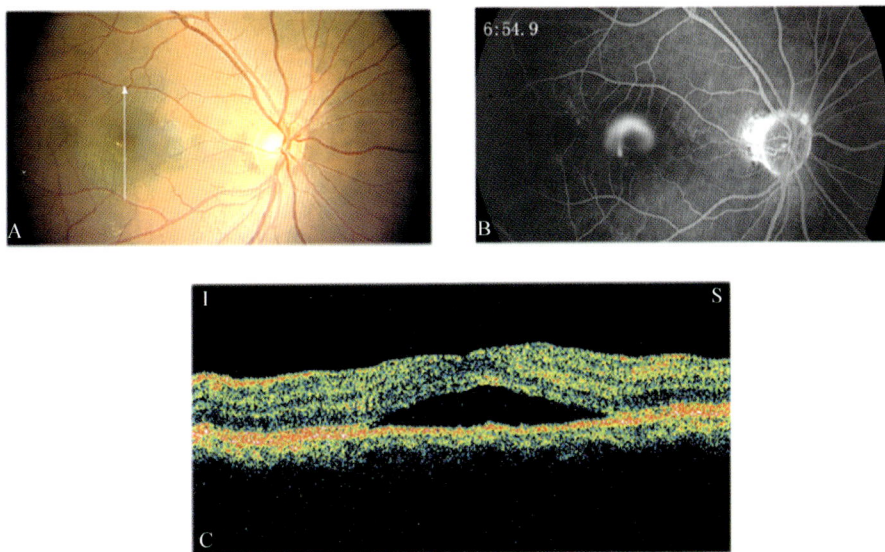

图4-1-13 慢性中央性浆液性视网膜脉络膜炎的OCT图

图A是右眼的眼底照相;图C是经图A中的垂直扫描线记录的OCT图。图中黄斑区中心凹变浅,视网膜神经上皮层增厚隆起,在黄斑区视网膜色素上皮层上有一个光反射率降低的间隙,其底部是连续的视网膜色素上皮层/脉络膜毛细血管层的高反射带,表明此处存在视网膜神经上皮层浆液性脱离。

因视功能长期得不到改善,拟行激光治疗,考虑到渗漏的位置太接近中心凹,故选用了PDT治疗。图4-1-14表示PDT治疗3周后的眼底、FFA及OCT复查的结果。

视力检查 患眼视力1.0。

眼底检查 右眼黄斑区水肿消退,光晕不复存在,黄斑区表面有许多细小的色素沉着(图A)。

FFA检查 在右眼黄斑区看到有多个荧光斑点,不扩大;在造影晚期呈现局部朦胧的背景荧光(图B)。

OCT检查 见图C。

157

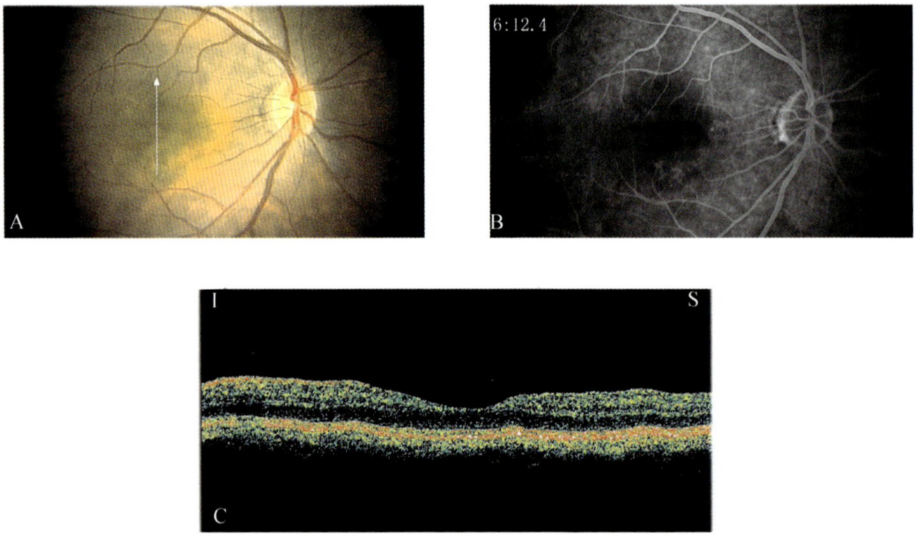

**图 4 - 1 - 14　经 PDT 治疗后的 OCT 图**

图 A 是经 PDT 治疗后的眼底照相;图 C 是经图 A 扫描线记录的 OCT 图。扫描的位置和方向和前次 OCT 检查保持一致,在图中可看到原来脱离的视网膜神经上皮层已复位,变形的中心凹轮廓恢复,视网膜色素上皮层的反射信号存在轻度的不规则,这与眼底检查所见有色素沉着的外观一致。

## （五）中心性渗出性脉络膜视网膜炎(central exudative chorioretinitis)

这是一种局限于黄斑或其邻近眼底组织的脉络膜视网膜炎。多见于 20 ～ 40 岁的人群,90% 以上为单眼发病。据文献报道本病系感染弓形体、组织胞浆菌或梅毒、结核所引起的脉络膜视网膜炎症。这种脉络膜炎症易诱发脉络膜新生血管。发生在脉络膜毛细血管的新生血管可经损害的 Bruch 膜及视网膜色素上皮层而侵入到视网膜神经上皮层下。在疾病过程中,眼底检查可见黄斑区视网膜水肿,在其附近可见灰白色圆形或类似圆形渗出性病灶,渗出灶周围有环形或月牙形出血及机化等病理改变。

FFA 检查在活动期的灰白色渗出病灶的内在造影动脉期会出现荧光,形状呈辐射状或颗粒状,并迅速扩大增强成强荧光,这种荧光一直滞留至造影晚期持续不退;病灶周围的出血呈荧光遮蔽。

OCT 检查在黄斑区病灶中可存在视网膜增厚和视网膜神经上皮层的浆液性分离,有时还能清楚地看到来自脉络膜的新生血管。

【病例 1】　中心性渗出性脉络膜视网膜炎(图 4 - 1 - 15)

徐某,男,35 岁。左眼视物模糊 4 天;左眼视力 0.6,不能矫正。

眼底检查　在黄斑区见视网膜水肿和小点状出血(图 A)。

FFA 检查　造影早期在黄斑区中心凹颞侧有一不规则荧光着色(图 B),随时间逐渐增强,并轻度扩大,至造影晚期呈强荧光(图 C)。

　　OCT 检查　见图 D 和图 E。

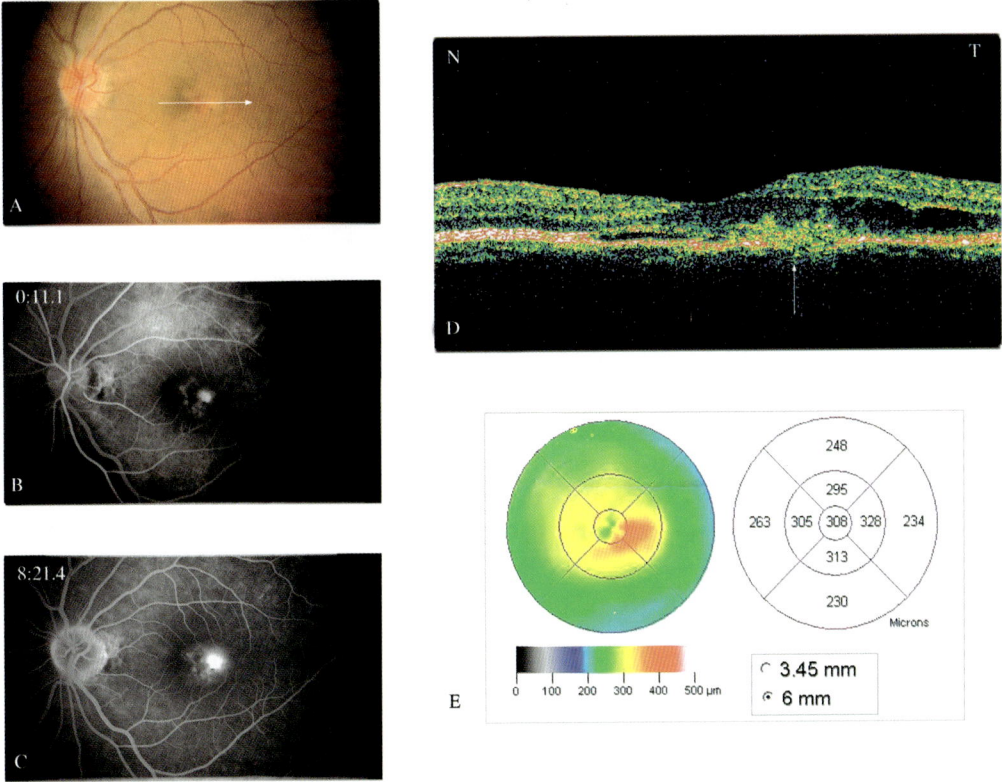

**图 4-1-15　中心性渗出性脉络膜视网膜炎的 OCT 图**

　　图 A 是左眼的眼底照相;图 D 是经图 A 中的水平扫描线记录的 OCT 图,图中箭头所示相当于黄斑中心凹颞侧视网膜色素上皮/脉络膜毛细血管层光反射带区,它表现为被脉络膜新生血管占据的一紊乱的高光反射率区,在高光反射率区上的视网膜神经上皮层增厚、光反射增强,其中有浆液性脱离;图 E 是黄斑区地形图分析,它显示视网膜神经上皮层轻度增厚,尤以颞侧较明显,黄斑区体积为7.38 mm³。

【病例2】　中心性渗出性脉络膜视网膜炎(图4-1-16,图4-1-17)

　　姚某,女,34 岁。左眼视力下降伴变形 1 月,视力 0.1,不能矫正。

　　眼底检查　在黄斑区见一灰黄色水肿的病灶,病灶边缘有少量出血(图 A)。

　　FFA 检查　在造影早期黄斑区出现一圆形、边界清晰的低荧区,中心凹下方有一边缘呈环形荧光遮蔽的高荧点,荧光点快速增强并形成明显的荧光渗漏(图 B)。

　　OCT 检查　见图 C。

**图4-1-16 中心性渗出性脉络膜视网膜炎的OCT图**

图A是右眼的眼底照相;图C是经图A中的扫描线记录的OCT图,图中显示视网膜中心凹下方的视网膜神经上皮层增厚,中心凹变形;中心凹下方的视网膜色素上皮/脉络膜毛细血管层光反射带拱起形成一梭形的高反射率区,并遮蔽深层的组织结构,OCT图呈现典型的脉络膜新生血管的外观。

本例在PDT治疗1个月后相关检查的结果见图4-1-17。

视力检查　左眼矫正视力0.5。

眼底检查　在黄斑区的灰黄色病灶区内出现散乱的色素沉着,视网膜水肿及位于病灶区内的出血已吸收(图A)。

FFA检查　在造影早期位于黄斑中心凹原有的低荧区已明显缩小,到中晚期未见荧光渗漏(图B)。

OCT检查　见图C。

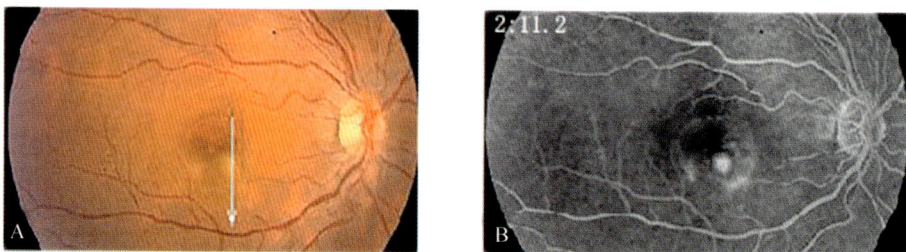

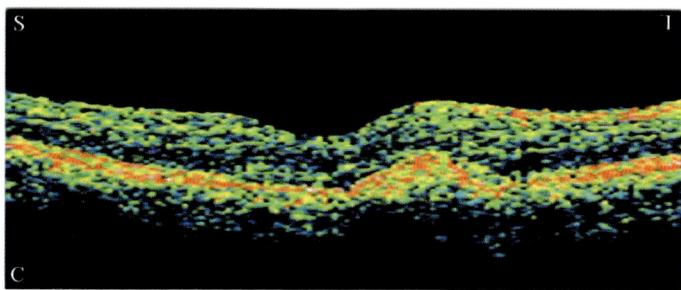

**图 4 - 1 - 17　经 PDT 治疗后的中心性渗出性脉络膜视网膜炎的 OCT 图**

图 A 是经 PDT 治疗后的眼底照相;图 C 是经黄斑区中心凹原病灶处扫描的 OCT 图,图中显示视网膜神经上皮层水肿减轻,视网膜厚度变薄,变形的中心凹轮廓改善,脉络膜新生血管表现为密度一致变薄的梭形高反射区,位于视网膜色素上皮层/脉络膜毛细血管层光反射率增加区明显缩小。

## (六) 玻璃膜疣(drusen)

玻璃膜疣是一种退行性改变,视网膜色素上皮细胞对视细胞外节盘膜吞噬消化能力下降,结果使盘膜残余物潴留于细胞基底部原浆中,并向细胞外排出沉积于玻璃膜,形成玻璃膜疣。疣体内含有变性的线粒体、细胞碎屑、视细胞外节盘膜碎片及残余体,疣体下玻璃膜内有消化不全的色素上皮细胞和视细胞的细胞器。在疾病的进程中,在形成玻璃膜疣处的玻璃膜内层(即色素上皮细胞基底膜)发生漆裂样变,玻璃膜与色素细胞层之间发生裂隙,成为脉络膜新生血管进入视网膜神经上皮层内的通道。玻璃膜疣可分为家族性、老年性、继发性三类。

### 1. 家族性玻璃膜疣

本病是一种常染色体显性遗传的变性疾病,病变发生在脉络膜和视网膜间的玻璃膜。两眼的眼底表现对称,视功能损害不严重。本病分为三期:① 初期。见于 10 ～ 30 岁,玻璃膜疣数量少,呈黄色小点状,大小相等,边界清楚,疣体周围视网膜略褪色。② 进行期。在 40 岁左右,玻璃膜疣数量较多,呈圆点状,疣体部向视网膜神经上皮层侧轻度突起,相应处的色素上皮及脉络膜毛细血管萎缩。③ 末期。在 50 ～ 60 岁之间,疣体密集,开始相互融合,呈镶嵌状或蜂窝状,形成黄白色斑块,在黄斑区特别明显,多伴有色素增生,并可发生黄斑囊样变性。

FFA 检查在造影动脉期玻璃膜疣体处有透见荧光,到静脉期荧光斑点加强,后期可见疣体着色。有的病例还可有视网膜色素上皮层和(或)视网膜神经上皮层浆液性脱离。

OCT 检查可见玻璃膜增厚、光反射增强,疣体突向视网膜色素上皮层及视网膜神经上皮层侧,有的可诱发脉络膜新生血管。

【病例】 家族性玻璃膜疣(图4-1-18)

刘某,男,40 岁。眼科门诊发现眼底异常。

视力检查 右眼0.9,左眼1.0。

眼底检查 眼底镜检查在两眼视乳头(盘)周围及后极部视网膜上可见大量对称分布的黄白色颗粒状小点(图 A₁,图 B₁)。图 A₂表示这些黄白色颗粒状小点在无赤光下看得尤为明亮而清晰,它们位于视网膜深部并突向视网膜面。

FFA 检查 在动脉期可看到这些玻璃膜疣有透见荧光,在静脉期可看到这些玻璃膜疣有荧光染色(图 B₂)。

OCT 检查 见图 A₃、图 A₄、图 B₃和图 B₄。

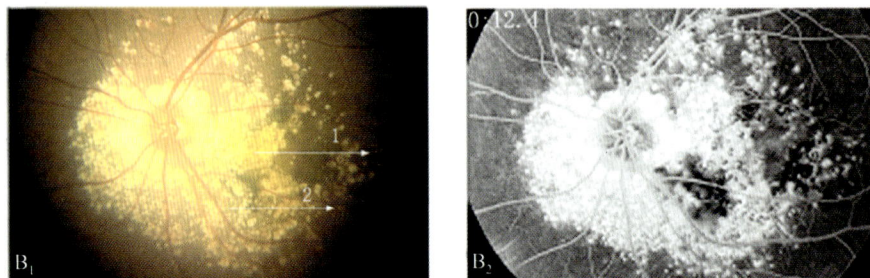

右 眼

左 眼

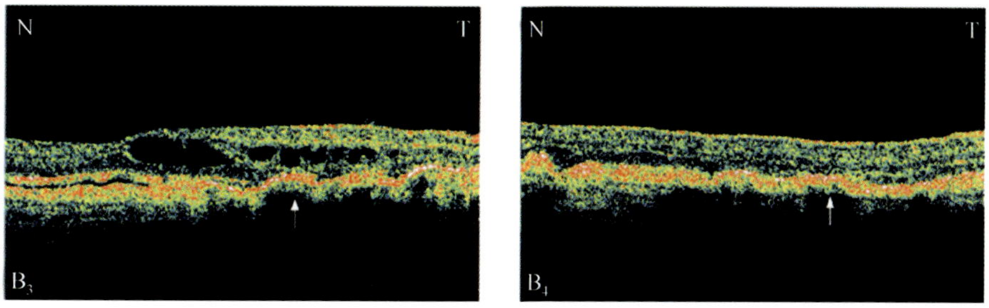

**图 4-1-18　家族性玻璃膜疣的 OCT 图**

　　图 $A_1$ 和图 $B_1$ 分别是右眼和左眼的眼底照相；图 $A_3$ 是经图 $A_1$ 右眼扫描线 1 记录的视乳头（盘）OCT 图，从图中可看到位于视乳头（盘）生理凹陷神经纤维中的疣体，疣体表现为增强光反射率的特点；图 $A_4$ 是经图 $A_1$ 中黄斑区鼻上方扫描线 2 记录的 OCT 图。图中箭头指出位于玻璃膜上的疣体的光反射率增大，并遮蔽了下方的脉络膜光反射；图 $B_3$ 和图 $B_4$ 是经图 $B_1$ 中黄斑区扫描线 1 和黄斑区下方扫描线 2 记录的 OCT 图，在图中可看到疣体处的玻璃膜增厚、隆起，光反射信号增强，并遮蔽下面的脉络膜光反射。在图 $B_3$ 中还看见浅脱离的视网膜色素上皮层和在视网膜神经上皮层中形成的低光反射的囊腔。图 $A_3$、图 $B_3$ 和图 $A_4$、图 $B_4$ 中的箭头分别是位于视盘神经纤维层和玻璃膜上的疣体。

### 2. 老年性玻璃膜疣

　　老年性玻璃膜疣是一种退行性改变，是视网膜色素上皮代谢产物在玻璃膜上的异常沉积所致，多见于 50 岁以上的老年人，一般不影响视力。眼底检查可见在视网膜血管下有黄白色圆形斑，散在或群集，多见于黄斑区。FFA 检查可见玻璃膜疣呈脱色素现象，造影早期脉络膜为透见荧光，后期可存在荧光染色。

　　【病例 1】　老年性玻璃膜疣（图 4-1-19）

　　陆某，男，65 岁。右眼视力 1.0。

　　眼底检查　在右眼后极部视网膜上可看见众多的黄白色小点，多数小点融合成片（图 A）。

　　OCT 检查　见图 B 和图 C。

　　【病例 2】　老年性玻璃膜疣（图 4-1-20）

　　朱某，男，62 岁。双眼近视，矫正视力均为 0.8；在两眼眼底的后极部均可看见有密集的、大小不一的黄白色小点，部分相互融合，黄斑颞侧较多，黄斑中心凹反光不明显（图 $A_1$，$B_1$）。

　　FFA 检查　在造影早期眼底中可见呈强荧光着色的小点（图 $A_2$，图 $B_2$），以后荧光逐渐减弱，在造影晚期仍可看到有少数轻微着色的小点（图 $A_3$，图 $B_3$）。

　　OCT 检查　见图 $A_4$ 和图 $B_4$。

　　OCT 图中的表现和眼底镜检查时看到的视网膜玻璃膜疣位于色素上皮和玻璃膜水平。

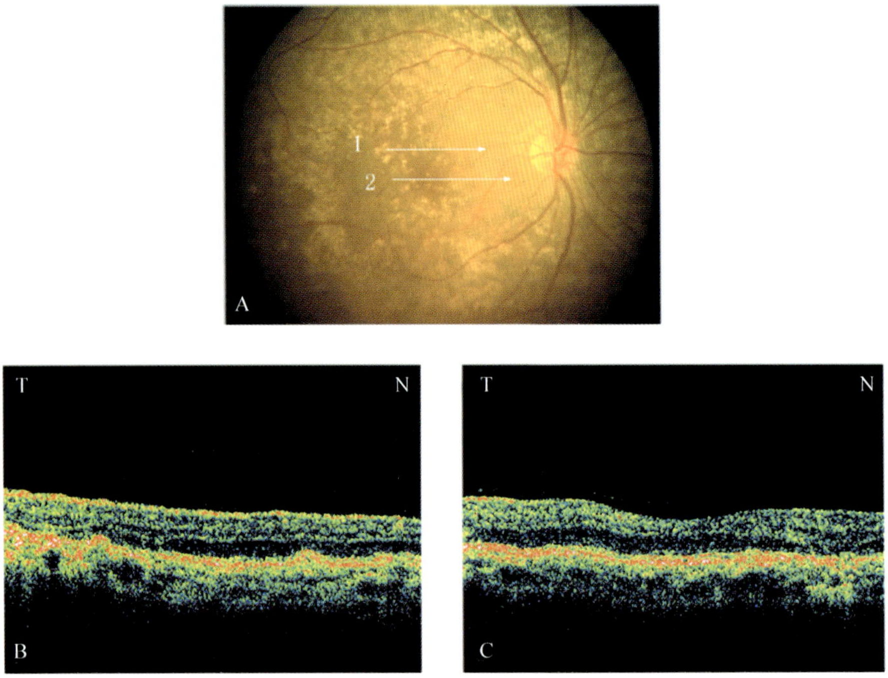

**图 4-1-19  老年性玻璃膜疣的 OCT 图**

图 A 是右眼的眼底照相;图 B 和图 C 是分别经图 A 中的扫描线 1 和扫描线 2 记录的 OCT 图。在图 B 中见 RPE/Bruch m/CCL 光反射带增强,由于疣体突出玻璃膜表面,使 RPE/Bruch m/CCL 光反射带呈高低不平粗糙的外观;在图 C 中同样可见增强的 RPE/Bruch m/CCL 光反射带,视网膜神经上皮层增厚,视网膜中心凹厚度增加,增厚位置主要位于视网膜外核层和内核层,中心凹轮廓变平。

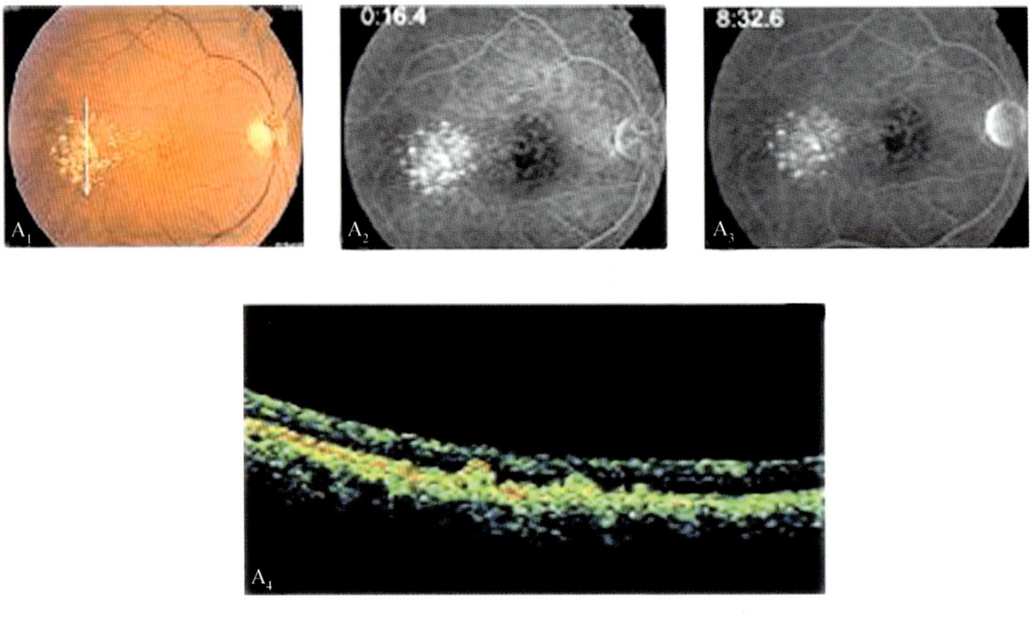

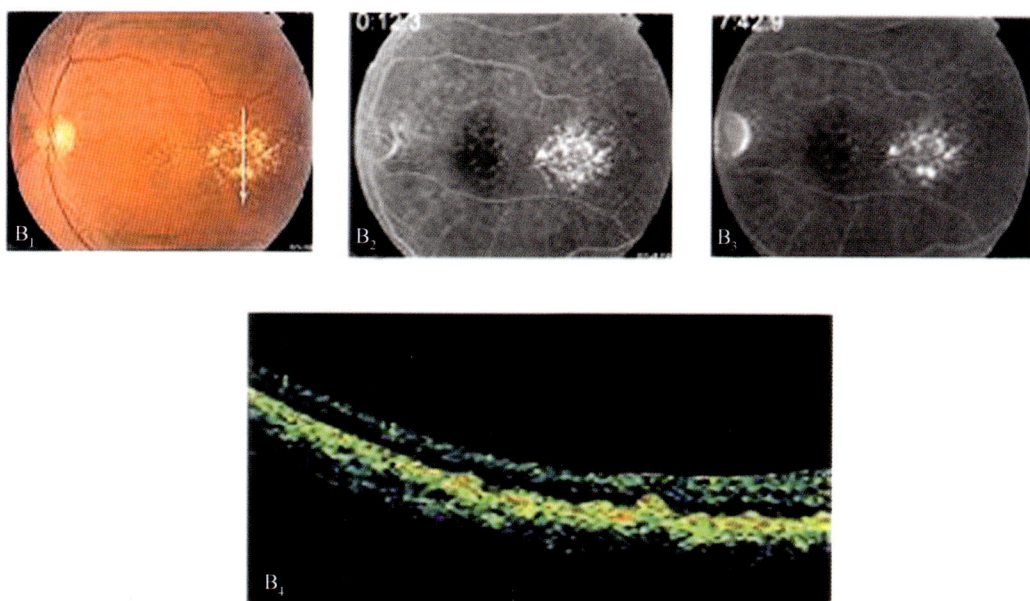

**图 4 - 1 - 20　老年性玻璃膜疣的 OCT 图**

　　图 A₁ 和图 B₁ 分别是右眼和左眼的眼底照相;图 A₄ 和图 B₄ 是经图 A₁ 和图 B₁ 中的垂直扫描线记录的 OCT 图,扫描线均经过玻璃膜疣。在 OCT 图中显示有许多丘状隆起的高光反射点,它们位于 RPE/Bruch m/CCL 光反射带上,RNEL 厚度在正常限内。

【病例3】　视乳头玻璃膜疣(图 4 - 1 - 21)

　　孟某,女,49 岁。双眼视力逐渐下降十余年。右眼视力 0.05,左眼视力 0.3。

　　眼底检查　见双眼视乳头边界模糊,略微隆起,视网膜静脉迂曲充盈,右眼黄斑区脱色素改变,左眼黄斑区水肿,视乳头周围视网膜隆起(图 A₁,图 B₁)。

　　FFA 检查　造影中显示动静脉荧光充盈时间正常,右眼黄斑存在透见荧光,在造影晚期右眼视乳头颞侧和左眼视乳头周围均呈强荧光,左眼鼻侧的血管瘤处有荧光渗漏,其表面的小片出血处显示为荧光遮蔽(图 A₂,图 B₂)。

　　OCT 检查　见图 A₃、图 A₄、图 B₃ 和图 B₄。

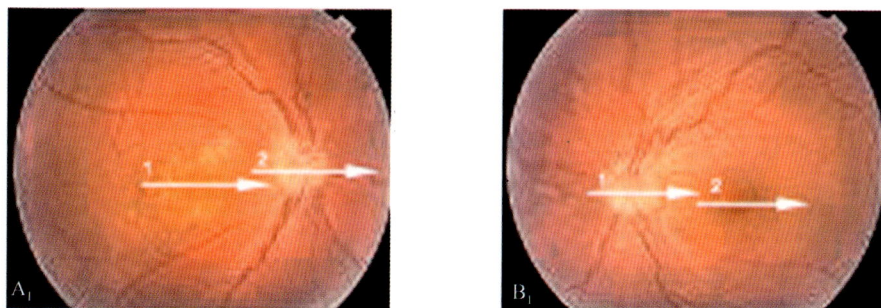

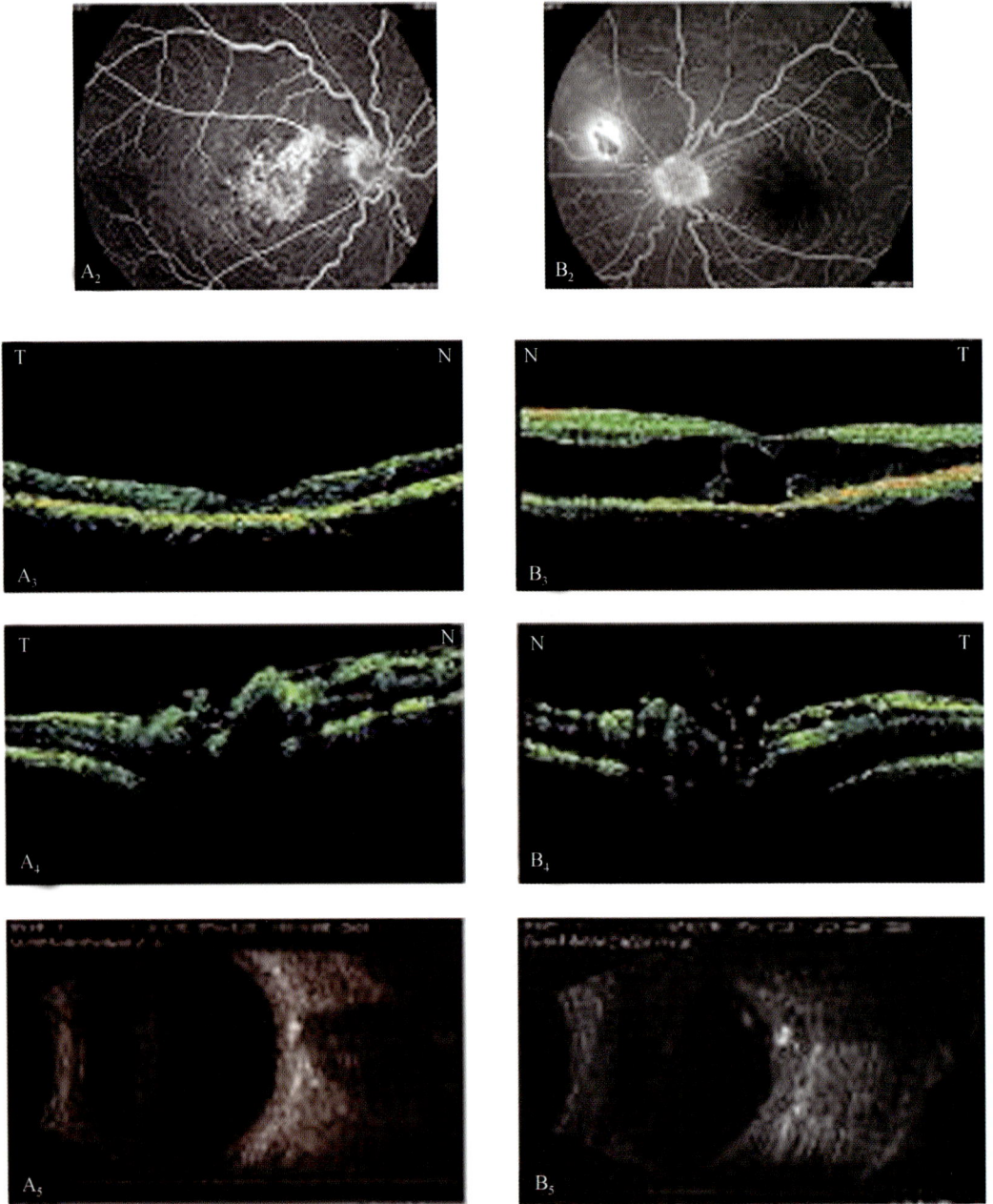

**图 4 - 1 - 21　视乳头玻璃膜疣的 OCT 图**

图 A 和图 B 分别是右眼和左眼的眼底照相。图 $A_3$、图 $A_4$ 和图 $B_3$、图 $B_4$ 是分别从图 $A_1$ 和图 $B_1$ 每眼中的扫描线 1 和扫描线 2 记录的视乳头和黄斑区的 OCT 图。右眼的 OCT 图显示黄斑区厚度明显变薄，RPEL/Bruch m/CCL 光带粗糙不平（图 $A_3$），左眼的 OCT 图显示黄斑轮廓存在，视网膜厚度增加，RPEL/Bruch m/CCL 光带连续，黄斑中心凹鼻侧视网膜色素上皮层和视网膜神经上皮层间有低反射腔隙，中心凹颞侧视网膜神经上皮层相当于外核层外丛状层间有不同大小的光反射率降低区，表明在黄斑区存在视网膜神经上皮层脱离和视网膜神经上皮层间的劈裂（图 $B_3$）。在视乳头的 OCT 图中看到视乳头生理凹陷消失，视网膜劈裂的位置位于视网膜内层（图 $A_4$，图 $B_4$）。由于本例视乳头疣体位于视乳头的深部较深位置，OCT 检查因受光学穿透力的影响，未能检出疣体的存在。视乳头的疣体是由 B 超检查发现（图 $A_5$，图 $B_5$）。

**【病例4】 老年性玻璃膜疣**（图4-1-22）

瞿某,男,75岁。左眼视物模糊10年;左眼矫正视力0.8。

**眼底检查** 在左眼黄斑中心凹下方视网膜深层看到一个黄白色硬性渗出物（图A）。

**FFA检查** 在造影的动脉期,黄斑区硬性渗出物表现为轻度荧光着色;在造影的动静脉期和晚期黄斑硬性渗出物有荧光着色,但不扩大也不增强（图B）。

**OCT检查** 见图C。眼底检查看到的硬性渗出物,经OCT检查是位于玻璃体膜上的玻璃膜疣。

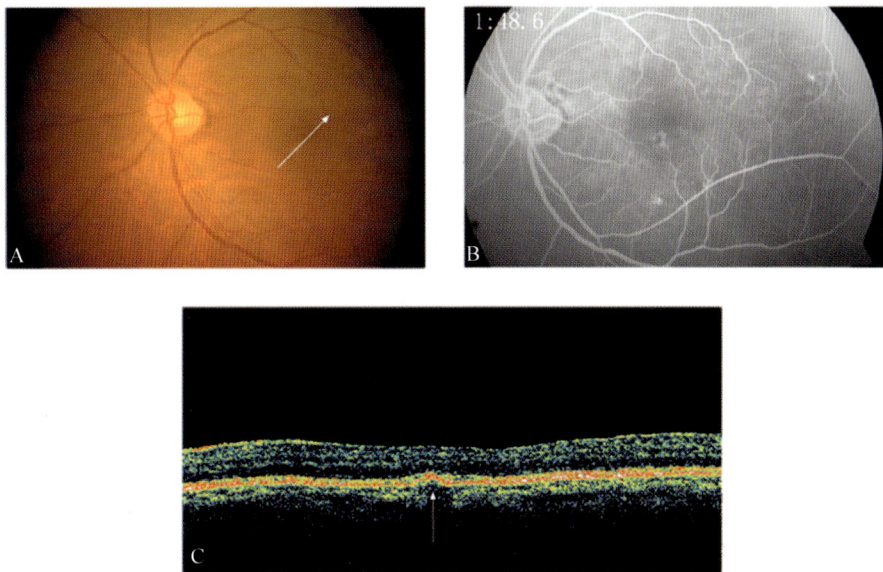

**图4-1-22 老年性玻璃膜疣的OCT图**

图A是左眼的眼底照相;图C是经图A中的扫描线记录的OCT图,扫描线经过病灶。在图C箭头指出的位置可看到一个在RPEL/Bruch m/CCL光反射带局部隆起,光反射增强的病灶,它遮蔽下方脉络膜的反射信号,上述病灶与眼底所见的白色病灶相互对应。

**【病例5】 黄斑中心凹玻璃膜疣**（图4-1-23）

朱某,男,49岁。眼科常规检查发现左眼黄斑异常。左眼视力1.0。

**眼底检查** 在黄斑区中心凹的视网膜下看到一个呈黄白色椭圆形隆起病灶（图A）。

**OCT检查** 见图B。

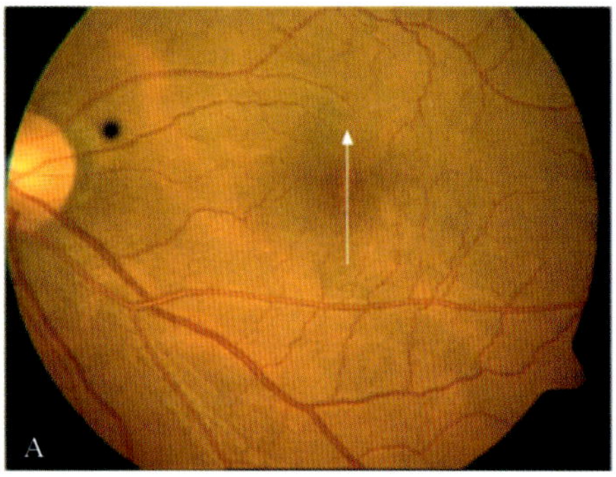

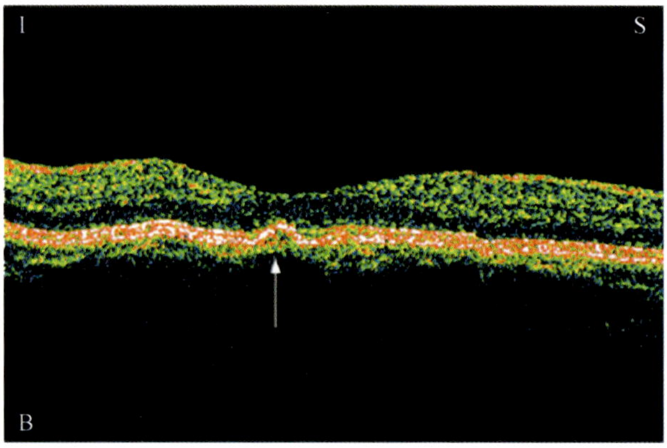

**图 4－1－23　黄斑中心凹玻璃膜疣的 OCT 图**

图 A 是左眼的眼底照相,玻璃膜疣位于黄斑区中心凹;图 B 是经图 A 中的垂直扫描线记录的 OCT 图,扫描线经过病灶。从图 B 中可看到与黄白色病灶相对应的 RPEL/Bruch m/CCL 光反射带局部隆起,光反射增强,并减弱下方脉络膜的反射信号。

### 3.继发性玻璃膜疣

继发性玻璃膜疣是继发于脉络膜视网膜血管性疾病、炎症或肿瘤的变性产物。亦可见于眼球痨以及硬皮病、血红蛋白异常、弹力性假性黄色瘤等全身病中。

## （七）年龄相关性黄斑变性(age-related macular degeneration，ARMD)

年龄相关性黄斑变性是一种随年龄增大,发病率不断上升的眼底病。发病年龄一般大于 45 岁,在 65 岁以上人群中更为常见,如 65 ～ 74 岁的人群的患病率为 14.4% ,75 ～ 85 岁的人群为 44%。双眼先后或同时发病,初期有视物变形、眼前黑影,晚期视力受到严重损害甚至失明。从现象来看,它是视网膜色素上皮代谢功能衰退的结果。随着年龄的增长,视网膜色素上皮细胞的吞噬消化功能下降,导致代谢物在玻璃膜沉积并形成玻璃膜疣,所以本病的早期,在黄斑区视网膜上可看到大量的玻璃膜疣。但也有人认为本病是由多种因素引起的综合征,它可能与遗传、慢性光损伤、营养缺乏、中毒、免疫异常、全身病(如冠心病)及眼部病变等因素有关。对年龄相关性黄斑变性的流行病学、病理生理及发病机制的研究表明,本病可能是一种视网膜色素上皮、玻璃膜、脉络膜毛细血管及光感受器变性的疾病。

根据眼底表现,年龄相关性黄斑变性可分为干性(萎缩型)和湿性(渗出型)两型。干性型为无新生血管型,湿性型为新生血管型。湿性型有人认为是由干性型发展来的,并代表疾病的晚期。

湿性型年龄相关性黄斑变性引起视力减退主要是由脉络膜新生血管引起的黄斑区视网膜水肿、渗出、出血和视网膜色素上皮层脱离所致。由于 OCT 检查在纵向能提供 5 μm 的高分辨率的形态学图像,它足以识别位于视网膜下的视网膜色素上皮层/玻璃膜/脉络膜毛细血管层复合体的微结构及和年龄相关性黄斑变性直接相关的脉络膜新生血管。

### 1. 萎缩型年龄相关性黄斑变性

主要为脉络膜毛细血管萎缩,玻璃膜增厚和视网膜色素上皮萎缩等病理性改变引起的黄斑区萎缩变性。本病表现为进行性的色素上皮萎缩。黄斑区有软性和(或)硬性玻璃膜疣,由于玻璃膜疣的不断增多,逐渐融合,导致色素上皮屏障功能障碍,视网膜色素上皮层下浆液性渗出积聚,色素上皮细胞破裂、吸收,引起黄斑区的色素上皮、脱色素或色素增殖,中心凹反光不清或消失,光感受器细胞变性、数量减少,最终形成地图样萎缩。但在整个病理过程中未发现发生过色素上皮下新生血管。

FFA 检查可看到染色的玻璃膜疣和色素上皮脱失或萎缩区。

OCT 检查可看到黄斑区视网膜神经上皮层变薄,色素上皮层/脉络膜毛细血管层光反射带变薄,但基本上是连续的。由于视网膜神经上皮层变薄而使光反射带信号增强。萎缩型年龄相关性黄斑变性在 OCT 图中最重要的特点是没有浆液性色素上皮脱离,在病灶处的视网膜不发生水肿和增厚。

【病例1】 萎缩型年龄相关性黄斑变性(图4-1-24)

李某,男,70 岁。左眼视力下降 3 年。左眼视力 0.2,不能矫正。

眼底检查 在黄斑区见一 1/2PD 大小、圆形灰白色病灶,病灶上方有色素沉着(图 A)。

FFA 检查 造影早期在黄斑中心凹迅速出现一圆形高荧斑,荧光逐渐增强但不扩大(图 B,图 C)。

OCT 检查 见图 D 和图 E。

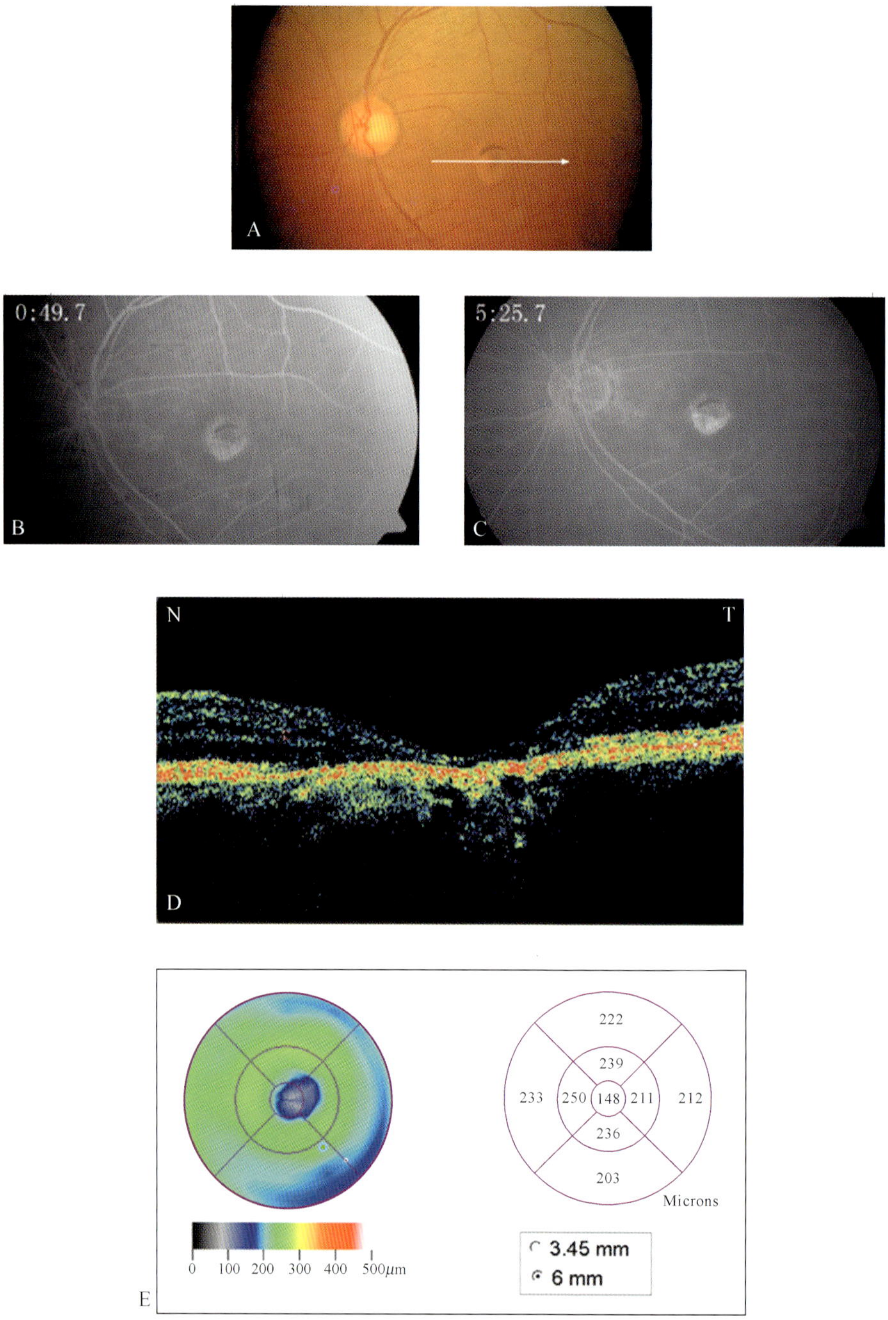

图 4-1-24 萎缩型年龄相关性黄斑变性的眼底和 OCT 图

图 A 是左眼的眼底照相;图 D 是经图 A 黄斑区水平扫描线记录的 OCT 图,从图中可看到黄斑区中心凹的视网膜神经上皮层厚度变薄,中心凹的厚度仅为 58 $\mu$m,视网膜色素上皮层光反射带缺损,脉络膜毛细血管层光反射带及深面的光反射不均匀。图 E 的黄斑地形分析图显示黄斑中心凹 1 mm 直径范围内的视网膜神经上皮层明显变薄,黄斑体积 6.21 mm$^3$。

【病例2】 萎缩型年龄相关性黄斑变性(图4-1-25)

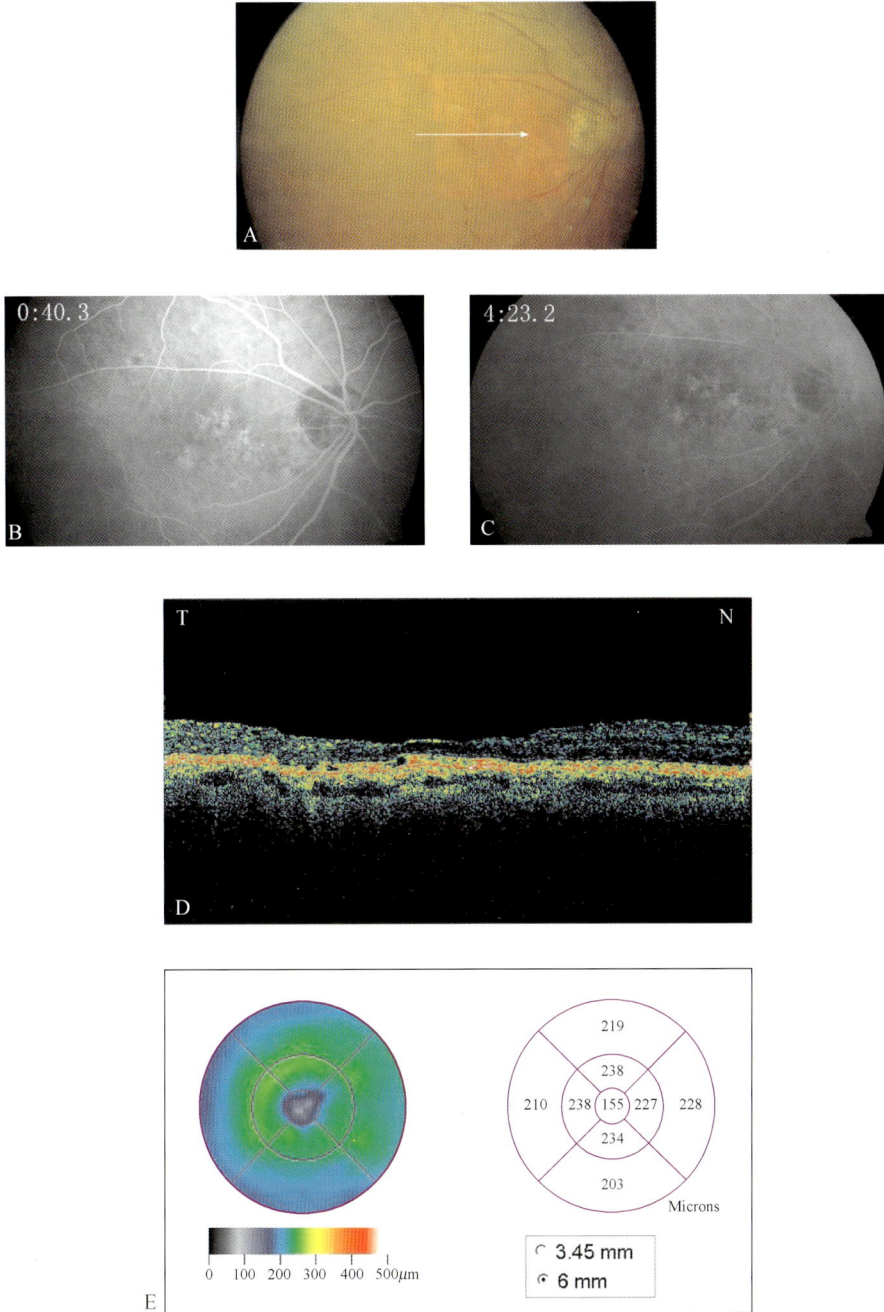

图4-1-25　萎缩型年龄相关性黄斑变性的眼底和OCT图

　　图A是右眼的眼底照相;图D是经图A水平扫描线记录的OCT图,在图中可见中心凹的视网膜神经上皮层变薄,其厚度仅为$83\,\mu m$,视网膜色素上皮层光反射带粗糙高低不平的光反射信号增强,脉络膜毛细血管层及深层的脉络膜血管层光反射带反光增强,光反射率不均匀;图E是黄斑地形分析图显示在黄斑中心凹1mm直径范围内的视网膜神经上皮层变薄,黄斑体积$6.17\,mm^3$。

吴某,男,74岁。右眼视力下降1年;右眼视力0.7,不能矫正。

　　眼底检查　右眼的视乳头(盘)正常,黄斑区无水肿,有许多细小色素沉着,中心凹反光未见(图A)。

　　FFA检查　造影早期在黄斑中心凹鼻下方出现一3～4PD大小斑驳状荧光区,其中有3～4处的荧光逐渐加深,但不扩大,至晚期未见消退(图B,图C)。

　　OCT检查　见图D。

## 2. 渗出型年龄相关性黄斑变性

　　玻璃膜疣等对玻璃膜的损害,诱发脉络膜毛细血管层向视网膜色素上皮层下生长新生血管。活跃的新生血管引起渗出、出血、瘢痕形成等一系列变化,在黄斑区视网膜色素上皮层下或视网膜神经上皮层下发生浆液性或出血性的盘状脱离。上述的病理改变最终导致黄斑区瘢痕。有人观察到萎缩型可转变为渗出型。

　　OCT可对视网膜下新生血管的深度和层次进行定位,但必须与眼底彩照、FFA、吲哚青绿血管造影(ICGA)的表现相结合进行分析。关于本病的OCT图的病理改变有:① 出血性色素上皮脱离。表现为视网膜色素上皮层及脉络膜毛细血管层光反射带隆起,并遮挡深层的脉络膜光带。② 浆液性色素上皮脱离。表现为视网膜色素上皮层隆起,下方为液性腔隙和脉络膜光带。③ 浆液性神经上皮脱离和层间水肿。表现为隆起的视网膜神经上皮层与视网膜色素上皮层之间的液性暗区。④ 视网膜层间出血。表现为视网膜神经上皮层增厚,光反射率增强。⑤ 瘢痕性脉络膜新生血管。表现在视网膜色素上皮层/脉络膜毛细血管层水平出现边界清晰呈梭形状增厚的强光反射区。病变区组织分层构筑遭破坏,表面组织和深层脉络膜组织光反射减弱,周围视网膜色素上皮层变薄。⑥ 纤维血管膜性色素上皮脱离。在有梭形增厚的强光反射区视网膜色素上皮层隆起。此外,隐匿的脉络膜新生血管在OCT图中表现为RPE/Bruch m/CCL光反射带不规则增厚,光反射增强。

　　经光动力疗法(photodynamic therapy, PDT)及经瞳孔温热疗法(treated with transpupillary, TTT)治疗后的渗出型年龄相关性黄斑变性,OCT检查可显示大部分患者的脉络膜新生血管有不同程度的缩小或萎缩,少数患者脉络膜新生血管不变或增大,脉络膜新生血管周围视网膜脉络膜的水肿及视网膜神经上皮层脱离明显好转。行黄斑区下的脉络膜新生血管膜取出术后的OCT检查,可看到原来的脉络膜新生血管膜消失,FFA检查可显示脉络膜新生血管膜消失及不同程度的视网膜色素上皮层损害。

　　【病例1】　渗出型年龄相关性黄斑变性(图4-1-26)

　　李某,男,63岁。右眼视力下降3年;右眼视力0.1,不能矫正。

　　眼底检查　在右眼黄斑区看到一个约1.5PD大小的黄白色圆形病灶,视网膜呈轻度水肿、隆起,视网膜伴有色素紊乱(图A)。

　　FFA检查　造影中在黄斑区出现一个有1.5PD大小的高荧区,周围环绕一低荧光区,随时间逐渐加深(图B),至造影晚期在着色区呈强荧光,周围维持低荧区(图C)。

　　OCT检查　见图D。

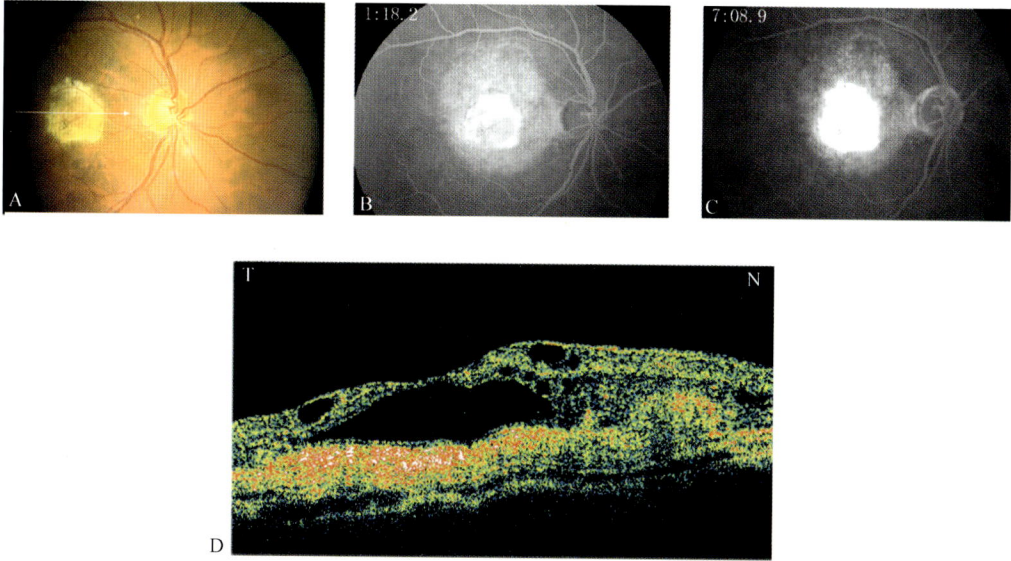

图 4-1-26　渗出型年龄相关性黄斑变性的眼底和 OCT 图

　　图 A 是右眼的眼底照相;图 D 是经图 A 水平扫描线记录的 OCT 图,图中显示黄斑区视网膜神经上皮层增厚,黄斑凹的视网膜神经上皮层内见一大的和数个大小不一的低光反射率的腔隙,黄斑中心凹下方及两侧的 RPE/Bruch m/CCL 光反射带增厚,形成有高光反射率为特征的病灶。位于黄斑中心凹鼻侧的视网膜神经上皮层增厚,其中见一中等光反射的团块为入侵的脉络膜新生血管。

【病例 2】　渗出型年龄相关性黄斑变性(图 4-1-27)

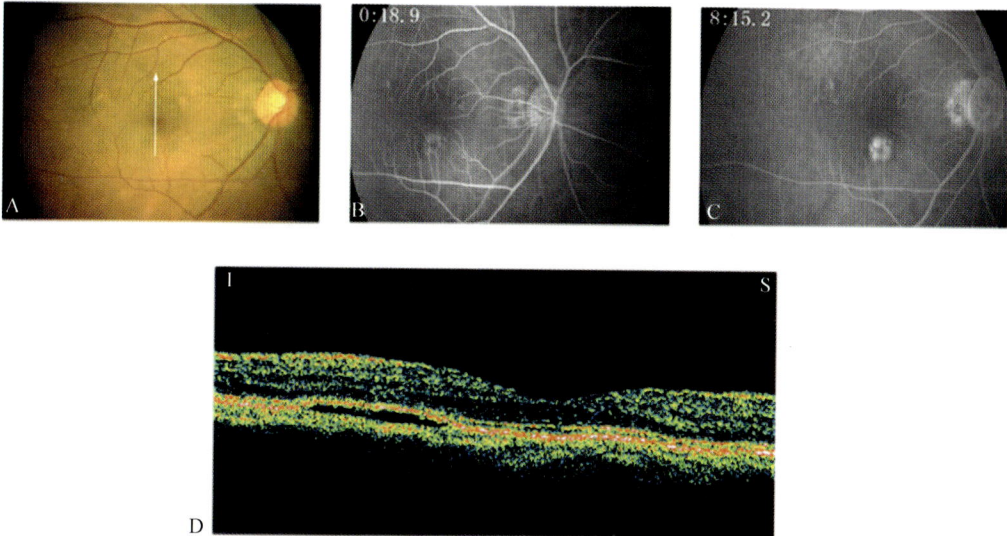

图 4-1-27　渗出型年龄相关性黄斑变性的眼底和 OCT 图

　　图 A 是右眼的眼底照相;图 D 是经图 A 黄斑区垂直扫描记录的 OCT 图,图中显示黄斑中心凹视网膜神经上皮层的厚度为 $162\,\mu m$,轻度增厚,在中心凹下方的视网膜色素上皮层的深面有一低光反射率区,脉络膜毛细血管层光反射带光反射局部减弱。

陈某,男,54岁。右眼视物模糊1个月,视力0.8。

眼底检查　右眼的黄斑区视网膜轻度水肿,黄斑中心凹反光未见(图A)。

FFA检查　造影早期在黄斑区中心凹下方出现一个约1/4PD大小的荧光斑(图B),荧光随时间逐渐加深,荧光斑边界模糊,在造影晚期荧光不消退(图C)。

OCT检查　见图D。

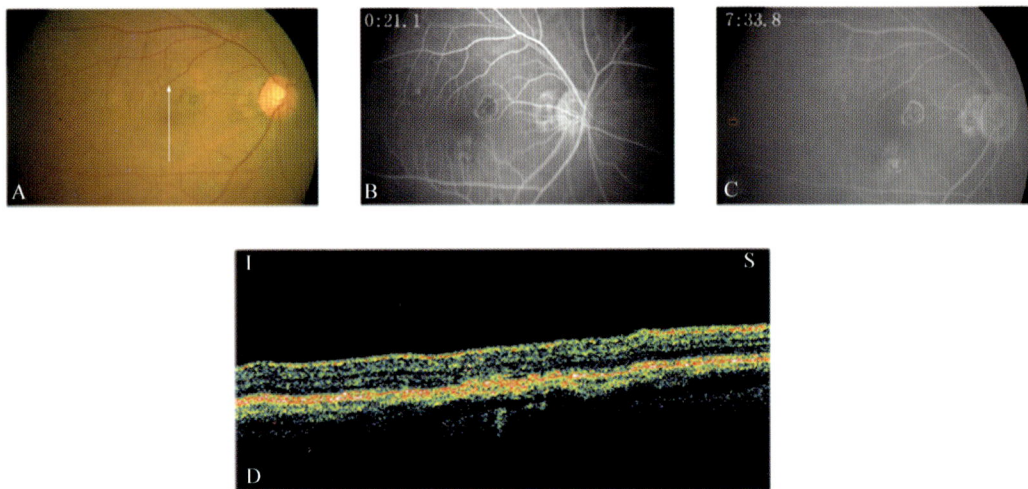

经TTT治疗,8个月后复查了眼科有关检查和OCT(图4-1-28)。

视力检查　右眼0.9。

眼底检查　在黄斑中心凹下方看见经TTT治疗后产生的局部色素紊乱区(图A)。

FFA检查　在造影早期见黄斑中心凹下方的光凝斑呈现一边缘高荧、中间低荧的外观(图B),造影后期鼻上与鼻下方的荧光无明显变化,中心凹下方荧光随时间略有加深,无明显扩大,与TTT治疗前的FFA比较,可看到中心凹下方的荧光斑范围缩小(图C)。

OCT检查　见图D。

**图4-1-28　年龄相关性黄斑变性经TTT治疗后的眼底和OCT图**

图A是右眼的眼底照相;图D是经图A中和图4-1-27(A)相似位置扫描线记录的OCT图,图中见黄斑中心凹轮廓不明显,视网膜神经上皮层的厚度仍为162$\mu$m,视网膜色素上皮层脱离的间隙消失,中心凹下方的RPE/Bruch m/CCL光反射带的光反射增强,但表面粗糙不平。

【病例3】　渗出型年龄相关性黄斑变性(图4-1-29)

### 1. TTT治疗前

于某,女,48岁。右眼视力减退10天。

视力检查　右眼0.2,不能矫正。

眼底检查　右眼的黄斑区中央有一个约6PD大小暗红色深层出血,出血灶的上方和颞侧有一半环形黄色区,上方边缘有一月牙状颜色较红的视网膜下出血,后极部视网膜水肿并有一些硬性渗出物,黄斑区中心凹处有一小片鲜红色出血(图A)。

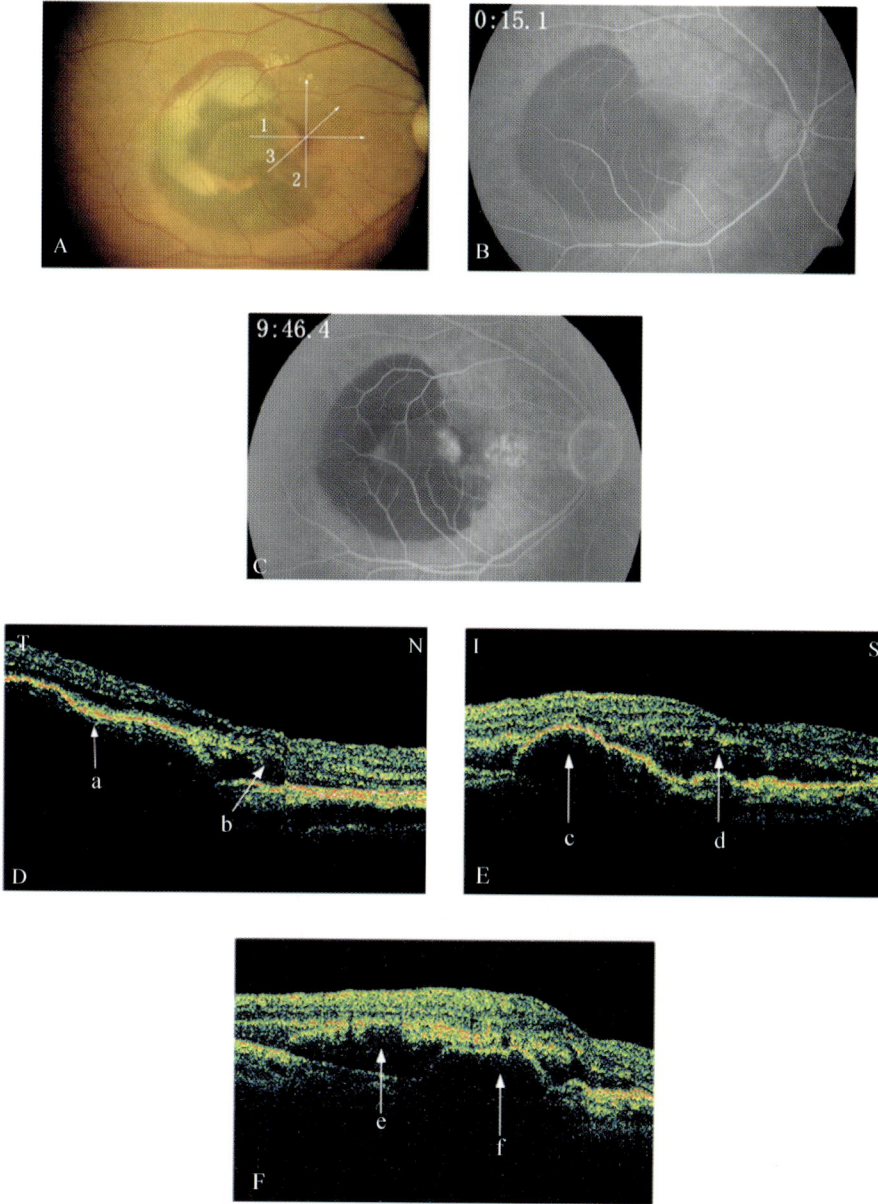

**图 4-1-29　渗出型年龄相关性黄斑变性 TTT 治疗前的眼底和 OCT 图**

图 A 是右眼的眼底照相;图 D、图 E 和图 F 是经图 A 中的扫描线 1、2、3 记录的 OCT 图。在图 D 中可看见黄斑中心凹鼻侧的视网膜色素上皮层隆起(箭头 a),其深面光反射被视网膜色素上皮层下的出血完全遮蔽,近中心凹处的视网膜色素上皮层光反射带局部光反射紊乱,光反射率中等降低(箭头 b);在图 E 中可看到黄斑中心凹视网膜神经上皮层厚度增加,其厚度为 402 $\mu$m,光反射率降低(箭头 d);中心凹下方的视网膜色素上皮层呈波浪状隆起,深面的光反射信号由于视网膜色素上皮层下的出血而被完全遮蔽(箭头 c);在图 F 中可看到黄斑中心凹颞下方的视网膜神经上皮层增厚,由于外层视网膜光反射率增强,引起视网膜神经上皮层下光反射率迅速降低(箭头 e),图中隐约可见局部的视网膜色素上皮层呈波浪形起伏,其深面的光反射被完全遮蔽,表明该处的出血位于视网膜色素上皮层下(箭头 f)。

FFA检查　在造影早期看到黄斑区及颞侧有一个5～6PD大小的脉络膜荧光遮蔽区,在中心凹鼻侧可见1小片低荧光区,着色随时间而不断加深并轻度扩大,在造影晚期荧光并不消退(图B,图C)。

OCT检查　见图D、图E和图F。

## 2. TTT治疗后(图4-1-30)

本例患眼经TTT治疗,17个月后右眼视力0.8。

眼底检查　看到原后极部的深层和浅层出血都已吸收,黄斑区除中心凹和鼻上方外,可看到密度不均匀的灰白色渗出样物,中心凹反光未见。黄斑区出现许多细小色素沉着(图A)。

FFA检查　在造影早期看到黄斑区出现大片不规则荧光着色,并随时间轻度加深,在黄斑区及周围可见由激光产生的无荧光斑点,在造影的晚期,位于渗出斑处的荧光逐渐增强并形成深浅不一的强荧光染色。

OCT检查　图D和图E是经图A中的扫描线1和2记录的OCT图,图中都显示中心凹的视网膜神经上皮层厚度变薄,约132 $\mu$m,中心凹鼻侧视网膜色素上皮层/Bruch m/CCL光反射带粗糙高低不平,并出现代表局部视网膜下瘢痕形成的高光反射率的光带。

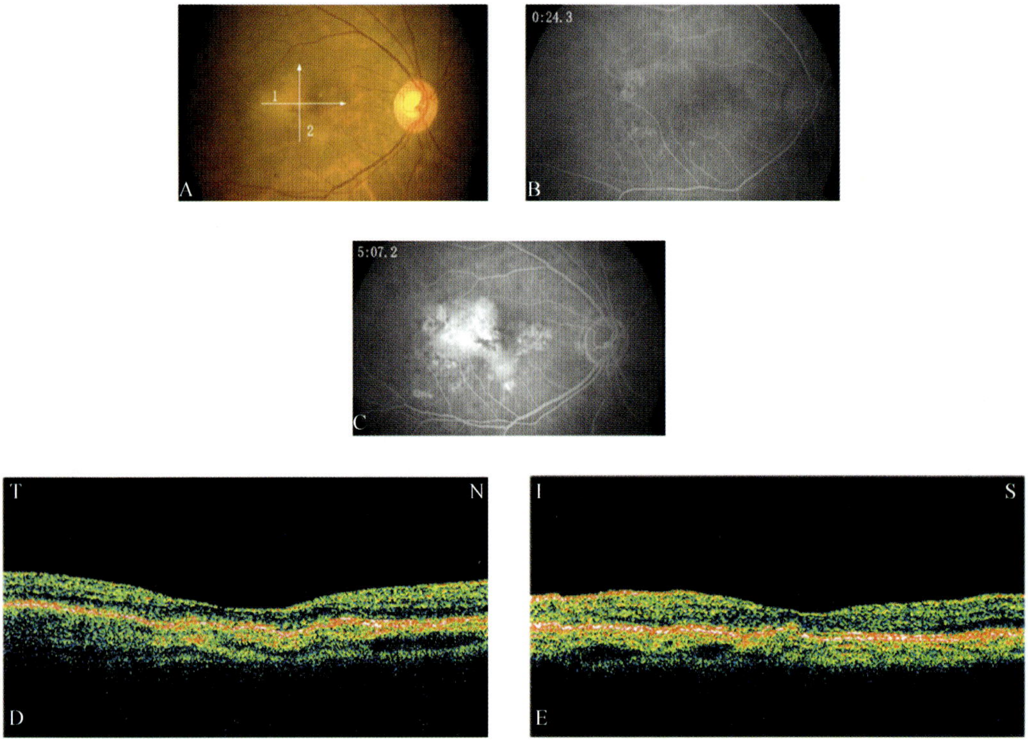

图4-1-30　渗出型年龄相关性黄斑变性经TTT治疗后的眼底和OCT图

【病例4】 渗出型年龄相关性黄斑变性(图4-1-31)

王某,男,65岁。两眼眼底出血3年,无糖尿病及高血压病史。

视力检查 远视力:右眼0.1,左眼0.1;近视力:右眼0.1,左眼0.12。

眼底检查 两眼黄斑区水肿,右眼在黄斑区外有一环形黄白色硬性渗出灶,环形区内

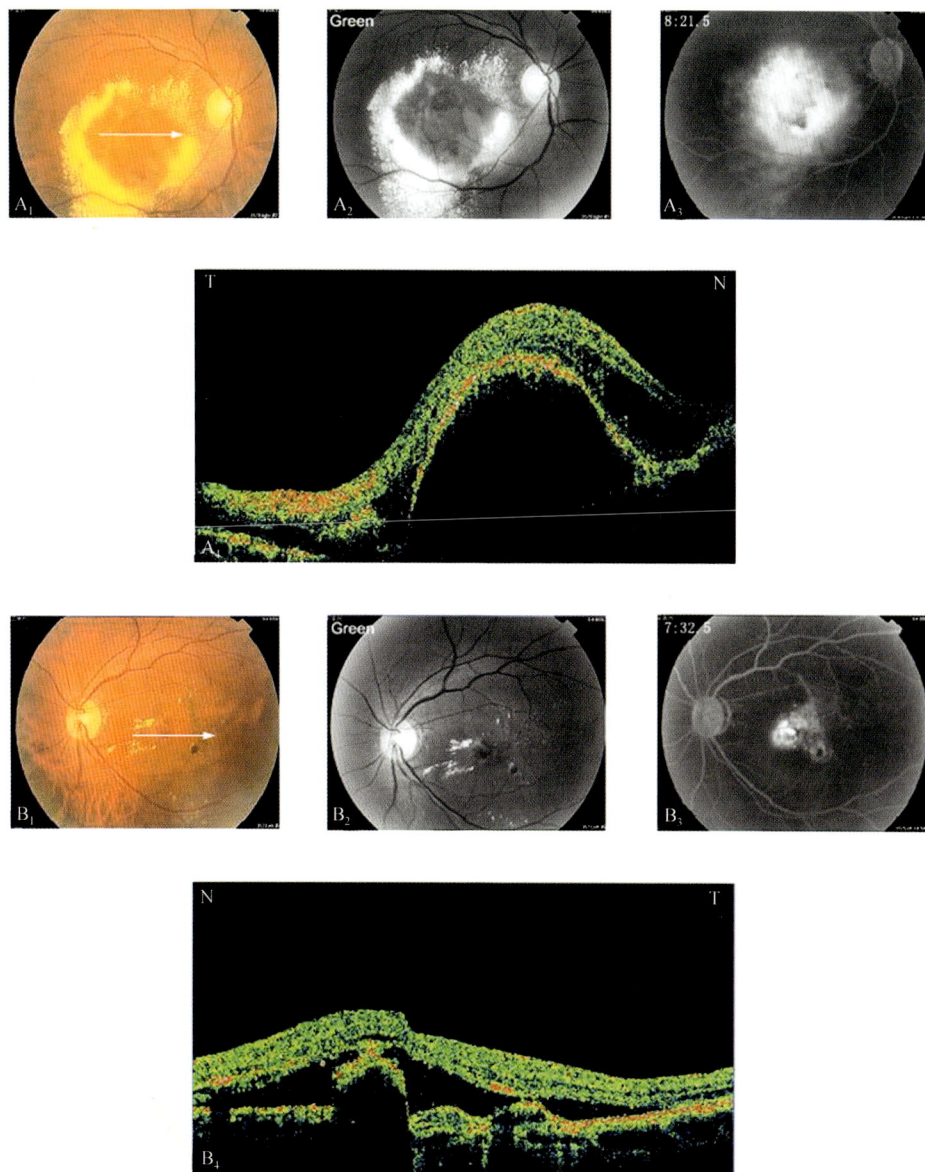

图4-1-31 渗出型年龄相关性黄斑变性的眼底和OCT图

图A₁和图B₁是右眼和左眼的眼底照相;图A₄和图B₄是分别经两眼黄斑区水平向扫描记录的OCT图。图A₄中,见黄斑区视网膜色素上皮层呈拱桥形隆起,表面呈现高反射光带,拱桥下方为低光反射率区,信号急剧衰减,遮蔽深层的组织。在拱桥两端的视网膜神经上皮层内有大小不等的低光反射率区,为囊样变性区,在拱桥颞侧端的视网膜神经上皮层内可看到由硬性渗出物形成的高反射区;在图B₄中见黄斑区视网膜神经上皮层内有浆液性脱离,色素上皮层/Bruch m/CCL光反射带不连续,提示其中有脉络膜出血及侵入视网膜的脉络膜新生血管。

有散在浅层出血(图 A₁),左眼的硬性渗出物较少,仅限于黄斑区鼻侧(图 A₁,图 B₁)。上述视网膜渗出物和出血在无赤光眼底检查下显示得更加清楚(图 A₂,图 B₂)。

FFA 检查　在造影早期,右眼黄斑区周围有数个高荧光点,逐渐扩大,并连接成片(图 A₃,图 B₃)。

OCT 检查　见图 A₄,图 B₄。

【病例 5】　渗出型年龄相关性黄斑变性(图 4-1-32)

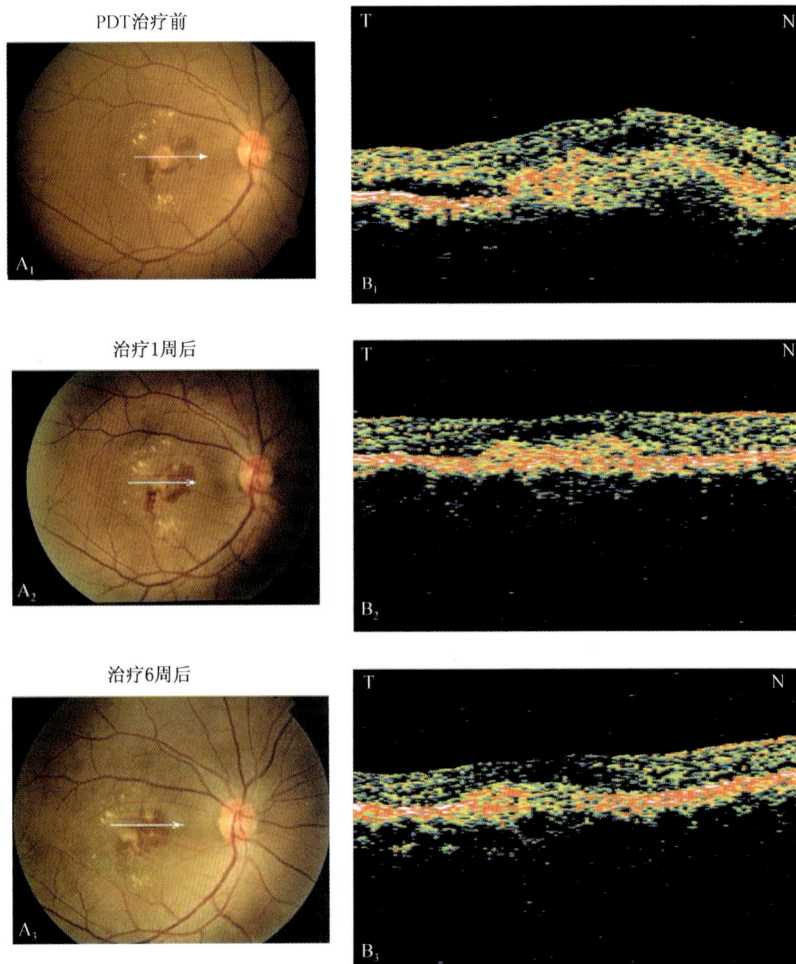

PDT治疗前

治疗1周后

治疗6周后

图 4-1-32　渗出型年龄相关性黄斑变性治疗前后的眼底和 OCT 图

初诊和两次复诊的眼底和 OCT 图。① 初诊检查。在眼底黄斑区有出血和渗出病灶,中心凹处有一黄白色病灶,在黄斑区外有一个 3PD 的灰白色环形水肿区,在环形区边缘有少量硬性渗出(图 A₁)。图 B₁是经图 A 黄斑区中心凹水平扫描线记录的 OCT 图,图像显示视网膜神经上皮层水肿,中心凹视网膜增厚,轮廓不清,脉络膜新生血管表现为一个均匀局部隆起,并和增厚的 RPE/Bruch m/CCL 光反射带一起的中等强度光反射率区,下方是一个低光反射率区。② PDT 治疗 1 周后眼底检查。黄斑区出血、渗出及黄白色病灶基本同前,但黄斑区水肿减轻(图 A₂)。OCT 复查:图 B₂显示视网膜神经上皮层水肿减轻,中心凹轮廓不清,原脉络膜新生血管光反射增强区变薄。③ PDT 治疗 6 周后眼底检查。黄斑区出血和渗出明显减少,黄白色病灶趋向缩小(图 A₃);右眼视力 0.15。OCT 复查:图 B₃是经中心凹扫描的 OCT 图,图显示视网膜神经上皮层水肿减轻,原梭形的脉络膜新生血管高光反射率区退缩成边界清晰、局限的小病灶。视网膜下的纤维化样改变表现为高反射性的黄-红光带。

杨某,女,57 岁。右眼视力进行性下降 6 个月。

### 1. PDT 治疗前

视力检查　右眼视力 0.08,不能矫正。

FFA 检查　因过敏体质未行检查。

OCT 检查　见图 $B_1$。

### 2. PDT 治疗后

OCT 检查　见图 $B_2$ 和 $B_3$。

本例提示当患者因全身原因不能行 FFA 检查时,OCT 检查对黄斑部脉络膜新生血管的诊断及制订治疗方案起了重要的作用。

【病例6】　渗出型年龄相关性黄斑变性

李某,男,63 岁。右眼视力进行性下降 1 年。

### 1. TTT 治疗前(图 4-1-33)

眼底检查　右眼黄斑区有出血和渗出病灶,中心凹处有一黄白色病灶,在黄斑区外有一个 3PD 灰白色的环形水肿区,在环形区边缘有少量硬性渗出(图 $A_1$)。

视力检查　右眼视力 1 m 数指,不能矫正。

FFA 检查　因过敏体质未行检查。

OCT 检查　见图 $B_1$ 和图 $C_1$。

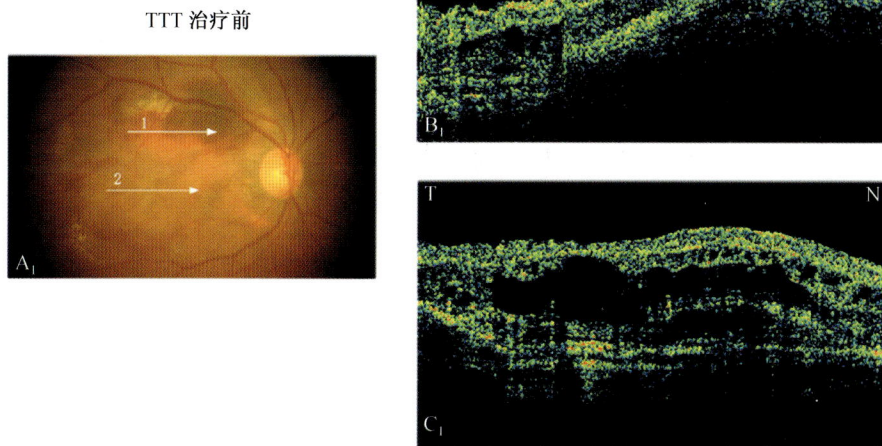

图 4-1-33　渗出型年龄相关性黄斑变性 TTT 治疗前的眼底和 OCT 图

　　图 $A_1$ 是右眼的眼底照相;图 $B_1$ 和图 $C_1$ 是经图 $A_1$ 中的扫描线 1 和扫描线 2 位置记录的 OCT 图,图 $B_1$ 显示视网膜神经上皮层水肿、隆起,光反射率增强,对应的视网膜色素上皮层隆起,深面为无光反射区;图 $C_1$ 显示中心凹轮廓不清,视网膜神经上皮层水肿,其中形成大小不等的囊样腔隙,小片隆起的视网膜色素上皮层与隆起的色素上皮对应的脉络膜层光反射信号减弱。

## 2．TTT治疗4个月后(图4－1－34)

眼底检查　图 $A_2$ 是经 TTT 治疗4个月后的眼底照相,眼底中可见黄斑区的出血、渗出及黄白色病灶基本和原来眼底所见相似,但范围缩小。

OCT 检查　见图 $B_2$ 和图 $C_2$ 。

治疗4个月后

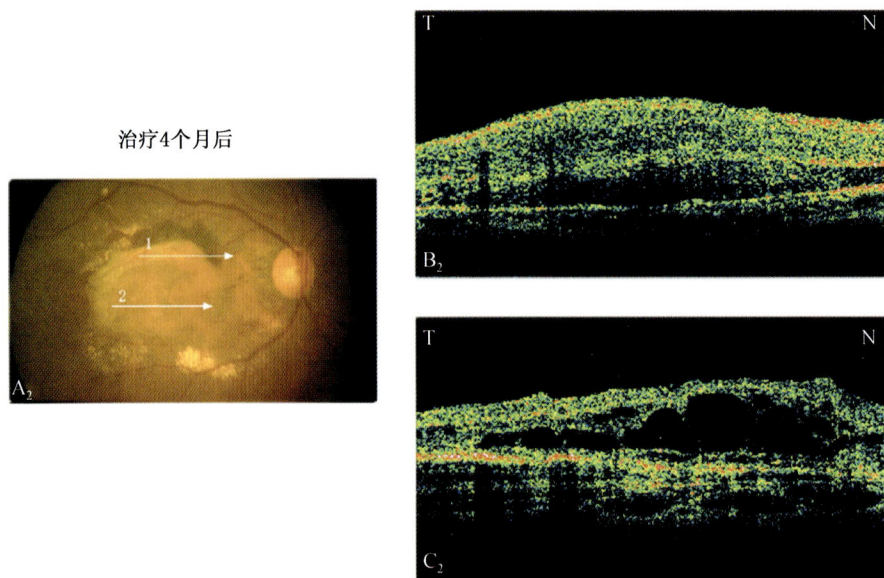

图4－1－34　渗出型年龄相关性黄斑变性经 TTT 治疗后的眼底和 OCT 图

图 $B_2$ 、图 $C_2$ 是经图 $A_2$ 中扫描线1和扫描线2记录的 OCT 图,图像显示视网膜神经上皮层水肿减轻,出血逐步吸收,中心凹轮廓仍然不清,存在较大囊样腔隙。

## 3．TTT治疗6个月后(图4－1－35)

眼底检查　图 $A_3$ 是经 TTT 治疗6个月后的眼底照相。与图4－1－33（ $A_1$ ）原眼底比较可见黄斑区的出血和渗出物基本吸收,黄白色病灶趋于缩小。

OCT 检查　见图 $B_3$ 、图 $C_3$ 。

## 4．TTT治疗1年后(图4－1－36)

眼底检查　原眼底(图4－1－33 $A_1$ )中的黄斑区出血和渗出已完全吸收,黄白色病灶继续缩小并趋于稳定。

OCT 检查　见图 $B_4$ 和图 $C_4$ 。

本例提示当患者因全身原因不能行 FFA 检查时,OCT 检查对黄斑部脉络膜新生血管的诊断及制订治疗方案具有重要的作用。

治疗6个月后

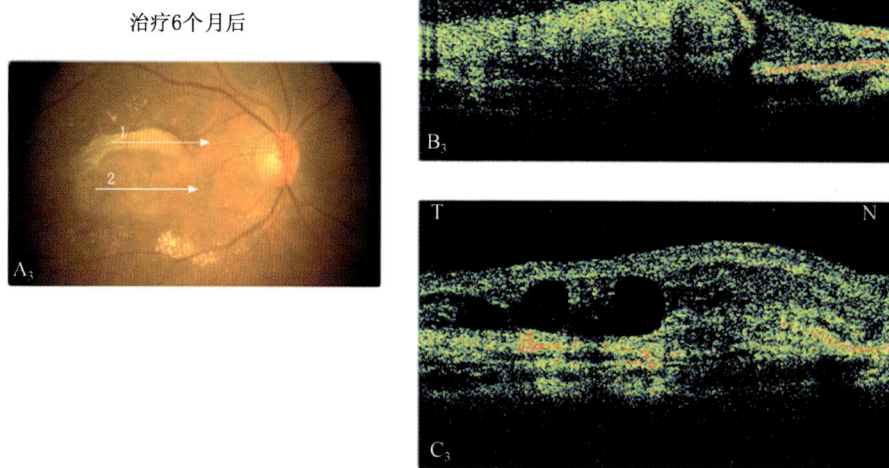

**图 4-1-35　渗出型年龄相关性黄斑变性经 TTT 治疗后的眼底和 OCT 图**

　　图 B₃、图 C₃ 是经图 A₃ 中扫描线 1 和扫描线 2 记录的 OCT 图,图像显示视网膜神经上皮层仍有水肿,囊样腔隙的颞侧出现小片梭形的脉络膜新生血管,呈中等光反射区。

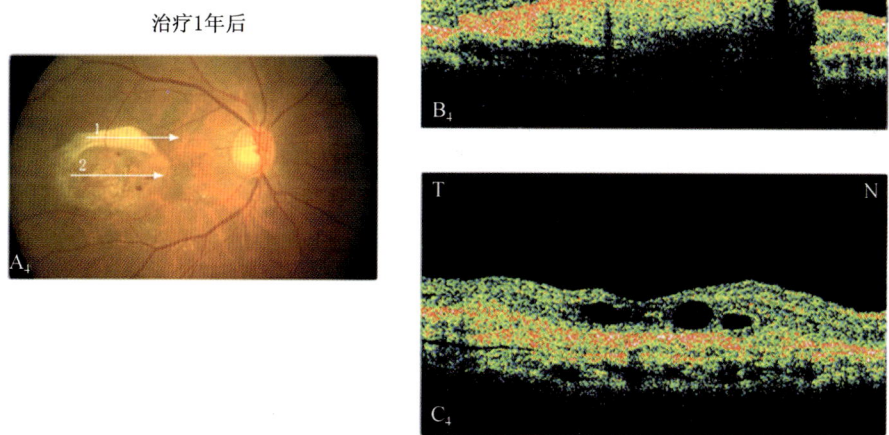

治疗1年后

181

**图 4-1-36　渗出型年龄相关性黄斑变性经 TTT 治疗后的眼底和 OCT 图**

　　图 A₄ 是经 TTT 治疗 1 年后的眼底照相;图 B₄ 和图 C₄ 是经图 A₄ 中的扫描线 1 和扫描线 2 记录的 OCT 图,图 B₄ 是经黄斑区上方环形渗出斑记录的 OCT 图;图 C₄ 是经黄斑区中心凹下方记录的 OCT 图,显示视网膜神经上皮层水肿明显减退,留下少量较小的囊样腔隙,颞侧原有小片梭形的脉络膜新生血管已逐渐退缩,在视网膜色素上皮层/脉络膜毛细血管层水平形成反射较强的光反射区。

【病例7】 萎缩期年龄相关性黄斑变性(图4-1-37)

陈某,男,68岁。双眼视物不清1个月。

视力检查 右眼0.6,左眼0.6;两眼视力均无法矫正。

眼底检查 两眼黄斑区有萎缩性病灶,左眼颞侧见大片的硬性渗出物(图 $A_1$,图 $B_1$)。

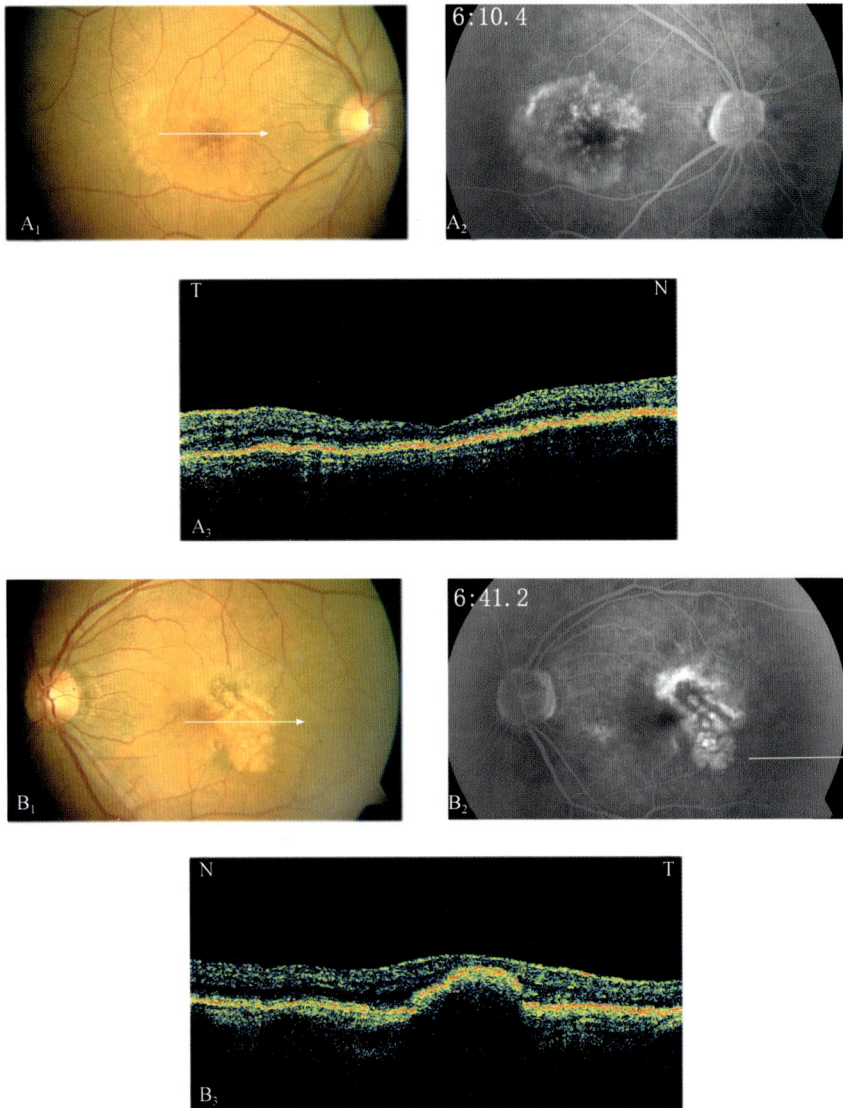

图4-1-37 年龄相关性黄斑变性(萎缩期)的眼底和OCT图

图 $A_1$ 和图 $B_1$ 是右眼和左眼的眼底照相;图 $A_3$ 和图 $B_3$ 是经图 $A_1$ 和图 $B_1$ 黄斑区水平扫描线记录的OCT图,在图 $A_3$ 中视网膜色素上皮层/玻璃膜/脉络膜毛细血管层光反射带光反射率增强,表面粗糙不平,视网膜神经上皮层厚度明显变薄,在图 $B_3$ 见黄斑区视网膜色素上皮层/玻璃膜/脉络膜毛细血管层光反射带拱起,并遮蔽下方组织。

FFA 检查　造影早期在黄斑中心凹周围出现片状不规则荧光,并随时间荧光逐渐加深,至晚期不消退(图 $A_2$,图 $B_2$)。

OCT 检查　见图 $A_3$ 和图 $B_3$。

## (八) 近视性黄斑变性(myopic degeneration of macula)

近视性黄斑变性多见于屈光度大于 6.0D 的高度近视患者,可能是因巩膜过度延伸,引起视网膜和脉络膜循环障碍,而后引发脉络膜新生血管。临床表现为视力下降,矫正视力不良,伴有视物变形和眼前出现中央暗点。

组织病理学的主要改变是脉络膜和视网膜色素上皮的变性及萎缩,最初这种病理改变仅涉及脉络膜毛细血管,然后才进一步引起玻璃膜和视网膜色素上皮的病理改变。近视性病理改变表现为脉络膜组织变薄,尤其是毛细血管层显著变薄;视网膜色素上皮变性,细胞变得平坦而个大;视网膜色素上皮和视细胞全被 Müller 细胞代替;玻璃膜变薄、裂开和破裂;视网膜神经上皮层也变薄,黄斑区尤其明显,这与神经节细胞层的消失有关。

眼底检查可见黄斑区有暗红色出血病灶,有时可见新生血管膜,后极部及黄斑区可见白色或黄白色圆形或地图状大小数量不等的视网膜脉络膜萎缩斑。如伴有黄斑囊样变性与黄斑裂孔时,黄斑区可见境界清楚的红色圆形裂孔,直径约 1/3 ~1/2PD 大小。

FFA 或 ICGA 检查可看到脉络膜新生血管及脉络膜萎缩病灶处显示大片透见荧光。

OCT 检查可发现脉络膜新生血管突破玻璃膜向视网膜下伸展,并可见视网膜下出血。

【病例1】　高度近视(图 4 - 1 - 38)

陈某,女,20 岁。双眼近视十余年,要求作角膜屈光手术。

视力检查　右眼裸眼视力 0.15,加镜片 - 11.0D. S. 后达 1.2;左眼裸眼视力 0.1,加镜片 - 13.5D. S. 后达 1.2。

眼底检查　两眼的视乳头颞侧有近视弧,视乳头略有倾斜,双眼均为豹纹状眼底,黄斑区中心反光可见(图 A,图 B)。

FFA 检查　两眼的视网膜血管充盈时间正常,视乳头颞侧近视弧处的脉络膜毛细血管萎缩,背景荧光较淡(图 $A_1$ 和图 $B_1$)。

OCT 检查　见图 $A_2$、图 $A_3$ 和图 $B_2$、图 $B_3$。

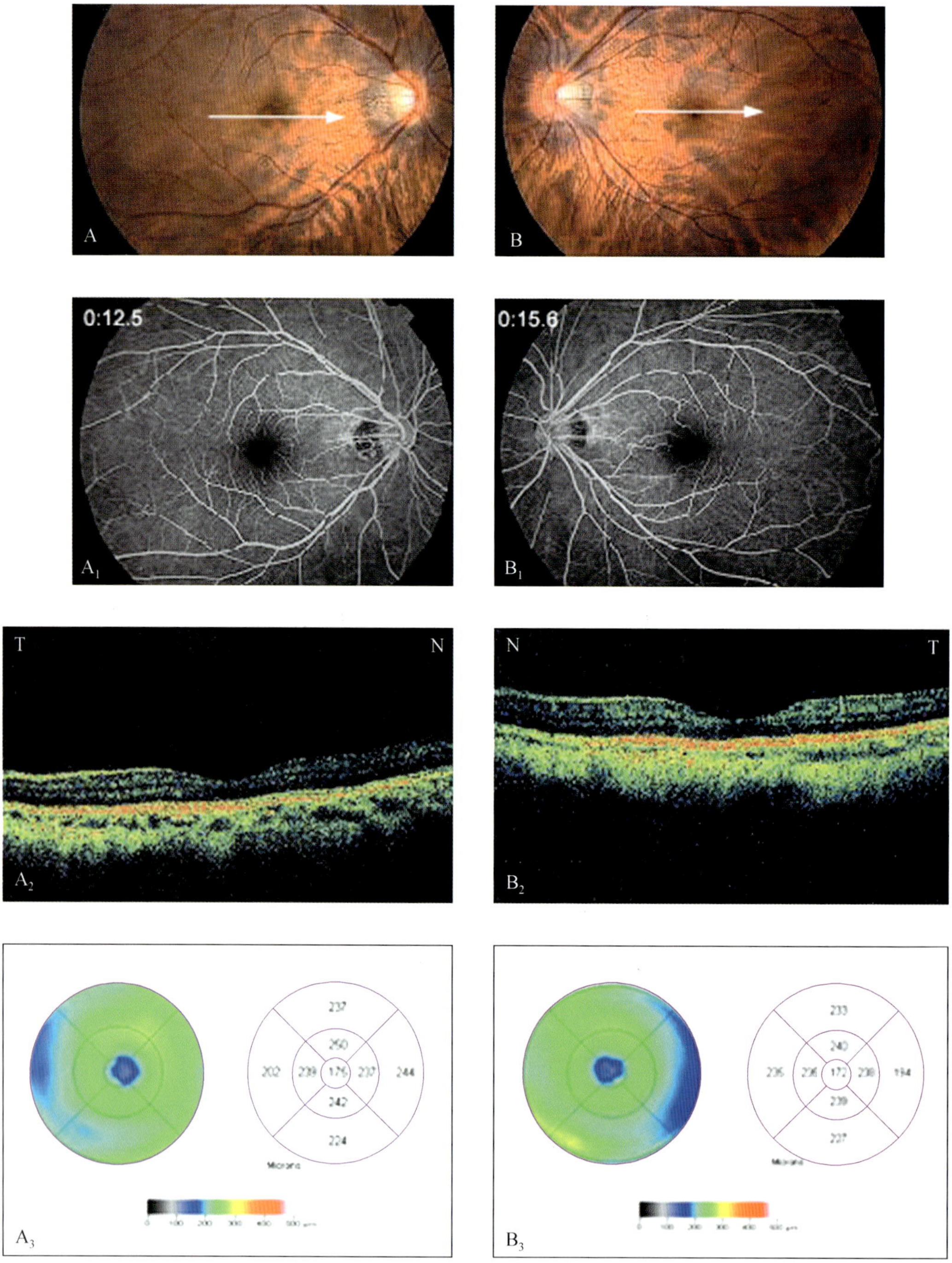

**图 4-1-38　病理性高度近视的眼底和 OCT 图**

　　图 A 和图 B 是右眼和左眼的眼底照相;图 $A_2$ 和图 $B_2$ 是分别经黄斑区水平向扫描线记录的 OCT 图,图中见两眼的视网膜神经上皮层光反射率减弱,脉络膜光反射率增强;图 $A_3$ 和图 $B_3$ 是黄斑视网膜神经上皮层厚度分析图,在图中看到两眼的黄斑区视网膜神经上皮层厚度弥漫性变薄,右眼中央区平均值为 175 $\mu m$,左眼为 172 $\mu m$。

【病例2】 病理性高度近视(图 4 - 1 - 39)

陈某,男,27 岁。右眼视力减退约 20 年,2 年来眼前飘动的黑点增加。父母均为近视眼者。

视力检查 右眼裸眼视力 0.1,加镜片 - 13.5D. S. 后达 0.2;左眼裸眼视力 0.1,加镜片 - 10.0D. S. 后达 1.0。

眼底检查 右眼视乳头色泽正常,生理凹陷正常,视盘的颞侧有巨大弧形斑,视乳头颞侧缘脉络膜萎缩,致使部分巩膜绽露,后极部色素上皮及脉络膜有不均匀的萎缩,使后极部视网膜呈现局部色素上皮脱色、花斑样、脉络膜大血管绽露、巩膜绽露等由不同组织层次构成的杂色地图样外观(图 A)。

OCT 检查 见图 B。

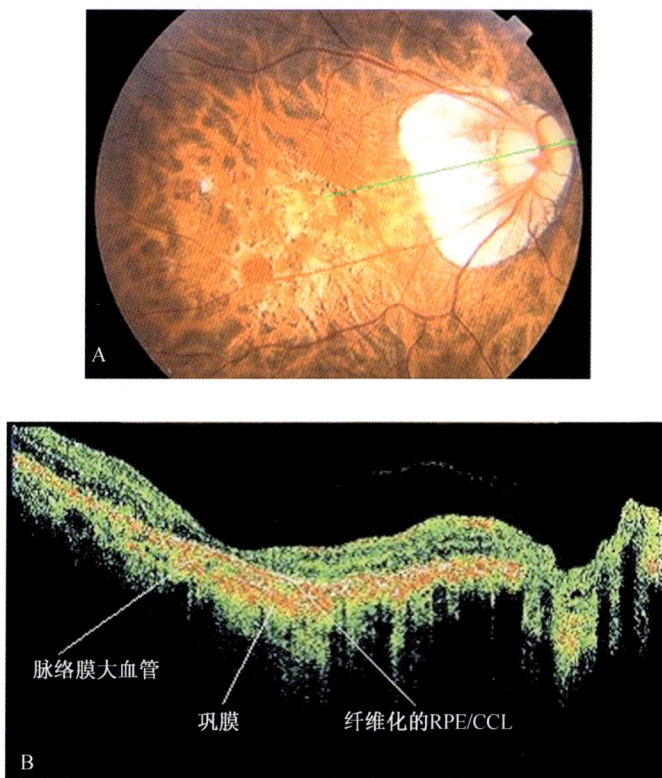

图 4 - 1 - 39 病理性高度近视的眼底和 OCT 图

图 A 是右眼的眼底照相;图 B 是经视乳头(盘)和黄斑区 10 mm 宽的 OCT 图,在图中看见玻璃体腔内有一与视盘相连的细长反射光带,表示此处的玻璃体后界膜与视盘和视网膜完全脱离,黄斑区视网膜神经上皮层极薄,中心凹视网膜厚度只有 29 $\mu$m。视盘颞侧视网膜色素上皮层和脉络膜纤维化萎缩,光反射增强,对应的视网膜色素上皮层/Bruch 膜/CCL 光反射带消失。中心凹下组织中依稀可见其中的脉络膜大血管管腔,其下为高光反射率的巩膜(图 B)。

185

【病例3】 高度近视黄斑变性(图4-1-40)

徐某,女,63 岁。突然发现右眼眼前有黑影阻挡5 天;右眼裸眼视力0.01,检影为 -7.0D 屈光不正,加镜片视力不能提高。

眼底检查 在黄斑区有一椭圆形灰白色隆起病灶,病灶周围有环形视网膜出血(图A)。

FFA 检查 造影早期在黄斑中心凹有小片荧光遮蔽(图B),随后出现点状荧光渗漏,随时间逐渐加深并轻度扩大,晚期呈高荧光(图C)。

OCT 检查 见图 D。

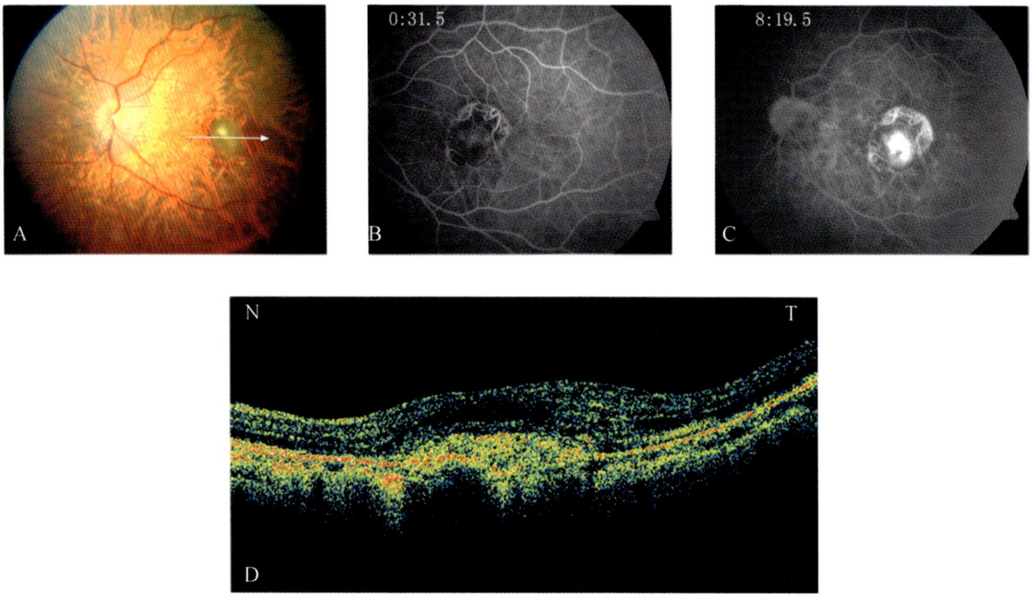

**图4-1-40 高度近视黄斑变性的眼底和OCT 图**

图 A 是左眼的眼底照相;图 D 是经黄斑区水平扫描线记录的 OCT 图,在图中见黄斑中心凹视网膜神经上皮层增厚,厚度为224 $\mu m$,视网膜神经上皮层光反射率呈中等增强,中心凹深面的视网膜色素上皮层/Bruch m/CCL 呈中等光反射率的纺锤形隆起。上述表现表明在黄斑中心凹下存在脉络膜新生血管,脉络膜新生血管引起局部的视网膜水肿、视网膜下出血及视网膜内出血。

由于脉络膜新生血管位于黄斑区,故应用TTT 治疗。经治疗8 个月后复查结果如下:右眼视力0.02,加镜片 -8.0D,矫正视力0.1。图4-1-41E、F、G、H 是有关复查的检查结果。

眼底检查 左眼黄斑区水肿减轻,局部脱色与色素沉着兼有(图E)。

FFA 检查 造影早期发现原黄斑中心凹的遮蔽荧光已消失,黄斑区出现一圆形透见荧光,造影中期在激光斑中有荧光染色(图F),晚期荧光着色不消退(图G)。

OCT 检查 见图 H。

【病例4】 高度近视黄斑变性(图4-1-42)

原某,男,40 岁。双眼近视10D,左眼视力下降伴变形2 月;左眼最佳矫正视力0.06。

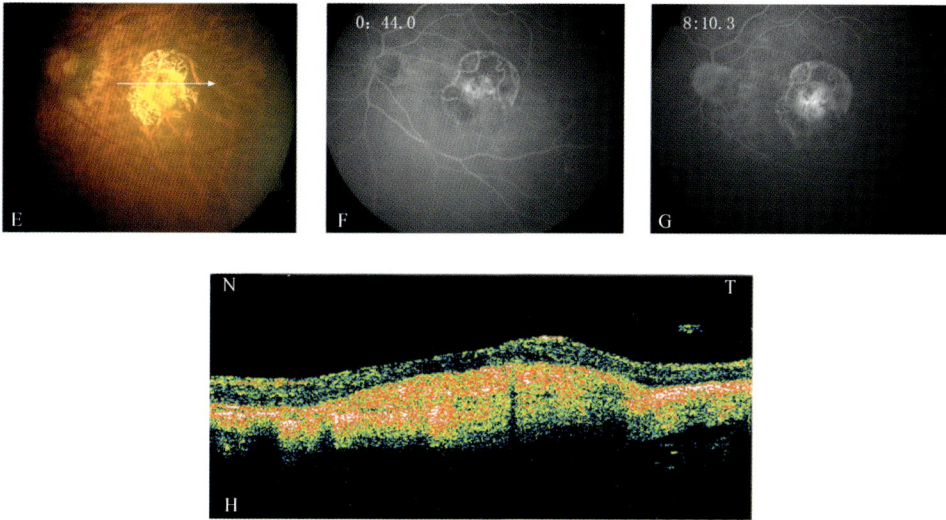

**图 4 - 1 - 41  高度近视黄斑变性的眼底和 OCT 图**

图 E 是左眼的眼底照相;图 H 是经图 E 黄斑区水平扫描线记录的 OCT 图。图显示视网膜神经上皮层变薄,中心凹厚度为 91 μm,中心凹深面的视网膜色素上皮层/玻璃膜/脉络膜毛细血管层光反射带下方的纺锤形灶已形成一有强光反射率的病灶。结果表明经 TTT 治疗后,视网膜水肿减轻,脉络膜新生血管瘢痕化,病情明显好转。

**图 4 - 1 - 42  高度近视黄斑变性的眼底和 OCT 图**

图 A₁ 是左眼治疗前的眼底照相;图 B₁ 是经图 A₁ 黄斑区中心凹水平扫描线记录的 OCT 图,在图中显示视网膜神经上皮层水肿增厚,中心凹视网膜增厚轮廓难辨,脉络膜新生血管表现为因视网膜色素上皮层/玻璃膜/脉络膜毛细血管层增厚形成密度一致的高光反射带。经 PDT 治疗 2 个月后,左眼最佳矫正视力提高至 0.2。图 A₂ 是左眼经治疗后的眼底照相,黄斑区病灶呈暗灰色,边界清楚,视网膜出血灶已不明显;图 B₂ 是经图 A₂ 黄斑区中心凹扫描的 OCT 图,在图中显示视网膜神经上皮层还有水肿,但中心凹轮廓可辨,视网膜色素上皮层/玻璃膜/脉络膜毛细血管层的高反射信号减弱。

眼底检查 视乳头颞侧大弧形斑,眼底呈豹纹状,黄斑区见一灰暗色病灶,边界清楚、边缘有暗红色出血(图 A$_1$)。

FFA 检查 在造影早期左眼黄斑中心凹旁有一边界清晰的淡荧光,并快速扩大,出现渗漏点,边缘有荧光遮蔽。

OCT 检查 见图 B$_1$。

# 二、玻璃体-视网膜界面疾病

在玻璃体后界膜和视网膜内界膜之间,除了视乳头边缘和视网膜锯齿缘结合比较紧密外,其他区域都存在一个潜在的间隙。这个间隙在正常情况下,应用常规的物理检查法是不能区分的。形成视网膜前膜的病因众多,除了特发性外,还可继发于眼外伤、视网膜血管性疾病、某些玻璃体和视网膜疾病、某些内眼手术后。在这个潜在的间隙内特别是在黄斑区可出现一层异常的薄膜,称为视网膜前膜。此膜可因收缩而引起视网膜变形、血管渗漏、中心视力减退,进而引起黄斑病变,比如玻璃体黄斑牵引综合征、黄斑裂孔等。OCT检查的高分辨率断层图像,可显示出这一特殊间隙病理变化的证据,有助于某些眼底病的诊断服务。

## (一) 特发性视网膜黄斑区前膜(idiopathic macular epiretinal membrane)

视网膜前膜可发生在视网膜的任何位置,发生在视网膜黄斑区的前膜对视力的影响最大,亦最令人关注。特发性视网膜黄斑区前膜在 60 岁以上的人群中的发生率大约为6%,并随年龄的增长而增加。自觉症状和对视力影响的程度,取决于前膜的位置、致密度和膜的收缩力。

在眼底镜或裂隙灯显微镜下检查,薄的视网膜前膜表现为一层表面粗糙、反光增强的组织,其周围的小血管可受薄膜的牵拉而变得僵直或迂曲;厚的视网膜前膜可完全遮蔽其下的视网膜表面的细节,如发生视网膜水肿或形成裂孔则需要通过 FFA 检查来证明。

OCT 检查表明这种薄膜是位于视网膜表面的一层高光反射组织,在多数患者中这种薄膜是和视网膜紧密结合的,但在大约25%的患者中,这种结合是疏松的,并可形成假孔的外观。OCT 检查不仅是诊断和进行玻璃体切割、视网膜撕膜术前的必要检查,也是术后随访、了解视网膜和视力康复间的关系所必不可少的检查。

【病例1】 特发性黄斑区视网膜前膜(图4-2-1)

这是一种发生在身体健康而没有眼底病史者的一种眼底病。

顾某,男,19 岁。患者 9 岁起双眼近视,近视度数逐年加深,近两年发现右眼视力下降,视物变形。

视力检查 右眼裸眼视力 0.06,矫正视力 0.1;左眼裸眼视力 0.25,矫正视力 1.0。

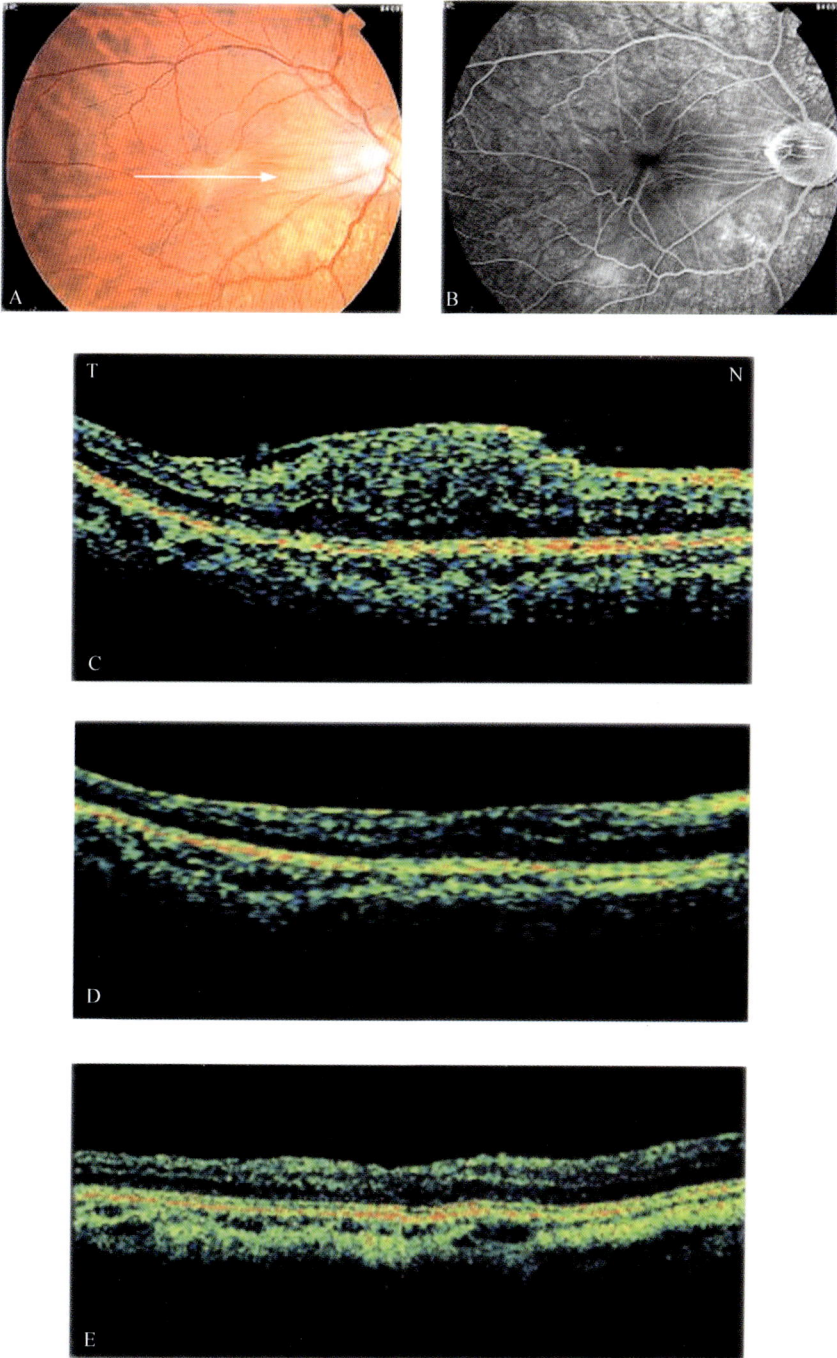

**图 4 - 2 - 1　特发性黄斑区视网膜前膜的眼底和 OCT 图**

图 A 是右眼的眼底照相;图 C 是经图 A 中的水平扫描线记录的 OCT 图。在图中见视网膜表面有一薄层光反射增强的光反射带,中心凹视网膜全层增厚,厚度达 514 $\mu$m,视网膜神经上皮层间反射杂乱,对应光带层次不清。临床诊断右眼特发性黄斑视网膜前膜,建议手术治疗。图 D 是剥膜术后第 25 天经黄斑区水平扫描线记录的 OCT 图。在图中见视网膜表面的薄层光反射增强光反射带消失,黄斑区的视网膜厚度为 295 $\mu$m,水肿明显减退,中心凹尚未出现。图 E 是手术半年后经黄斑区水平扫描线记录的 OCT 图。在图中见黄斑区的视网膜厚度恢复至 165 $\mu$m,中心凹轮廓出现,视网膜神经上皮层的层次开始分明,正常的视网膜形态正在恢复中。此时的右眼视力为 0.1,矫正视力 0.3。

189

眼底检查　视乳头正常,视网膜血管正常,在黄斑区视网膜前见一约1个PD大小,有星形边缘,表面呈肌腱样的膜样组织。遮盖了黄斑区,视网膜鼻侧血管受牵拉而变直(图A)。

FFA检查　造影中视网膜血管灌注时间正常,黄斑区上、下方的视网膜血管行径轻度向中心集中,鼻侧小血管呈平行的直线状,造影晚期膜样组织轻度荧光着色(图B)。

OCT检查　见图C、图D和图E。

【病例2】　黄斑区视网膜前膜(图4-2-2)

曹某,女,55岁。左眼前黑影飘动2年;左眼视力0.8,不能矫正。

眼底检查　左眼黄斑区表面呈金箔样反光(图A)。

OCT检查　见图B和图C。

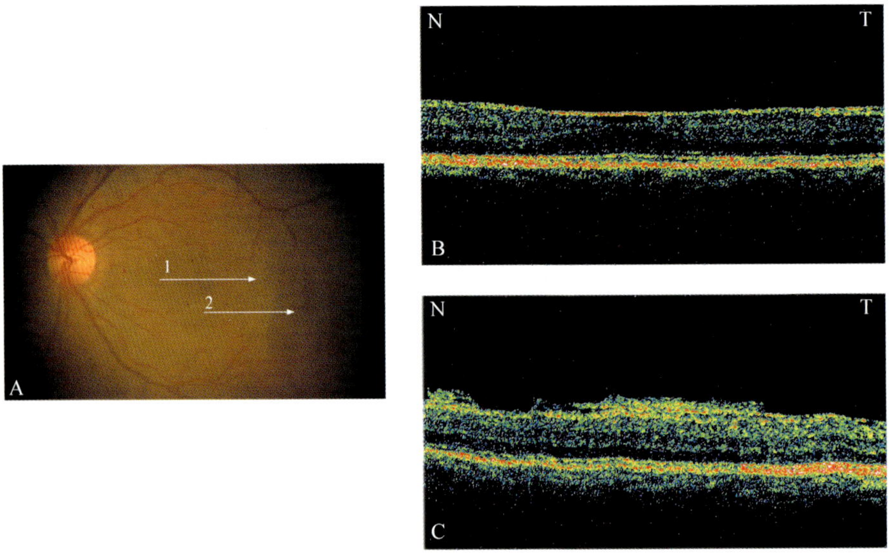

图4-2-2　黄斑区视网膜前膜的眼底和OCT图

图A是左眼的眼底照相;图B和图C是经图A中的扫描线1和扫描线2记录的OCT图。在图B中见黄斑区视网膜表面有增强的光反射带,其下方的视网膜神经上皮层增厚,光反射率降低;在图C中见视网膜光反射带光反射率增强,表面粗糙不平,下方视网膜增厚,在视网膜的外丛状层和外核层光反射减弱。

【病例3】　黄斑区视网膜前膜(图4-2-3)

顾某,女,80岁。左眼视物模糊2年,左眼视力0.5,不能矫正。

眼底检查　在左眼黄斑中心凹处有一个约1/4PD大小的红色圆形病灶,周围小血管扭曲、变直,中心凹反光消失(图A);

FFA检查　在造影早期见黄斑区周围血管弓行径异常,黄斑区未见异常荧光着色(图B)。

OCT检查　见图C。

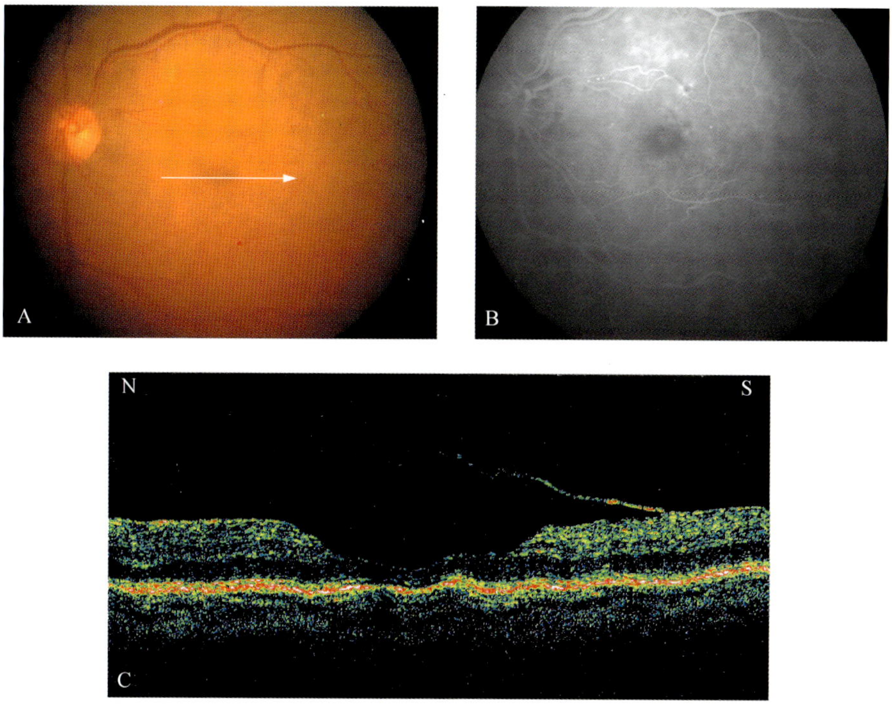

图4-2-3　黄斑区视网膜前膜的眼底和OCT图

图A是左眼的眼底照相;图C是经黄斑区水平向扫描线记录的OCT图。在图中见黄斑中心凹两侧的视网膜神经上皮层增厚,光反射率降低,在玻璃体内见一低光反射率的线状光反射带,一端位于玻璃体内,另一端附着于中心凹外视网膜神经上皮表面,中心凹视网膜神经上皮层厚度为111 $\mu$m。

【病例4】　黄斑区视网膜前膜(图4-2-4)

胡某,女,66岁。右眼视物模糊半年;右眼裸眼视力0.2,不能矫正。

眼底检查　右眼黄斑区呈金箔样反光,周围小血管扭曲、变直,中心凹反光消失(图A)。

OCT检查　见图B。

【病例5】　黄斑区视网膜前膜(图4-2-5)

王某,女,56岁。右眼视物不清2年;右眼裸眼视力0.1,不能矫正。

眼底检查　右眼黄斑区呈玻璃纸样反光,小血管扭曲,中心凹反光消失(图A)。

OCT检查　见图B。

【病例6】　视网膜前膜-板层裂孔(图4-2-6)

戚某,女,64岁。右眼视物变形半年;右眼裸眼视力0.2,不能矫正。

眼底检查　右眼黄斑区看到一圆形裂孔,裂孔呈暗红色、边界清晰,裂孔颞侧及上、下方有一片肌腱样薄膜,薄膜使裂孔周围视网膜表面呈辐射状反光,薄膜使血管弓内小血管分支受牵拉而变直(图A)。

FFA 检查　造影中动静脉充盈时间正常,见颞侧视网膜小血管扭曲变形,未见明显渗漏,在黄斑区见一圆形朦胧斑驳状透见荧光(图 B)。

OCT 检查　见图 C。

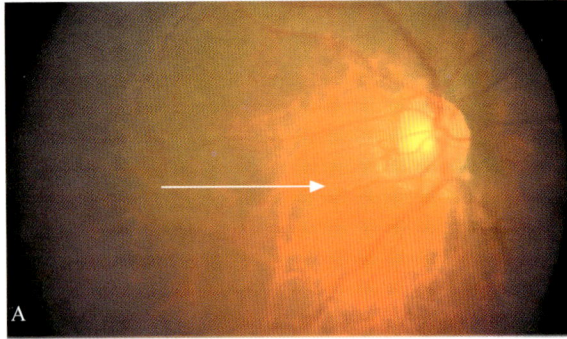

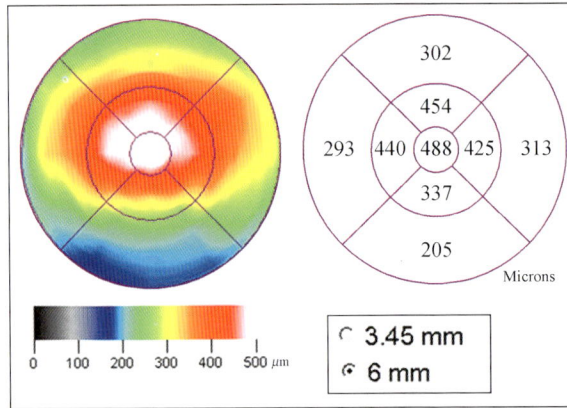

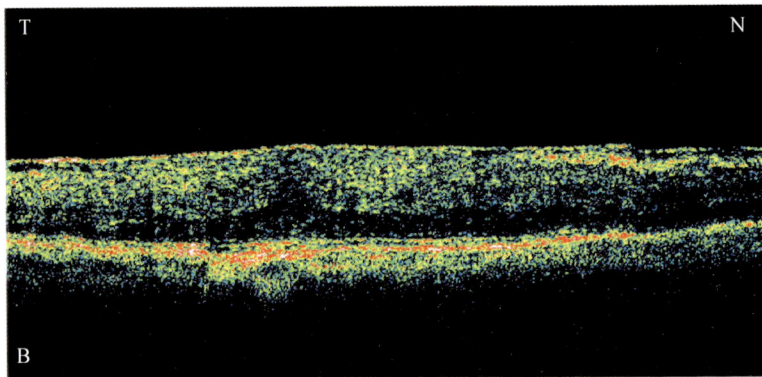

图 4 - 2 - 4　黄斑区视网膜前膜的眼底和 OCT 图

图 A 是右眼的眼底照相;图 B 是经中心凹水平扫描线记录的 OCT 图,在图中见黄斑区视网膜神经上皮层呈海绵状增厚,光反射率降低,表面见细线状强反射光带,附于粗糙不平的视网膜神经上皮表面,黄斑区中心凹轮廓变平,视网膜神经上皮层厚度增加,厚度达 507 $\mu m$;图 C 是黄斑地形图,在图中见黄斑区 6 mm 直径范围内的视网膜神经上皮层明显增厚,中心区 1 mm 直径范围内的平均厚度为488 $\mu m$,黄斑体积8.9 mm³。

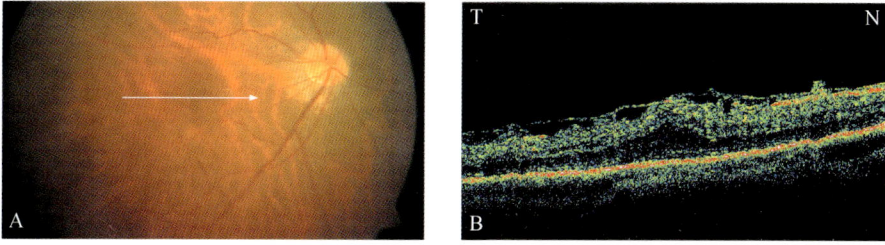

**图 4 - 2 - 5　黄斑区视网膜前膜的眼底和 OCT 图**

　　图 A 是右眼的眼底照相;图 B 是经黄斑区中心凹水平扫描线记录的 OCT 图,在图中见黄斑区视网膜神经上皮层明显增厚,光反射率降低,视网膜表面有一条粗细不均的强光反射带,下方与视网膜表面疏松接合。黄斑中心凹轮廓变平,视网膜神经上皮层增厚,平均厚度达 478 $\mu m$。

**图 4 - 2 - 6　黄斑区视网膜前膜-板层裂孔的眼底和 OCT 图**

　　图 A 是右眼的眼底照相;图 C 是经黄斑裂孔水平向扫描线记录的 OCT 图,在图中首先在视网膜前、玻璃体内看到一条细长的光反射带,代表与视网膜分离的玻璃体后界膜,在视网膜表面可见一增强的光反射带在中心凹处中断,其下的视网膜神经上皮层部分组织缺损,底部的残留组织厚度 117 $\mu m$,表明此缺损为板层裂孔,裂孔边缘最高处的视网膜厚度为 394 $\mu m$。

## （二）玻璃体黄斑视网膜牵引综合征（Vitreomacular Traction Syndrome）

【病例】 玻璃体黄斑牵引综合征（图 4－2－7）

陆某,女,66 岁。右眼视力减退 1 周。

视力检查 右眼裸眼视力 0.01,屈光检查有－10.0D 屈光度,视力不能矫正。

眼底检查 视乳头周围有一大弧形斑,黄斑区局灶性色素脱失,视网膜轻度水肿,有浅脱离（图 A）。

FFA 检查 造影中观察到右眼视网膜血管充盈时间正常,视乳头周围脉络膜血管显露,黄斑区周围小血管向中心集中,部分小血管有荧光渗漏（图 B）,造影后期黄斑区荧光渗漏增强,并有荧光积聚（图 C）。

OCT 检查 见图 D 和图 E。

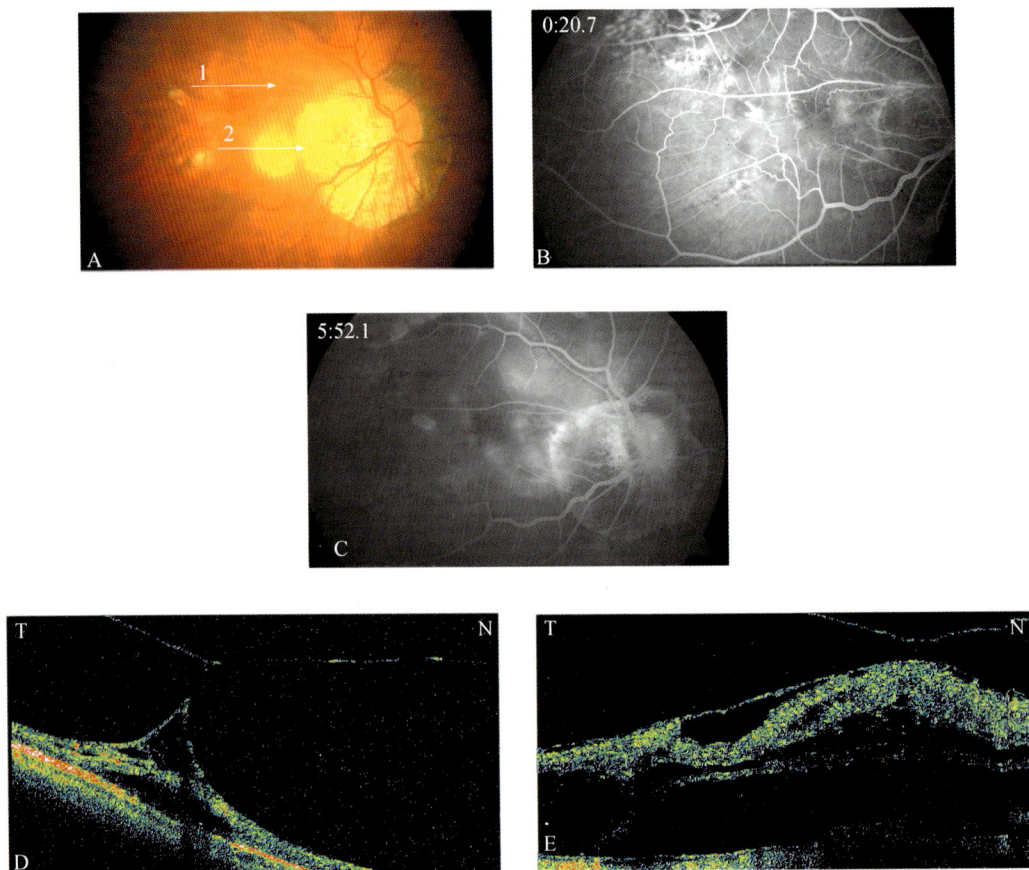

**图 4－2－7 玻璃体黄斑视网膜牵引综合征的眼底和 OCT 图**

图 A 是右眼的眼底照相;图 D 和图 E 是分别从图 A 中的扫描线 1 和扫描线 2 记录的 OCT 图;在图 D 中见视网膜黄斑区前膜的高光反射带受玻璃体后界膜牵拉成三角形,其下方的视网膜神经上皮层发生局部分离;在图 E 中见玻璃体后界膜牵引部分脱离的视网膜前膜,下方的视网膜发生视网膜神经上皮层组织间的劈裂和浆液性脱离。

# 三、黄斑裂孔 ( macular holes )

黄斑裂孔(macular hole)是一种十分常见的眼底病变,多见于老年患者。对黄斑裂孔的正确诊断是指导临床治疗的重要步骤。过去主要依靠检眼镜或前置镜检查作出诊断,但这些检查都是只限于观察视网膜表面的形态学改变,有时会误诊或漏诊。例如把由前膜表现的假性裂孔或板层裂孔当成全层裂孔而接受不必要的治疗,由针孔样裂孔产生的视网膜脱离因找不到裂孔而失去及时手术的机会。应用 OCT 检查就能对这种假性裂孔、针孔样裂孔、黄斑裂孔作出正确的诊断和鉴别诊断。

## (一) 黄斑裂孔的分期 ( divided stages of the macular hole )

特发性黄斑裂孔多见于 50 岁以后的老年妇女。老年性黄斑裂孔在发病前先有一个黄斑区的水肿期,然后进入形成黄斑裂孔的各期。Gass 将黄斑裂孔分为 4 期(图 4 - 3 - 1)。

### 1. Gass Ⅰ期黄斑裂孔

本期为黄斑裂孔的前期,有前膜形成和对下方组织的牵引,无玻璃体后脱离,黄斑中心凹变浅或消失,中心凹处视网膜神经上皮层有局限性分离,下方可见清晰的空隙。玻璃体黄斑牵引在黄斑裂孔的发生中起着重要作用,而且是判断黄斑裂孔形成危险性的重要指标。

【病例】 Gass Ⅰ期黄斑裂孔(图 4 - 3 - 2)

周某,女,70 岁。自觉右眼视物不如左眼清晰。

视力检查 右眼 1.0;左眼 1.0。

眼底检查 视乳头边界清楚,颜色正常,黄斑区无水肿,中心反光未见(图 A)。

OCT 检查 见图 B 和图 C。

### 2. Gass Ⅱ期黄斑裂孔

本期视网膜前膜增生明显,后界膜脱离范围大,玻璃体黄斑牵引力增大,中心凹呈小的黄色环,可从环状的一侧开始形成裂孔。其表面有一个可复位的盖,黄斑区视网膜表层的光带有部分缺失,伴有小片视网膜神经上皮层光带全层缺损,其直径一般在 $350\,\mu m$ 以下,裂孔周围视网膜神经上皮层内有低光反射率的小腔隙,为微囊样水肿。裂孔边缘翘起处的视网膜色素上皮层及脉络膜毛细血管层光反射率减弱。

【病例】 Gass Ⅱ期黄斑裂孔(图 4 - 3 - 3)

兰某,男,74 岁;左眼视物模糊 1 年,左眼视力 0.1,不能矫正。

眼底检查 见左眼黄斑区周围有一圆形深色区(图 A),在无赤光下尤为明显(图 B)。

OCT 检查 见图 C 和图 D。

第四部分　常见眼底病的 OCT 临床应用实例

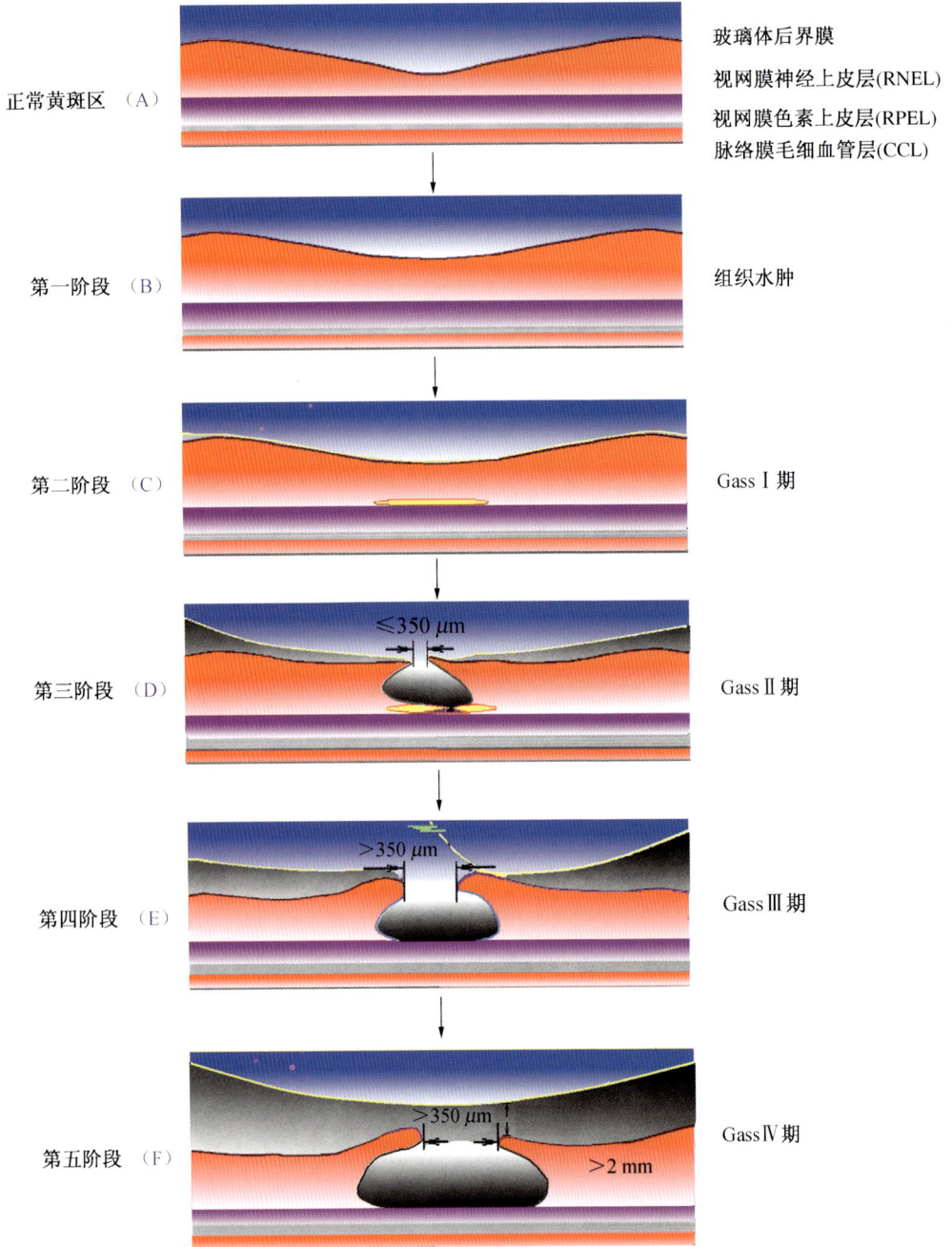

正常黄斑区　（A）

玻璃体后界膜
视网膜神经上皮层(RNEL)
视网膜色素上皮层(RPEL)
脉络膜毛细血管层(CCL)

第一阶段　（B）

组织水肿

第二阶段　（C）

Gass I 期

第三阶段　（D）

≤350 μm
Gass II 期

第四阶段　（E）

>350 μm
Gass III 期

第五阶段　（F）

>350 μm
>2 mm
Gass IV 期

图 4-3-1　Gass 黄斑裂孔分期示意图

图（A）　正常的黄斑区,有正常的前界面、中心凹、视网膜神经上皮层、视网膜色素上皮层和脉络膜毛细血管层。

图（B）　黄斑区组织水肿,中心凹变浅,视网膜神经上皮层增厚。

图（C）　Gass I期。前膜形成伴有牵引迹象,中心凹变浅或消失,中心凹下视网膜神经上皮层局限性分离。

图（D）　Gass II 期。前膜形成明显,可见脱离的后界膜,玻璃体黄斑牵引增大,视网膜浅层组织破裂形成不游离的小盖,孔径≤350 μm,裂孔周围视网膜神经上皮层内存在微囊样水肿。

图（E）　Gass III 期。后界膜完全脱离可附有脱离的小盖,视网膜神经上皮层全层或部分缺损,孔径 >350 μm,裂孔周围视网膜神经上皮层内囊样水肿。

图（F）　基本特征和 Gass III 期相似,重要的区别点是后界膜脱离的距离 >2 mm。

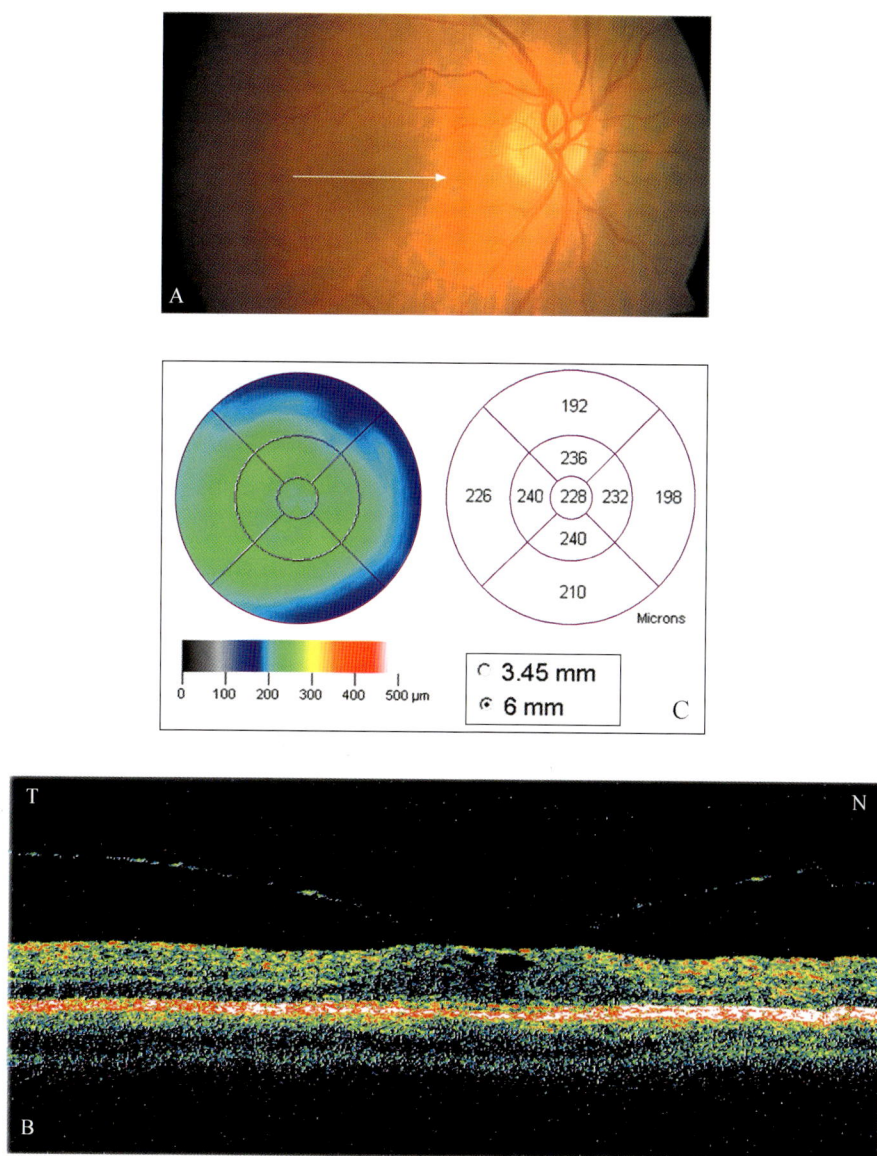

眼光学相干断层扫描成像术原理和临床应用

第四部分　常见眼底病的 OCT 临床应用实例

**图 4-3-2　Gass I 期黄斑裂孔的眼底和 OCT 图**

图 A 是右眼的眼底照相;图 B 是经图 A 黄斑区水平扫描线记录的 OCT 图,在图中见玻璃体后界膜呈"V"字形弱反射光带,光带底部与黄斑中心凹周围内界膜粘连,中心凹轮廓变平,视网膜神经上皮层增厚(233 μm)、黄斑中心凹视网膜厚度增加,光反射率降低,其中见许多低光反射腔隙;图 C 是黄斑区视网膜神经上皮层厚度地形图,在黄斑中心凹周围 1 mm 直径范围内的视网膜神经上皮层增厚(228 μm),黄斑体积 6.06 mm³。

197

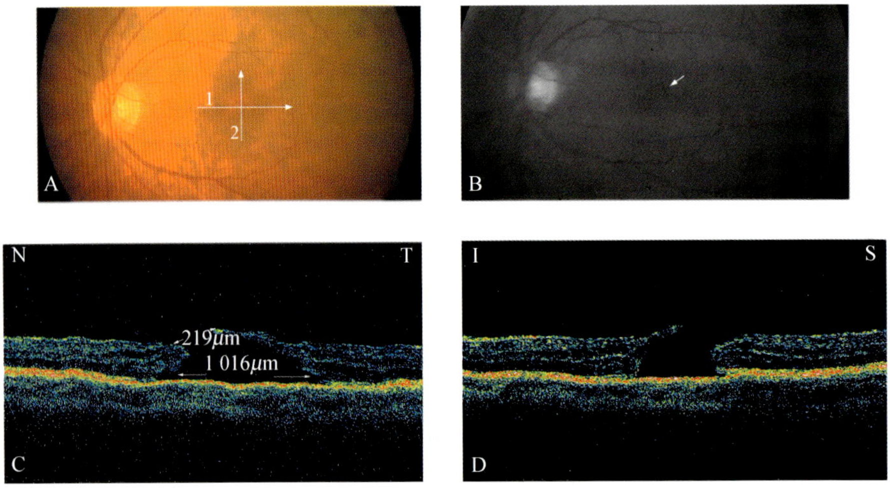

**图 4 - 3 - 3　Gass Ⅱ期黄斑裂孔的眼底和 OCT 图**

图 A 是左眼的眼底照相;图 C 和图 D 是经图 A 中的扫描线 1 和扫描线 2 记录的 OCT 图。在图 C 中见黄斑区视网膜神经上皮层光带在一侧全层缺损,在裂孔另一侧残留部分视网膜内层光带,裂孔表面的孔径为 219 μm,底部孔径为 1 016 μm;在图 D 中除有和在图 C 中看到的病理改变外,还可在玻璃体内看到未完全从裂孔上脱落的视网膜小盖。

### 3. Gass Ⅲ期黄斑裂孔

Gass Ⅲ期黄斑裂孔是一个完整的黄斑裂孔,圆形外观,表面内陷,玻璃体后界膜不完全脱离,与裂孔尚有粘连,可形成游离小盖或无盖。黄斑区视网膜神经上皮层光反射带全层缺损,其缺损直径一般在 350 μm 以上,裂孔周围视网膜神经上皮层内有多个低光反射率的腔隙,即囊样水肿。与水肿视网膜的裂孔边缘相对应的视网膜色素上皮层/脉络膜毛细血管层光带反射减弱。

【病例】　Gass Ⅲ期黄斑裂孔(图 4 - 3 - 4)

施某,女,60 岁。左眼视力下降半年。左眼视力 0.4,不能矫正。

眼底检查　在图 A 和图 B 眼底照相中都可看到黄斑区中央有一深红色的圆形病灶,病灶周围视网膜轻度隆起,表面有放射状条纹。

OCT 检查　见图 C。

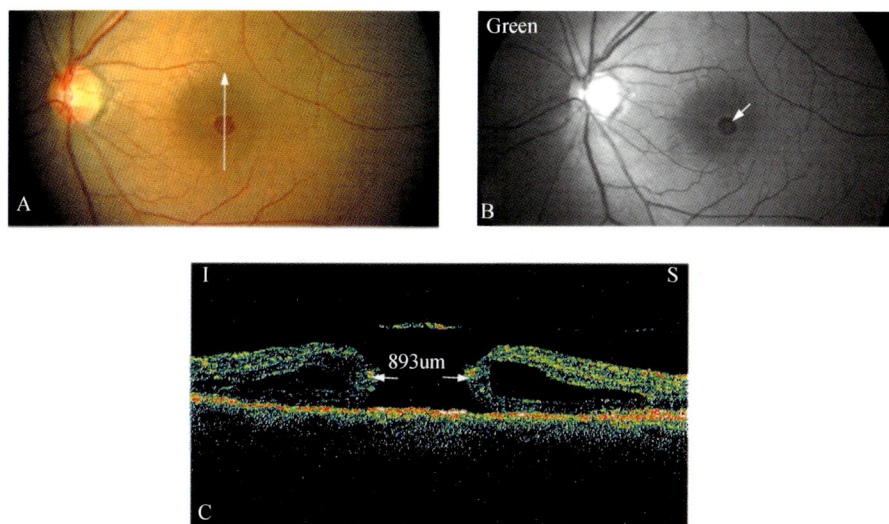

图 4 - 3 - 4　Gass Ⅲ期黄斑裂孔的眼底和 OCT 图

图 A 是左眼的眼底照相;图 C 是经图 A 中黄斑区垂直扫描线记录的 OCT 图,在图中位于黄斑中心凹处的视网膜神经上皮层光反射带全层缺损。缺损处的边缘光滑向下卷缩,裂孔的孔径为893 $\mu m$,视网膜神经上皮层内有低光反射率腔隙。玻璃体的后界膜与视网膜神经上皮层完全分离,在玻璃体内看到一条连续的光反射带,在与视网膜神经上皮层缺损对应的后界膜上,看见一小片呈黄绿色的光带,此为被撕裂脱落的裂孔小盖。

### 4. Gass Ⅳ期黄斑裂孔

它是伴有玻璃体后脱离的黄斑裂孔,其 OCT 图之特征与Ⅲ期相似,但在视网膜前面可见一和它分开的细的弱光反射率光带,此为脱离的玻璃体后界膜。由于 OCT 图中无光反射的玻璃体腔与视网膜内界面的高光反射带间形成鲜明的对比,当有玻璃体后脱离时,两者间会出现代表玻璃体后界膜的低光反射率光带,故 OCT 能敏感地发现玻璃体与视网膜间的分离,并显示玻璃体与视网膜间存在的细小牵引痕迹。

【病例】　Gass Ⅳ期黄斑裂孔(图 4 - 3 - 5)

任某,男,64 岁。左眼视物模糊 1 年;左眼视力 0.05,不能矫正。

眼底检查　在黄斑区中央见一圆形暗红色病灶,周围视网膜平(图 A)。

FFA 检查　在造影的第 31 秒黄斑区出现一圆形低荧区,此低荧区在造影晚期持续存在(图 B)。

OCT 检查　见图 C 和图 D。

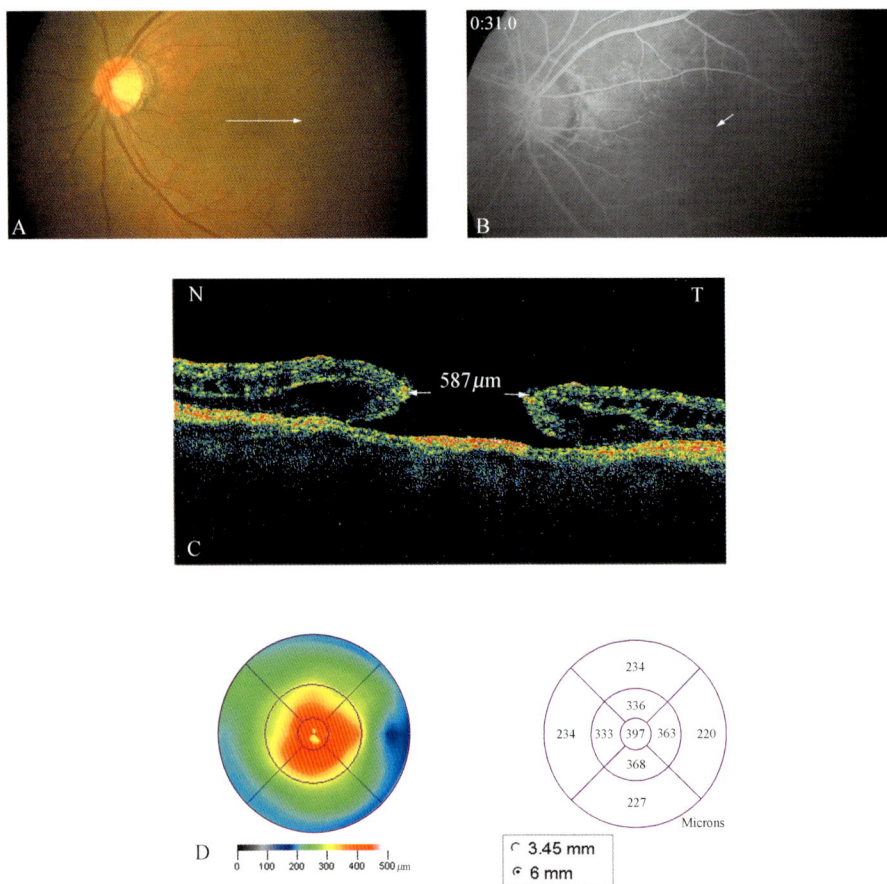

图 4 - 3 - 5　Gass Ⅳ期黄斑裂孔的眼底和 OCT 图

图 A 是左眼的眼底照相;图 C 是经图 A 中的水平向扫描线记录的黄斑区 OCT 图,图中可见黄斑区视网膜神经上皮层光带全层缺损,缺损口的边缘内卷,缺损入口的直径有 587 $\mu m$,缺损周围的视网膜神经上皮层增厚、光反射率降低,其中有由水肿形成的低光反射率腔隙,玻璃体后界膜完全后脱离;在图 D 黄斑地形图中,在黄斑中心凹 3 mm 直径范围内的视网膜神经上皮层明显增厚,在色度图中呈黄红色。

## (二) 黄斑裂孔的分类(classifications of the macular hole)

黄斑裂孔按组织学的特点分为板层裂孔和全层裂孔。板层裂孔是指视网膜神经上皮层部分缺损,全层裂孔是指视网膜色素上皮层前的组织全部缺损。黄斑裂孔按病因一般分为特发性和继发性,前者多见于老年人,后者多见于有眼底病、高度近视、黄斑变性和眼外伤后的患者中。

### 1. 黄斑板层裂孔

(1) OCT 图病理特征　在黄斑板层裂孔的 OCT 图中,具有和黄斑全层裂孔相似的病理特征,黄斑中心凹表面的光反射带连续性中断,有时可看到孔缘的视网膜神经上皮层轻微翘起。它和黄斑全层裂孔的主要区别是在裂孔的底部而不是视网膜色素上皮层,它在

视网膜色素上皮层上还留有部分神经上皮组织,在短时间内它不会发生视网膜脱离。OCT检查可评估以下有关因素:

1)裂孔大小与视力的关系:裂孔大小、晕轮范围及裂孔边缘视网膜厚度均与视力相关,裂孔越大晕轮范围越大,裂孔边缘视网膜越厚视力越差。

2)玻璃体牵拉与裂孔形成的关系:通过OCT检查对活体玻璃体黄斑界面观察,发现有玻璃体黄斑中心凹牵拉时,黄斑中心凹可消失或隆起,在视网膜神经上皮层内可出现一个或多个的小囊腔;不完全脱离的玻璃体后界膜以点状或小段状附于黄斑中心凹;玻璃体后界面为低光反射光带,越向周边脱离的程度越大,呈现为倒置的帐篷状。从OCT图上观察到,有黄斑中心凹隆起及明显玻璃体后脱离者,多发生在玻璃体和黄斑区间有紧密粘连的眼底中,其中又而以点状粘连更易发生黄斑裂孔。用OCT检查追踪有玻璃体黄斑牵拉眼,发现有50%以上最终发展为全层裂孔,而部分病人在发生完全性玻璃体后脱离后则不发展为裂孔。

3)玻璃体黄斑牵引与视力的关系:在玻璃体黄斑牵引综合征的黄斑区中心凹,其最大厚度与视力呈负相关,当玻璃体切割术后或自发性地解除牵拉后,视力随之改善,因此,解除玻璃体黄斑牵拉是改善视力和预防裂孔形成的关键。

4)玻璃体粘连和孔盖形成的关系:部分黄斑裂孔的OCT图显示孔盖与玻璃体后界膜紧密粘连,可能提示两者之间有相互联系的组织成分;孔盖直径小于相应裂孔的直径,可能是由于孔盖内胶质细胞、Müller细胞的收缩或裂孔的离心性收缩造成;孔盖厚度小于对侧眼中心凹厚度,提示孔盖组织并非由撕裂视网膜全层组织构成,而可能只含有黄斑处视网膜表层组织。

(2)黄斑板层裂孔实例介绍

【病例1】 黄斑板层裂孔(图4-3-6)

钱某,女,60岁。左眼眼前出现黑影,视物模糊1年。

视力检查 右眼1.0;左眼0.6,不能矫正。

眼底检查 在左眼黄斑区和视乳头(盘)间的视网膜上见有玻璃纸样反光,黄斑颞上小血管不规则扭曲,中心凹颜色较红,中心反光未见(图A,图B)。在眼底镜检查下难以确定是否存在黄斑裂孔。

OCT检查 见图C至图H。

【病例2】 黄斑区板层裂孔(图4-3-7)

胡某,女,66岁。左眼视物模糊半年;左眼视力0.7,不能矫正。

眼底检查 在黄斑中心凹处见一约1/4PD大小红色圆形病灶,中心凹反光未见(图A)。

OCT检查 见图B和图C。

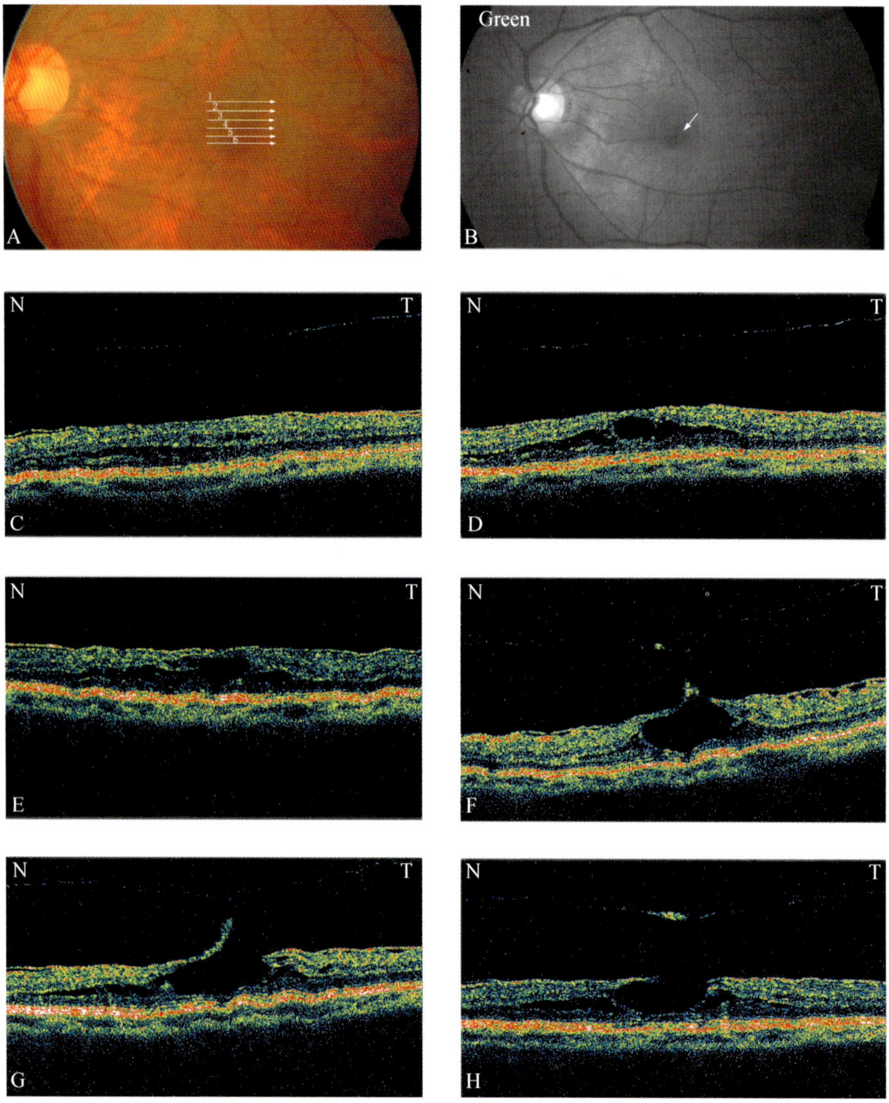

**图 4 - 3 - 6　黄斑区板层裂孔的眼底和 OCT 图**

　　图 A 是左眼的眼底照相;图 C 至图 H 是应用黄斑区 6 条平行扫描线记录的 OCT 图。在这 6 幅不同位置扫描的 OCT 图中,可看到黄斑区有以下特征:① 图 C 至图 H 都看到玻璃体后界膜的脱离、视网膜纤维膜增生和视网膜神经上皮层增厚。② 图 C 至图 E 表现为视网膜神经上皮层的增厚和囊样水肿。③ 图 F 至图 H 可看到受牵拉的视网膜和裂孔,在图 F 表现与后界膜粘连的视网膜形成一个向上翘的瓣和形成的一个小孔;在图 G 粘连位置的视网膜被撕成一个一侧有游离缘的裂孔;在图 H 玻璃体内看到被撕下的视网膜碎片和降低张力后的视网膜。④ 裂孔底部都有残留部分的视网膜神经上皮层组织,裂孔的孔径小于 $350\,\mu m$。

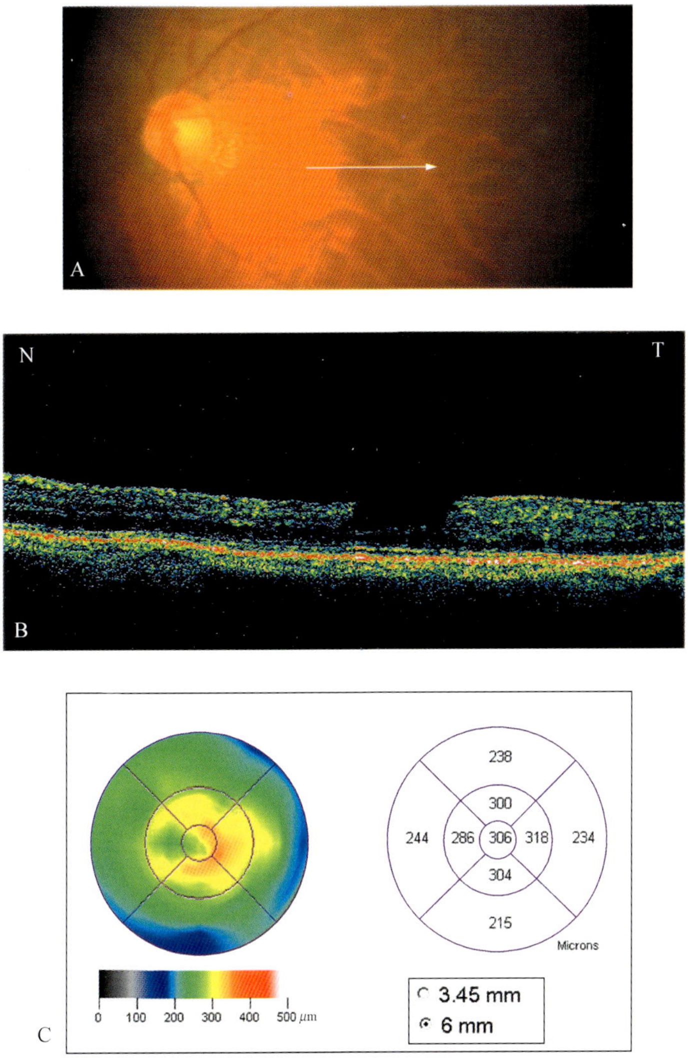

图 4 - 3 - 7　黄斑区板层裂孔的眼底和 OCT 图

　　图 A 是左眼的眼底照相；图 B 是经图 A 中的水平向扫描线记录的黄斑区 OCT 图。在图 B 中见视网膜神经上皮层增厚，其中光反射率降低，内表面附着一条强光反射带，但在中心凹处的光反射带和部分神经上皮内层组织一起缺失，残留的视网膜神经上皮层厚度为 109 $\mu$m；图 C 是黄斑视网膜神经上皮层厚度地形图，从色度图和分区平均值可看到在黄斑区 3 mm 直径范围内的视网膜神经上皮层表现出厚薄不一，黄斑中心体积为7.09 mm$^3$。

　　【病例3】　黄斑区板层裂孔（图 4 - 3 - 8）

　　戚某，女，64 岁。右眼视物变形半年；右眼视力 0.2，不能矫正。

　　眼底检查　黄斑区有一圆形裂孔，裂孔色暗红、边界清晰，裂孔颞侧及上、下方有一片肌腱样薄膜，血管及裂孔周围有白色放射状视网膜前膜，在血管弓内小血管分支因受牵拉而变直（图 A）。

FFA 检查　造影中看到动静脉充盈时间正常,颞侧视网膜小血管扭曲变形,未见渗漏,造影晚期在黄斑区仍然可见一圆形朦胧斑驳的荧光(图 B)。

OCT 检查　见图 C。

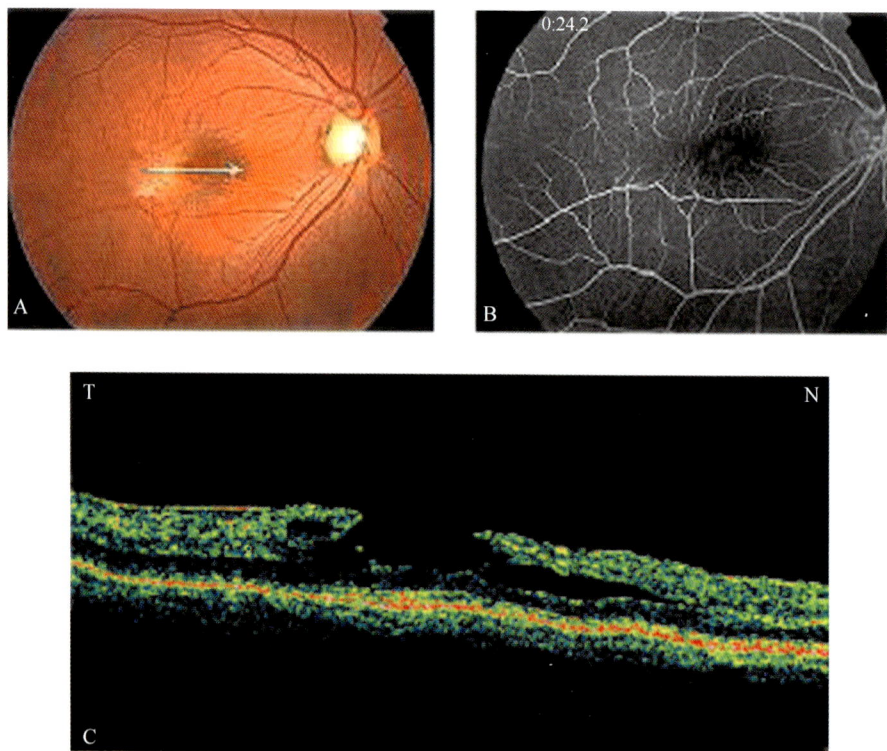

**图 4 - 3 - 8　黄斑区板层裂孔的眼底和 OCT 图**

　　图 A 是右眼的眼底照相;图 C 是经黄斑裂孔的水平向扫描线记录的 OCT 图。在图 C 中可看到视网膜表面玻璃体腔内有一条纤细的光反射带,它是与视网膜表面分离的玻璃体后界膜;位于中心凹的视网膜神经上皮层光反射带部分中断,形成一裂孔,底部残留有视网膜神经上皮层组织,厚度有 117 $\mu m$,裂孔边缘最高处的视网膜厚度为 394 $\mu m$。

### 2. 黄斑全层裂孔

（1）OCT 图的病理特征

1）裂孔:在 OCT 图中在黄斑区的视网膜神经上皮层清晰地显示有一无光反射的缺失区,此区即为裂孔,表明视网膜色素上皮层前视网膜组织缺损。裂孔一般呈火山状,位于玻璃体侧的是入口,是视网膜神经上皮层缺损最窄的部位,孔底位于视网膜色素上皮层前是裂孔最宽的部位。黄斑全层裂孔的孔径是测量入口的直径,一般小于 500 $\mu m$。干性裂孔在孔底周围的视网膜神经上皮层与视网膜色素上皮层间未发生脱离,在 OCT 图中,在两层组织间看不到反射减弱的光带。

2）后界膜牵拉:在 OCT 图中可看到脱离玻璃体后界膜和还粘连在裂孔边缘的玻璃

体后界膜,有时可看到被撕脱的裂孔小盖,还有由牵拉引起的黄斑区视网膜水肿。

3)黄斑囊样水肿:在裂孔周围的视网膜神经上皮层中可看到多个大小不一、形状不规则的无光反射的腔隙。

4)视网膜厚度:近裂孔缘的视网膜厚度增加。

对黄斑裂孔孔径、裂孔边缘神经上皮厚度的测量是诊断黄斑裂孔、黄斑裂孔的分期及进行追踪观察的定量指标,也是评价黄斑裂孔治疗效果的重要指标。

(2)黄斑全层裂孔病例介绍

【病例】 黄斑全层裂孔(图4-3-9)

潘某,男,67岁。右眼视力下降、视物变形半年,伴眼前黑影飘动。

视力检查 右眼0.05(远)/0.06(近),左眼0.1(远)/0.4(近);均不能矫正。

眼底检查 在无赤光眼底检查中,在黄斑区中心可清晰地看到一个圆形边界明确的裂孔,视网膜不脱离(图A)。

OCT检查 见图B。

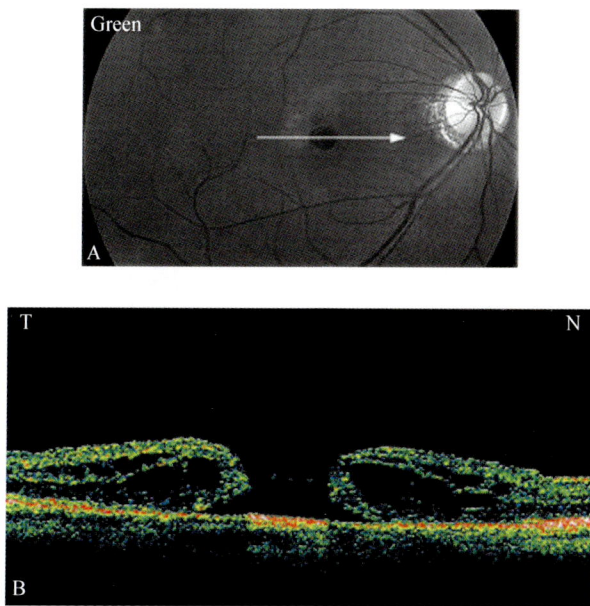

**图4-3-9 黄斑区全层裂孔的眼底和OCT图**

图A是右眼的眼底照相;图B是经黄斑裂孔水平向扫描的OCT图。在图中见黄斑中心凹处视网膜神经上皮层全层缺损,底部是连续的视网膜色素上皮层的光反射带。缺损处的视网膜的边缘向内卷起,在视网膜神经上皮层内有多个低光反射率腔隙。裂孔孔径为861 $\mu m$,裂孔底径为1 409 $\mu m$,孔缘视网膜神经上皮层最大厚度为456 $\mu m$。

### 3. 假性黄斑裂孔

(1)假性黄斑裂孔特征 眼底镜检查黄斑区时可清晰地看到的圆形裂孔,孔缘不整齐。裂孔可长时间存在而不变化。在OCT图中可清楚看到此裂孔是位于视网膜前膜和视网膜之间,与真性裂孔的根本区别是黄斑组织不缺损,裂孔周围的视网膜有玻璃纸样皱褶,小血管走向变直或迂曲。

(2)假性黄斑裂孔实例介绍

【病例】 假性黄斑裂孔(图4-3-10)

吴某,女,66岁;左眼视物模糊1月余。

视力检查 右眼1.0;左眼0.8。

眼底检查 左眼黄斑区的视网膜反光较强,黄斑中心凹处有一个圆形、红色似裂孔样的病灶(图A)。

OCT检查 见图B。

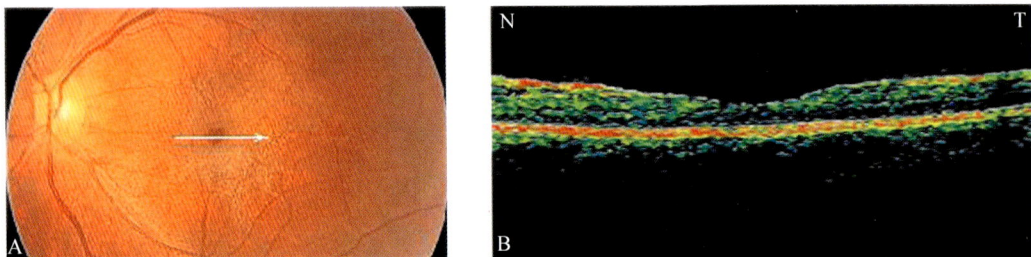

图4-3-10 假性黄斑裂孔的眼底和OCT图

图A是右眼的眼底照相;图B是经可疑裂孔水平扫描记录的OCT图。在图中见中心凹变平、变浅,其周围视网膜厚度增加,视网膜神经上皮层表面光反射增强,中心凹视网膜增厚,视网膜玻璃体界面光反射率增加,不存在组织光反射带中断。

### 4. 高度近视黄斑裂孔

高度近视黄斑裂孔具有黄斑板层裂孔和全层裂孔的OCT图特征,只是高度近视黄斑裂孔更常见于有黄斑区病变的高度近视眼患者中而特别受到关注。OCT检查可以在高度近视眼中发现以往临床难以发现的一些病理改变。高度近视黄斑病变的OCT图可以具有以下病理改变:① 神经上皮变薄。可能是因高度近视眼视网膜脉络膜循环不良引起的退行性病变。② 色素上皮反射不均。因近视眼黄斑部的广泛萎缩、色素增生、瘢痕形成所致。③ 黄斑区视网膜下新生血管膜。④ 黄斑区形成全层或板层裂孔。黄斑裂孔只是高度近视引起眼底退行性病变较严重诸征象之一。⑤ 视网膜劈裂。多发生在眼底后极部的视网膜外层,可能与眼轴增长引起的视网膜脉络膜循环不良有关。

【病例】 高度近视黄斑裂孔(图4-3-11)

李某,女,58岁。左眼突然出现黑影飘动,视力减退,视物变形。

视力检查 右眼0.1(远)/0.6(近),左眼0.04(远)/0.05(近)。

眼底检查 左眼视乳头(盘)椭圆形,较大,颞侧巨大脉络膜萎缩弧,后极部位于黄斑区的颞侧和鼻上方见到1/2~2个PD大小的脉络膜萎缩斑、黄斑区脱色素改变,视网膜平,但在相当于中心凹处看到一个圆形可疑裂孔(图A)。

OCT 检查　见图 B。

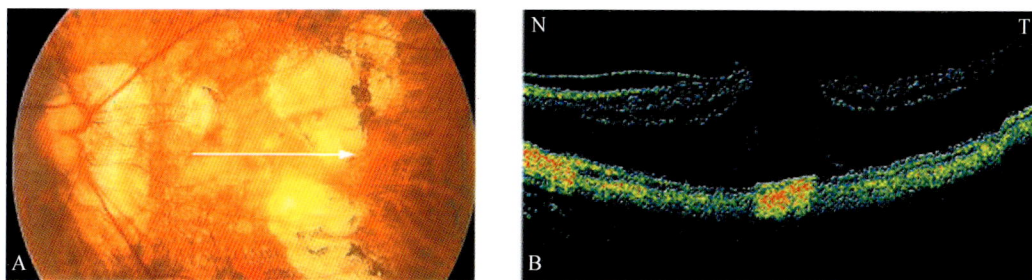

图 4 - 3 - 11　高度近视黄斑裂孔的眼底和 OCT 图

图 A 是右眼的眼底照相;图 B 是经黄斑区中心凹水平向扫描线记录的 OCT 图,在图中看到视网膜神经上皮层光反射带在黄斑区处发生中断,组织缺损,形成一口小、边缘外翻、底宽的低反射洞穴,洞穴底为连续的色素上皮强光反射带,侧壁陡峭光滑。测得入口孔径为 489 $\mu m$,底宽 3648 $\mu m$,孔周的神经上皮组织中有层间分离,神经上皮下有浆液性脱离。

### 5. 外伤性黄斑裂孔

由于黄斑区中央无血管区组织结构上的特殊性,当眼球前段受到钝力冲击后可以直接破裂形成裂孔,亦可因 Berlin 水肿持续不退,由囊样水肿发展为囊样变性,最终导致裂孔形成。检眼镜检查可看到裂孔呈正圆形或类似圆形,裂孔约 1/3 ～ 1/2PD 大小。在橘红色底面上有少数黄色小点,孔缘有狭窄的灰色轮晕。

外伤性黄斑裂孔的特征:① 很少发生视网膜脱离。因为它在黄斑区很少同时有玻璃体粘连牵引或玻璃体后脱离。② 裂孔可以多年保持不变。部分病例在裂孔边缘可见神经上皮脱离的晕轮,经长期观察一般不发展为视网膜脱离。在 OCT 图上显示为黄斑区中心凹的视网膜神经上皮全层缺损,裂孔边缘整齐,无玻璃体牵引。

【病例】　钝挫伤黄斑裂孔(图 4 - 3 - 12)

刘某,男,19 岁。右眼被氧气皮管击伤后视力下降 20 天;右眼视力 0.01,不能矫正。

裂隙灯及眼底检查　发现玻璃体积血,在黄斑区有一圆形红色针头大小裂孔,眼底的颞下方可见大片的视网膜出血(图 A)。

OCT 检查　见图 B 和图 C。

### 6. 黄斑裂孔并发视网膜脱离

【病例】　黄斑裂孔并发视网膜脱离(图 4 - 3 - 13)

乔某,女,67 岁;左眼视物不清 1 周。左眼视力 0.02,不能矫正。

眼底检查　在左眼黄斑区看到一个圆形裂孔,视网膜呈灰白色,其下方视网膜脱离,在黄斑区直接看见一圆形裂孔(图 A)。

OCT 检查　见图 B。

第四部分 常见眼底病的OCT临床应用实例

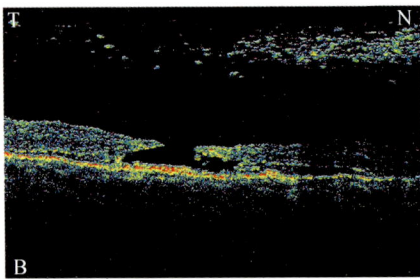

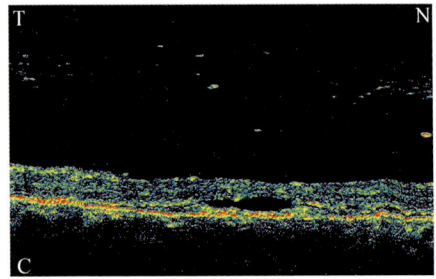

**图 4 - 3 - 12  钝挫伤性黄斑裂孔的眼底和 OCT 图**

图 A 是右眼的眼底照相;图 B 和图 C 是经图 A 中的裂孔和裂孔下方的水平扫描线 1 和扫描线 2 记录的 OCT 图。在图 B 中见玻璃体中有密度不均匀的点状光反射信号,在视网膜的黄斑区可见视网膜神经上皮层光反射带全层中断,形成一口小底宽的低光反射洞穴,位于边缘的视网膜神经上皮层有轻度增厚。在图 C 的玻璃体中看到和图 B 相似的点状光反射,视网膜神经上皮层连续而不中断,其中有局限性的低光反射率区。

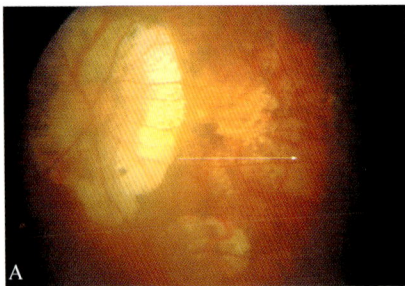

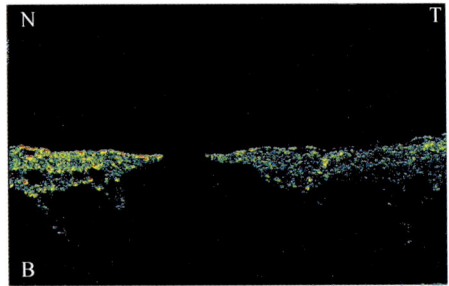

**图 4 - 3 - 13  黄斑裂孔并发视网膜脱离的眼底和 OCT 图**

图 A 是右眼的眼底照相;图 B 是经图 A 裂孔水平向扫描线记录的黄斑区 OCT 图,图中见视网膜神经上皮层增厚,黄斑区中心凹处光反射带中断,视网膜组织全层缺损,其下因大量积液而形成的无光反射的暗区。

# 四、视神经病变的 OCT 图

## （一）视网膜有髓鞘神经纤维（retinal medullated nevers）

正常的视神经纤维有髓鞘部分只限于视交叉至筛板段,在筛板前和视网膜中的神经纤维是无髓鞘的,但由于出生后,部分视神经纤维的髓鞘却继续保留在视网膜某些部分,故临床上形成多种多样外观的视网膜有髓鞘神经纤维。

有髓鞘神经纤维可见于眼底任何位置,如视乳头周围,尤其是上、下方的视网膜上,其外观为白色有光泽的斑块,呈火焰状、放射状、舌状或羽毛状。髓鞘的量和形态变异很大,有的覆盖部分视乳头和视网膜,有的覆盖整个视乳头、后极部视网膜及视网膜血管上。

在 OCT 图中的视网膜有髓鞘神经纤维是一层高光反射光带,明显减弱了下方眼组织的光反射,故表现了遮蔽的作用。

【病例1】 视乳头（盘）视网膜有髓鞘神经纤维（图 4-4-1）

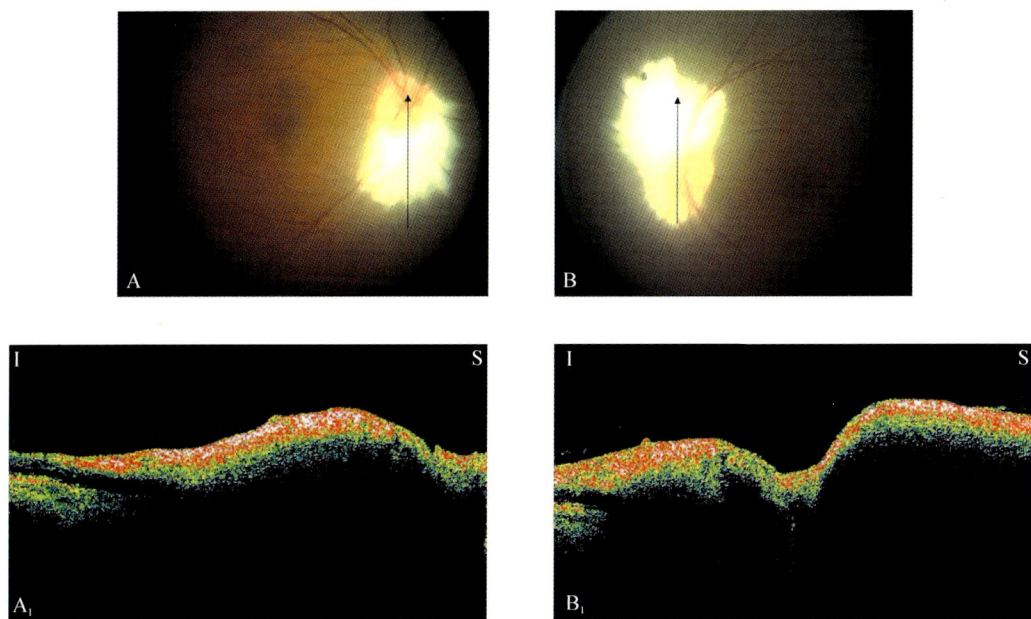

图 4-4-1　视盘视网膜有髓鞘神经纤维的眼底和 OCT 图

图 A₁ 和图 B₁ 是右眼和左眼的眼底照相;图 A₂ 和图 B₂ 是分别从两眼经视乳头垂直扫描线记录的 OCT 图。在图 A₁ 和图 B₁ 的 OCT 图中有髓鞘神经纤维形成的白色斑块显示增厚的神经纤维层为增厚的高光反射率的光反射带,有髓神经纤维使视乳头的生理凹陷变浅并遮蔽深层的组织。

谢某,女,36 岁。常规体格检查时发现双眼眼底异常。

视力检查　右眼 1.0,左眼 1.0。

眼底检查　双眼的视乳头及周围视网膜都有一大片羽毛状有光泽的白色斑块,视乳头轮廓不清,视乳头的大血管从异常的白色斑块中走出,如图 A、图 B 所示。

OCT 检查　见图 $A_1$ 和图 $B_1$。

【病例2】　视盘视网膜有髓鞘神经纤维(图 4-4-2)

黄某,女,18 岁。因配眼镜在常规眼底检查时发现两眼的视盘外观异常。

视力检查　右眼矫正视力 0.5,左眼矫正视力0.8。

眼底检查　右眼和左眼的有髓鞘神经纤维占据各自的视盘表面及鼻上和颞上血管弓周围的视网膜上,右眼视盘的颞下方血管弓周围的视网膜被累及,左眼下方的视网膜较少累及(图 A,图 B)。

OCT 检查　见图 $A_1$ 和图 $B_1$。

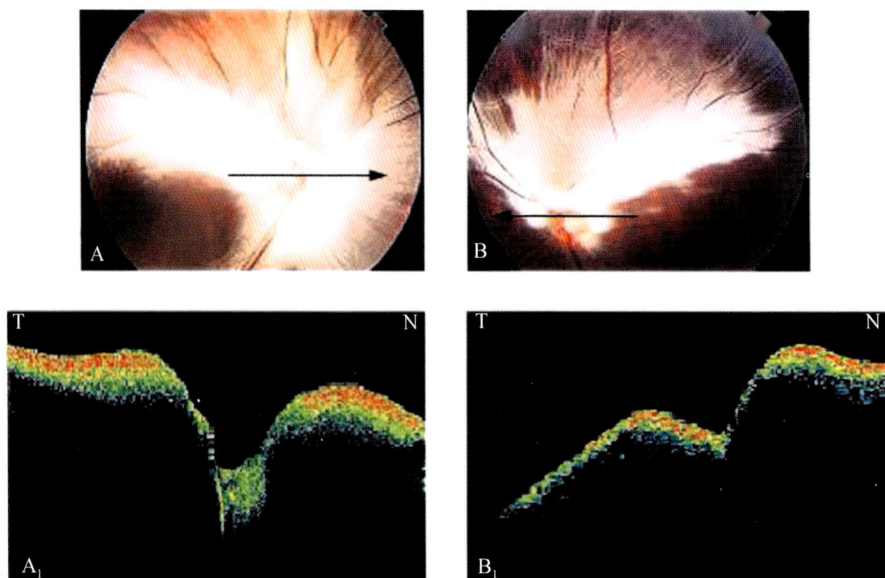

**图 4-4-2　视盘视网膜有髓鞘神经纤维的眼底和 OCT 图**

图 A 和图 B 是右眼和左眼的眼底照相;图 $A_1$ 和图 $B_1$ 分别是从图 A 和图 B 经视盘的白色斑片水平向扫描线记录的 OCT 图。在图中看到有髓鞘神经纤维层有相同的光学特性,它们是一层像飞翔海鸥状的高光反射率组织,它们高出视盘和视网膜的表面,并遮蔽深部组织的显示。

【病例3】　视盘视网膜有髓鞘神经纤维(图 4-4-3)

王某,男,58 岁。在眼科常规检查发现两眼的视盘外观异常。

视力检查　右眼 1.0,左眼 1.0。

眼底检查　双眼视盘及周围视网膜有大片边缘呈羽毛状带有光泽的白色斑片,视盘轮廓不清,视盘的大血管从异常的白色斑片下走出(图 A,图 B)。

OCT 检查　见图 $A_1$ 和图 $B_1$。

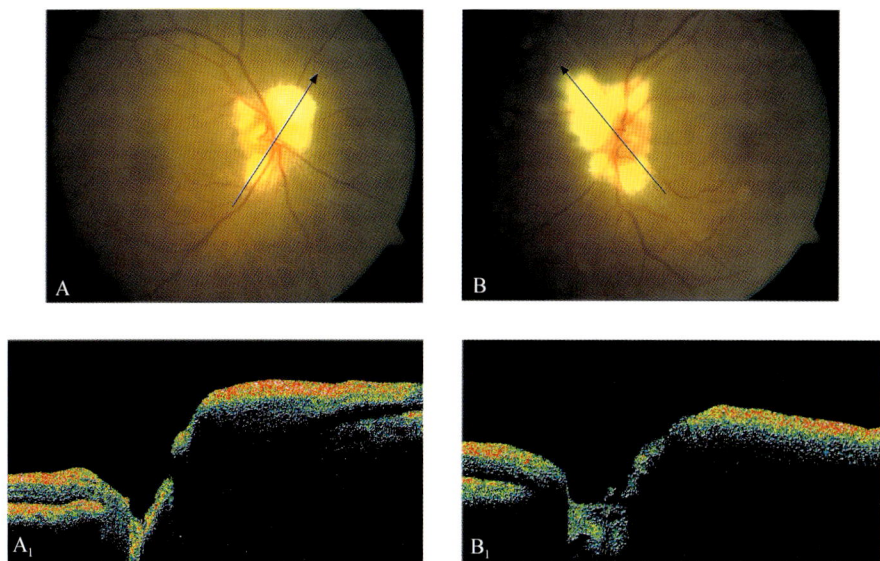

**图4-4-3 视盘视网膜有髓鞘神经纤维的眼底和 OCT 图**

图 A₁ 和图 B₁ 是分别经两眼视盘上的扫描线记录的 OCT 图。在图中有髓鞘神经纤维的白色斑片显示了一层高光反射率的组织，并遮盖了下方眼底组织的显示。

**【病例4】 视网膜有髓鞘神经纤维**(图4-4-4)

李某，男，38 岁。眼科常规眼底检查发现右眼的视网膜颞下方异常。右眼视力 1.0。

眼底检查 在右眼视网膜颞下方近颞下支血管弓末端有一片大约 2PD 大小的灰白色斑片，远侧边缘呈羽毛状外观(图 A)。

OCT 检查 见图 B。

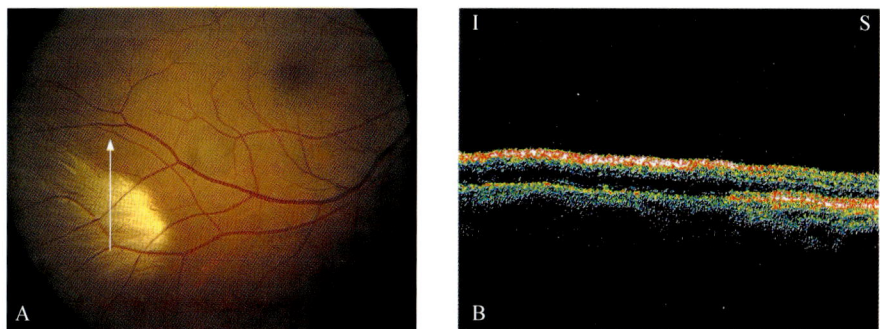

**图4-4-4 视网膜有髓鞘神经纤维的眼底和 OCT 图**

图 A 是右眼的眼底照相；图 B 经颞下方视网膜白色斑片是一层有高光反射率的组织，遮蔽了深层组织的显示。

211

## （二）生理性大视杯（physical macrocup）

视盘的生理凹陷大而深，C/D 比大于 0.6，长期稳定，在随访中 C/D 比不继续增大是重要特征，正常的眼压和视功能也是诊断中的依据。

【病例 1】 生理性大视杯

王某，男，5 岁。无不适主诉，偶然发现两眼的视杯较大（图 A₁，图 B₁）。经随访两年未见视杯增大，其他有关检查均在正常范围内〔见表 4-4-1 与图 4-4-5(1)和图 4-4-5(2)〕。

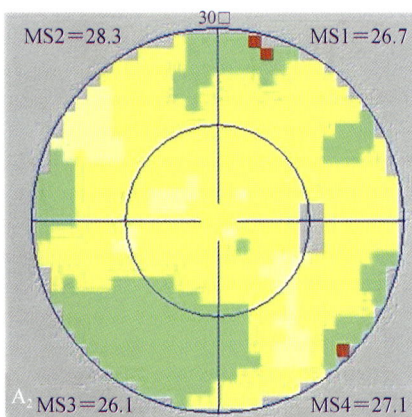

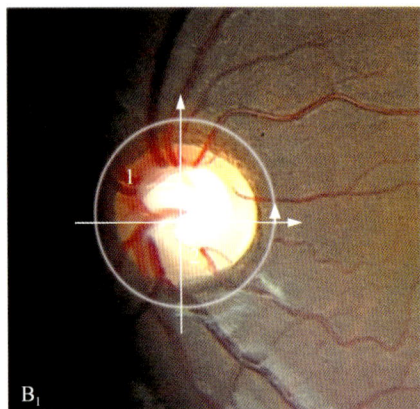

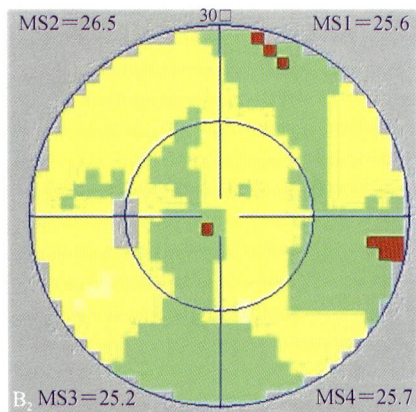

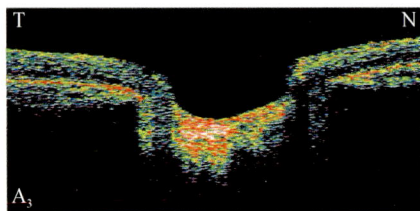

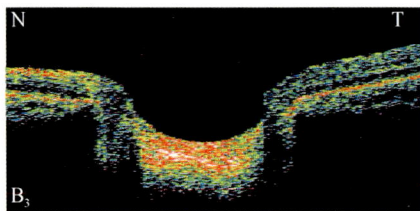

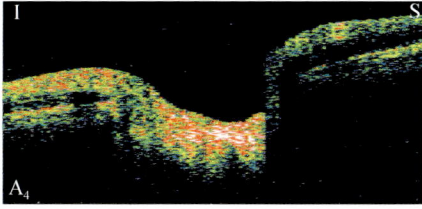

右眼 RNFL                          左眼 RNFL

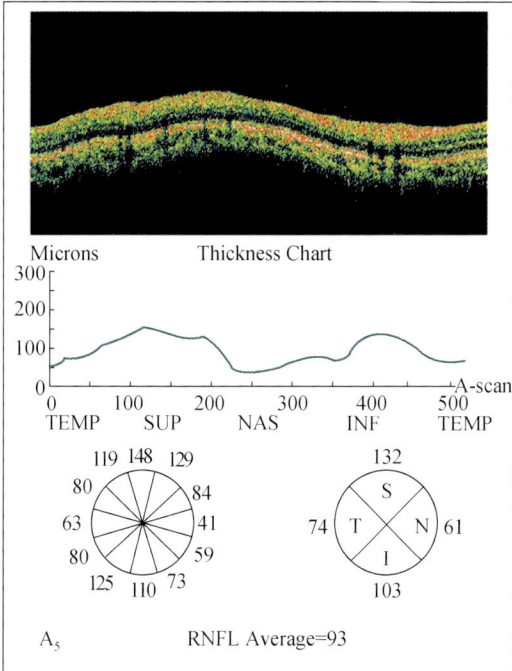

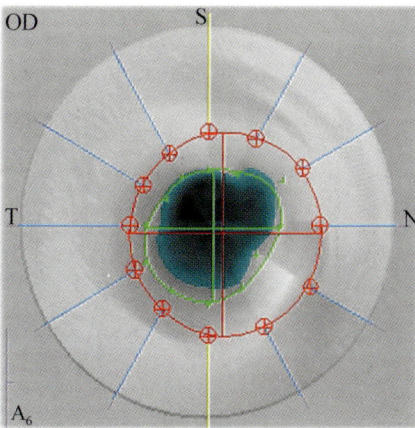

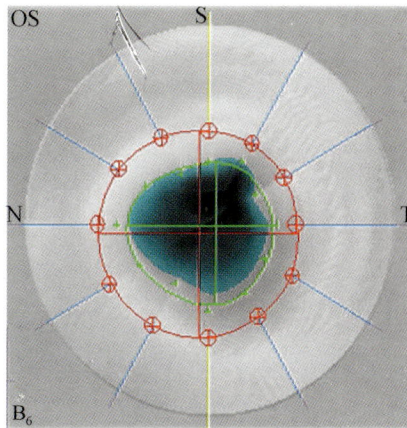

图 4-4-5(1)　生理性大视杯初诊时的眼底和 OCT 图

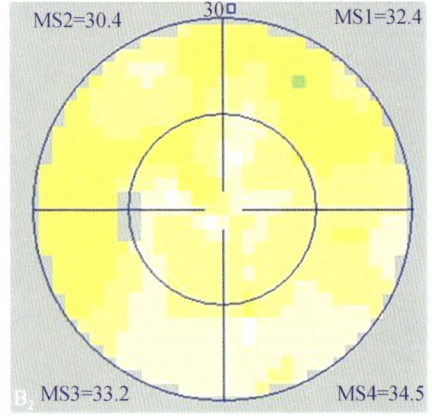

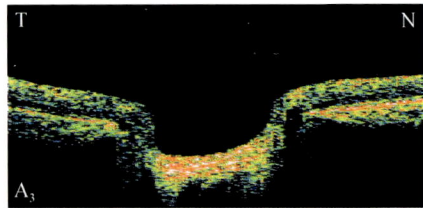

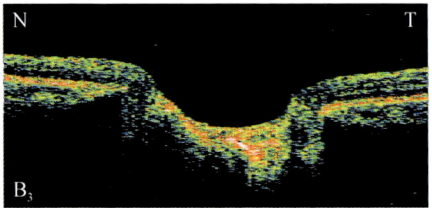

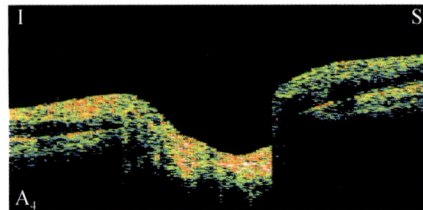

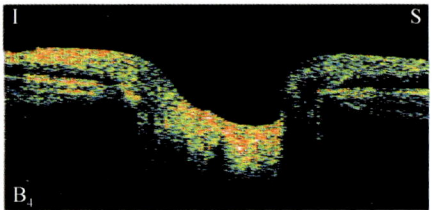

右眼 RNFL

左眼 RNFL

Microns    Thickness Chart

RNFL Average=95

RNFL Average=90

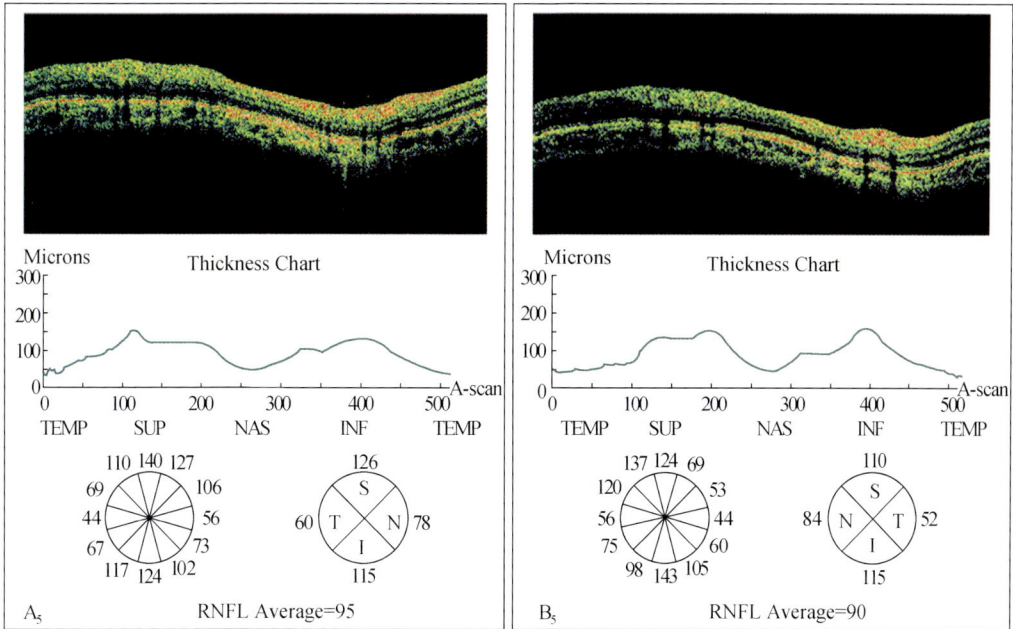

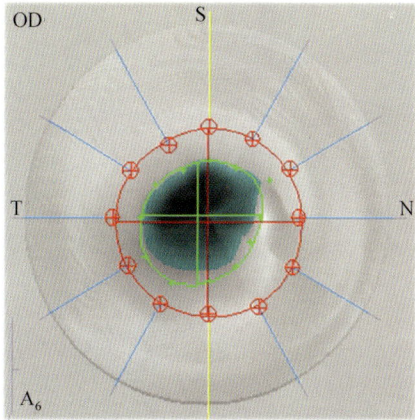

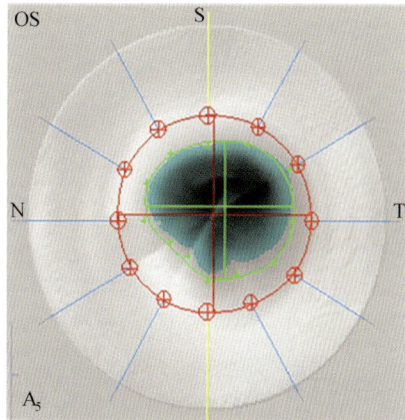

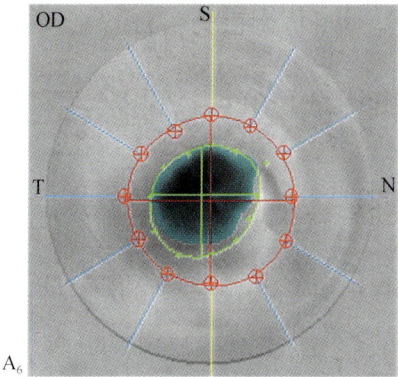

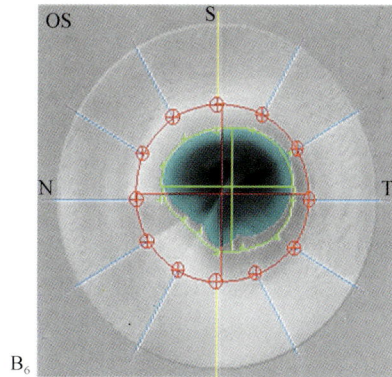

图 4－4－5(2)　生理性大视杯随访中的眼底和 OCT 图

表4－4－1　病例1生理性大视杯两年随访结果

| | 首次检查(5岁) | 第二次检查(7岁) |
|---|---|---|
| 视力 | 右眼1.0,左眼1.0 | 右眼1.0,左眼1.0 |
| 眼压 | 右眼1.72 kPa(12.9 mmHg) | 右眼1.45 kPa(10.9 mmHg) |
| | 左眼1.59 kPa(11.9 mmHg) | 左眼1.73 kPa(13.5 mmHg) |
| 眼底 | 两眼生理凹陷大而深,颜色较淡 | 两眼生理凹陷大而深,颜色较淡 |
| | 右眼C/D≈0.6～0.7 | 右眼C/D≈0.7～0.8 |
| | 左眼C/D≈0.6～0.7 | 左眼C/D≈0.7～0.8 |
| 视野 | 见图4－4－5(1)图$A_1$,图$B_1$ | 见图4－4－5(2)图$A_1$,图$B_1$ |
| | 见图4－4－5(1)图$A_2$,图$B_2$ | 见图4－4－5(2)图$A_2$,图$B_2$ |
| OCT图杯/视盘C/D | | |
| 横向C/D | 右眼D0.70,左眼0.73 | 右眼0.70,左眼0.76 |
| 纵向C/D | 右眼D0.65,左眼0.68 | 右眼0.65,左眼0.70 |
| | 见图4－4－5(1)图$A_3$,图$A_4$;图$B_3$,图$B_4$ | 见图4－4－5(2)图$A_3$,图$A_4$;图$B_3$,图$B_4$ |
| 视盘形态 | 右盘沿体积0.22 mm$^3$盘沿面积1.59 mm$^2$ | 右盘沿体积0.21 mm$^3$盘沿面积1.58 mm$^2$ |
| | 左盘沿体积0.17 mm$^3$盘沿面积1.63 mm$^2$ | 左盘沿体积0.17 mm$^3$盘沿面积1.57 mm$^2$ |
| 视网膜神经纤维层厚度 | 右眼93 $\mu$m　左眼95 $\mu$m | 右眼95 $\mu$m　左眼90 $\mu$m |
| | 见图4－4－5(1)图$A_5$,图$A_6$;图$B_5$,图$B_6$ | 见图4－4－5(2)图$A_5$,图$A_6$;图$B_5$,图$B_6$ |

　　两年后,即在患儿7岁时复查了以上有关项目,其结果显示眼底保持稳定,视功能正常,表明先天性大视杯的诊断成立。

　　【病例2】　生理性大视杯〔图4－4－6(1)〕

　　汤某,女,26岁。眼底例行检查发现视乳头异常(图$A_1$,图$B_1$)。

　　视力检查　右眼1.2,左眼1.2。

　　视野检查　使用OCTOPUS101全自动视野G－2青光眼检查程序进行检查(图$A_2$,图$B_2$):结果表示患者双眼的Rank曲线落在正常区间,平均敏感度(MS)分别为29.4 dB、28.9 dB,无假阳性及假阴性,视野报告可信。

　　OCT检查　见图4－4－6(1)。

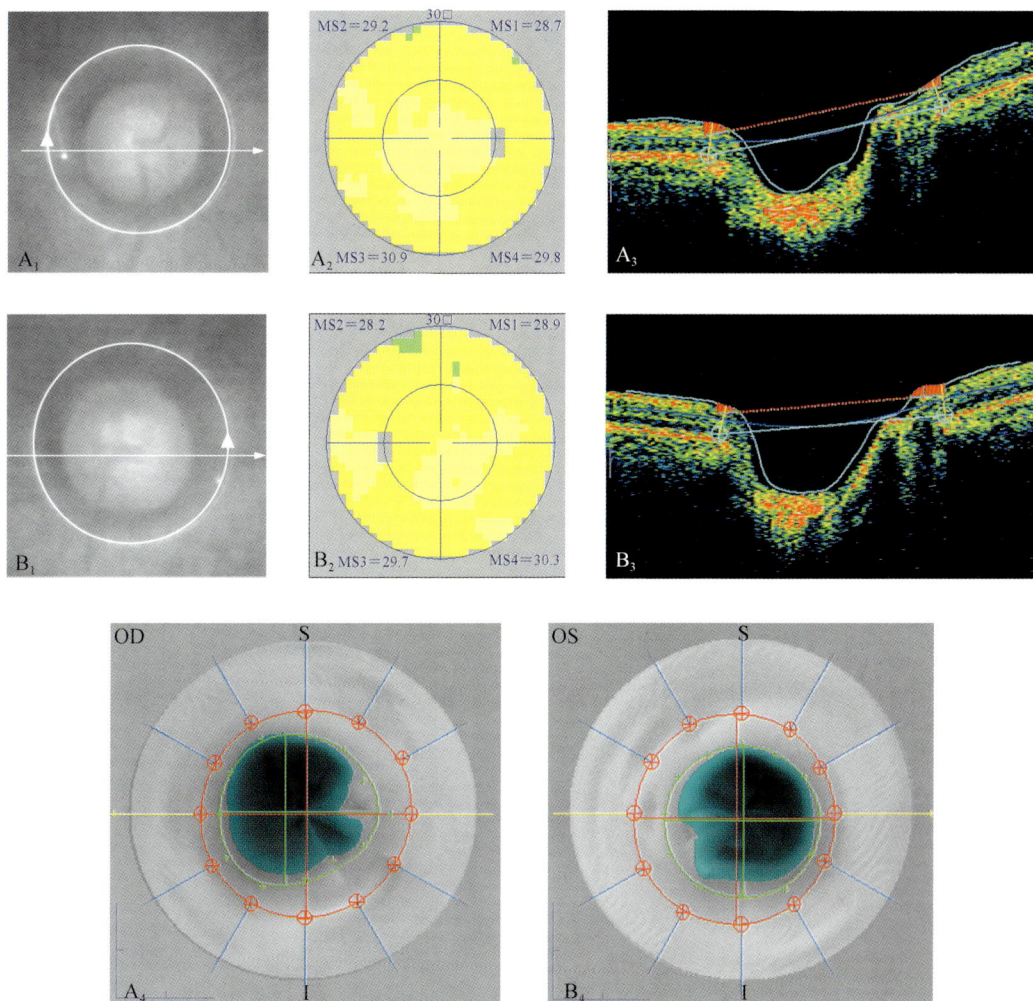

**图 4 - 4 - 6(1)　生理性大视杯初诊时的眼底和 OCT 图**

图 $A_3$ 和图 $B_3$ 是经图 $A_1$ 和图 $B_1$ 中的水平扫描线记录的视盘 OCT 图;图 $A_4$ 和图 $B_4$ 是视盘地形图。右眼视盘面积为 3.13 $mm^2$,左眼为 2.74 $mm^2$;右眼和左眼的横向 C/D 分别为 0.79 和 0.80,右眼和左眼的纵向 C/D 分别为 0.66 和 0.69,它们都超过正常值,然而从 OCT 描记的杯盘轮廓看,红、绿色环之间的盘沿无缺损(图 $A_4$,图 $B_4$),快速神经纤维层扫描获得的盘周视网膜神经纤维层平均厚度右眼为 124.7 $\mu m$,左眼为 122.9 $\mu m$。

　　两年后的复查结果是:① 双眼视力仍为 1.2。② 眼底检查。和两年前所见相似[图 4 - 4 - 6(2)图 $A_1$ 和图 $B_1$]。③ 视野。应用 OCTOPUS101 全自动视野的 G - 2 青光眼检查程序检查,结果双眼 Rank 曲线落在正常区间,平均敏感度(MS)分别为 30.4 dB、30.0 dB,高于两年前检查结果,无假阳性及假阴性,视野报告可信[图 4 - 4 - 6(2)图 $A_2$ 和图 $B_2$]。④ OCT检查。双眼视乳头(盘)面积分别为 3.34 $mm^2$、3.04 $mm^2$,横向 C/D 为 0.74、0.71,纵向为 0.72、0.79[图 4 - 4 - 6(2)图 $A_3$,图 $B_3$,图 $A_4$,图 $B_4$],快速神经纤维层扫描获得的盘周视网膜神经纤维层平均厚度分别为 $120.0\,\mu m$、$120.3\,\mu m$。视盘及盘周神经纤维层各项参数变化不大。

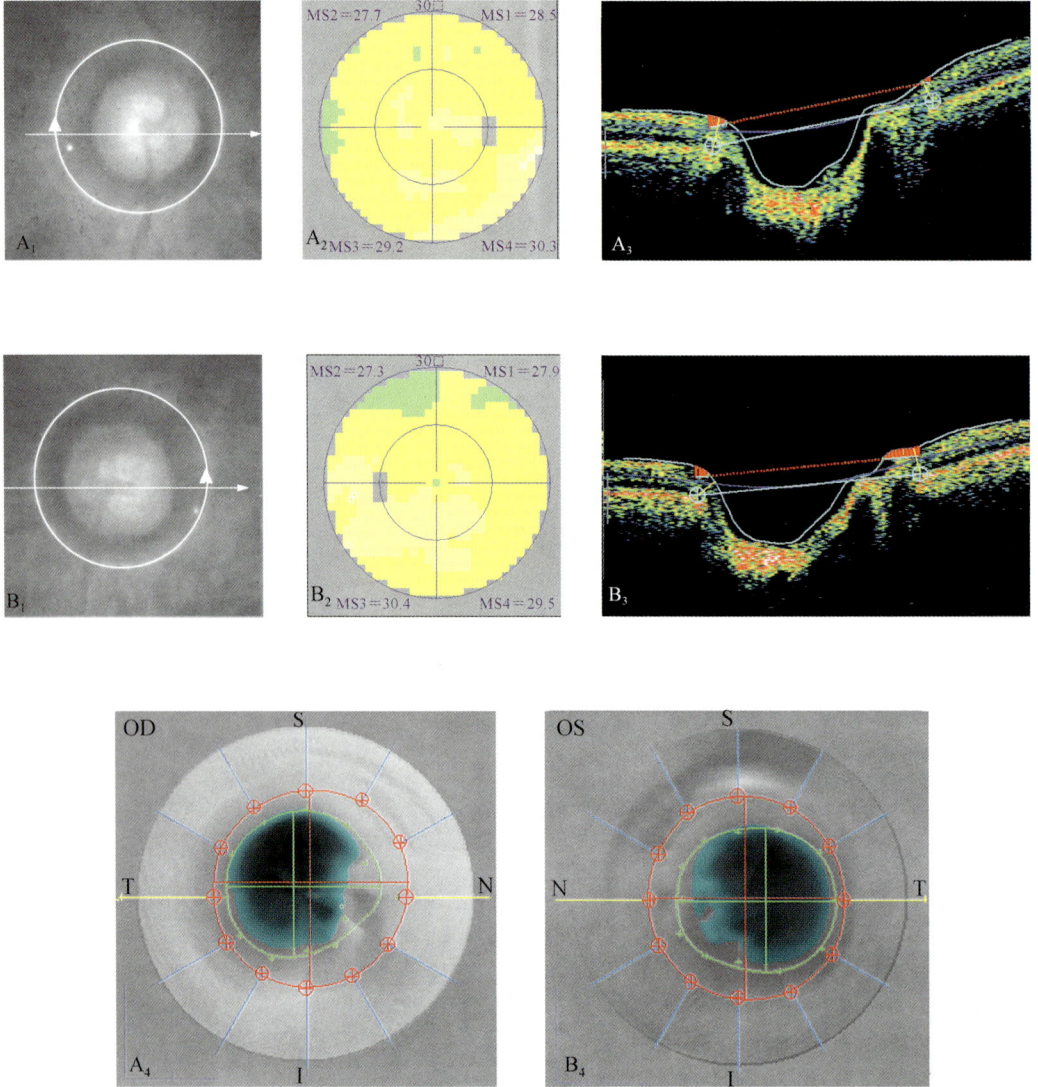

图 4-4-6(2)　生理性大视杯随访时的眼底和 OCT 图

表 4－4－2　病例 2 生理性大视杯两年随访结果

| | 首次检查(26 岁) | 第二次检查(28 岁) |
|---|---|---|
| 视　力 | 右眼 1.2,左眼 1.2 | 右眼 1.0,左眼 1.0 |
| 眼　底 | 两眼视杯大,生理凹陷大而深 | 两眼视杯大,生理凹陷大而深 |
| | 见图 4-4-6(1)图 A$_1$,图 B$_1$ | 见图 4-4-6(2)图 A$_2$,图 B$_2$ |
| 视　野 | 两眼 Bank 曲线正常 | 两眼 Bank 曲线正常 |
| | 见图 4-4-6(1)图 A$_2$,图 B$_2$ | 见图 4-4-6(2)图 A$_2$,图 B$_2$ |
| OCT 图像视杯/视乳头(盘)(C/D) | | |
| 横向 C/D | 右眼 0.79,左眼 0.80 | 右眼 0.74,左眼 0.78 |
| 纵向 C/D | 右眼 0.66,左眼 0.69 | 右眼 0.70,左眼 0.69 |
| | 见图 4-4-6(1)图 A$_3$,图 B$_3$ | 见图 4-4-6(2)图 A$_3$,图 B$_3$ |
| 视乳头(盘)形态 | 右眼盘沿　盘沿面积 3.13 mm$^2$ | 右眼　盘沿面积 3.3 mm$^2$ |
| | 左眼盘沿　盘沿面积 2.74 mm$^2$ | 左眼　盘沿面积 3.04 mm$^2$ |
| | 见图 4-4-6(1)图 A$_4$,图 B$_4$ | 见图 4-4-6(2)图 A$_4$,图 B$_4$ |
| RNFL 厚度 | 右眼 124.7 $\mu$m　左眼 122.9 $\mu$m | 右眼 120 $\mu$m　左眼 120.3 $\mu$m |

## （三）视乳头（盘）水肿（papilloedma）

视乳头（盘）水肿是一种视乳头非炎性水肿。多由全身性疾病引起,常为双眼同时发病。引起视乳头水肿的常见病因有尖头畸形、颅内高压（脑瘤、脑炎、脑溢血）、眼压突然降低、眶肿瘤和眶蜂窝组织炎、恶性高血压及严重贫血。

临床可出现相应疾病的症状,如头痛、头昏、呕吐等,早期可出现一过性黑蒙,视力下降不明显,以后可发生进行性视力下降,视野缺损。疾病初期眼底表现为视乳头边缘模糊,以后可相继出现视乳头充血、水肿、生理凹陷消失、视网膜静脉增粗、迂曲,视乳头附近视网膜有浅层出血。

OCT 检查可提供视乳头水肿组织结构的剖面图,特别在治疗过程中用于监视病情的发展,为评价疗效提供客观的依据。

【病例 1】　视乳头水肿（图 4-4-7）

汤某,男,50 岁。双眼视物模糊,视力下降 1 月余。

视力检查　矫正视力　右眼 1.0,左眼 0.6。

眼底检查　图 A$_1$ 和图 B$_1$ 分别是两眼的眼底照相。眼底镜检查见两眼的视乳头边缘模糊,生理凹陷消失,表面隆起如脐状,高出视网膜面 3～5 D,表面小血管扩张,盘周围视网膜水肿伴浅层出血,黄斑区水肿中心凹反光消失。

头颅 CT 检查　在图 C 的 CT 片上看到在左侧颞叶有一个 41 mm 直径大小的占位性病变。

OCT 检查　见图 A$_2$、图 A$_3$、图 A$_4$ 和图 B$_2$、图 B$_3$、图 B$_4$。

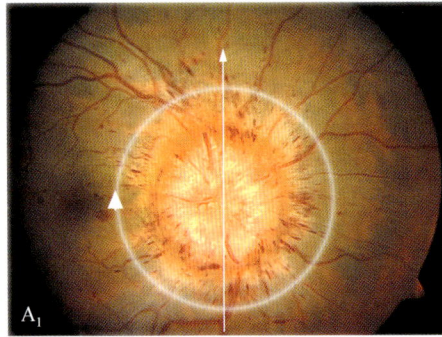

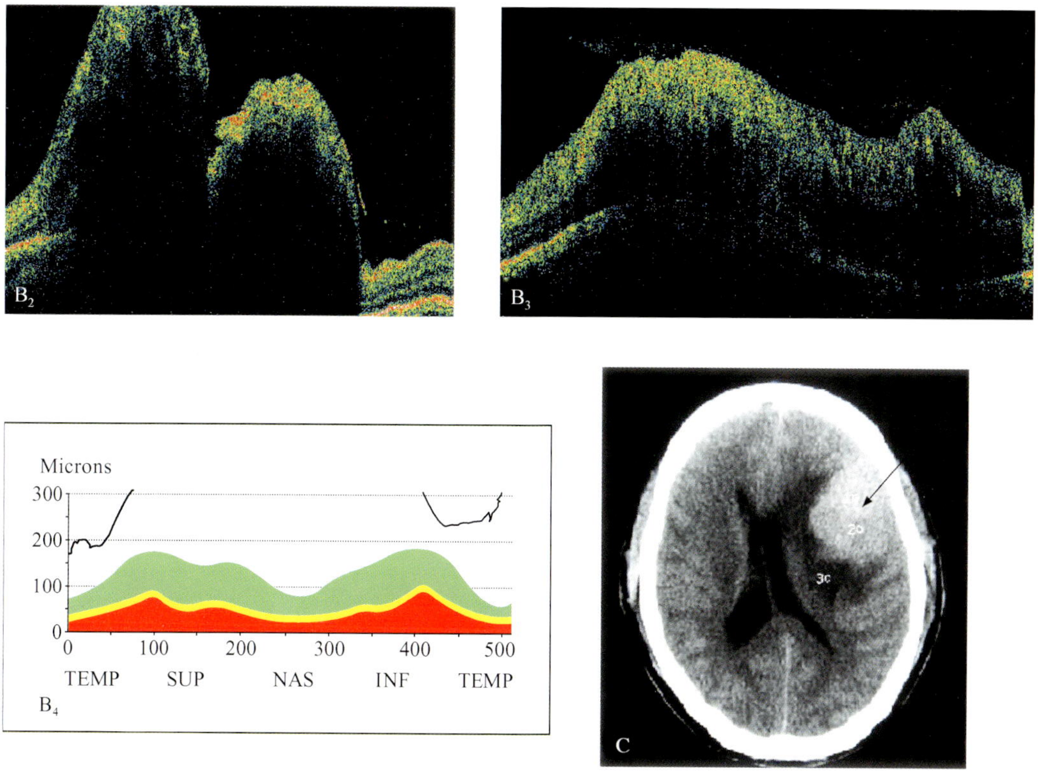

**图 4－4－7　视乳头水肿-颅内占位性病变的眼底和 OCT 图**

图 A₂、图 A₃、图 B₂ 和图 B₃ 分别是经右眼和左眼乳头垂直扫描和盘周环形扫描记录的视盘 OCT 图和盘周 RNF 厚度分析图;图 A₂ 表示右眼乳头下缘约高出视网膜面 1.8 mm,上缘高出视网膜面 1.35 mm;图 B₂ 表示左眼乳头下缘高出视网膜面 1.14 mm,上缘高出视网膜面 0.82 mm;图 A₃ 表示右眼的视网膜神经纤维层厚度显著增厚;图 B₃ 表示左眼的 RNFL 厚度也明显增厚;图 A₄ 厚度曲线高峰超出自动检测范围 300 $\mu$m;图 B₄ 厚度曲线高峰 187 $\mu$m。

【病例2】　视乳头水肿继发性视神经萎缩(图 4－4－8)

例 1 汤某脑部肿瘤切除术 2 个月后眼科复诊所见。

视力检查　右眼无光感,左眼 0.7。

眼底检查　见双眼视乳头水肿,但比手术前明显减轻,两侧视乳头的颜色苍白,视乳头的大血管变细,视网膜尚留有散在的浅层出血,黄斑区水肿减轻并有色素析出(图 A₁,图 B₁)。

OCT 检查　见图 A₂、图 A₃ 和图 B₂、图 B₃。

221

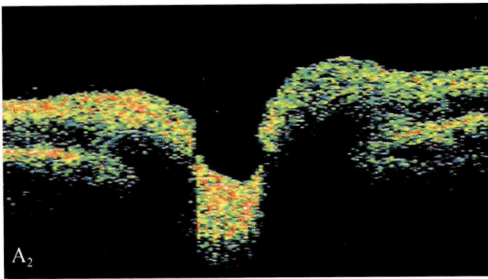

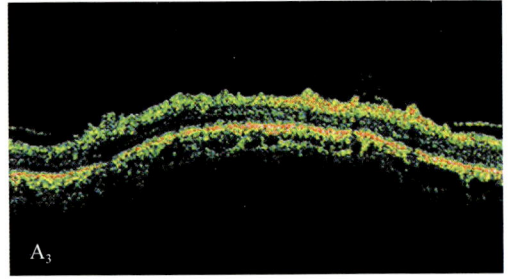

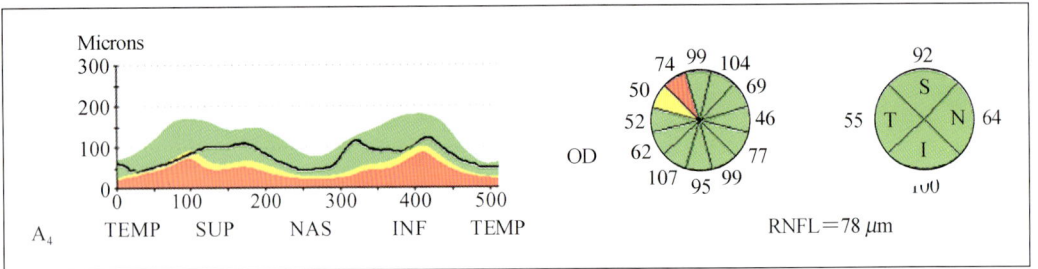

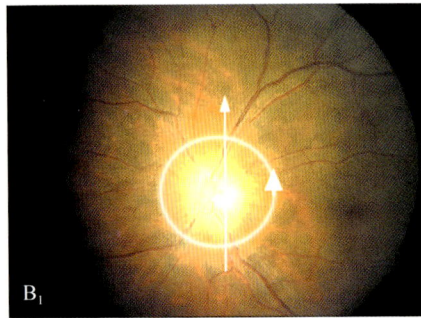

RNFL＝78 μm

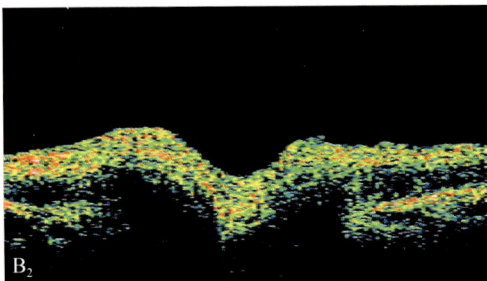

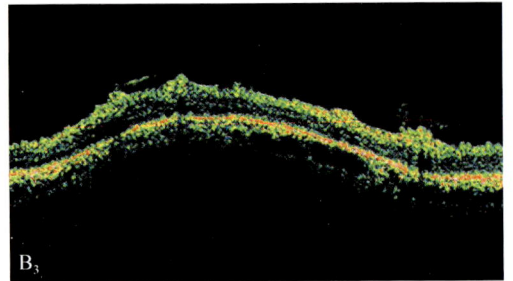

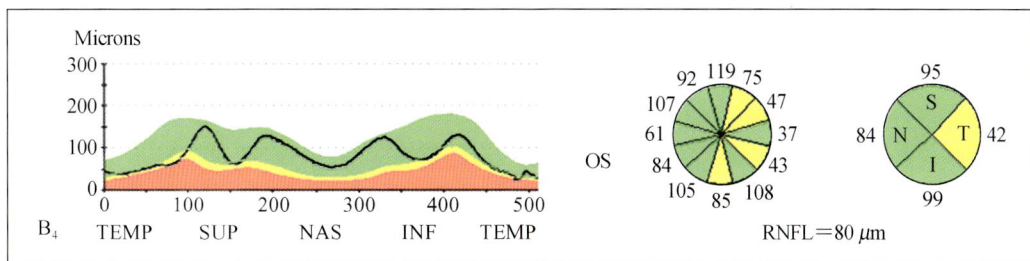

图4-4-8　视乳头水肿继发性视神经萎缩的眼底和OCT图

图 $A_2$ 和图 $B_2$ 是分别经图 $A_1$ 和图 $B_1$ 中的视乳头垂直扫描线记录的 OCT 图。图中的测量数值表明两眼视乳头水肿的程度都比手术前减轻，生理凹陷出现"V"字形；图 $A_3$ 和图 $B_3$ 是用环扫描法记录的两眼盘周 RNFL 厚度分析图，OCT 显示手术后两眼的 RNFL 的光反射率降低，神经纤维层变薄；从图 $A_4$ 和 $B_4$ 的 RNFL 厚度地形图上看到两眼盘周 RNFL 厚度平均值分别是 78 $\mu$m 和 80 $\mu$m，但在 RNFL 厚度分区图中看到右眼出现的红色区和黄色区，左眼出现的多个黄色区表示两眼的局部 RNFL 厚度变薄。

## （四）假性视乳头（盘）水肿（pseudopapilloedema）

假性视乳头（盘）水肿又称假性视乳头炎，其眼底的外观与真性视乳头水肿极为相似，多见于眼轴较短的远视眼。

临床表现主要是视力差，多数视力不能矫正，故有非进行性及双侧性的特点。眼底表现为视乳头较小，色偏红，隆起，有时可高出视网膜 2 D。它与真性视乳头水肿的重要区别是不发生视网膜水肿、出血和渗出等病变。

OCT 检查能提供比眼底镜检查更直观、可靠、量化的结果，例如可精确提供有关视乳头高出视网膜平面的数值、生理凹陷的深度、视乳头面积大小、盘周视网膜纤维层和视网膜厚度等的实际数值。

【病例1】　假性视乳头炎（图4-4-9）

吕某，女，32 岁。自幼双眼视力差。

视力检查　右眼 0.1 加 +1.00 D 球镜片，视力 0.5；左眼 0.2 加 +1.00 D 球镜片，视力 0.3。

眼底检查　双眼视乳头色偏红，边界不清，轻度隆起，血管行径正常，黄斑中心凹反光未见（图 $A_1$，图 $B_1$）。

OCT 检查　见图 $A_3$ 和图 $B_3$。

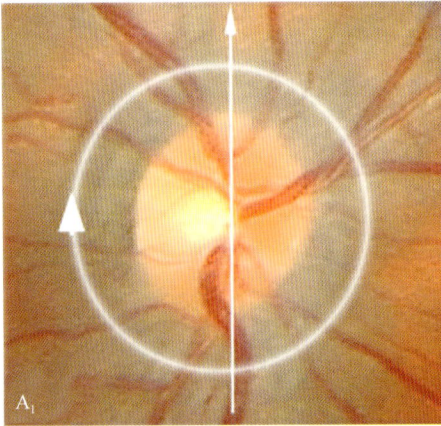

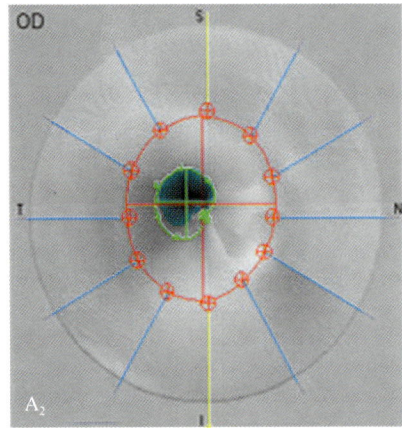

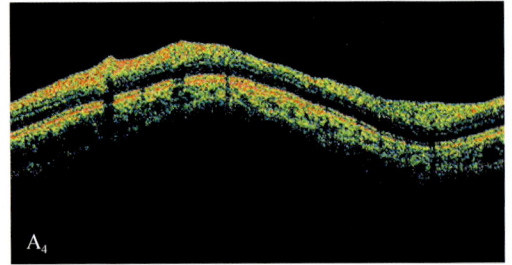

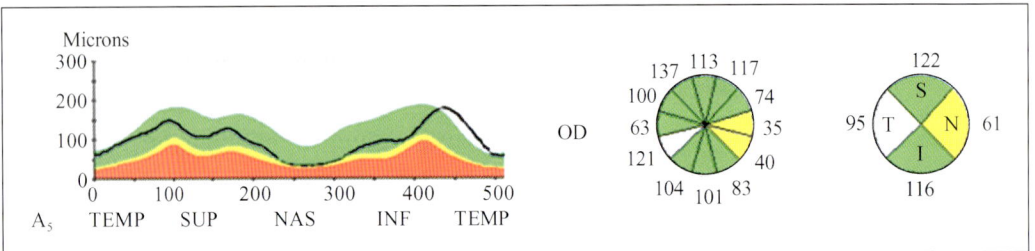

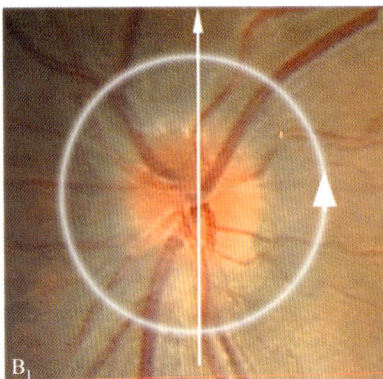

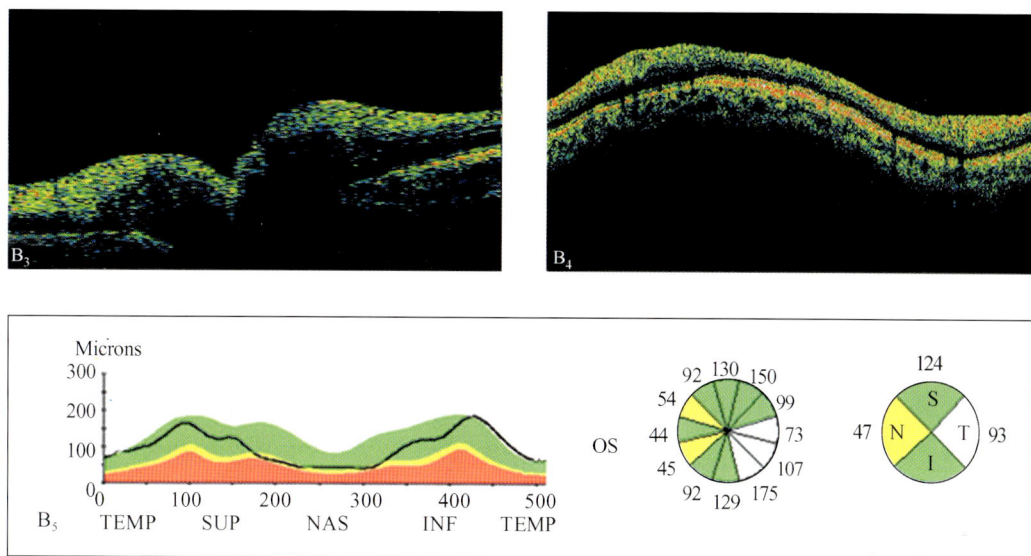

**图 4 - 4 - 9　假性视乳头炎的眼底和 OCT 图**

　　图 A$_3$ 和图 B$_3$ 是分别经右眼和左眼视乳头垂直向扫描的 OCT 图。在图 A$_3$ 和图 B$_3$ 中看到右眼的视乳头生理凹陷不明显，左眼的视乳头生理凹陷较浅，两眼的视网膜神经纤维层光反射增强，对下面组织有遮蔽作用。有关右眼和左眼的视乳头的形态，特别是生理凹陷在图 A$_2$ 和图 B$_2$ 的视盘形态图中看得更为清楚；在图 A$_4$ 和图 B$_4$ 的盘周 RNFL 厚度测定中，显示视乳头上方和下方的视网膜神经纤维层较厚，其各经线上的厚度可在图 A$_5$ 和图 B$_5$ 的分区图中看到。

　　**【病例 2】　假性视乳头炎（图 4 - 4 - 10）**

　　金某，男，12 岁。

　　视力检查　右眼 0.4，左眼 0.7。

　　眼屈光检查　右眼 +4.00 D 球镜 ◯ +0.25 D 柱镜 ×45°，视力 0.6。

　　左眼 +5.00 D 球镜 ◯ +0.5 D 柱镜 ×135°，视力 0.8。

　　眼底检查　双眼的视乳头较小，色红，右眼视乳头鼻侧边缘模糊，左眼视乳头边缘特别模糊，视乳头血管口径正常，视网膜颜色正常，黄斑区中心凹反光清晰（图 A，图 B）。

　　OCT 检查　见图 C。

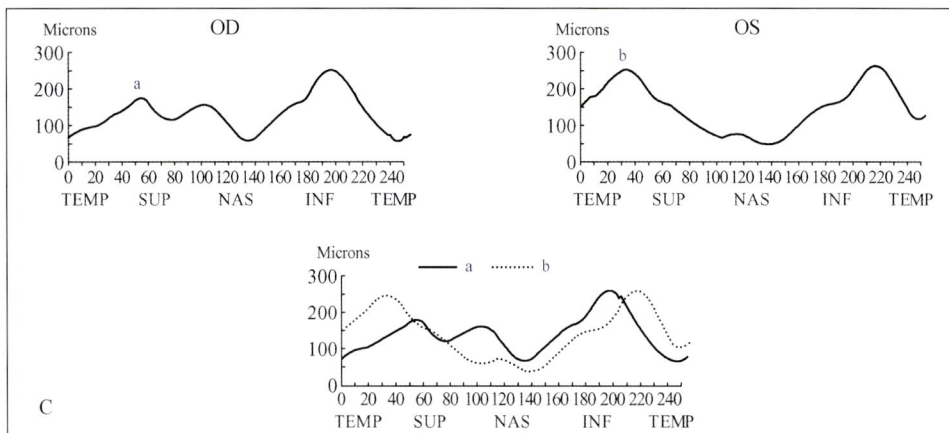

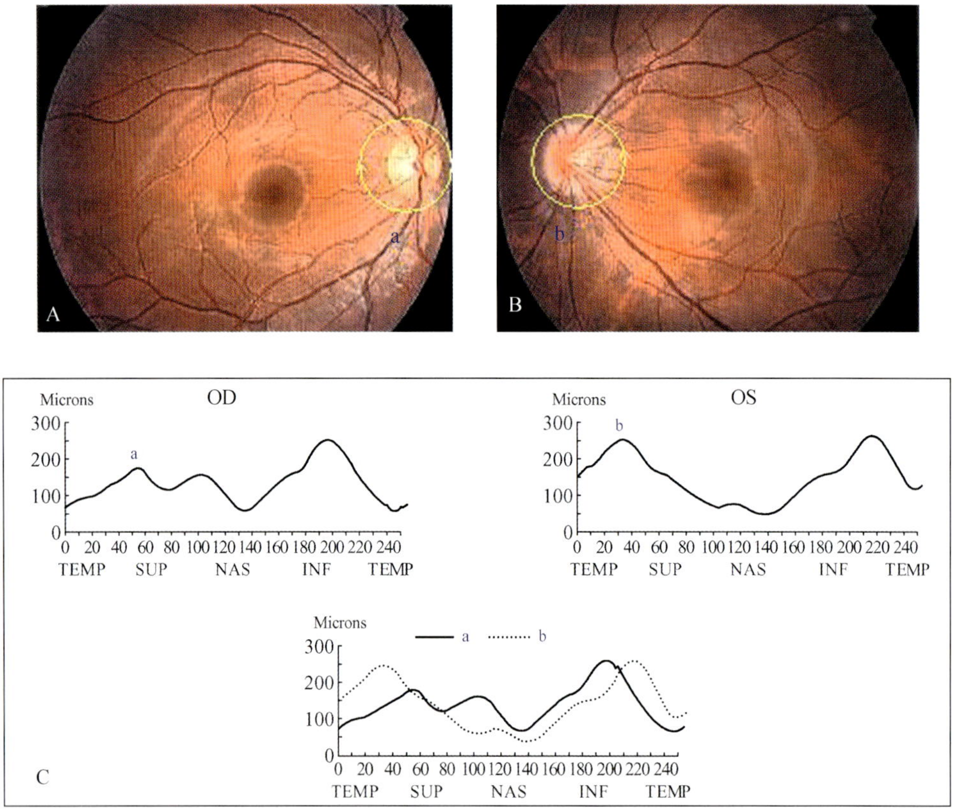

**图4-4-10 假性视乳头炎的盘周视网膜神经纤维层厚度**

图 C 中盘周视网膜神经纤维层厚度曲线 a 和曲线 b 是图 A 和图 B 中的盘周单环扫描记录结果。在右眼的厚度曲线图 a 中看到位于视乳头下方的视网膜神经纤维层最厚;在左眼的厚度曲线图 b 中看到位于视网膜神经纤维层颞侧的视网膜神经纤维层最厚。将厚度曲线 a 和厚度曲线 b 重叠在一起可清楚地看到假性视乳头炎的左眼视盘颞侧的盘周视网膜神经纤维层厚度比右眼厚,而右眼鼻侧的视网膜神经纤维层比左眼厚。

## (五) 视乳头小凹(pit in the optical papilla)

视乳头小凹是一种视神经先天性发育异常,多数为单眼发病,无性别和眼别的差别。一般不影响视力,当出现黄斑水肿、视力下降作眼底检查时才被发现。

小凹半数位于视神经的颞侧,少数位于视神经的颞上方或颞下方。小凹大小在1/8PD ~ 1/3PD间,深度约 2 mm;小凹一般为 1 个,偶有 2 个。

检眼镜下小凹呈一陷阱状,表面常被一层白色或灰白色纤维膜所覆盖,小凹中的液化玻璃体或脑脊液可渗透到视网膜组织间,引起视神经周围的视网膜和黄斑区的水肿。眼底的 FFA 可发现小凹与视网膜病灶间有潜在的通道。

OCT 及 B 超检查可发现小凹在视乳头中的位置和由小凹引流产生的视网膜层间积液。

【病例】 视乳头小凹(图4-4-11)

庄某,男,32岁。左眼视物模糊数年。

视力检查 右眼1.2,左眼0.2;不能矫正。

眼底检查 在左眼视乳头颞侧边缘近3点钟处,见一与同级静脉粗细相当的小凹,灰白色,颞侧黄斑区的鼻侧视网膜水肿隆起。

FFA检查 图A₁红色箭头指示的视乳头小凹处在动脉期就出现荧光,在动静脉期小凹处荧光继续扩大,颞侧视网膜有均匀的荧光,一直持续到造影晚期不消退。

OCT检查 见图B₁。

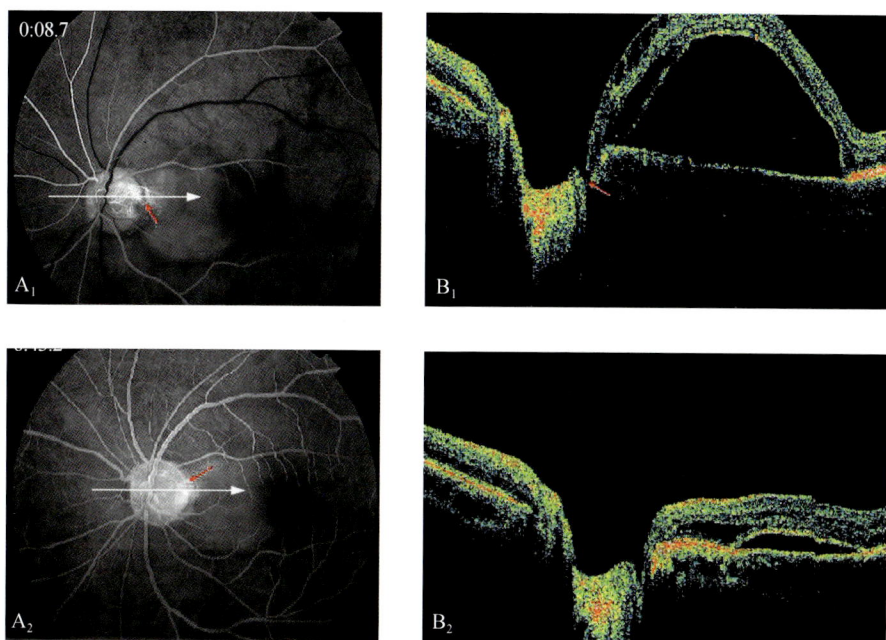

图4-4-11 视乳头小凹的眼底和OCT图

图B₁是经图A₁中的水平扫描线记录的OCT图,扫描线经过小凹;图B₁的红色箭头指示处,即为小凹,其深度为230 $\mu m$。在小凹颞侧视网膜存在神经纤维层水肿,视网膜神经上皮层和色素上皮层分离,分离的高度达908 $\mu m$。在OCT检查中证实了视乳头小凹的位置是在视乳头黄斑束的上方。图A₂红色箭头指出在有荧光着色处作激光光凝治疗;图B₂是激光治疗3周后的OCT图,在图中可看到被封闭的小凹,视网膜中的积液大部分被吸收,视力增加至0.5。

## (六)急性视乳头炎(acute neupapilitis)

突然发病,视力急剧下降,重者在数日内视力降至光感或黑蒙;可单眼发病,也可在一眼发病后另一眼相继发病。瞳孔直接对光反射迟钝。视野检查在发病初出现旁中心暗点和扩大的生理盲点,以后出现向心性视野缩小。

眼底检查见视乳头充血,边缘模糊,视网膜中央静脉充血、迂曲,动脉变细,视乳头周围的视网膜有水肿、浅层出血及渗出。

OCT 检查可看到视乳头生理凹陷消失,盘周的视网膜神经纤维层增厚。

【病例1】 急性视乳头炎(图 4 - 4 - 12)

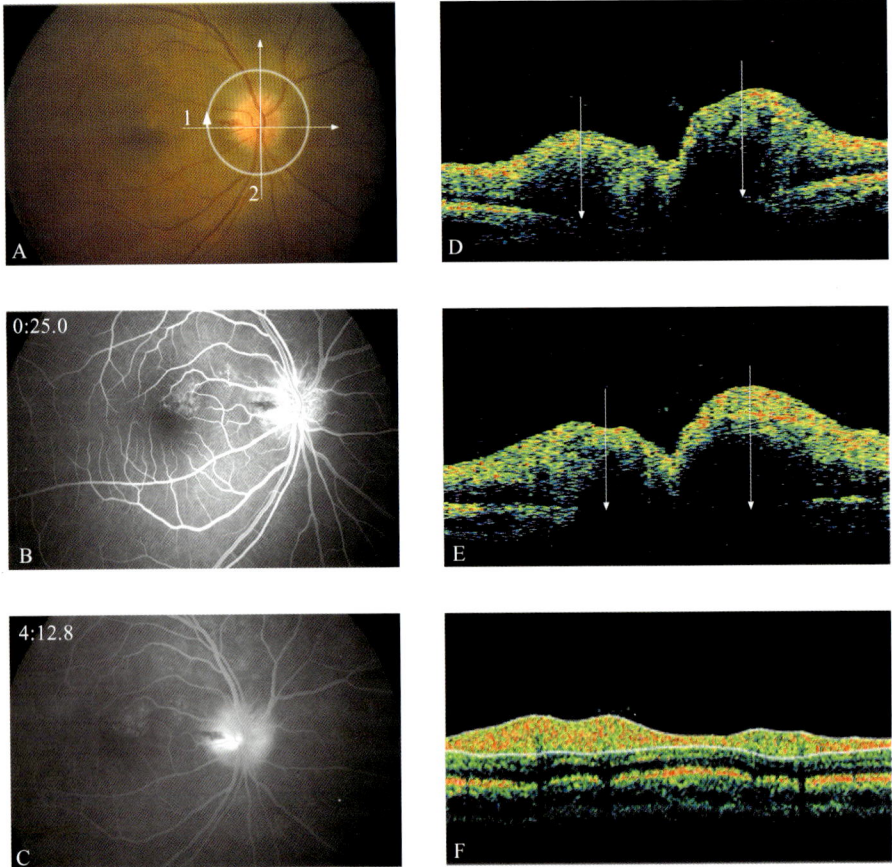

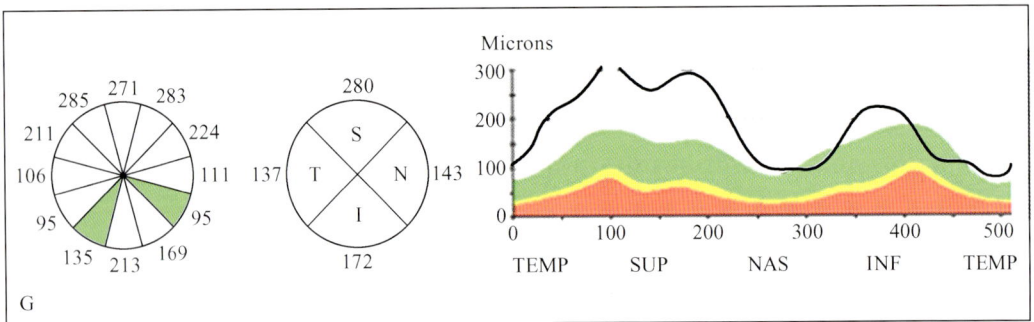

**图 4 - 4 - 12　急性视乳头炎的眼底和 OCT 图**

图 D 和图 E 是经视乳头水平向扫描和视乳头垂直扫描线记录的 OCT 图。在图中见盘内垂直走向神经纤维隆起增厚,生理凹陷变浅,黄斑区鼻侧视网膜神经上皮层增厚。图 F 是盘周视网膜神经纤维层厚度分析,在图中见全周的视网膜神经纤维层都异常增厚。在盘周视网膜神经纤维层厚度曲线分析图 G 中,其颞侧及下方(与图 D 和图 E 对应)厚度曲线高出代表正常值上限的绿色区。

王某,男,43 岁。右眼前下方视物模糊 1 个月。

视力检查　右眼 0.1 加 −2.00D 球镜,视力 1.0;左眼 0.5 加 −1.50D 球镜,视力 1.5。

眼底检查　见右眼视乳头边缘不清,约隆起 2D,视乳头表面的小血管扩张,有少许浅层出血,黄斑中心凹反光不清(图 A)。

FFA 检查　在造影早期和动静脉期在视乳头边缘颞侧可见荧光渗漏并使视乳头边界荧光着色,黄斑区鼻侧有一簇点状荧光,不扩散(图 B);至造影后期视乳头呈强荧光及少许荧光遮蔽(图 C)。

OCT 检查　见图 D 和图 E。

【病例 2】　急性视乳头炎(图 4 − 4 − 13)

俞某,女,52 岁。右眼视力骤降 1 周,视力 0.01,不能矫正。

眼底检查　视乳头水肿隆起,边界不清,视网膜静脉扩张、迂曲,动静脉之比为 1:4,黄斑中心凹反光消失(图 A)。

视野检查　右眼除颞上象限内尚有极度降低的光敏感区外,其他各象限均为绝对暗区(图 G)。

FFA 检查　造影中示视网膜血管充盈正常,静脉轻度扩张、迂曲;在造影早期视盘下方 1/2 区先出现荧光,视乳头颞侧及下缘的毛细血管显示扩张使视盘边界不清;至造影后期视乳头荧光逐渐增强呈高荧光(图 B,图 C)。

OCT 检查　见图 D、图 E 和图 F。

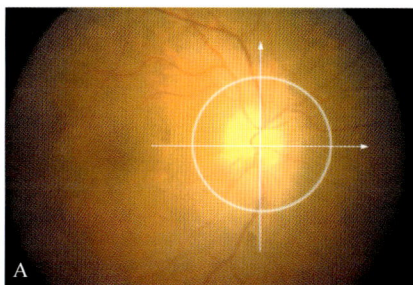

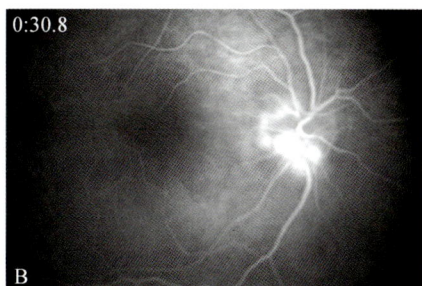

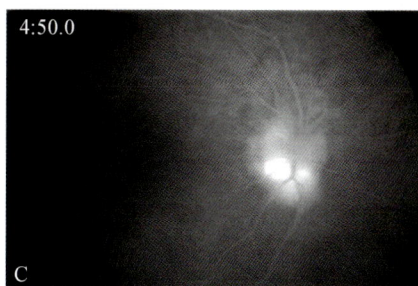

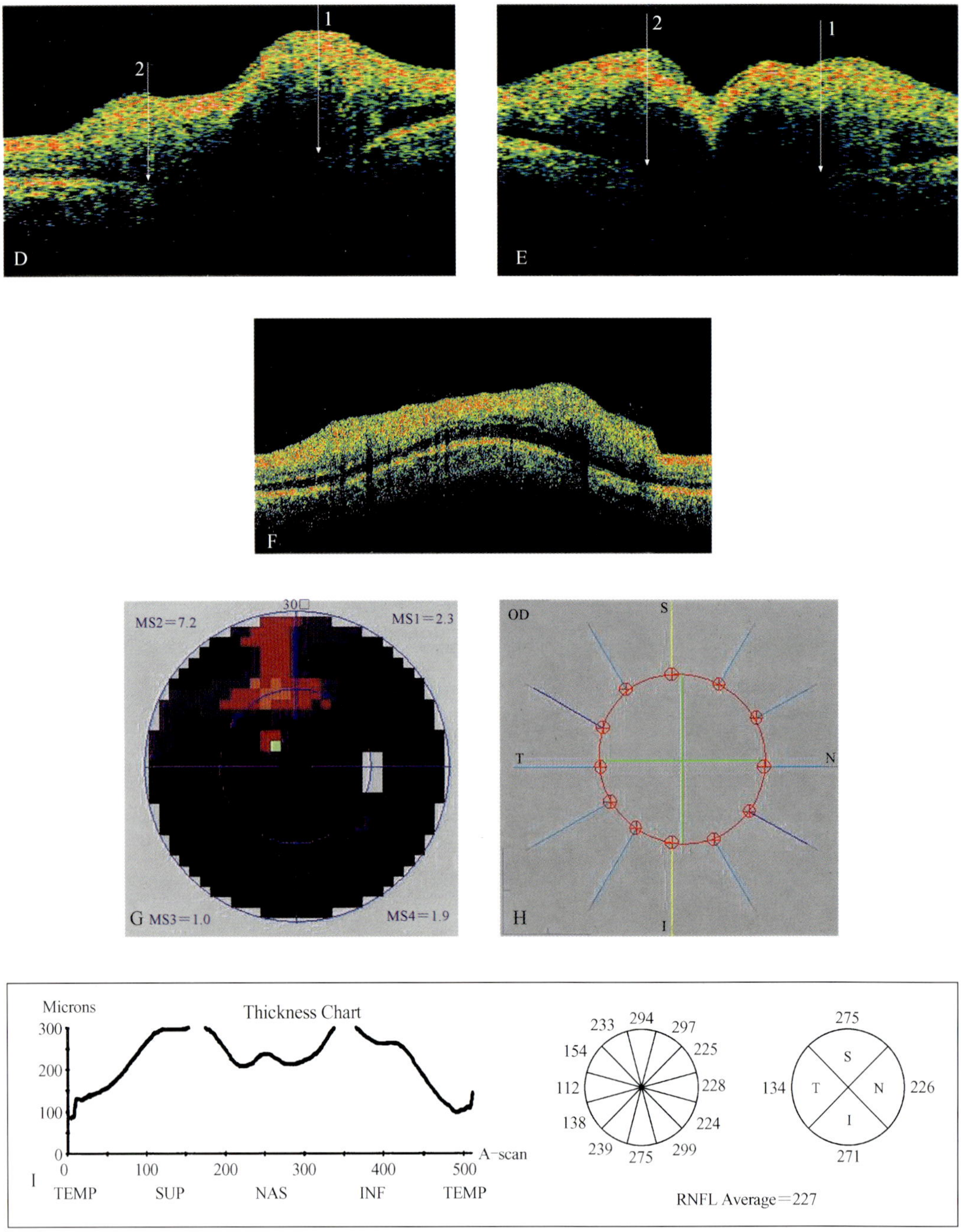
1
2
D
2
1
E
F
30□
MS2=7.2
MS1=2.3
G MS3=1.0
MS4=1.9
OD
S
T
N
I
H
Microns
Thickness Chart
300
200
100
0
A-scan
0
100
200
300
400
500
TEMP
SUP
NAS
INF
TEMP
I
233
294
297
154
225
112
228
138
224
239
275
299
275
S
134
T
N
226
I
271
RNFL Average=227

**图 4-4-13 急性视乳头炎的眼底和 OCT 图**

图 A 是右眼的眼底照相；图 D 和图 E 是分别经图 A 中视乳头水平扫描线 1 和垂直扫描线 2 记录的 OCT 图，箭头指出视盘内的神经纤维光反射增强，组织增厚、隆起，生理凹陷变平；图 F 为图 A 盘周的环形扫描记录的 OCT 图，图中显示了盘周的视网膜神经纤维层弥漫性增厚，平均值为 227 μm。在视网膜神经纤维层厚度曲线图 I 中，可看到厚度曲线的最高点已高出正常值的上限。

【病例3】 视乳头炎致视神经萎缩(图 4 - 4 - 14)

俞某,女,52 岁。即病例 2,在右眼起病 4 个月后出现视乳头颜色变淡,视力0.4,不能矫正。

眼底检查 右眼视乳头颜色普遍变淡,边界清晰,视网膜动静脉之比为 2 : 3,视网膜

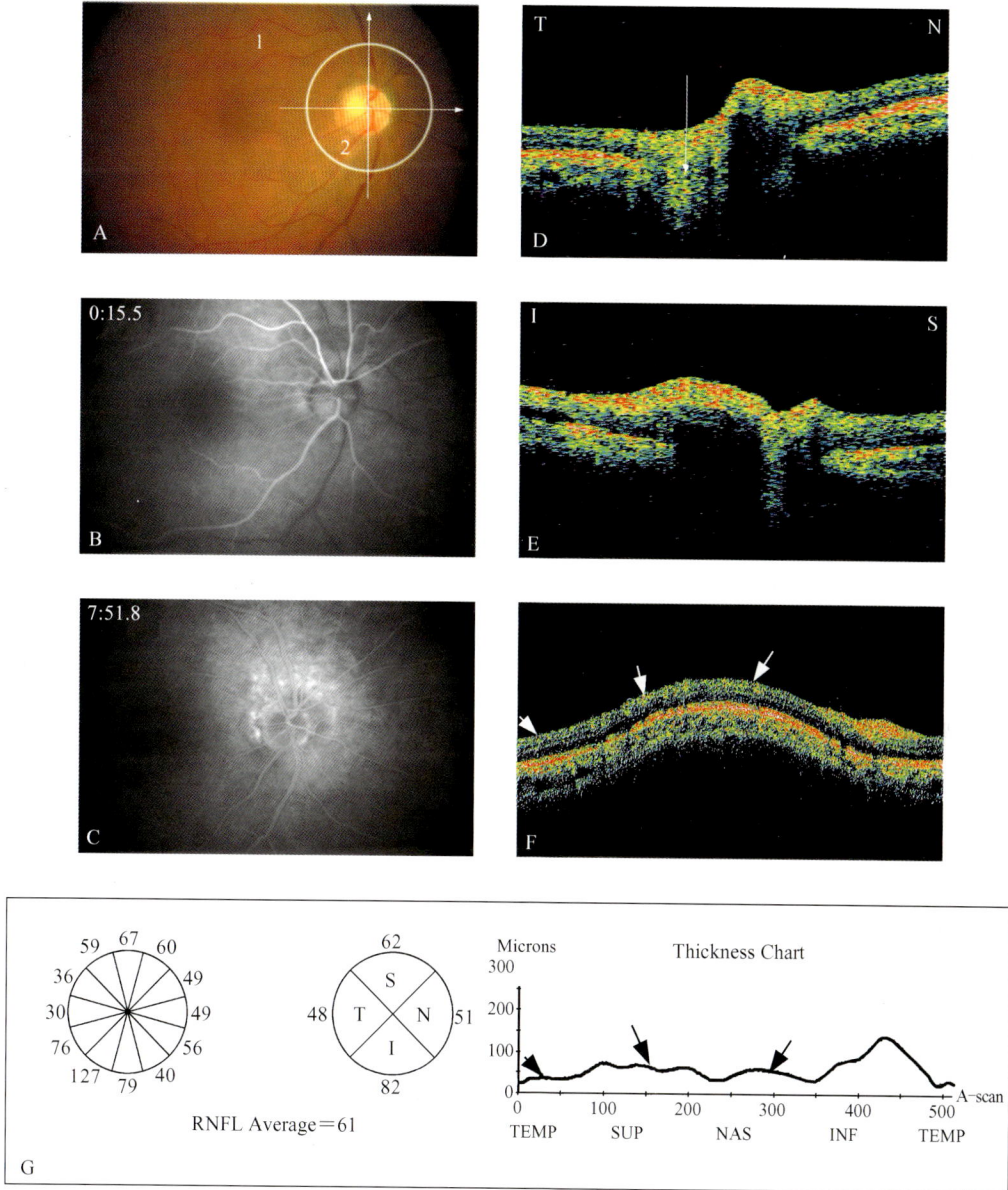

**图 4 - 4 - 14 视神经萎缩的盘周视神经纤维层厚度**

图 A 是右眼的眼底照相;图 D 和图 E 分别是经视乳头水平扫描线 1 和垂直扫描线 2 记录的 OCT 图。在图 D 和图 E 视盘的两侧(N 和 S,I 和 S)可见视网膜组织明显变薄,尤其是视网膜神经纤维层几乎完全消失;生理凹陷变浅,箭头指示处的盘内神经纤维组织增厚。图 F 和图 G 是盘周视网膜神经纤维层厚度地形图和盘周视网膜神经纤维层厚度分析曲线,它们共同显示了视网膜神经纤维层弥漫性变薄,其平均厚度仅为 61 $\mu$m。

平,黄斑中心凹反光未见(图 A)。

FFA 检查　造影中见右眼的视网膜血管充盈时间正常,在造影早期视乳头无荧光渗漏,边界清楚;造影后期视乳头上方的浅层毛细血管充盈缺损,视乳头周围的视网膜背景荧光增强(图 B,图 C)。

OCT 检查　见图 D、图 E、图 F 和图 G。

## (七)儿童视神经炎(optic neuritis in chilren)

在儿童中发生的急性视神经炎,称为儿童视神经炎。它具有发病急、来势凶猛的特点。不少病例在一周内双眼失明,发病年龄在 12 岁以下,多见于 5～8 岁的儿童,双眼发病。发病前两周内常有发热、上呼吸道感染史。眼底检查可看到有视乳头充血、水肿和视网膜出血。

【病例】　儿童视神经炎(图 4-4-15)

王某,男,9 岁;双眼视力下降两个月。

初诊时右眼 0.15;左眼 0.12。两眼的视力均不能矫正。两眼视乳头边缘清晰,颜色偏淡,血管口径正常,视网膜具有正常的色泽,黄斑中心凹反光可见。一年后复查时,两眼的最好视力分别为 0.5,仍然不能矫正。眼底检查见两眼视乳头的颜色比初诊时所见更淡。

本例应用视网膜神经纤维层平均分析法和视盘扫描分析法[见计算机处理功能(8)和(9)]对患者的视网膜神经纤维层和视盘进行检查和跟踪。图 4-4-15 是本例初诊和复诊时的两次 OCT 检查的结果。这种 OCT 检查法能详尽地列出和比较两次以上的各项数据,动态地观察和分析病情。

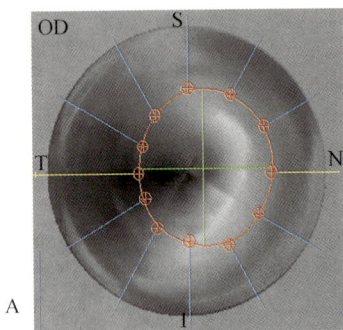

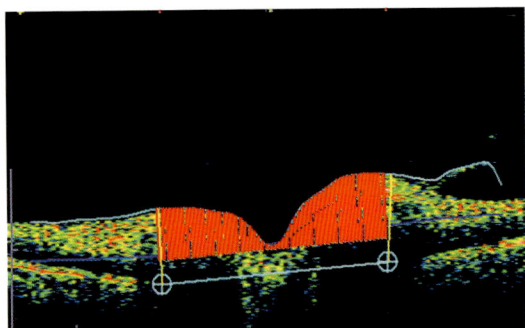

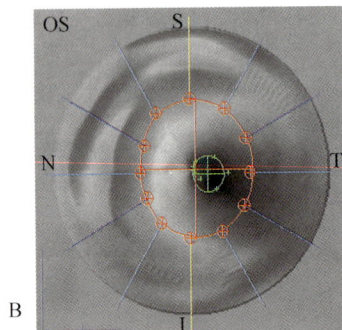

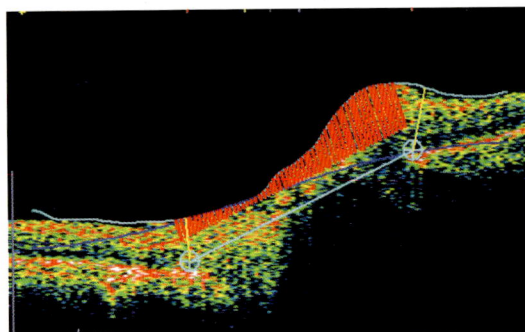

Microns

C

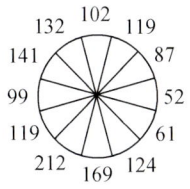

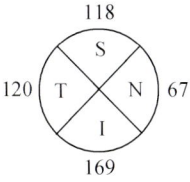

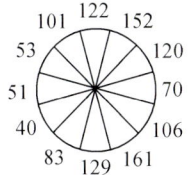

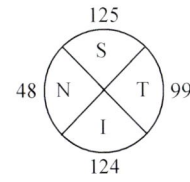

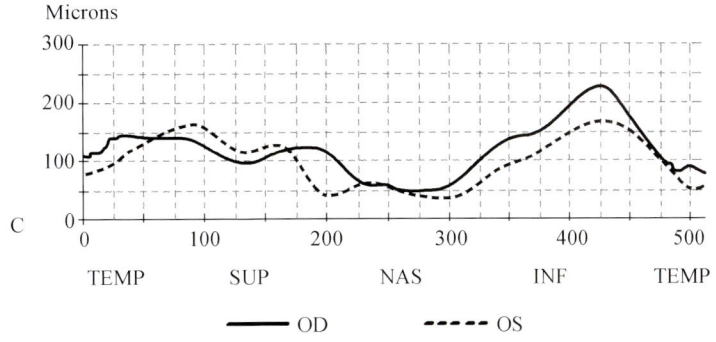

| | | OD(N=1) | OS(N=1) | OD-OS |
|---|---|---|---|---|
| Imax/Smax | | 1.62 | 1.05 | 0.57 |
| Smax/Imax | | 0.62 | 0.95 | −0.34 |
| Smax/Tavg | | 1.16 | 1.59 | −0.43 |
| Imax/Tavg | | 1.89 | 1.67 | 0.21 |
| Smax/Navg | | 2.09 | 3.31 | −1.22 |
| Max-Min | | 178.00 | 130.00 | 48.00 |
| Smax | | 139.00 | 158.00 | −19.00 |
| Imax | | 226.00 | 165.00 | 81.00 |
| Savg | | 118.00 | 125.00 | −7.00 |
| Iavg | | 169.00 | 124.00 | 45.00 |
| Avg. Thickness | | 118.13 | 99.04 | 19.09 |

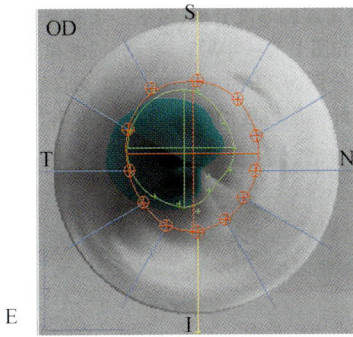

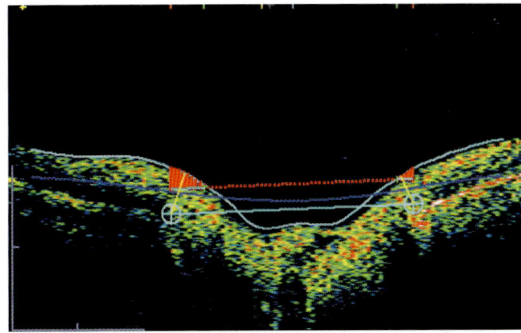

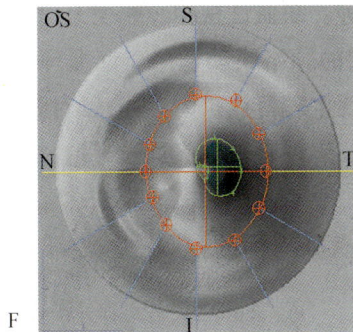

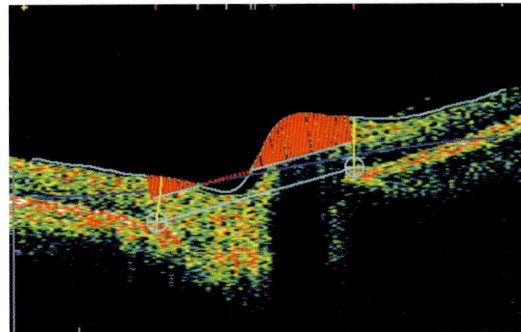

D

E

F

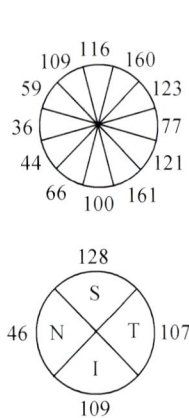

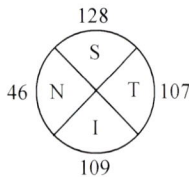

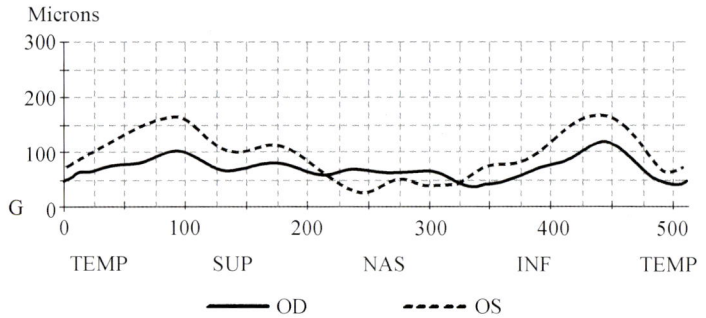

| | OD(N=1) | OS(N=1) | OD-OS |
|---|---|---|---|
| Imax/Smax | 1.16 | 1.01 | 0.15 |
| Smax/Imax | 0.86 | 0.99 | −0.13 |
| Smax/Tavg | 1.45 | 1.58 | −0.14 |
| Imax/Tavg | 1.68 | 1.60 | 0.08 |
| Smax/Navg | 1.56 | 3.67 | −2.12 |
| Max-Min | 81.00 | 143.00 | −62.00 |
| Smax | 103.00 | 169.00 | −66.00 |
| Imax | 120.00 | 171.00 | −51.00 |
| Savg | 83.00 | 128.00 | −45.00 |
| Iavg | 71.00 | 109.00 | −38.00 |
| Avg. Thickness | 72.81 | 97.57 | −24.76 |

图 4-4-15　儿童视神经炎的 OCT 检查

　　图 A 和图 B 是初诊时对右眼和左眼的视盘和盘周视网膜神经纤维层的厚度分析,显示两眼的视网膜神经纤维层平均厚度分别为 118.13 $\mu m$ 和 99.04 $\mu m$(图 C 和图 D);图 E 和图 F 为一年后对两眼的视盘和盘周视网膜神经纤维层的厚度分析,显示两眼的视网膜神经纤维层平均厚度分别为 72.81 $\mu m$ 和 97.57 $\mu m$(图 G 和图 H),视网膜神经纤维层明显变薄。上述数据表明一年中视网膜神经纤维层厚度的变化,这种变化和眼底镜检查所看到的视盘颜色变化是一致的。

## （八）缺血性视神经病变(ischemic optic neuropathy)

　　常见的缺血性视神经病变的病因是高血压动脉硬化、脉管炎、心力衰竭、心肌梗死、糖尿病、血压过低、血液动力学及血液质量改变和高眼压等。缺血性视神经病变是由于供应筛板及筛板前的视神经的睫状后短动脉和视乳头周围的脉络膜动脉的血液循环障碍所致。临床症状有视物模糊、视力突然减退;视野检查发现生理盲点扩大、中心相对暗点;眼底检查可见视乳头水肿、视神经局限性缺血;FFA 的主要表现有视乳头荧光充盈时间延迟或荧光充盈缺损。

　　OCT 检查显示视乳头光反射率降低,视乳头浅层及其周围的视网膜神经纤维层增厚,生理凹陷变浅直至消失。

【病例1】 缺血性视神经病变(图4-4-16)

周某,女,70岁。左眼视物模糊两个月。

视力检查 左眼视力0.1,不能矫正。

眼底检查 左眼视乳头颜色灰白,边界不清、隆起约3D,视网膜动脉较细,静脉明显迂曲扩张,动静脉口径之比约为1:2,黄斑中心反光未见(图A)。

FFA检查 造影中示视网膜动、静脉血管充盈轻微延迟。在造影早期见视乳头边缘出现朦暗的荧光,视乳头表面毛细血管显示扩张,在动静脉期视乳头表面毛细血管出现荧光渗漏(图B);造影晚期视乳头呈现高荧光外观(图C)。

视野检查 左眼的视野图中见有颞侧视野扇形缺损,并与生理盲点相连(图F)。

OCT检查 见图D。

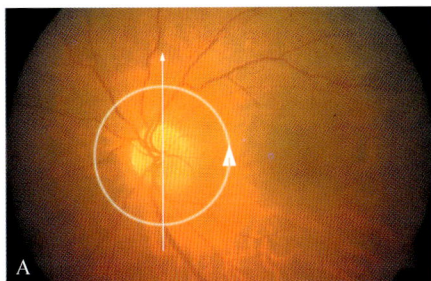

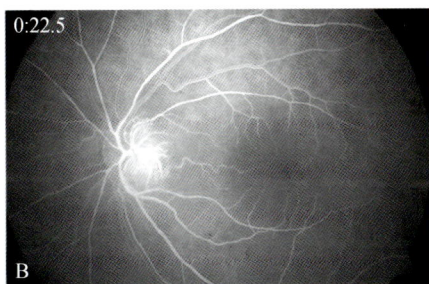

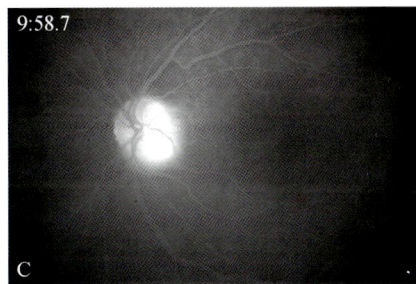

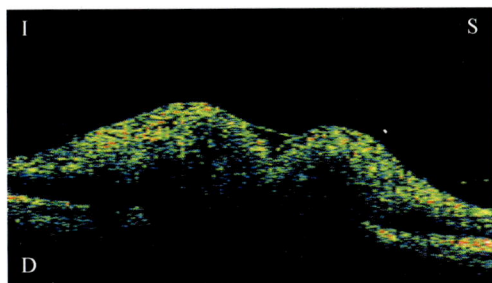

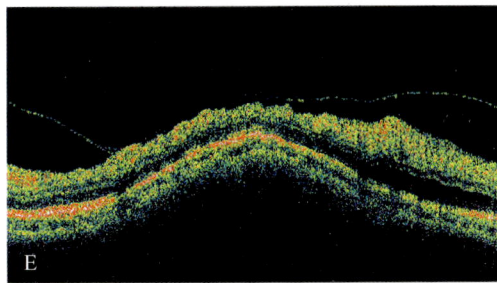

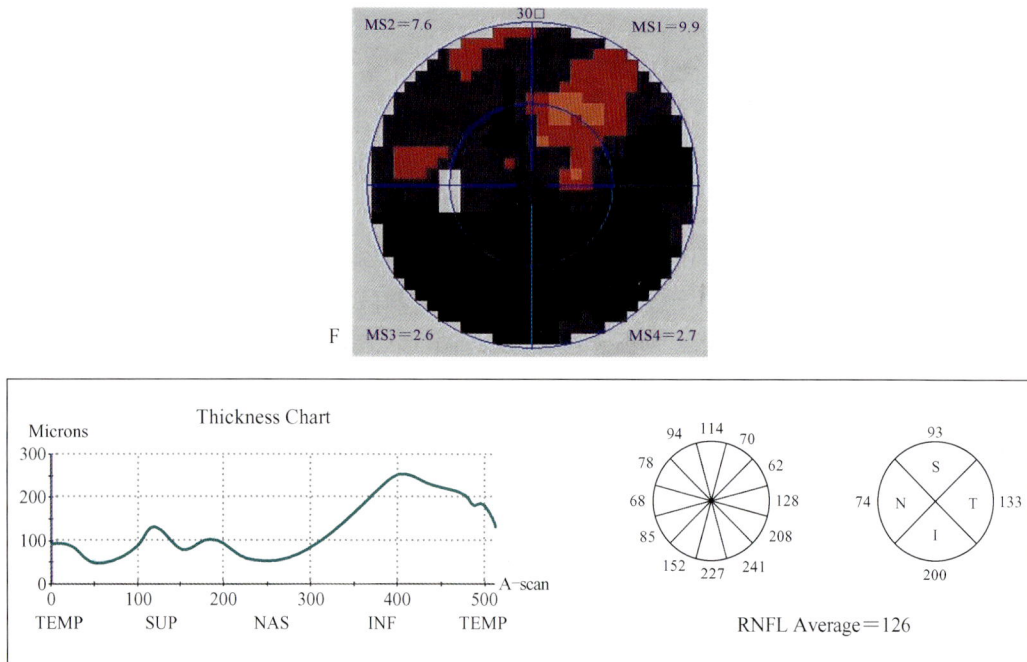

**图 4 - 4 - 16　缺血性视神经病变的眼底和 OCT 图**

图 A 是左眼的眼底照相;图 D 是经图 A 视乳头的垂直扫描线记录的 OCT 图。图像反映视乳头的光反射率降低,视盘内神经纤维及周围视网膜神经纤维层增厚、隆起,生理凹陷变窄。图 E 是用经视乳头周围环形扫描记录的 OCT 图,用于分析盘周的视网膜神经纤维层厚度。在图 G 的盘周视网膜神经纤维层曲线中显示其平均厚度为 126 $\mu$m,视乳头下方及颞侧的视网膜神经纤维层厚度明显增加,高达 252 $\mu$m。

**【病例 2】　缺血性视神经病变**(图 4 - 4 - 17)

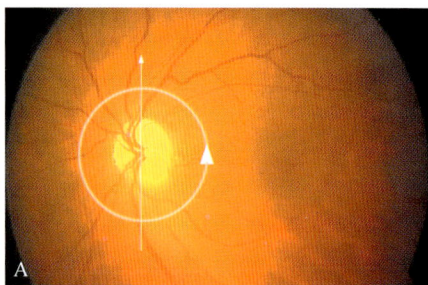

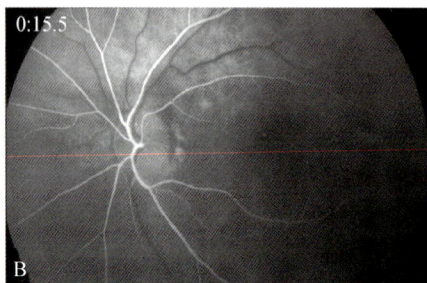

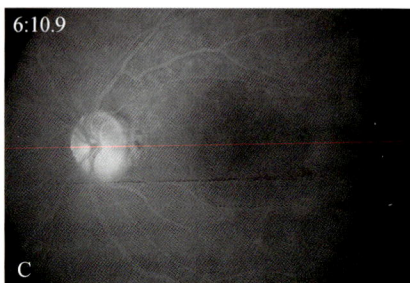

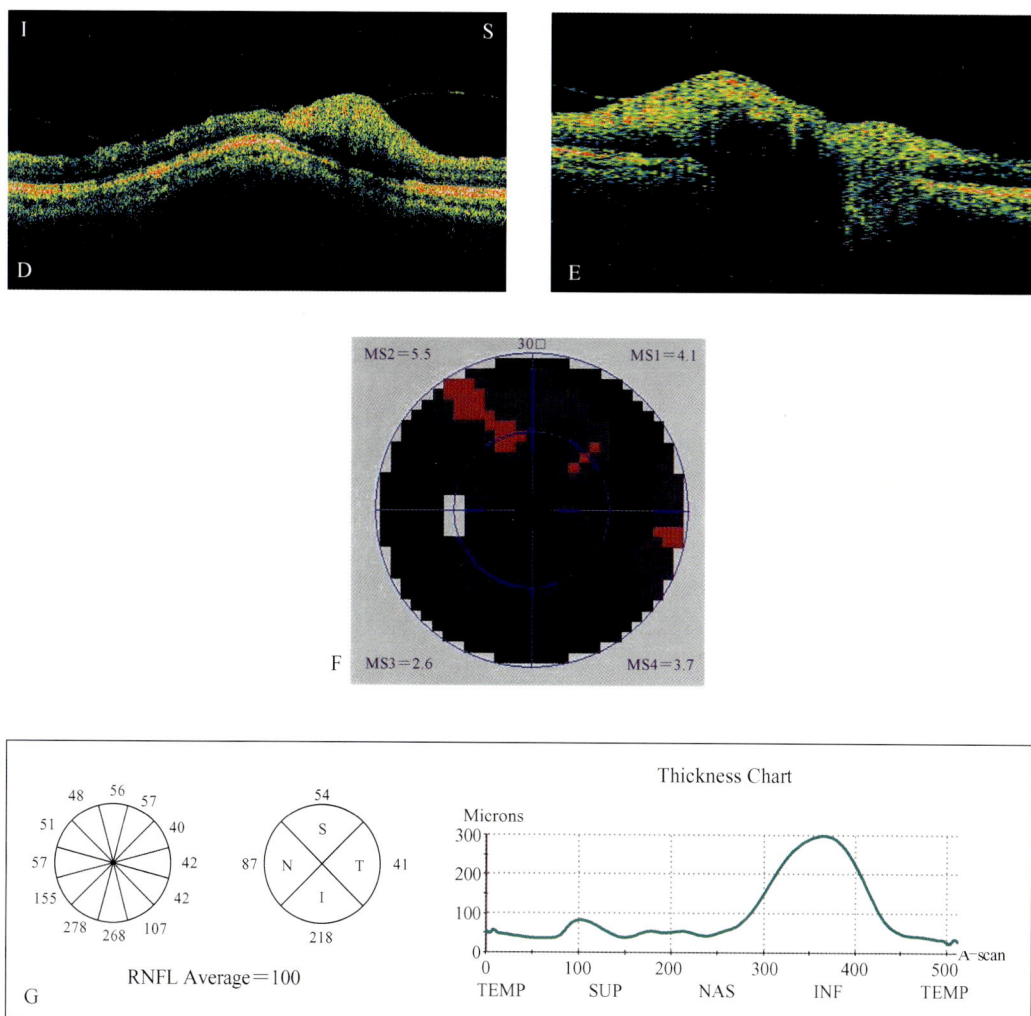

图 4-4-17 缺血性视神经病变的眼底和 OCT 图

图 A 是左眼的眼底照相;图 D 是经图 A 中视乳头垂直扫描线记录的 OCT 图,可见视乳头表面及周围的视网膜神经纤维层光反射率增加,视盘隆起程度比前一次检查(图 4-4-16)减轻,视盘内组织增厚,生理凹陷变平。图 E 是经图 A 中的盘周环形扫描记录的视网膜 OCT 图,图中见视乳头周围的视网膜神经纤维层变得更薄,但鼻下方的视网膜神经上皮层却异常地增厚。在图 G 的视网膜神经纤维层厚度曲线中见盘周下方的视网膜神经纤维层的厚度仍然增加,最厚处高达 300 $\mu$m,但视网膜神经纤维层平均厚度的平均值仅为 100 $\mu$m。

例 1　经治疗 20 天后,左眼视力 0.1,加 -1.0D 球镜片,视力为 0.4。

眼底检查　左眼视乳头灰白色,下方边缘模糊,但水肿减轻,约隆起 1D。视网膜动脉较细,视网膜无明显水肿,黄斑中心凹反光未见(图 A)。

FFA 检查　造影显示视网膜动静脉血管充盈时间较慢,在动静脉期见视乳头下方的浅层毛细血管扩张,并有少量荧光渗漏(图 B),造影晚期视乳头下方呈现一高荧光区(图 C)。

视野检查　左眼视野黄斑区中心及旁中心区均出现相连的暗点,在30°范围内的光敏度明显降低(图F)。

OCT检查　见图D、图E和图G。

## (九)视神经萎缩(optic atrophy)

【病例1】　视神经萎缩(图4-4-18)

黄某,女,65岁。右眼视力下降1年,视力0.02,不能矫正。

眼底检查　右眼视乳头颜色苍白,边界清晰,视网膜动脉血管较细;眼压1.7 kPa(12.8 mmHg)。

FFA检查　造影显示视网膜动静脉血管充盈时间正常,背景荧光正常,视乳头血管无渗漏,视乳头小血管稀疏(图B);造影晚期显示正常的背景荧光(图C)。

视野检查　视野显示向心性缩小,在30°范围内的视野上1/2为由绝对暗点形成的与盲点相连的扇形缺损,下1/2的光敏度极度降低。在视野下方10°范围内留有一较低的光敏感区(图G)。

OCT检查　见图D、图E、图F、图H和图I。

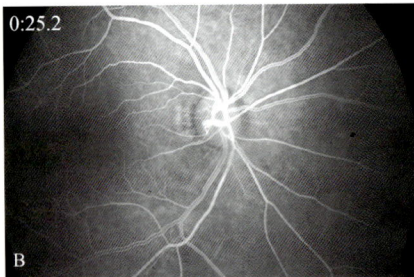

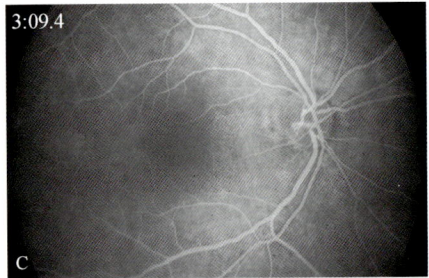

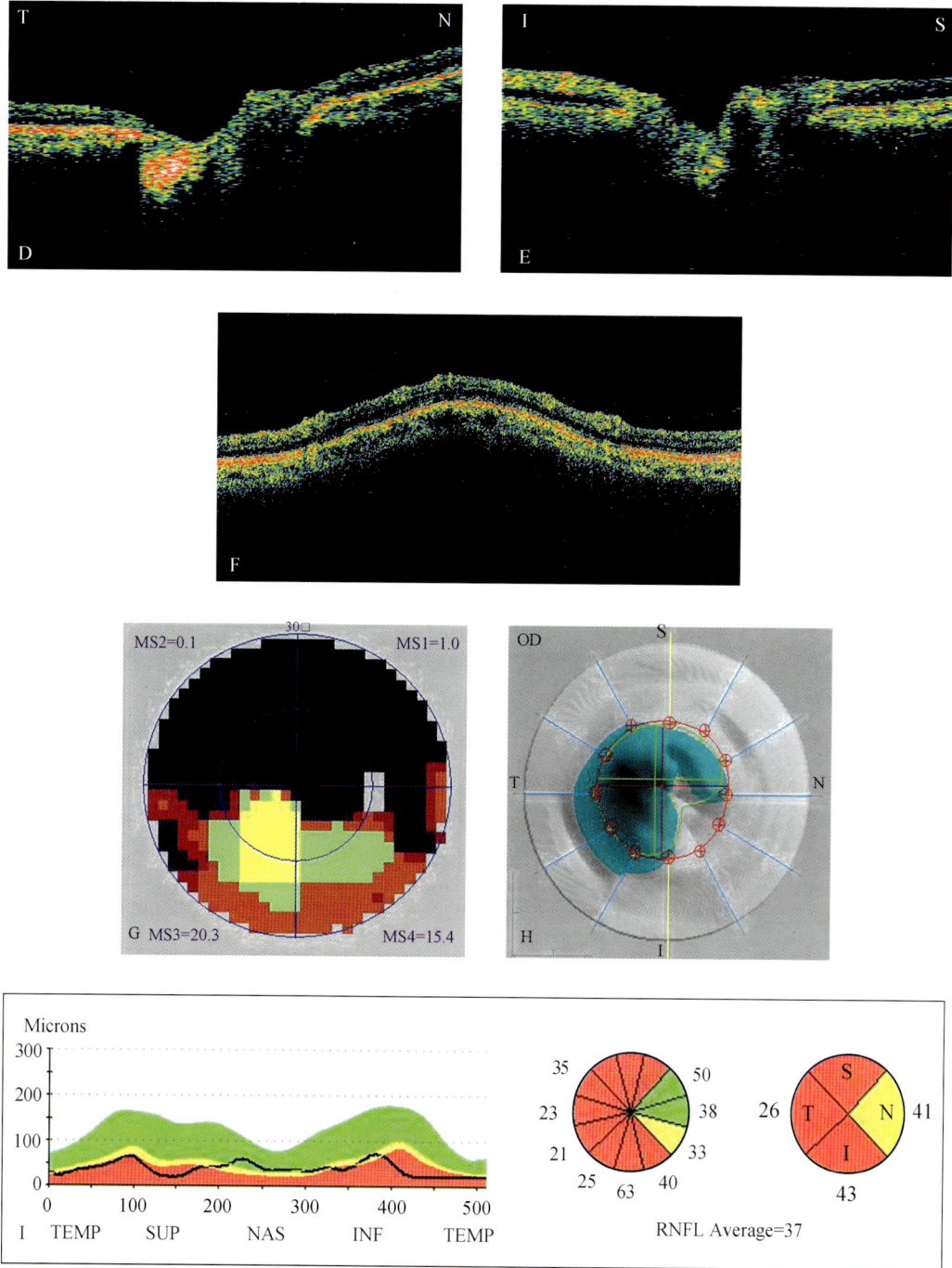

**图 4 - 4 - 18　视神经萎缩的眼底和 OCT 图**

　　图 A 是右眼的眼底照相;图 D 和图 E 是分别经图 A 中的视乳头水平扫描线 1 及垂直扫描线 2 记录的 OCT 图。图 D 和图 E 都显示视网膜表面及周围视网膜神经纤维层变薄,盘内颞侧神经纤维区的光反射增强,生理凹陷变浅。图 F 是经图 A 中的盘周环形扫描法记录的视网膜 OCT 图;图 I 是神经纤维层厚度分布曲线,结果表示本例的视网膜神经纤维层厚度大部分低于正常值(位于代表正常厚度绿色区以下)。盘周视网膜神经纤维层除鼻上方外均极薄,其平均值仅为 37 $\mu$m。图 H 是视乳头的形态图:盘沿体积 0.022 mm$^3$;盘沿面积 0.729 mm$^2$;C/D比:横向 0.946,纵向 0.949。

【病例2】 视神经萎缩(图4-4-19,图4-4-20)

张某,女,24岁。左眼视力骤降1年,半年后右眼同样发生视力下降。

视力检查 右眼数指/50 cm,不能矫正;左眼光感,不能矫正。

眼底检查 两眼视乳头颜色苍白,边缘清晰,视网膜血管细,视网膜平(右眼见图4-4-19中A₁,左眼见图4-4-20中A₂)。

OCT检查 两眼的OCT图可分别见图4-4-19中C₁、D₁、E₁和图4-4-20中C₂、D₂、E₂。

OCT检查发现两眼视盘及盘周的视网膜神经纤维层厚度都明显低于正常值。

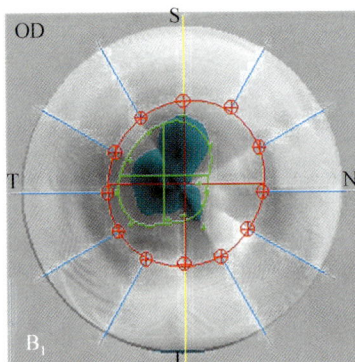

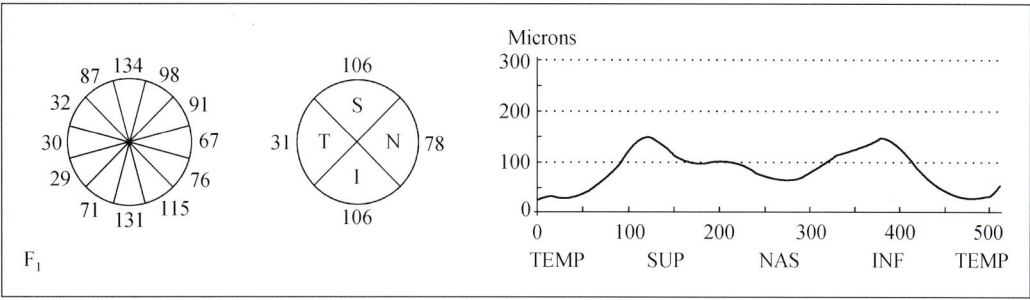

**图4-4-19  病例2 右眼视神经萎缩的眼底的OCT图**

图 A₁ 是本例右眼的眼底照相;图 C₁ 和图 D₁ 是经图 A₁ 中右眼视盘水平扫描线1和垂直扫描线2记录的 OCT 图;图 B₁ 是右眼的视盘形态图;图 E₁ 是经图 A₁ 盘周环形扫描记录的 OCT 图。从上述图中可看见:① 盘周的视网膜神经纤维层都明显变薄并趋于消失。② 生理凹陷变平,视盘内的组织光反射率增加,表明盘内神经被有高光反射率的物质代替。③ 视盘形态发生异常,盘沿体积 0.265 mm³,盘沿面积 1.565 mm²,C/D 比:横向 0.513,纵向 0.589。④ 盘周的视网膜神经纤维层厚度变薄,其平均值为 80 $\mu$m。

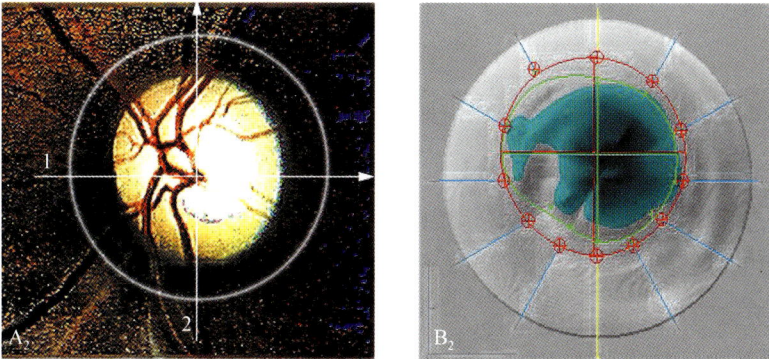

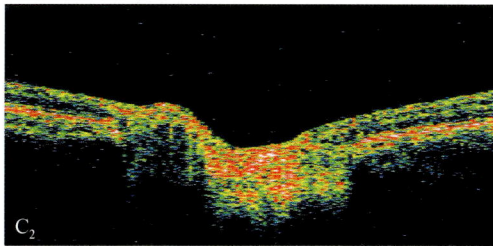

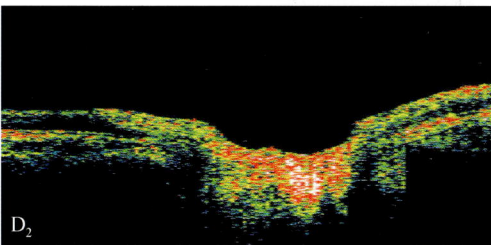

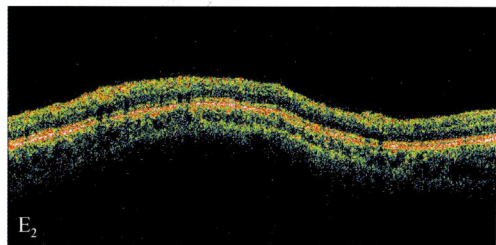

241

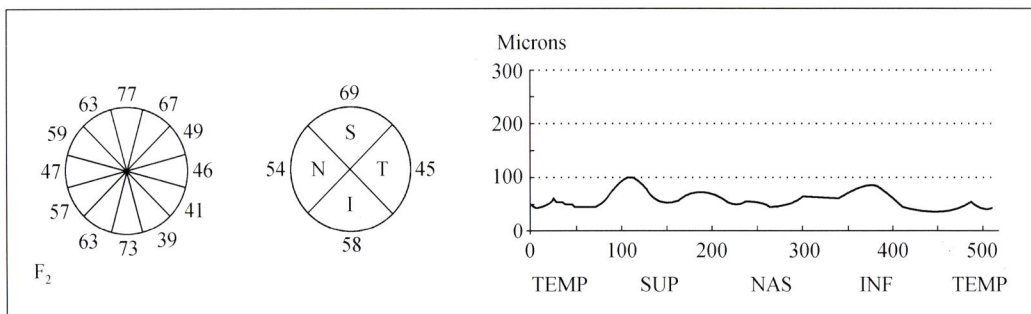

图 4－4－20　病例 2 左眼视神经萎缩的眼底和 OCT 图

　　图 $A_2$ 是本例左眼的眼底照相；图 $C_2$ 和图 $D_2$ 是经图 $A_2$ 中左眼视盘水平扫描线 1 和垂直扫描线 2 记录的 OCT 图；图 $B_2$ 是左眼的视盘形态图；图 $E_2$ 是经图 $A_2$ 盘周环形扫描的 OCT 图。从上述图中可看见：① 盘周视 网膜神经纤维层明显变薄并趋于消失。② 生理凹陷变得很平，视盘内的组织光反射率增加，表明盘内神经被 有高光反射率的物质代替。③ 视盘形态发生异常，盘沿体积 $0.032~mm^3$，盘沿面积 $1.195~mm^2$；C/D 比：横向 0.922，纵向 0.841。④ 盘周视网膜神经纤维层厚度都变薄，平均值为 $57~\mu m$。

## （十）青光眼（glaucoma）

　　在开角型青光眼中，眼压、视野和视乳头形态的变化一直是眼科关注和研究的项目。 在对视盘形态学变化的观察和研究中，特别是比较了青光眼患者的视野和视盘形态的变 化后，似乎发现在疾病的发展过程中，视盘形态的变化要比视野的变化晚，可是实践表明 这两种检查方法都不能作为青光眼早期诊断的方法。因为，一旦视野和视盘形态被发现 有了改变，事实上疾病已进入了进展期，所以人们正在继续寻找一种能比视野和视盘形态 变化更早、更敏感的检查法。近年来，人们十分重视对视盘周围视网膜神经纤维层厚度的 观察，在比较了视野、视盘形态变化、盘周神经纤维层厚度后，似乎可认为盘周神经纤维层 的缺损是开角型青光眼早期的病理改变。用什么方法和工具去发现和检出属于开角型青 光眼盘周视网膜神经纤维层的早期损害。OCT 检查是众多方法之一。

　　OCT 检查已被应用在青光眼的早期诊断、青光眼的随访中。如应用 OCT 检查观察视 网膜神经纤维层厚度和视乳头某些参数的动态变化。

　　【病例 1】　开角型青光眼

　　黄某，女，36 岁。开角型青光眼，眼压已控制在正常范围内。

　　图 4－4－21 和图 4－4－22 是初诊及随访一年后的视野和 OCT 图，它们的数值见表 4－4－3。

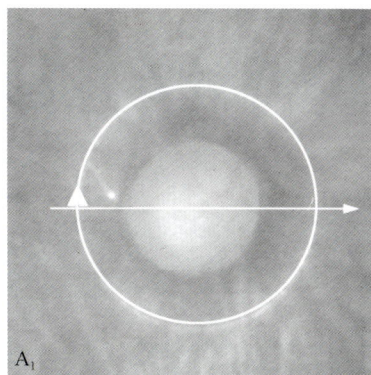

A₁

MS2=24.6     30□     MS1=25.9

A₂ MS3=26.6     MS4=26.4

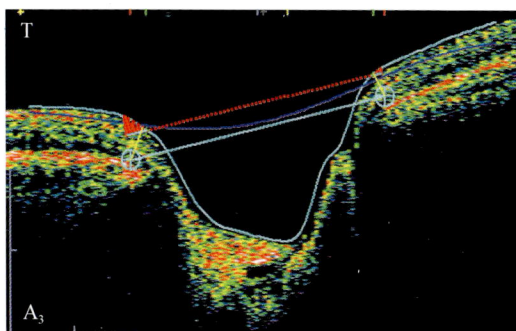

A₃

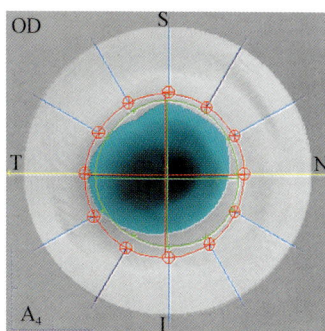

A₄

B₁

MS2=25.7       MS1=25.3

B₂ MS3=27.3     MS4=26.3

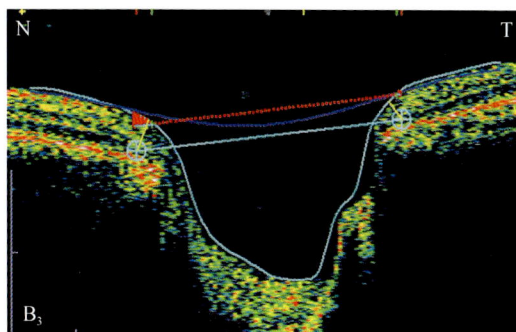

B₃

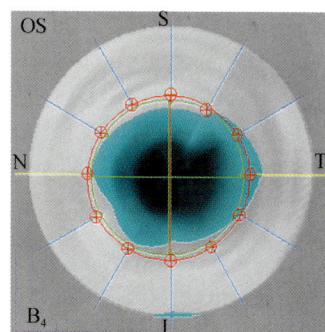

B₄

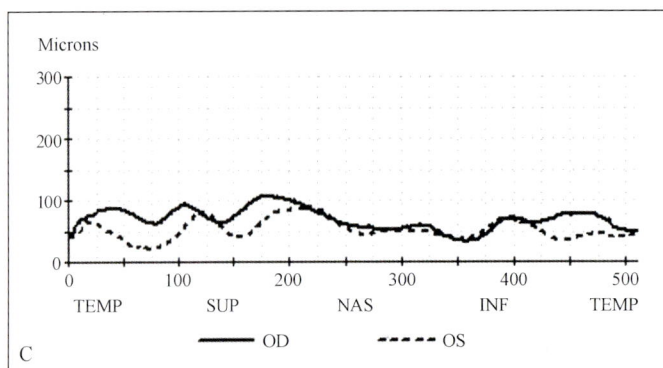

図 4－4－21　病例 1 初诊时的视野和视盘 OCT 图

图 $A_3$ 和 $B_3$、图 $A_4$ 和 $B_4$ 是经图 $A_1$ 和图 $B_1$ 中视盘水平扫描线记录的右眼和左眼的 OCT 图和视盘形态图；图 C 是经图 $A_1$ 和图 $B_1$ 中盘周环形扫描记录的视网膜神经纤维层厚度曲线；图 $A_2$ 和图 $B_2$ 是右眼和左眼的中心视野的检查结果。其中重要的参数见表 4－4－3。

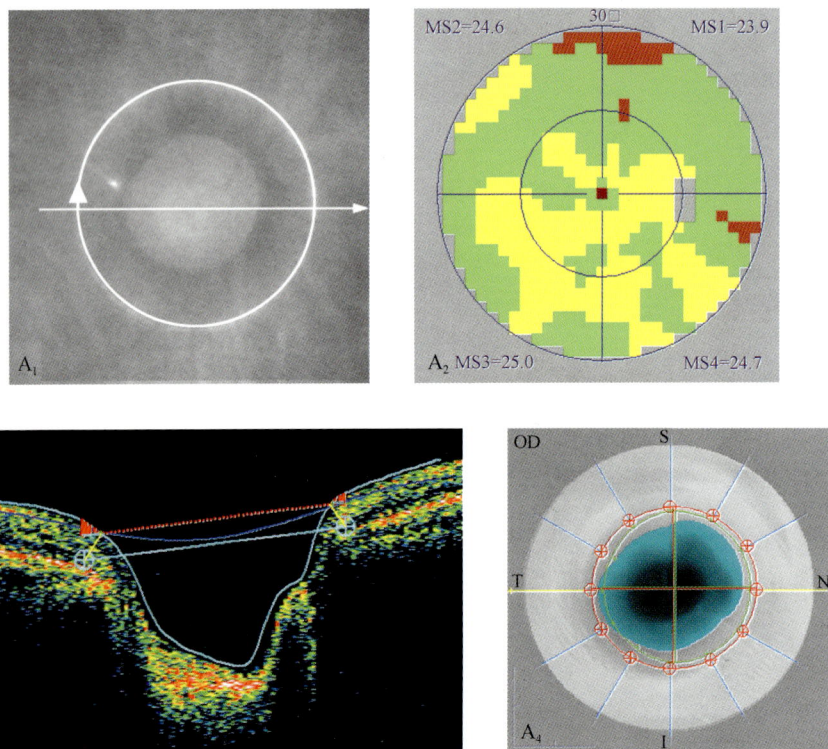

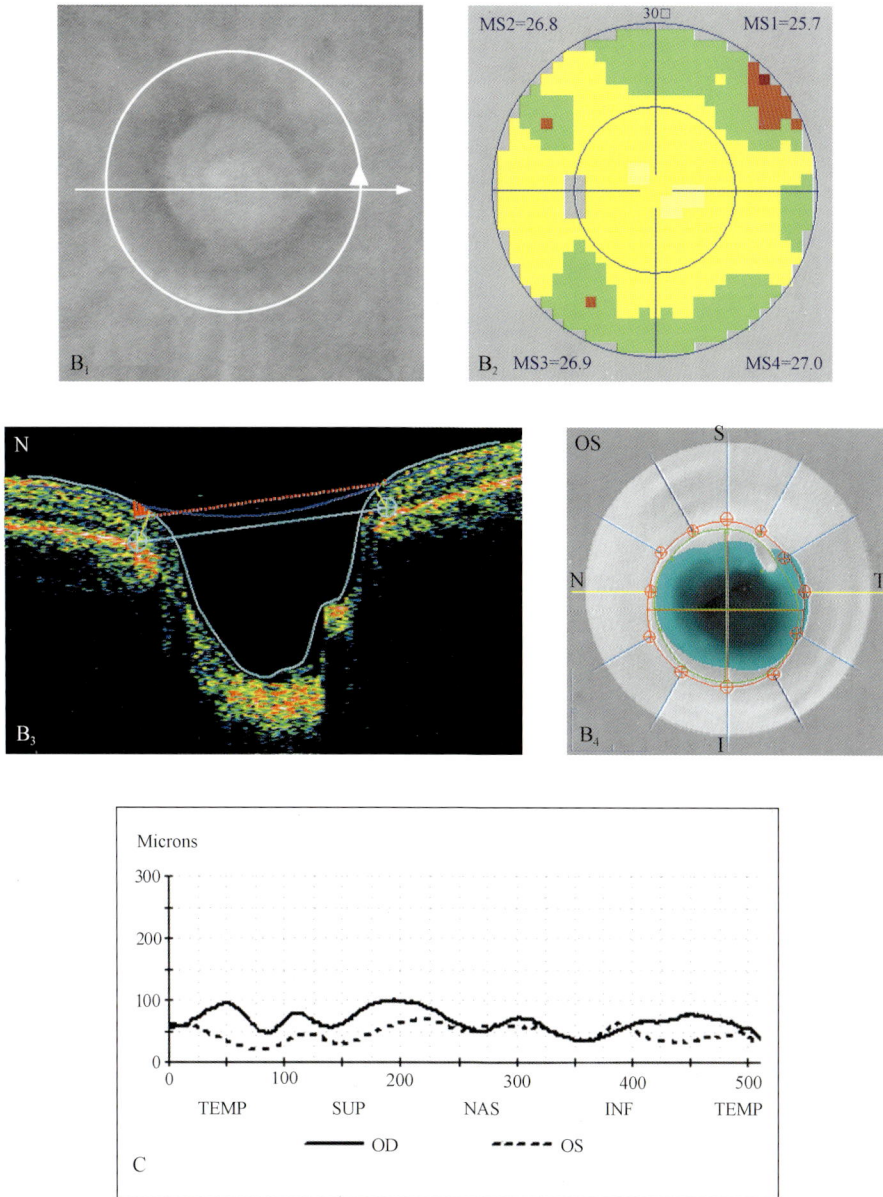

**图 4 - 4 - 22  病例 1 一年后的视野和视盘 OCT 图**

图 A₃ 和 B₃、图 A₄ 和图 B₄ 是经图 A₁ 和图 B₁ 中的视盘水平扫描线记录的右眼和左眼的 OCT 图和视盘形态图;图 C 是经图 A₁ 和图 B₁ 中的盘周环形扫描记录的视网膜神经纤维层厚度曲线;图 A₂ 和图 B₂ 是右眼和左眼的中心视野的检查结果。其中重要的参数见表 4 - 4 - 3。

表 4 - 4 - 3 是本例初诊和复诊两次视野和 OCT 的检查结果的比较。

表4-4-3  视力、视野和OCT检查

| 随访日期 | 眼别 | 视力 | 视野（平均敏感度/平均缺损） | C/D（垂直） | C/D（水平） | 盘沿面积（mm²） | RNFL平均厚度(μm) |
|---|---|---|---|---|---|---|---|
| 2003/07/03 | 右眼 | 1.2 | 27.3/1.3 | 0.894 | 0.896 | 1.193 | 69.17 |
| | 左眼 | 1.0 | 27.6/1.1 | 0.94 | 0.94 | 1.019 | 52.41 |
| 2004/09/27 | 右眼 | 1.0 | 27.4/1.1 | 0.934 | 0.905 | 1.134 | 66.72 |
| | 左眼 | 1.0 | 26.5/1.2 | 0.953 | 0.947 | 1.007 | 50.83 |

从表4-4-3中的各项数据的比较可看出一年来患者两眼的杯盘比、盘沿面积、视网膜神经纤维层平均厚度及视野平均敏感度均处于稳定状态。表明患者病情稳定,这和眼压被控制在一个比较安全的水平有关。

【病例2】  开角型青光眼(图4-4-23,图4-4-24)

王某,男,50岁。开角型青光眼,眼压波动控制不良。图4-4-23和表4-4-4是初诊及两年中OCT检查的结果。

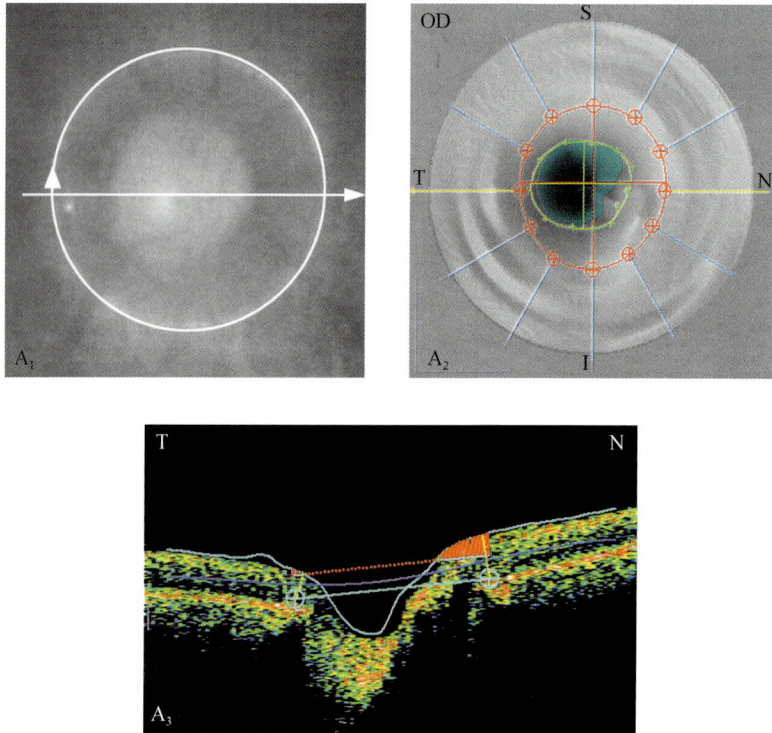

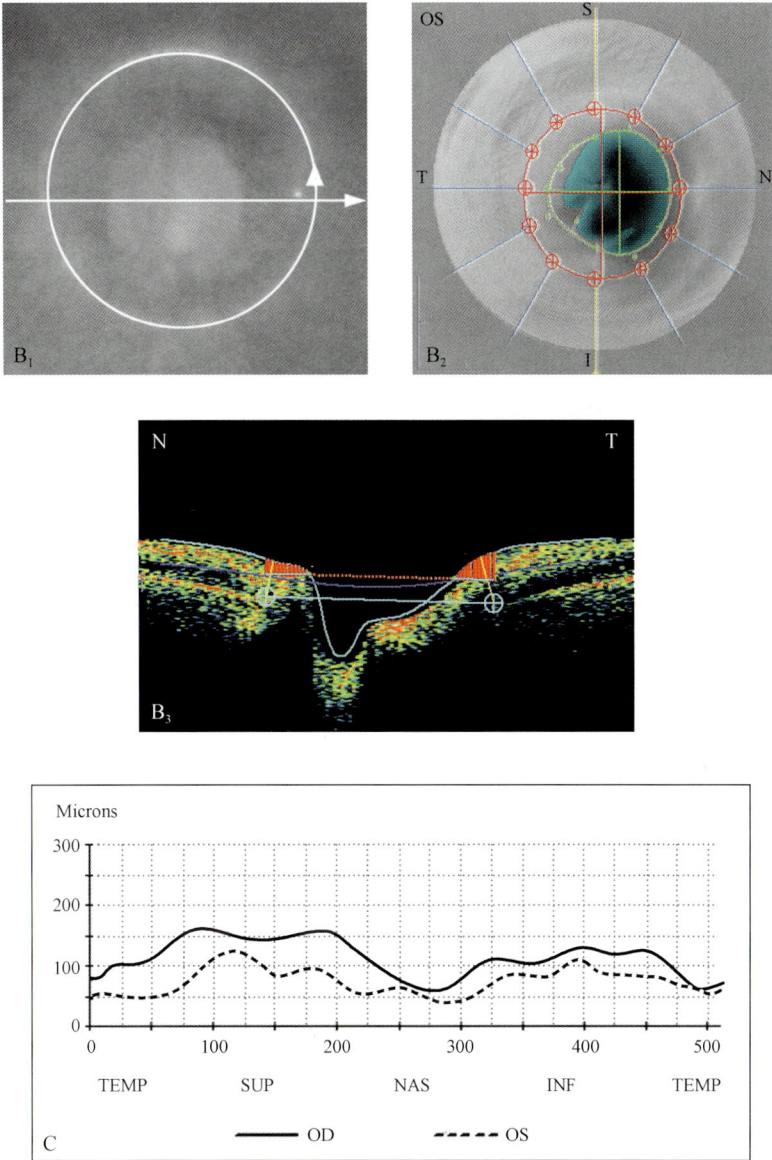

**图 4 - 4 - 23　病例 2 初诊时的视盘 OCT 图**

图 A$_3$ 和 B$_3$ 是分别经图 A$_1$（右眼）和图 B$_1$（左眼）中扫描线记录的视盘 OCT 图；图 C 是经图 A$_1$ 和 B$_1$ 中盘周环形扫描线记录的视网膜神经纤维层厚度曲线图，实线代表右眼盘周的视网膜神经纤维层厚度，虚线代表左眼盘周的视网膜神经纤维层厚度。

第四部分 常见眼底病的 OCT 临床应用实例

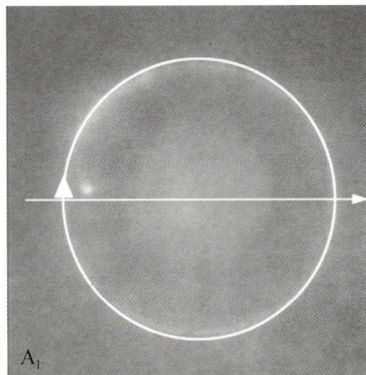

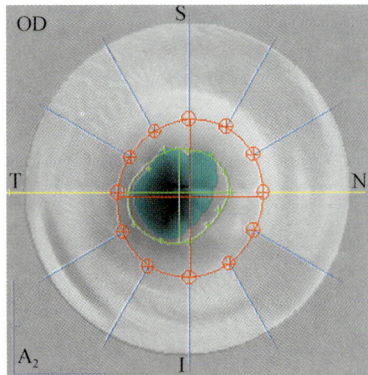

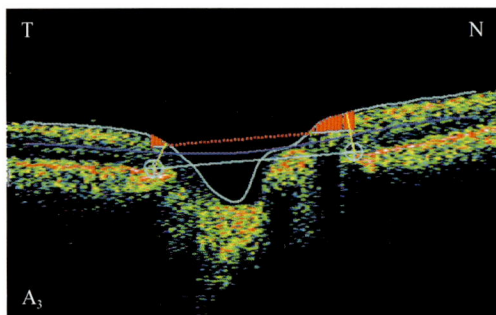

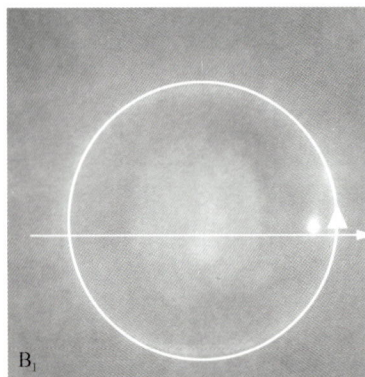

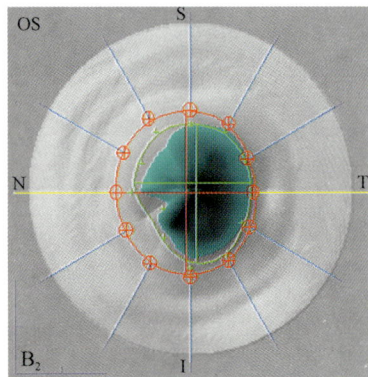

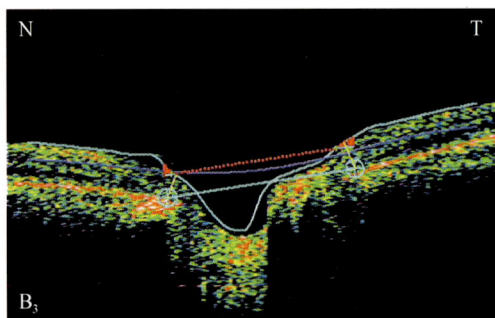

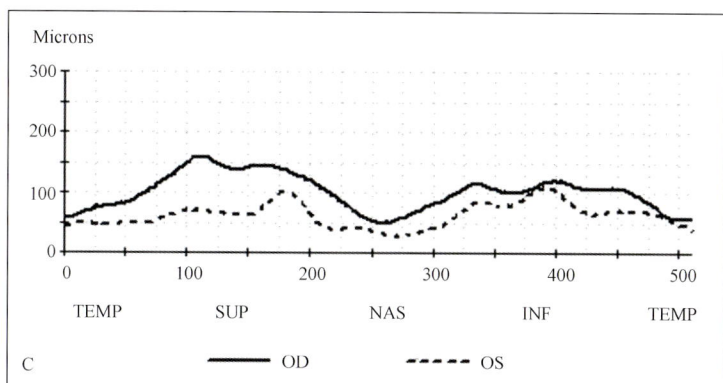

图 4-4-24　病例 2 青光眼患者复诊时的视盘 OCT 图

图 $A_3$ 和 $B_3$ 是分别经图 $A_1$（右眼）和图 $B_1$（左眼）中扫描线记录的视盘 OCT 图；图 C 是经图 $A_1$ 和图 $B_1$ 中盘周环形扫描线记录的视网膜神经纤维层厚度曲线，实线代表右眼盘周的视网膜神经纤维层厚度，虚线代表左眼盘周的视网膜神经纤维层厚度。

表 4-4-4 列出初诊和复诊两次 OCT 检查的各项数据。

表 4-4-4　视盘形态和视网膜神经纤维层平均厚度

| 随访日期 | 眼别 | C/D（垂直） | C/D（水平） | 盘沿面积（$mm^2$） | RNFL 平均厚度（$\mu m$） |
|---|---|---|---|---|---|
| 2003/03/18 | 右眼 | 0.543 | 0.683 | 1.519 | 113.26 |
| | 左眼 | 0.73 | 0.778 | 1.316 | 73.64 |
| 2005/05/05 | 右眼 | 0.601 | 0.686 | 1.398 | 100.88 |
| | 左眼 | 0.852 | 0.834 | 1.045 | 62.56 |

从表 4-4-4 的数据中可看到两年来患者两眼的 C/D 比增大，盘沿面积缩小，视网膜神经纤维层平均厚度变薄，说明患者的病情还在继续发展。这种结果可能和没能有效控制眼压有关，或者是疾病本身发展的趋势。

【病例 3】　慢性闭角性青光眼（图 4-4-25）

王某，男，57 岁。慢性闭角性青光眼，右眼抗青光眼术后，左眼近青光眼绝对期。

视力检查　右眼 0.15，矫正视力 0.5；左眼光感。

OCT 检查　图 4-4-25 是在手术后 3 年中对盘周视网膜神经纤维层厚度及视盘形态进行动态观察的数据。

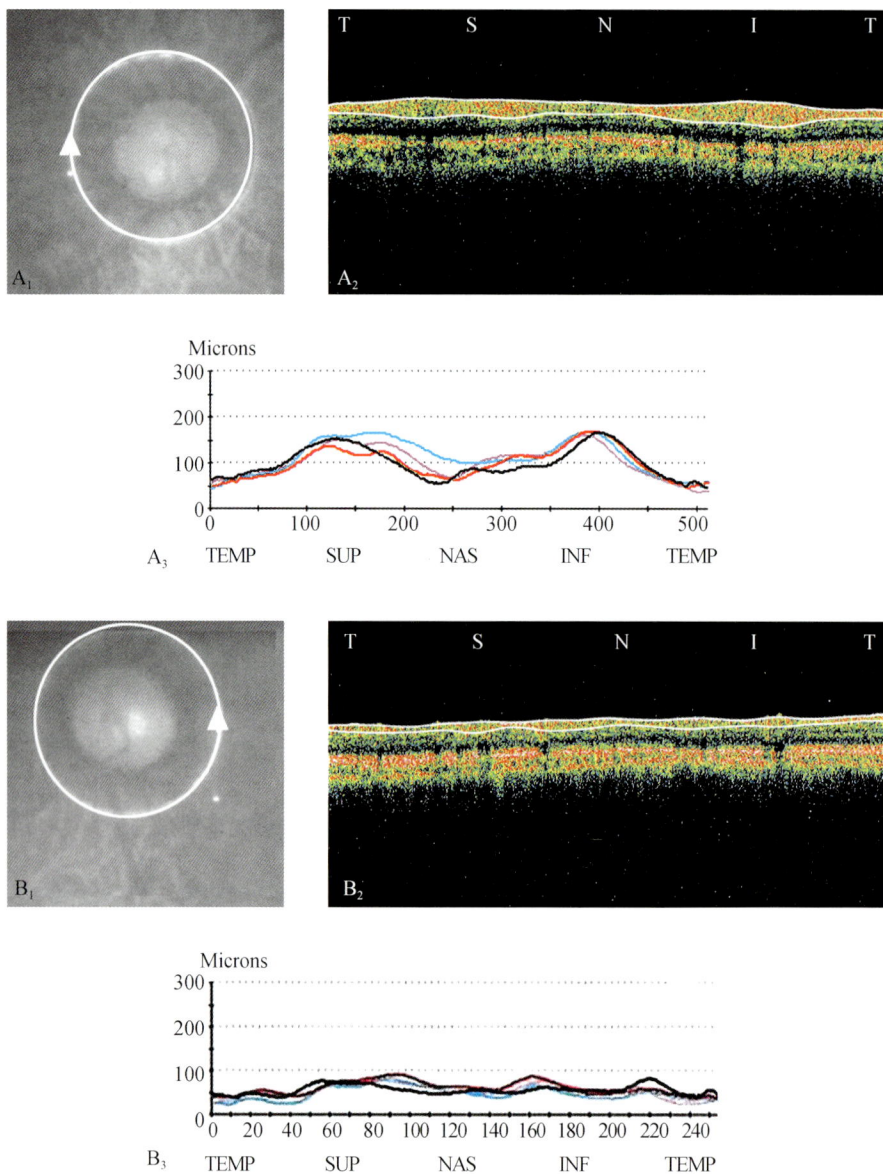

图 4 - 4 - 25　青光眼视网膜神经纤维层厚度的动态观察

图 A₁ 和图 B₁ 是手术前的视盘照相;图 A₂ 和图 B₂ 分别是盘周环形扫描的 OCT 图,图中的两白线间区域代表不同位置的视网膜神经纤维层厚度;图 A₃ 和图 B₃ 中的曲线代表各次检查的视网膜神经纤维层厚度。图中紫色、蓝色、红色、黑色曲线分别代表术前、术后 3 月、术后 1 年和术后两年的视网膜神经纤维层厚度曲线。

　　各次检查的视网膜神经纤维层厚度值和视盘 OCT 检查的数据见表 4 - 4 - 5 和表 4 - 4 - 6。

表 4-4-5　盘周的视网膜神经纤维层厚度值

| 随访日期 | 上方（OD/OS）（$\mu m$） | 下方（OD/OS）（$\mu m$） | 鼻侧（OD/OS）（$\mu m$） | 颞侧（OD/OS）（$\mu m$） | 平均（OD/OS）（$\mu m$） |
|---|---|---|---|---|---|
| 2002/10/7 | 162/69 | 163/61 | 93/61 | 79/47 | 124.3/59.5 |
| 2003/3/7 | 157/68 | 162/59 | 89/58 | 69/45 | 119.3/57.5 |
| 2004/3/2 | 149/67 | 149/60 | 48/57 | 67/31 | 103.3/53.8 |
| 2005/1/10 | 141/57 | 142/48 | 48/53 | 58/32 | 97.3/47.5 |

表中的数值,是各象限的视网膜神经纤维层厚度的平均值。在2005/01/10 的矫正视力,右眼 0.8,左眼 0.05。

表 4-4-6　视盘形态的测量值

| 随访日期 | C/D 比（OD/OS）横径（$mm^2$） | C/D 比（OD/OS）垂直径（$mm^2$） | 盘沿面积（OD/OS）（$mm^2$） |
|---|---|---|---|
| 2002/10/7 | 0.709/0.945 | 0.619/0.873 | 1.594/0.423 |
| 2003/3/7 | 0.748/0.947 | 0.633/0.925 | 1.519/0.32 |
| 2004/3/2 | 0.78/0.951 | 0.638/0.956 | 1.368/0.31 |
| 2005/1/10 | 0.796/0.964 | 0.678/0.956 | 1.343/0.271 |

从表4-4-5 和表4-4-6 的数据观察到手术后在眼压得到控制的条件下,两眼的视力有不同程度的提高,而且视网膜神经纤维层厚度有轻微的波动。这特别表现在左眼近青光眼绝对期的数据中,表明产生这种波动除了和眼压波动有关外,还可能是每次记录的允许误差。

通过本例可了解到如何应用 OCT 检查中的视网膜神经纤维层分析法对青光眼患者进行动态的监视。

## 五、糖尿病性视网膜病变（diabetic retinopathy）

糖尿病性视网膜病变是由于长时间的高血糖而引起的视网膜病变。它的主要临床表现为视物模糊或视力减退,其视力影响的程度决定于黄斑区是否受累及受累的程度。

眼底表现　① 背景型。眼底后极部可见散在的微血管瘤、出血点、棉绒斑或硬性渗出。② 增殖型。除上述病变外,还有新生血管及机化物,且易发生反复性玻璃体出血,继而可引起继发性视网膜脱离。

FFA 检查　可发现比眼底镜下能看到更多的血管瘤,在棉絮斑处毛细血管闭锁;造影后期可看到微血管瘤、新生血管及在有病变的动静脉处的渗漏点和黄斑水肿。

OCT 检查　能够了解黄斑区视网膜的水肿程度、渗出、出血,视乳头（盘）新生血管、视网膜前膜、视网膜脱离以及对药物和激光治疗效果的评价。

（1）视网膜水肿　视网膜水肿是一种可逆性病理改变。它表现为黄斑区视网膜海绵样肿胀、黄斑囊样水肿、视网膜神经上皮层浆液性脱离,黄斑区中心凹厚度增加等。

（2）硬性渗出 是视网膜血管内皮丧失代偿的结果，OCT图中表现为视网膜内层光反射率增强，显示它们对下方视网膜神经纤维层/脉络膜毛细血管层的遮蔽。

（3）棉绒斑 表示视网膜神经纤维层梗塞，OCT图表现为视网膜神经纤维层反射增强。

（4）视网膜出血 出血提示视网膜血管管壁的受损和血液循环障碍，OCT图中表现为光的透过性降低，并显示对下方组织的遮蔽。

（5）视网膜前膜增生 增殖性糖尿病视网膜病变可导致视网膜纤维增生，此膜与视网膜紧密粘连。OCT图中显示视网膜神经纤维层增厚，强反射光带增宽，并呈粗糙的外观。OCT还能及时发现因纤维膜收缩牵引引起的视网膜脱离，这种表现是行视网膜玻璃体手术的重要指征。

**糖尿病性视网膜病变国际临床分期标准（2002年10月）**

| 分期 | 病 变 特 点 | 眼 底 表 现 |
|---|---|---|
| A | 无明显的视网膜病变 | 无异常发现 |
| B | 轻度非增生性糖尿病视网膜病变 | 仅有微血管瘤 |
| C | 中度非增生性糖尿病视网膜病变 | 不单纯有微血管瘤，但无严重的非增生性改变 |
| D | 重度非增生性糖尿病视网膜病变 | 出现下述一种情况：<br>每一象限中有超过20个视网膜内出血；有2个象限或以上出现静脉串珠；至少有1个象限出现明显的视网膜内微血管异常 |
| E | 增生性视网膜病变 | 出现下述一种情况：<br>新生血管；<br>玻璃体/视网膜前出血；<br>糖尿病性视网膜病变（I期）和黄斑囊样水肿；<br>糖尿病性视网膜病变II期、玻璃体后膜牵引、玻璃体切割术后；<br>糖尿病性视网膜病变（VI期）牵引性网脱 |

**我国眼底病学组对糖尿病性视网膜病变的分期（1984年）**

| 单纯性<br>（背景性或非增殖性） | I期：有微血管瘤或合并有小出血点；<br>II期：有黄白色硬性渗出或合并有出血斑；<br>III期：有白色软性渗出或合并有出血斑 |
|---|---|
| 增殖性 | IV期：眼底有新生血管或合并有玻璃体出血；<br>V期：眼底有新生血管和纤维增殖；<br>VI期：有VI期改变外并发生视网膜脱离 |

【病例1】 A期糖尿病性视网膜病变（图4-5-1）

秦某，女，62岁。发现高血糖3个多月，无高血压史。

视力检查 右眼1.0，左眼1.0。

眼底检查 两眼眼底镜检查均未发现异常（图A₁，图B₁）。

OCT检查 见图A₂、图A₃和图B₂、图B₃。

临床诊断 A期糖尿病性视网膜病变。

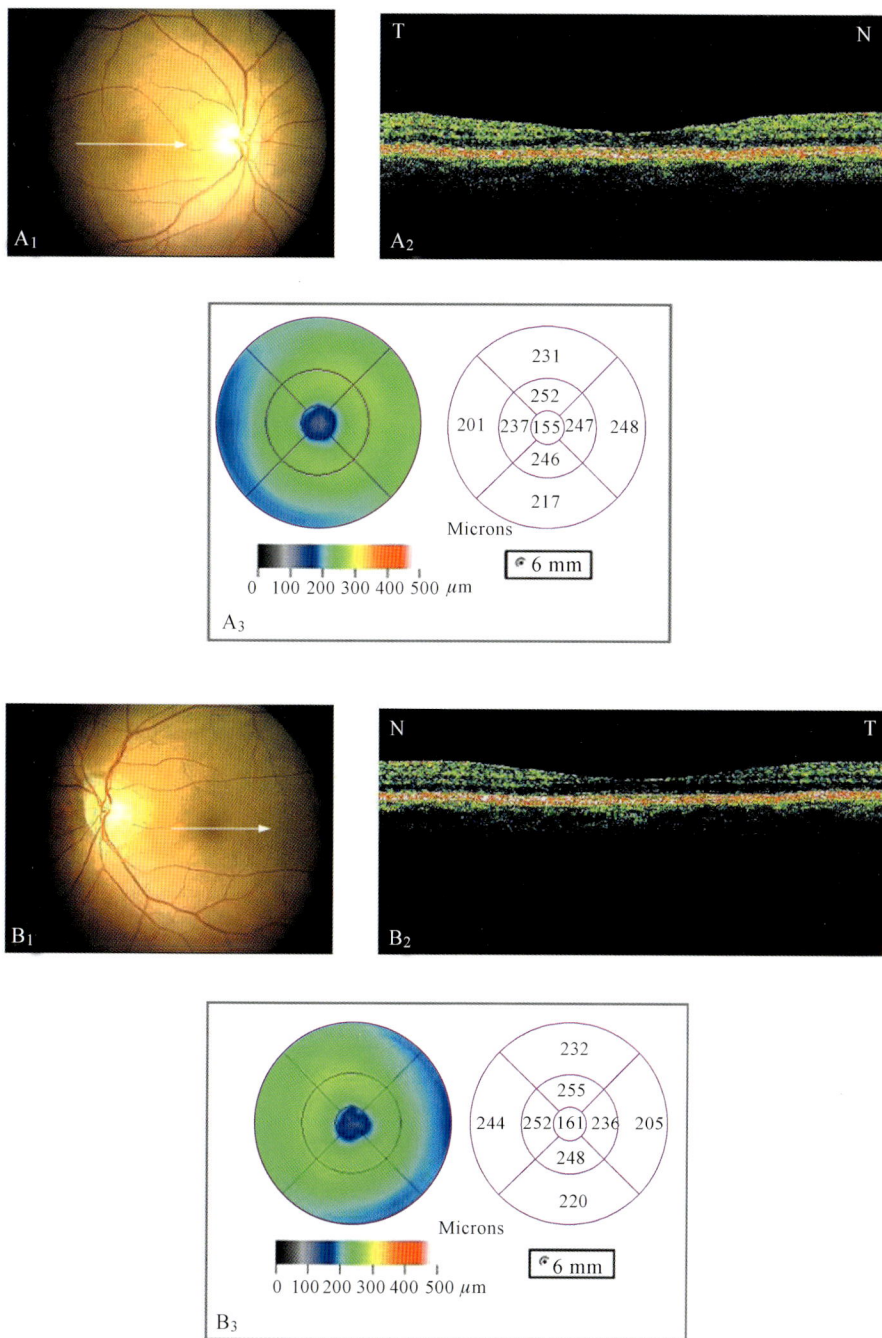

**图 4-5-1 A 期糖尿病性视网膜病变的眼底和 OCT 图**

图 A$_1$ 和图 B$_1$ 是右眼和左眼的眼底照相；图 A$_2$ 和图 B$_2$ 是经图 A$_1$ 和图 B$_1$ 的黄斑区中心凹水平扫描线记录的 OCT 图；图 A$_2$ 表示右眼黄斑区中心凹轮廓正常，中心凹厚度 115 $\mu m$，视网膜神经上皮层形态正常，厚度正常。图 B$_2$ 表示左眼黄斑区中心凹轮廓正常，中心凹厚度 121 $\mu m$，视网膜神经上皮层形态正常，厚度正常；图 A$_3$ 和图 B$_3$ 分别表示两眼黄斑区记录的视网膜神经上皮层地形图，地形图显示两眼的视网膜神经上皮层厚度分布及分区的平均值均正常，右眼黄斑体积 6.43 $mm^3$，左眼黄斑体积 6.48 $mm^3$。

【病例2】 B期(Ⅰ期)糖尿病性视网膜病变(图4-5-2)

黄某,男,57岁。糖尿病史4年余,无眼病史。

视力检查 右眼1.2,左眼0.9。

眼底检查 右眼视盘正常,后极部视网膜可见散在的微血管瘤,视网膜中心反光未见(图A₁)。

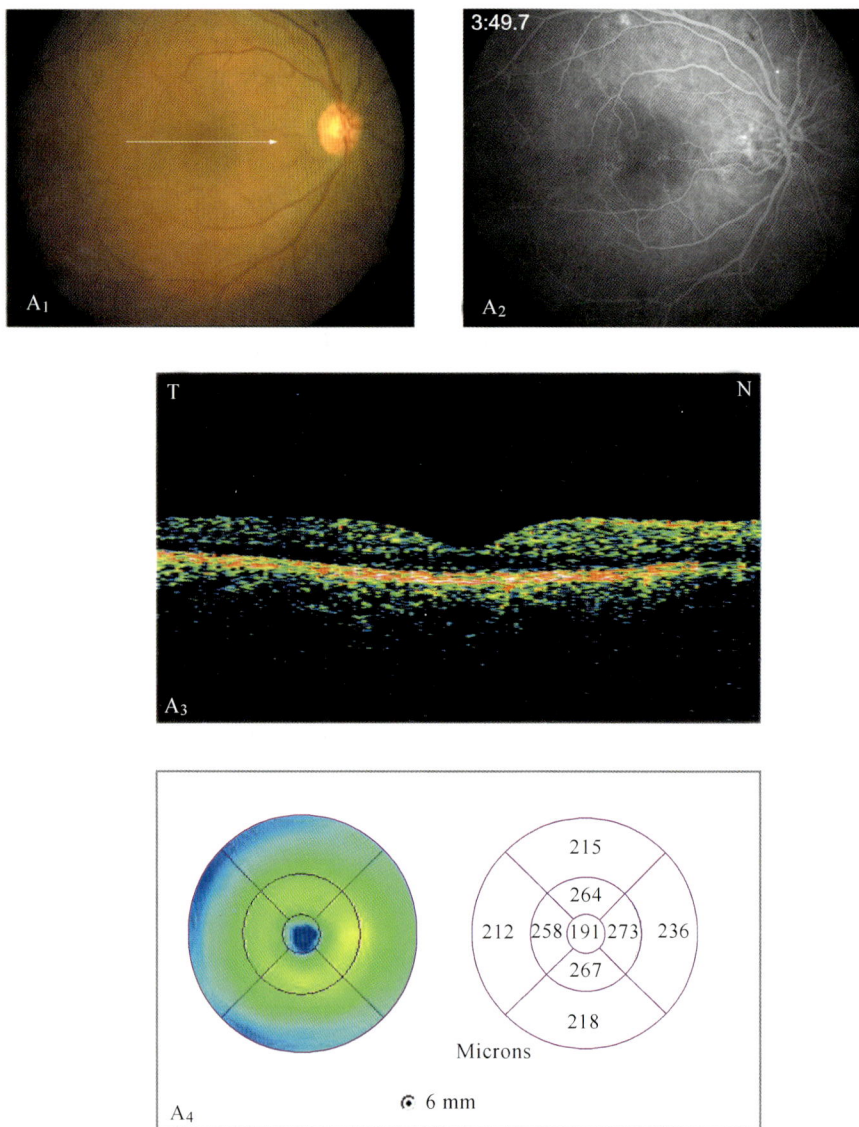

图4-5-2 B期糖尿病性视网膜病变的眼底和OCT图

图A₁是右眼的眼底照相;图A₃是经图A₁黄斑区中心凹水平扫描线记录的OCT图。图A₃中的黄斑区中心凹轮廓正常,中心凹厚度146 $\mu$m,视网膜神经上皮层形态正常,厚度正常;图A₄是黄斑区地形图,它显示视网膜神经上皮层厚度基本正常,黄斑体积6.5 mm³。

FFA 检查　造影中显示右眼视网膜血管充盈正常。在造影的早期背景荧光正常,未发现有异常的荧光遮蔽,在小血管末梢有几个微血管瘤。在造影中期和晚期均未见异常荧光(图 $A_2$)。

临床诊断　B 期(Ⅰ期)糖尿病性视网膜病变。

OCT 检查　见图 $A_3$ 和图 $A_4$。

【病例3】　C 期(Ⅱ期)糖尿病性视网膜病变(图 4-5-3)

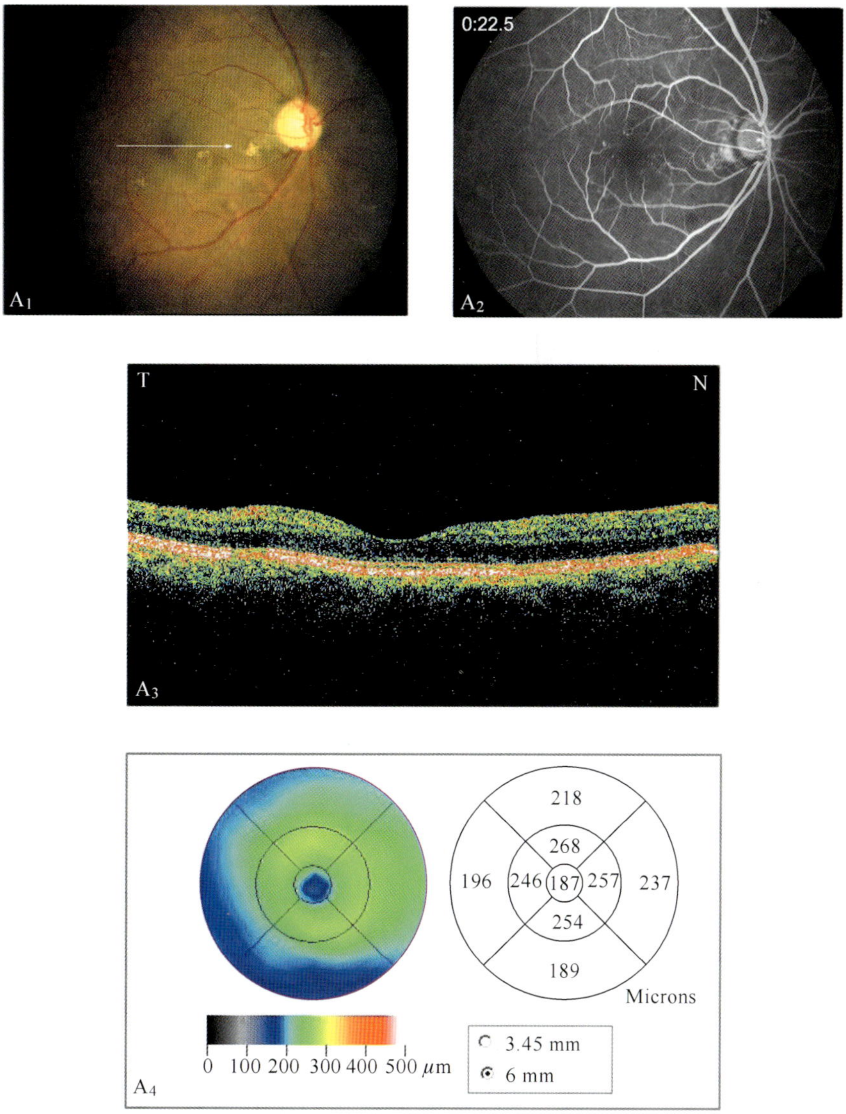

图 4-5-3　C 期(Ⅱ期)糖尿病性视网膜病变的眼底和 OCT 图

图 $A_1$ 是右眼的眼底照相;图 $A_3$ 是经图 $A_1$ 黄斑区水平向扫描线记录的 OCT 图。在图 $A_3$ 中测得右眼黄斑区中心凹视网膜神经上皮层厚度 138 $\mu m$,在颞侧视网膜内层看见由微血管瘤产生的高光反射灶;图 $A_4$ 是右眼的黄斑区地形图,它显示黄斑区周边部的视网膜神经上皮层弥漫性增厚,中心凹视网膜神经上皮层形态基本正常,黄斑区体积 6.23 $mm^3$。

王某,男,55 岁。糖尿病史约 8 年,血糖控制良好,近年来发现视力减退。

视力检查　右眼 0.7,左眼 0.5;两眼视力均不能矫正。

眼部检查　两眼屈光间质透明。

眼底检查　右眼视盘正常,视网膜血管口径正常,在眼底后极部的视网膜上看到有散在的硬性渗出斑,有少数出血点及微血管瘤(图 $A_1$)。

FFA 检查　造影早期在黄斑区及视盘周围的视网膜上都可看到少量散在点状高荧光(微血管瘤),同时可看到一些由出血点产生的荧光遮蔽,到造影中后期的眼底上未发现有荧光渗漏和无灌注区(图 $A_2$)。

临床诊断　C 期(Ⅱ期)糖尿病性视网膜病变。

OCT 检查　见图 $A_2$ 和 $A_4$。

【病例 4】　D 期(Ⅲ期)糖尿病性视网膜病变(图 4 - 5 - 4)

王某,男,52 岁。未述眼部有不适症状,有Ⅱ型糖尿病史 15 年。

视力检查　右眼 0.6,左眼 0.8;视力不能矫正。

眼底检查　右眼后极部视网膜有散在斑片状出血及多数微血管瘤,黄斑中心凹反光消失(图 $A_1$)。

FFA 检查　在造影中两眼的视网膜血管充盈正常。在造影早期后极部的视网膜出现弥漫性点状高荧光,并有小片状荧光遮蔽;在造影中期视网膜毛细血管有荧光渗漏,可见局部的无灌注区;到造影后期后极部视网膜及黄斑区均有弥漫性高荧光,未发现明显的新生血管(图 $A_2$,图 $B_2$)。

临床诊断　右眼 E(Ⅴ～Ⅳ期)期糖尿病性视网膜病变。

OCT 检查　见图 $A_3$ 和图 $A_4$。

【病例 5】　E 期(Ⅳ期)糖尿病性视网膜病变(图 4 - 5 - 5)

章某,男,68 岁。有多年糖尿病史,右眼糖尿病性视网膜病变,视力 0.1,不能矫正。

眼底检查　视盘外观正常,视网膜大血管行程迂曲,在黄斑区外可看到许多呈环形的硬性渗出物,中心凹反光未见,后极部视网膜轻度水肿,有散在的浅层出血,颞下方视网膜有大片出血(图 A)。

FFA 检查　视网膜血管充盈时间延迟,造影早期在后极部视网膜有片状荧光遮蔽及点状高荧光(图 B);到造影后期视盘及黄斑区的毛细血管显示扩张,管壁有荧光渗漏(图 C)。

临床诊断　右眼 E 期(Ⅴ～Ⅳ期)糖尿病性视网膜病变。

OCT 检查　见图 D、图 E 和图 F。

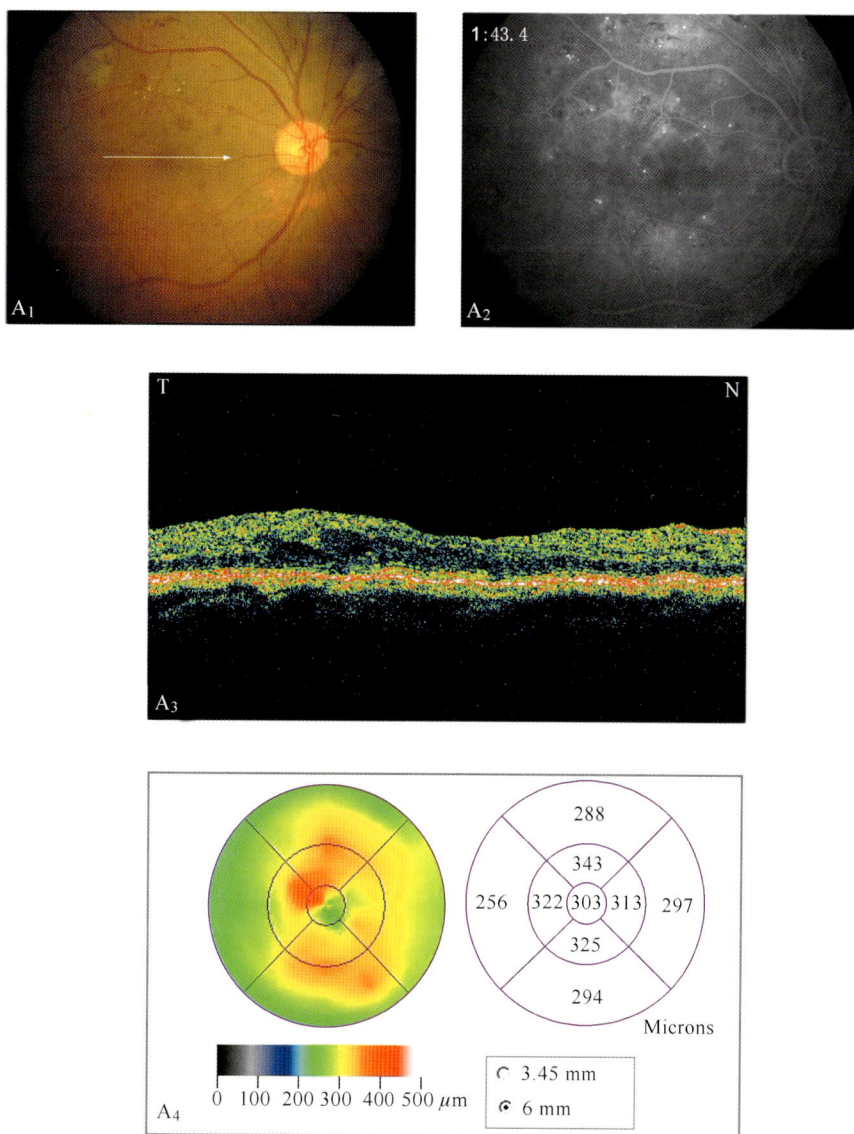

**图 4-5-4　D 期(Ⅲ期)糖尿病性视网膜病变的眼底和 OCT 图**

图 $A_1$ 是右眼的眼底照相;图 $A_3$ 是经图 $A_1$ 黄斑中心凹水平向扫描线记录的 OCT 图。图中见中心凹视网膜神经上皮层增厚,厚度为 238 $\mu m$,颞侧视网膜外层可见由水肿产生的海绵样低光反射灶。图 $A_4$ 是右眼的黄斑地形图,黄斑区 6 mm 直径扫描范围内的视网膜神经上皮层普遍增厚,在中心凹颞上方和鼻下方尤为明显,黄斑体积 8.32 mm³。

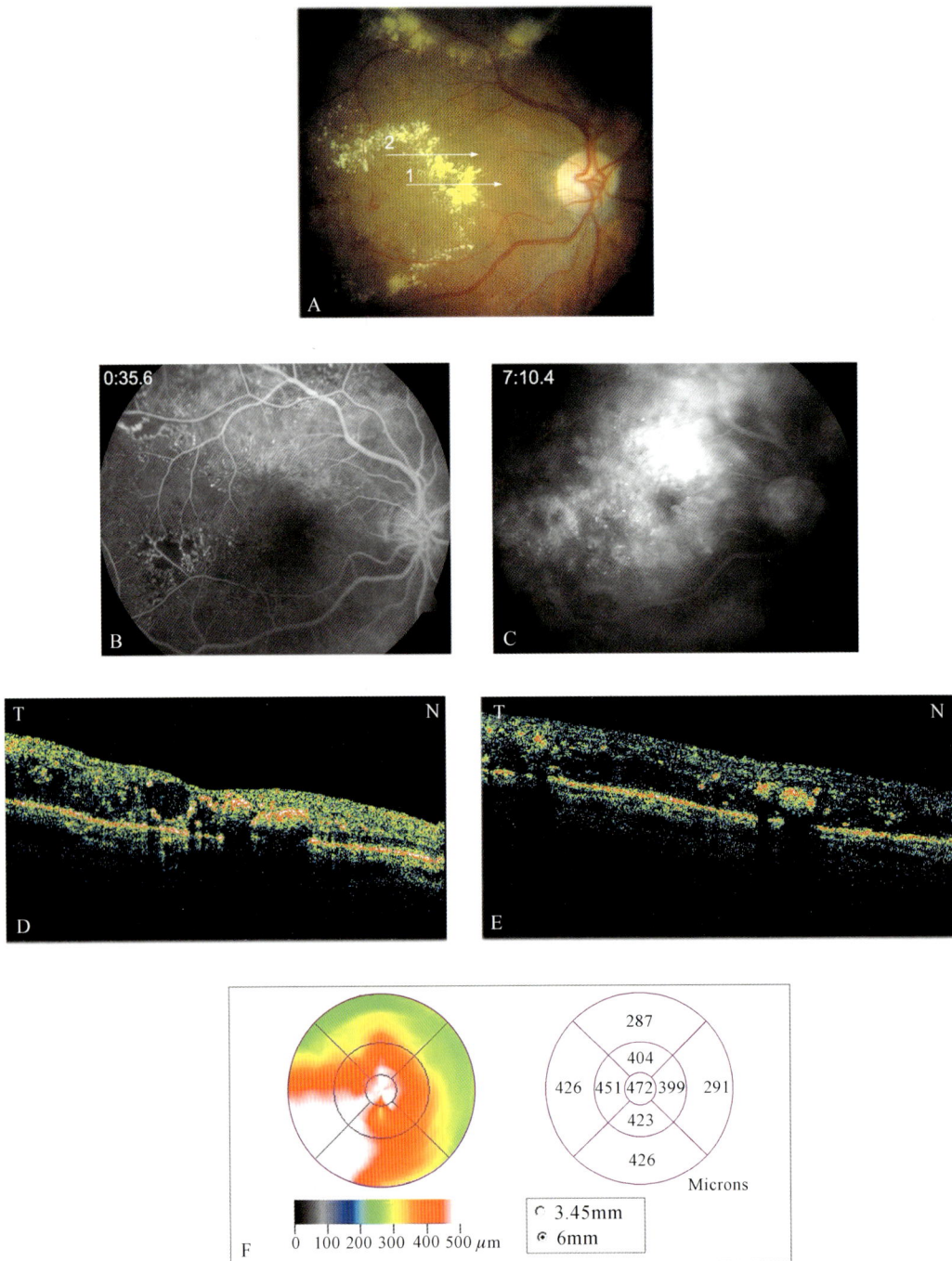

**图 4-5-5　E 期(Ⅳ期)糖尿病性视网膜病变的眼底和 OCT 图**

　　图 A 是右眼的眼底照相;图 D 和图 E 分别是经图 A 中黄斑区扫描线 1 和黄斑区上方扫描线 2 记录的 OCT 图。在图 D 中见黄斑中心凹视网膜厚度增加,厚度为 $472\,\mu m$,在 6 mm 直径的各个分区内的视网膜神经上皮层均明显增厚;在黄斑区中心凹颞侧神经上皮的外层,存在腔隙样低光反射区;黄斑区中心凹下及鼻侧视网膜神经上皮外层内有大片高反射率区,此为镜下所见的硬性渗出物,它们显示对深面组织的遮蔽。在图 E 中同样看到黄斑中心凹上方的视网膜神经上皮层中存在低光反射区及高反射灶。图 F 是黄斑区视网膜神经上皮层地形图,在黄斑中心凹及周围的神经上皮明显增厚,尤以颞下方更为明显,黄斑体积 $9.84\,mm^3$。

【病例6】 E期(Ⅴ期)糖尿病性视网膜病变(图4-5-6)

陈某,男,53岁。双眼视物模糊3个月;有糖尿病史5年多。双眼视力均为0.1,不能矫正。

眼底检查 右眼整个视网膜广泛分布着大小不等的出血和硬性渗出斑,视网膜水肿,黄斑区囊样水肿(图A)。

FFA检查 造影中观察到视网膜动静脉灌注时间延迟,造影早期视网膜上有大量的点状、片状荧光遮蔽高荧光区,视乳头及周围视网膜有荧光渗漏。到造影后期视乳头及周围视网膜和黄斑区均呈强荧光,周边部视网膜见大片无灌注区(图B)。

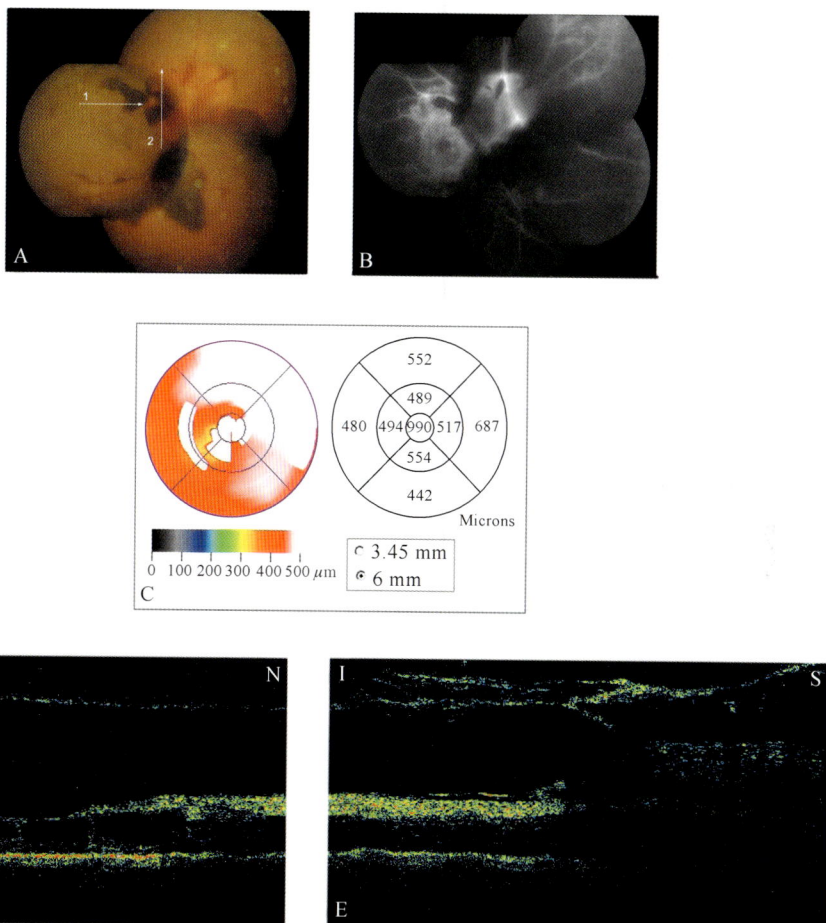

图4-5-6 E型(Ⅴ期)糖尿病性视网膜病变的眼底和OCT图

图A是右眼的眼底照相;图D和图E在是经右眼黄斑区水平扫描线1和经视盘鼻侧视网膜的垂直扫描线2记录的OCT图。在图D中见黄斑区视网膜神经上皮层内有大小不等的呈低光反射区的腔隙,中心凹厚度290 $\mu m$,距中心凹玻璃体侧约987 $\mu m$处出现的一较强光反射带是玻璃体后脱离的玻璃体后界膜。在图E中见玻璃体腔内有多层的增强光反射带,它们与视乳头(盘)颞侧视网膜神经上皮层粘连,并牵拉该处视网膜神经上皮层,使视网膜神经上皮层明显增厚。图C是右眼黄斑区的视网膜神经上皮层地形图,在黄斑区6 mm直径扫描范围内的视网膜神经上皮层显示有极度增厚,中心平均厚度有990 $\mu m$,黄斑体积15.47 $mm^3$。

临床诊断　右眼E期(Ⅴ～Ⅳ期)糖尿病性视网膜病变。

OCT检查　见图C、图D和图E。

【病例7】　E期(Ⅴ～Ⅳ期)糖尿病性视网膜病变(图4-5-7)

本某,男,37岁。左眼前出现黑影遮挡、视力骤降,伴有闪光感1周;无眼红、眼胀、眼痛,无眼外伤史;糖尿病史3～4年,因缺乏合理的治疗血糖水平不稳定。

眼底检查　左眼视乳头边界模糊,视网膜色灰,黄斑部水肿,后极部可见许多散在的出血点及渗出灶(图L)。

FFA检查　造影早期左眼视盘周围及黄斑血管弓上下方各有一处异常血管呈绒线团样显影,周边部视网膜有大片毛细血管无灌注区,黄斑区的血管拱环不完整,造影晚期在视盘周围的视网膜仍有荧光着色,黄斑血管弓上下方的异常血管处有大片荧光渗漏(图$L_2$)。

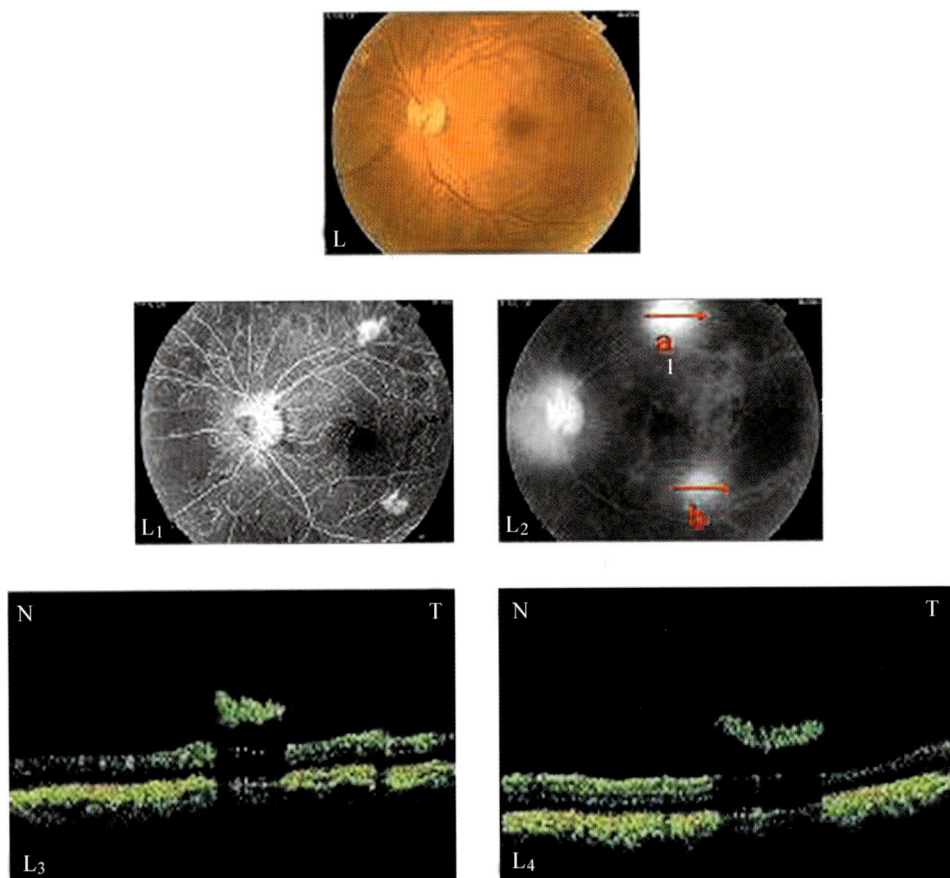

**图4-5-7　E期(Ⅳ～Ⅴ期)糖尿病性视网膜病变的眼底和OCT图**

图L是左眼的眼底照相;图$L_3$和图$L_4$是经图$L_2$中的异常血管位置的扫描线a和扫描线b记录的OCT图。在图$L_3$和图$L_4$中可见视网膜表面有不规则的中高光反射光带,光带高出视网膜,部分似与视网膜组织相连,光带与脱离的玻璃体后界膜细光带连接,表明视网膜异常血管位于视网膜表面尚未进入到玻璃体腔内,光反射光带下方的视网膜脉络膜受到部分遮蔽而呈现比相邻组织低的光反射率。

临床诊断　左眼 E 期(Ⅴ～Ⅳ期)糖尿病性视网膜病变。

OCT 检查　见图 L₃ 和图 L₄。

OCT 扫描正确反映了新生血管及其纤维组织与视网膜和玻璃体的相互位置关系,有助于诊断和制定手术方案。

【病例8】　E 期(Ⅴ期)糖尿病性视网膜病变及视网膜中央静脉阻塞

曾某,男,65 岁。患糖尿病性视网膜病变 10 余年,右眼视力减退加重伴视物变形 3 个多月。

临床诊断　① 右眼(Ⅴ期)糖尿病性视网膜病变;② 视网膜中央静脉阻塞。

本例是应用曲安奈得玻璃体腔注射治疗糖尿病性视网膜病变的病例。图 4-5-8、图 4-5-9、图 4-5-10 分别是注射前、注射后第 2 周和注射后第 6 周的眼底照相和 OCT 图。

(1)图 4-5-8 为右眼注射曲安奈得前的检查所见,右眼视力 0.2(不能矫正)。

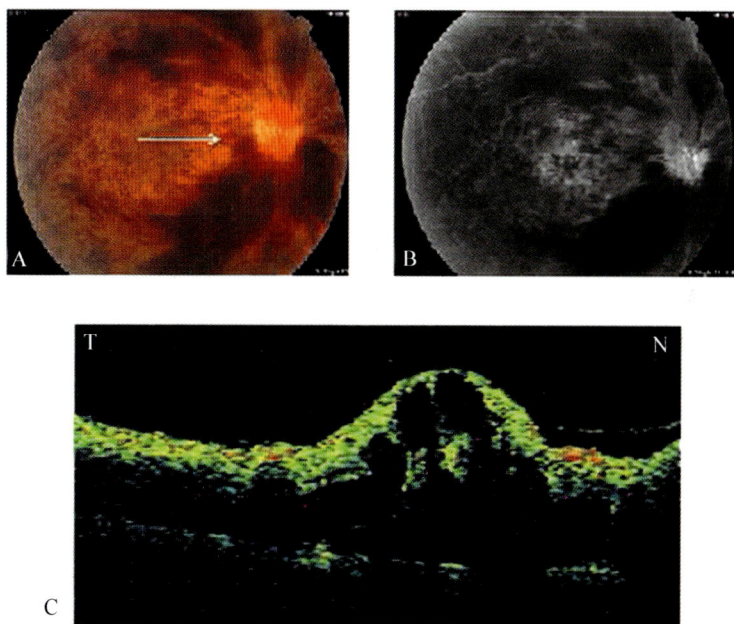

图 4-5-8　糖尿病性视网膜病变伴视网膜中央静脉阻塞治疗前的眼底和 OCT 图

图 A 是右眼的眼底照相。图 C 是经中心凹水平扫描线记录的 OCT 图,从图中看到黄斑区视网膜神经上皮层隆起,视网膜神经上皮层增厚,黄斑区中心凹轮廓消失,中心最高点的厚度为 1.46 mm,视网膜神经上皮层内存在多个大小不等的由光反射率降低形成的腔隙,下方的视网膜色素上皮层/脉络膜毛细血管层光反射率明显降低。

261

眼底检查　右眼视盘边缘轻度不整齐,表面小血管扩张,视网膜中央静脉主干怒张、扭曲,血管弓周围视网膜有大片致密的暗红色出血,视网膜动脉反光增强,口径较细,可见动静脉交叉压迫;黄斑区视网膜明显水肿,可见较多的暗红色出血区,出血侵及黄斑中心凹(图A)。

FFA检查　造影中观察到视网膜动脉充盈时间正常,静脉充盈时较晚,从视盘发出的大血管大部分呈荧光遮蔽,能显示的静脉部分其口径增粗,扭曲;血管弓内的视网膜包括黄斑区有散在的荧光遮蔽,到造影晚期仍然显示淡的荧光着色(图B)。

(2) 图4-5-9是注射曲安奈得后第2周的眼底和OCT图,右眼视力0.5。

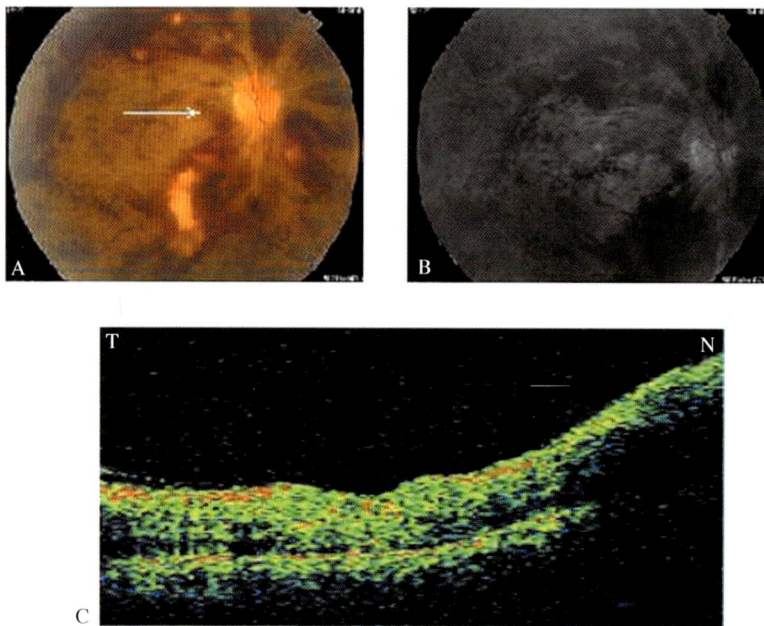

图4-5-9　病例8 玻璃体腔内注射治疗第2周的眼底和OCT图

图A是治疗2周后的眼底照相。图C是经中心凹水平向扫描线记录的OCT图,从图中看到黄斑区中心凹轮廓出现,视网膜神经上皮层内因水肿形成的多个腔隙基本消失,仅在黄斑区鼻侧尚有一个较大的低光反射区,视网膜厚度向恢复方向发展(图C)。

眼底检查　视网膜出血比2周前明显吸收,黄斑区视网膜水肿减轻(图A)。

FFA检查　造影中观察到的基本情况与2周前相似,但由于视网膜出血吸收,致使原来被荧光遮蔽的区域缩小,大血管显露出的长度增大(图B)。

(3) 图4-5-10是注射曲安奈得后第6周复查的眼底和OCT图,右眼视力0.6。

眼底检查　视网膜出血及水肿比前2周进一步好转(图A)。

FFA检查　造影过程观察到由于视网膜出血吸收,致使被荧光遮蔽的区域进一步缩小,显示视网膜大血管的区域更大,但视网膜中央静脉仍然充盈扭曲(图B)。

根据目前应用曲安奈得玻璃体腔内注射的经验,认为它对糖尿病性视网膜病变的黄斑区水肿有一定的近期疗效,但需重复注射;其远期疗效还在进一步观察中。但认为注射操作必须在手术室消毒的环境中按内眼手术的消毒步骤施行,这样可防止发生像眼内炎那样严重的并发症。

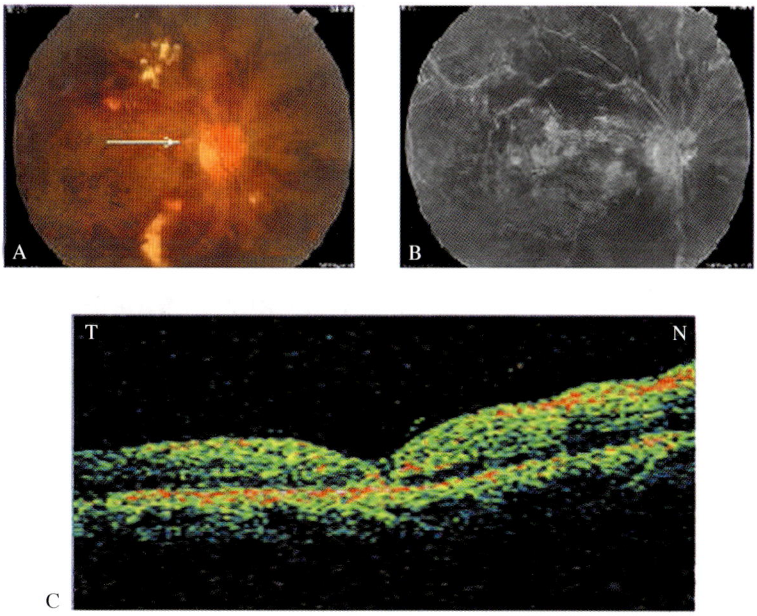

图 4-5-10　病例 8 玻璃体腔内注射 6 周后的眼底和 OCT 图

　　图 A 是治疗 6 周后的眼底照相。图 C 是经黄斑区中心凹水平向扫描线记录的 OCT 图,从图中看到黄斑区中心凹轮廓明显,视网膜厚度虽比正常厚,且比治疗前的视网膜厚度有明显改善,但视网膜神经上皮层局部仍然存在水肿。

【病例 9】　E 期(Ⅴ期)糖尿病性视网膜病变(图 4-5-11)

　　柏某,女,56 岁。双眼视物模糊 5 年余,有糖尿病史 7 年,5 年前两眼都曾接受视网膜氩激光光凝治疗。

　　视力检查　右眼 0.1,左眼 0.5。

　　眼底检查　视网膜动脉呈铜丝样改变,在黄斑区外的视网膜上均可见密集的激光斑。右眼视网膜有散在的浅层出血及黄斑囊样变性(图 $A_1$);左眼黄斑区除散在的出血灶外还有较多硬性渗出点(图 $B_1$)。

　　FFA 检查　在造影中观察到视网膜血管的充盈时间略为延迟,在造影早期两眼的黄斑区视网膜上均出现大量点状高荧光,还有因视网膜散在的出血引起的荧光遮蔽,在黄斑区外看到大量圆形激光光斑(图 $A_2$,图 $B_2$);到造影中期两眼的黄斑区毛细血管出现荧光渗漏,到后期形成花瓣样高荧光(图 $A_3$,图 $B_3$)。

　　OCT 检查　见图 $A_4$、图 $A_5$ 和图 $B_4$、图 $B_5$。

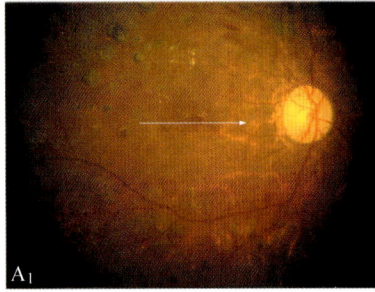

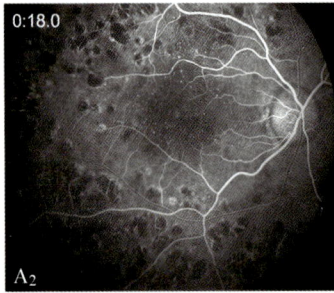

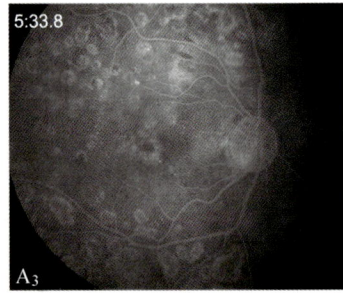

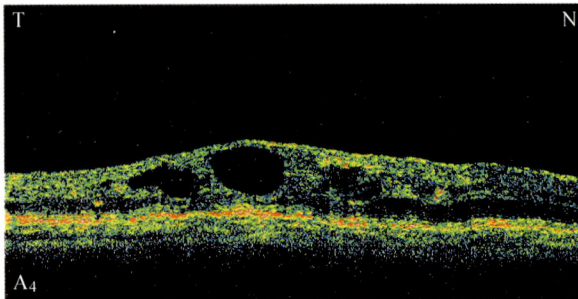

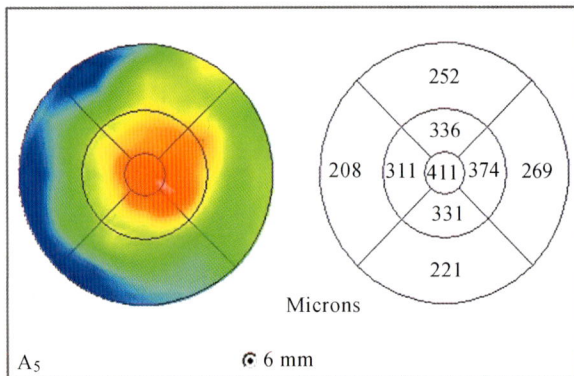

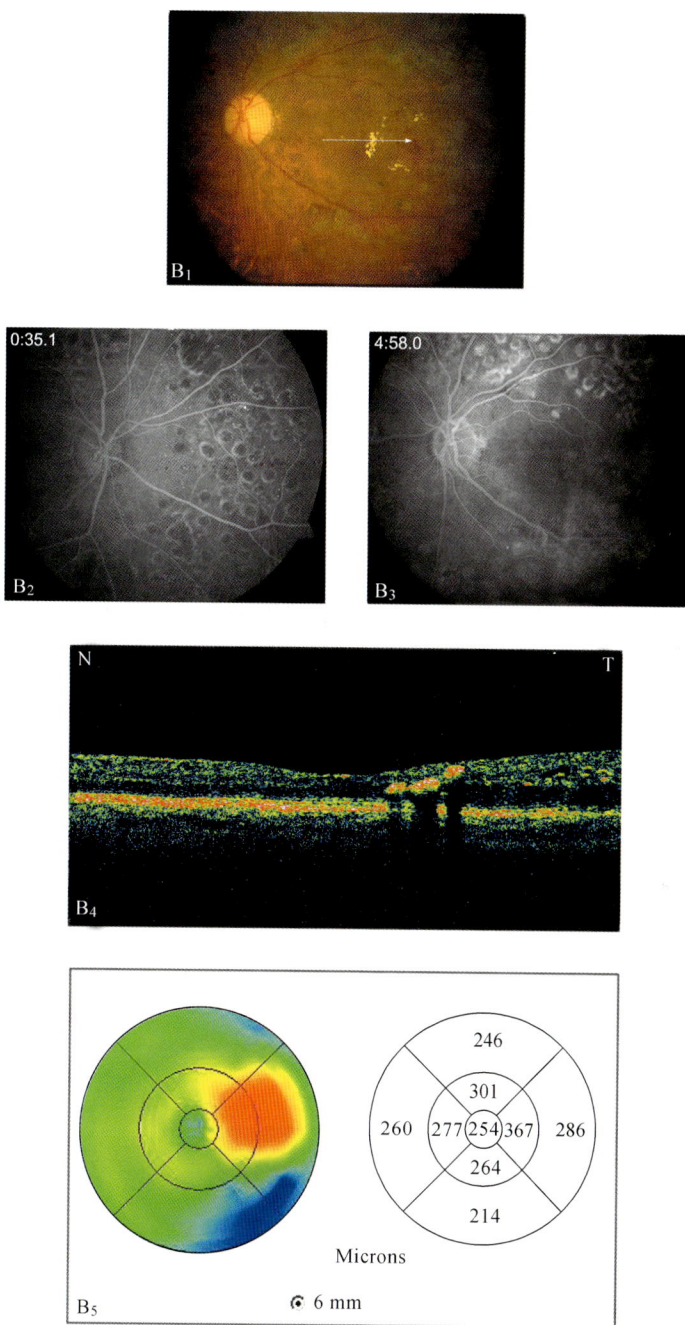

**图4-5-11 E期(V期)糖尿病性视网膜病变的眼底和OCT图**

图 $A_1$ 是右眼的眼底照相;图 $A_4$ 是经黄斑区水平向扫描线记录的 OCT 图,在图中见视网膜神经上皮层增厚,中心凹厚度有 447 $\mu m$,中心凹下的 RFEL 间形成多个低光反射的腔隙。图 $B_1$ 是左眼的眼底照相;图 $B_4$ 是经黄斑区中心凹水平向扫描线记录的 OCT 图,在图中见视网膜神经上皮层轻度增厚,中心凹厚度为 189 $\mu m$,中心凹的颞侧视网膜神经上皮层有由硬性渗出物产生的高光反射灶,并对下方组织产生遮蔽现象;中心凹的渗出物使颞侧神经上皮的外丛状层和光感受器层中存在多个大小不等的低光反射区。图 $A_5$ 和图 $B_5$ 分别是右眼和左眼的黄斑地形图。从图中看到右眼黄斑中心凹及周围 3 mm 直径范围内的视网膜神经上皮层明显增厚,中心平均厚度有 411 $\mu m$,黄斑体积 7.5 $mm^3$;左眼的黄斑中心凹平均厚度有 254 $\mu m$,颞上方视网膜神经上皮层厚度明显增加,平均厚度达 367 $\mu m$;黄斑体积 7.45 $mm^3$。

【病例10】 E 期（Ⅴ期）糖尿病性视网膜病变（图 4 - 5 - 12）

胡某,男,24 岁。左眼视力突然下降、眼前黑影遮挡 8 个月,右眼视力下降、眼前黑影遮挡 7 个月,无外伤史。Ⅰ型糖尿病史 14 年,2 年前的眼底检查未发现有糖尿病性视网膜病变;因口服降糖药物疗效不佳而应用胰岛素泵治疗。

视力检查 右眼 0.15 加 -3.5 D 球镜,视力 0.4;左眼数指/5 cm 加 -3.5 D 球镜,视力数指/10 cm。

裂隙灯及眼底检查 见两眼的玻璃体混浊,有陈旧性积血,左眼较右眼明显;右眼视网膜平伏,下方视网膜前有积血和机化物形成,左眼底模糊,但无视网膜脱离的表现。

右眼实行分期全视网膜激光光凝治疗,左眼进行玻璃体切割加眼内激光光凝术。术后第二周第一次 OCT 检查,显示两眼的黄斑区均发生严重的视网膜水肿（图 4 - 5 - 12）。

OCT 检查 手术第二周的 OCT 检查见图 4 - 5 - 12 的图 A 和图 B。

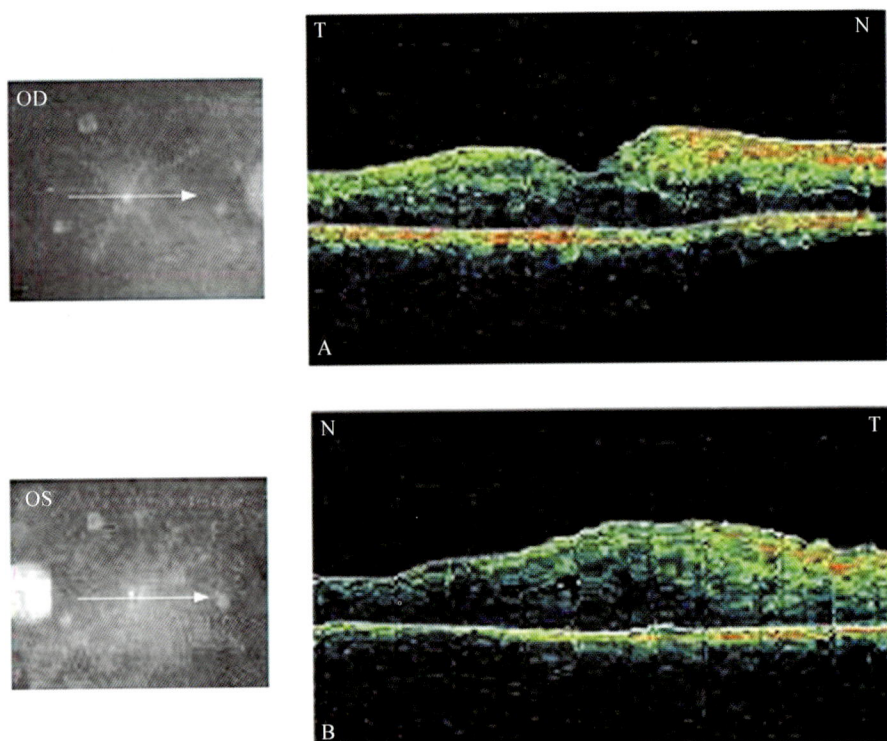

图 4 - 5 - 12 病例 10 治疗后第二周的眼底和黄斑区 OCT 图

图 A 是右眼激光治疗后的黄斑区的 OCT 图,其视网膜神经上皮层最厚处厚度为 517 $\mu m$,中心凹厚度 318 $\mu m$;图 B 是左眼行玻璃体切割术后第二周黄斑区的 OCT 图,其视网膜神经上皮层最厚处位于中心凹,其厚度有 629 $\mu m$。

图 4-5-13 是治疗半年后复查的眼底照相和 OCT 图。

OCT 检查　治疗半年后的 OCT 图见图 4-5-13 的图 C 和图 D。

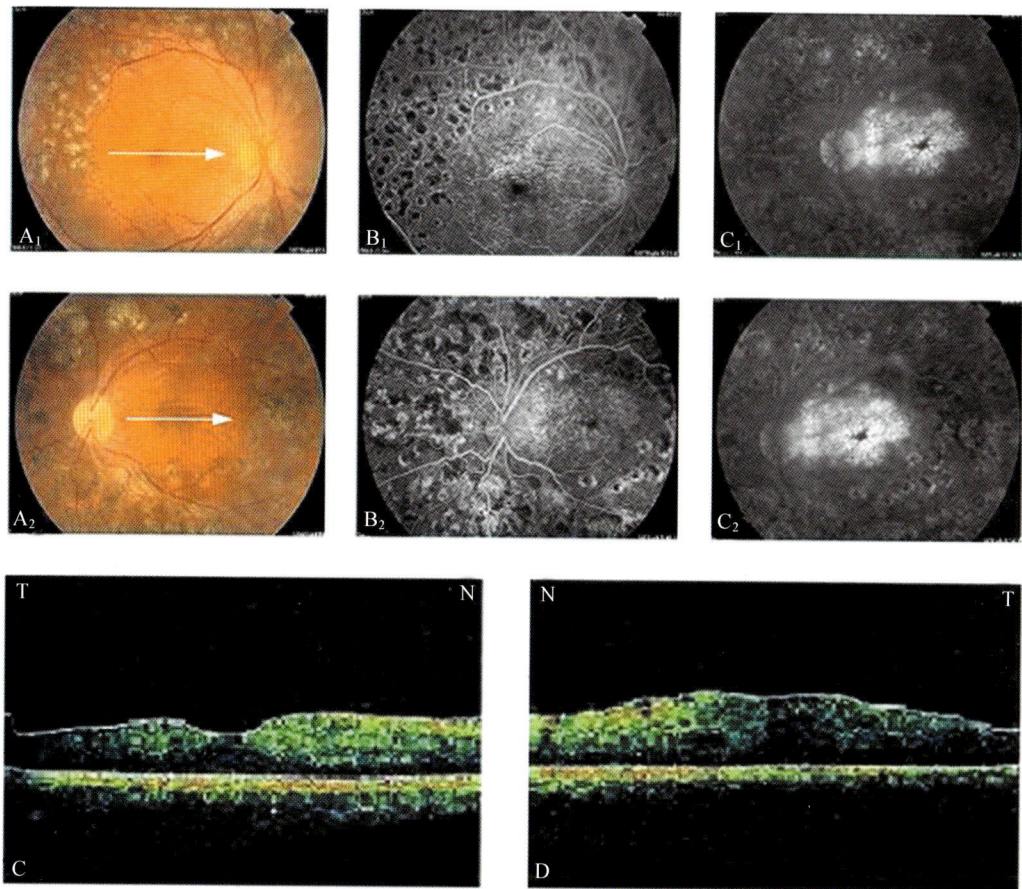

**图 4-5-13　病例 10 治疗半年后的眼底和黄斑区 OCT 图**

图 A$_1$ 和图 A$_2$ 分别是右眼和左眼的眼底照相,可看到两眼的眼底黄斑区外有大量的激光斑,在左眼黄斑区 (图 C$_1$ 和图 C$_2$)FFA 造影晚期,显示有荧光积聚。图 C 和图 D 分别是经黄斑区水平扫描线记录的 OCT 图,图 中显示右眼视网膜神经上皮层最厚处的厚度为 409 $\mu$m,中心凹厚度 332 $\mu$m,左眼视网膜神经上皮层最厚处的 厚度为 524 $\mu$m,中心凹厚度 439 $\mu$m,表示经治疗后两眼的黄斑区视网膜水肿都有一定程度的改善。

图 4-5-14 中的图[1]、图[2]、图[3]、图[4]依次是病例 10 患者治疗前和治疗后 2 个月、4 个月和 7 个月四次检查的 OCT 黄斑地形图,它们清楚地记录了右眼单一视网膜激 光光凝术和激光光凝加玻璃体切割两种不同治疗方案,以及前后 4 次黄斑区视网膜厚度 的检查结果。

267

| 检查时间 | 右眼（激光光凝） | 左眼（波切＋光凝） |
|---|---|---|

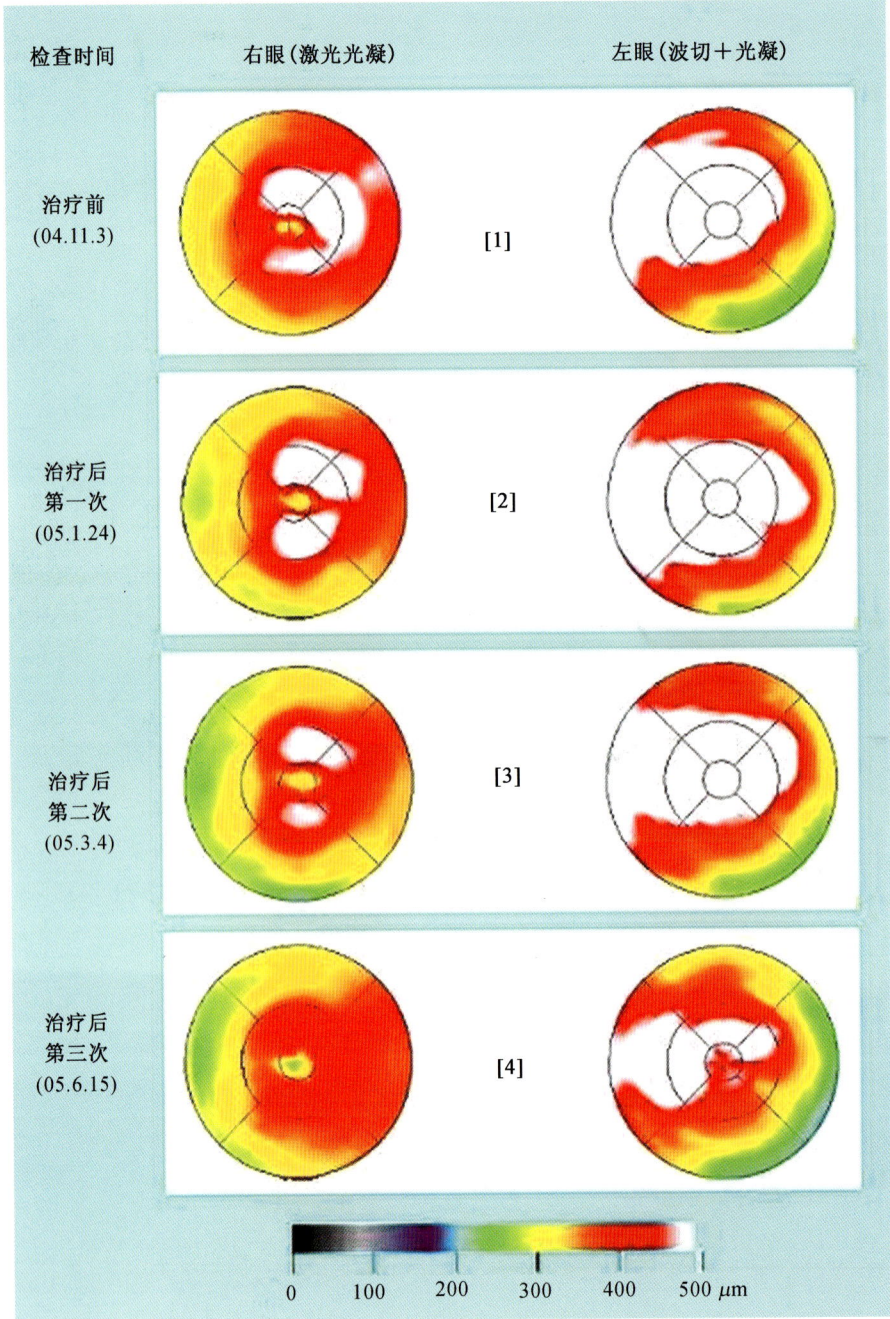

治疗前
(04.11.3)　[1]

治疗后
第一次
(05.1.24)　[2]

治疗后
第二次
(05.3.4)　[3]

治疗后
第三次
(05.6.15)　[4]

0　100　200　300　400　500 μm

**图 4－5－14　病例 10 糖尿病性视网膜病治疗过程中 4 次 OCT 检查的黄斑地形图的比较**

图[1]、图[2]、图[3]、图[4]依次记录了治疗前、治疗后 2 个月、4 个月和 7 个月的黄斑区视网膜神经上皮层厚度和形态学的变化过程。右眼和左眼的地形图以伪彩表示不同的厚度，图像下方的彩虹条表示不同颜色对应视网膜神经上皮层的厚度：黑色、灰色最薄，红色和白色最厚。从伪彩图中可看到本例的右眼在激光治疗后黄斑区中的白色区逐渐缩小，中心凹黄色区逐渐扩大，左眼在作玻璃体切割手术后，短期内曾出现视网膜水肿加重的过程，至手术 4 个月后才开始出现代表水肿减退的白色区缩小以及中心凹黄色区出现的过程。这个发展过程表明这两种不同的治疗方法都能使黄斑区水肿减轻，但起作用的时间早晚不同。玻璃体切割引起的视网膜水肿可以持续半年以上。

# 六、眼底血管性病变

## （一）视网膜中央动脉阻塞（central retinal artery occlusion）

视网膜中央动脉供应视网膜内层,睫状后短动脉的分支形成的脉络膜毛细血管供应视网膜外层,并发出分支形成睫状视网膜动脉。约有15%～30%的正常人有睫状视网膜动脉供应视网膜内层的局部区域。视网膜中央动脉为终末动脉,与睫状血管系统彼此有交通。在视网膜中央动脉阻塞的病因中约85%病例为血栓形成,10%为栓子,余下的5%可能为血管痉挛所致。它们的临床表现均称为视网膜动脉阻塞。

OCT检查可观察到视网膜组织结构的病理改变,它从视网膜组织学改变方面补充了临床眼底检查和视网膜血管荧光造影检查的不足。此外,OCT检查可为活体眼的视网膜血供突然中断后的组织学改变,及日后建立代偿机制后的视网膜组织学改变提供过去在活体上难以获得的资料,同时也为临床的诊断、治疗和以后的复查、比较、疗效评估提供客观的依据。

本病的起病急,患者突然感到患眼视物模糊,视力下降,重者可仅有光感,甚至光感消失;瞳孔直接对光反应迟钝或消失。眼底检查在早期视盘保持原来的色泽,以后色泽可变淡;视网膜动脉管径变细,管壁反光增强,小血管末梢可以看不清;静脉因充盈差,管径也变细;后极部视网膜呈乳白色,黄斑区中心凹表现特有的樱桃红的外观。FFA检查可见视网膜中央动脉灌注时间延迟,血柱变细,有时呈断续状;在造影晚期后极部视网膜呈现朦胧的背景荧光。

OCT检查可看见视网膜全层增厚,内层呈现增强的光反射,它代表视网膜因缺血引起的细胞损害和细胞内水肿,但它不出现视网膜神经上皮层(RNEL)脱离和视网膜色素上皮层(RPEL)脱离。视网膜内层增强的光反射率遮蔽其下的视网膜外层及视网膜色素上皮/脉络膜毛细血管层(RPE/CCL)的光反射。动物实验已证明在视网膜中央动脉阻塞时,OCT检查可看到视网膜内层增强的光反射率是由细胞内水肿和细胞凝固性坏死所致。

【病例1】 视网膜中央动脉阻塞(图4-6-1)

宋某,男,60岁。右眼视力骤降3小时;有高血压病史30年、糖尿病史3年;5年前因急性心肌梗死做过血管支架手术。就诊时血压18.63/13.33 kPa(140/100 mmHg)。

视力检查 右眼指数/30 cm,左眼0.8。

眼底检查 右眼视盘边缘清晰,颜色较淡;视网膜中央动脉很细,小血管弯曲;视网膜中央静脉较粗,整个后极部视网膜显示水肿、苍白;黄斑区呈典型的樱桃红(图A)。左眼视网膜小动脉硬化,黄斑区无明显病理性改变(图4-6-1)。

F-ERG检查 暗适应最大反应:右眼a、b波振幅明显降低,左眼a、b波振幅正常。

多焦 ERG 在患眼的 1、2、3 环振幅的平均值均降低,视觉山几乎不露出,左眼正常(图 4-6-2)。

OCT 检查　见图 $A_1$、$B_1$、$A_2$。

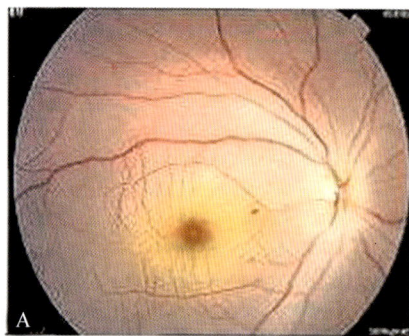

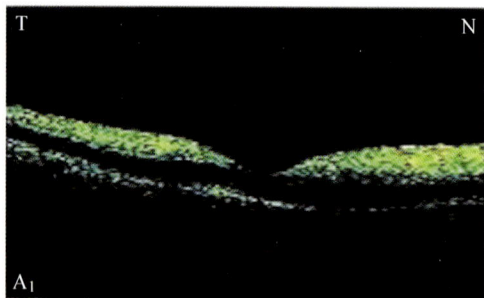

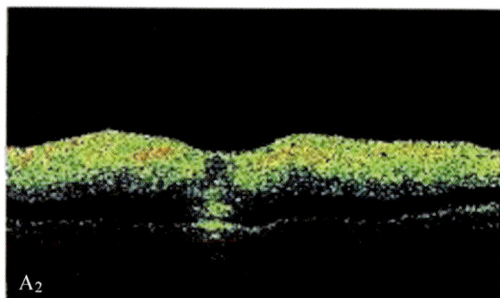

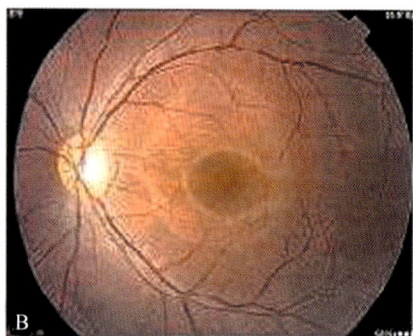

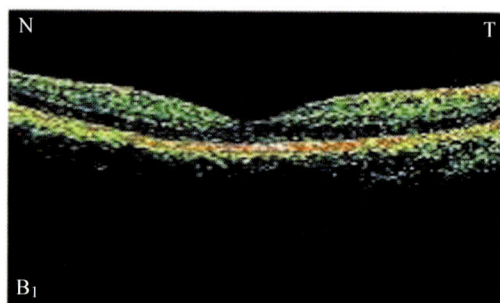

**图 4-6-1　视网膜中央动脉阻塞的眼底和 OCT 图**

图 A 和图 B 分别是右眼和左眼的眼底照相;图 $A_1$ 和图 $B_1$ 分别是经右眼和左眼黄斑区水平扫描线记录的 OCT 图。图 $A_1$ 显示右眼视网膜神经上皮层全层增厚,视网膜内层呈现增强的光反射,对下方组织有很强的遮蔽作用,使 RPE/Brucu M/CCL 光反射带明显减弱;左眼为正常 OCT 图。图 $A_2$ 是 1 周后右眼复查的 OCT 图。在图 $A_2$ 中除了与图 $A_1$ 有相似的病理改变外,神经纤维层的光反射率比初诊时增大,使对下方组织的遮蔽作用更明显,视网膜神经上皮层厚度比 1 周前更厚,表明视网膜水肿的程度增加。

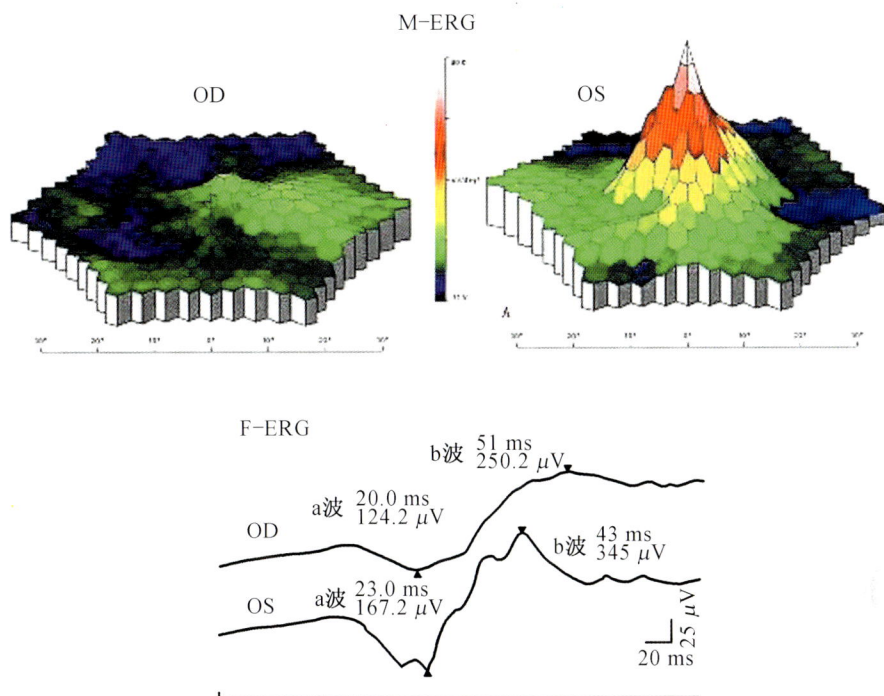

图 4-6-2 视网膜中央动脉阻塞的电生理检查

【病例 2】 视网膜中央动脉阻塞(图 4-6-3)

郑某,男,21 岁。右眼视力突然丧失、黑矇 3 天入院。

视力检查 右眼手动/20 cm;左眼 1.5。

眼部检查 右眼瞳孔圆,直径 6 mm,对光反应略迟钝。眼压测量:右眼 1.53 kPa (11 mmHg),左眼 1.59 kPa(12 mmHg)。血液检查:血黏度异常升高,血常规及肝肾功能正常。

眼底检查 右眼视盘边界模糊,颜色苍白;视网膜中央动脉极细,轴纹反光增强;后极部视网膜高度水肿、呈乳白色外观;黄斑区有典型的樱桃红外观,左眼眼底正常(图 A₁)。

FFA 检查 右眼动脉充盈明显延迟,视网膜中央动脉主干及视盘周围毛细血管至造影 0:1:05 时才显示荧光,动脉腔中的荧光呈串珠样缓慢前进(图 A₂);到造影 0:5:32 时,视网膜动脉系统动脉仍未完全充盈,直至造影晚期仍未见静脉荧光灌注。左眼的 FFA 未见异常(图 A₂、A₃)。

OCT 检查 见图 A₄ 和图 B₃。

271

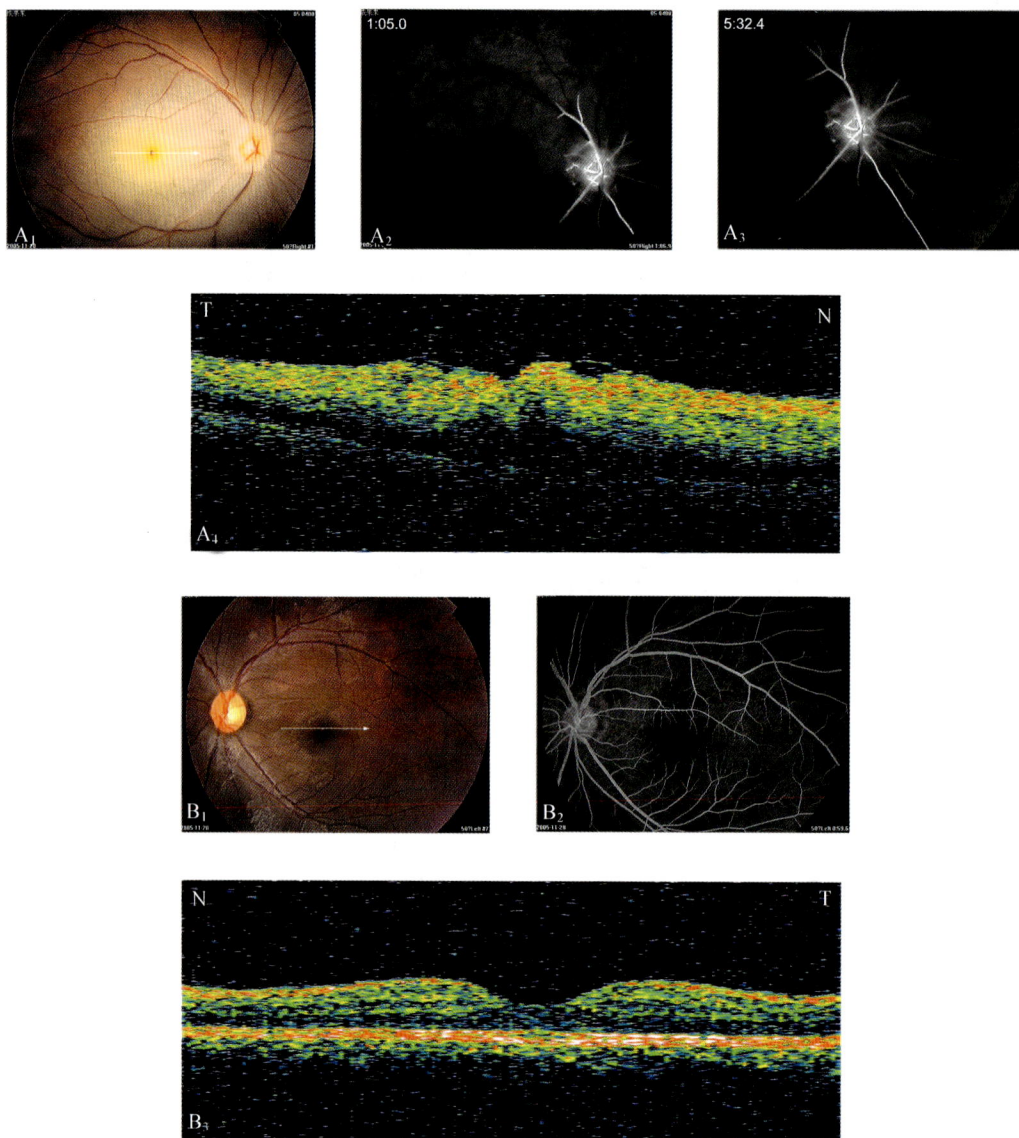

**图 4 - 6 - 3    视网膜中央动脉阻塞的眼底和 OCT 图**

图 $A_1$ 和图 $B_1$ 分别是右眼和左眼的眼底照相;图 $A_4$ 和图 $B_3$ 分别是从右眼和左眼经视网膜黄斑区中心凹水平向扫描线记录的 OCT 图。图 $A_4$ 显示右眼的视网膜全层增厚,表面粗糙不平,可见减弱的光反射带,似有前膜增生;视网膜内层光反射增强,使其下方视网膜外层的光反射减弱,影响色素上皮和毛细血管的显示;黄斑区中心凹轮廓不明显,黄斑区视网膜厚度 617 $\mu$m。图 $B_3$ 显示左眼正常的视网膜神经纤维层,视网膜色素上皮层/脉络膜毛细血管层光反射带,正常的黄斑区中心凹轮廓和中心凹;黄斑区中心凹视网膜厚度 286 $\mu$m。

图 4 - 6 - 4 是病例 2 发病 1 周后复查的眼底和 OCT 图。

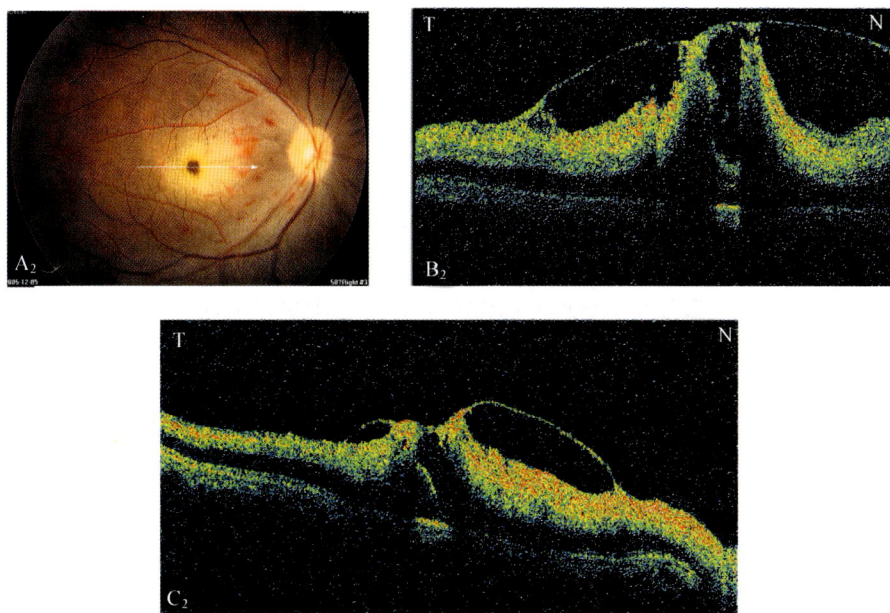

**图 4 - 6 - 4 视网膜中央动脉阻塞的眼底和 OCT 图**

图 $A_2$ 是发病 1 周时的眼底照相,图中可看到黄斑区外的视网膜水肿区缩小,黄斑区周围出现许多小的火焰状出血。图 $B_2$ 是发病 1 周时经黄斑区水平向扫描记录的 OCT 图,图中可看到黄斑区视网膜受前膜的牵拉而发生的玻璃体后界膜的脱离和黄斑区视网膜的浅脱离,黄斑区视网膜神经上皮层仍呈强光反射,中心凹厚度达到 1 279 $\mu m$,黄斑区视网膜神经上皮层内有大小不等无光反射的间隙。图 $C_2$ 是患者发病 2 周后经黄斑区水平向扫描记录的 OCT 图。图中可清楚地看到黄斑区的视网膜前膜,视网膜神经上皮层与视网膜色素上皮层间的间隙缩小,视网膜神经上皮层光反射率仍然增强,中心凹厚度 523 $\mu m$,比 1 周前降低。

## (二) 视网膜中央动脉分支阻塞(branch retinal artery occlusion)

患者突然感到视物模糊、视野缺损。眼底检查可看到视网膜分支动脉变细,由它灌溉的视网膜区域颜色苍白、水肿。FFA 可证实该支动脉阻塞的存在和发生的位置。

OCT 检查在发生动脉阻塞的视网膜区域可看到增厚的视网膜神经上皮层和对下方结构的遮蔽。

【病例】 视网膜睫状动脉阻塞(图 4 - 6 - 5)

沈某,女,25 岁。右眼突感视物模糊 2 天,过去无眼病史,身体素健。

视力检查 矫正视力:右眼 0.1;左眼 1.2。

眼部检查 双眼瞳孔圆、等大,直接和间接对光反应敏捷;晶状体透明,玻璃体透明。

眼底检查 右眼视乳头色红,表面有出血,视网膜血管口径正常,视乳头颞侧 9 ~ 11点有一舌状苍白水肿区,从盘缘伸向黄斑区(图 A)。

FFA 检查 在造影中右眼视网膜动脉和静脉的荧光充盈时间正常,在颞上分支动脉似有一黄斑区鼻上象限小分支未显影,水肿区有晚期荧光滞留(图 B)。

F－ERG 检查　右眼 a 波峰时 13.4 ms，振幅 64.2 $\mu$V；b 波峰时 44.2 ms，振幅 115.8 $\mu$V；左眼 a 波峰时 14.6 ms，振幅 184.6 $\mu$V，b 波峰时 44.8 ms，振幅 214.5 $\mu$V（图 C）。结果表明右眼 a、b 波的振幅轻度降低。

OCT 检查　见图 4－6－5D。

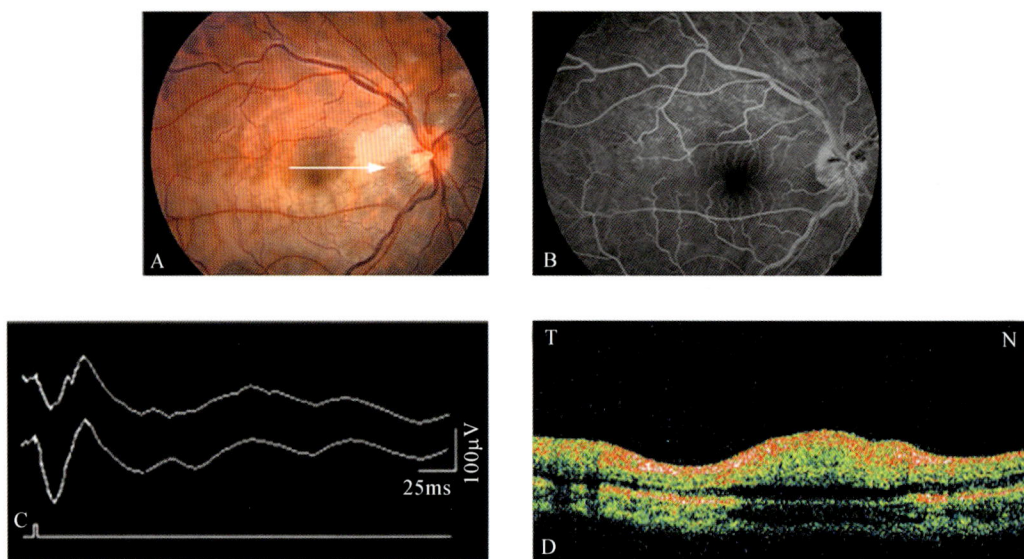

**图 4－6－5　视网膜睫状动脉阻塞的眼底、ERG 和 OCT 图**

图 A 是初诊时眼底照相；图 C 是经图 A 黄斑区和水肿区的水平向扫描线记录的 OCT 图。在图中见黄斑区颞侧的视网膜厚度正常，而黄斑区鼻侧的视网膜明显增厚，神经纤维层光反射率增强，增强的光反射区遮盖下方的组织结构，使 RPE/CPL 光带的光反射率减弱。

6 周后，右眼视物仍感到模糊、变暗，矫正视力为 0.4。眼底检查可见视盘颞侧的舌状区的水肿已基本消退，颜色开始转为红色（图 4－6－6A）。OCT 检查显示中心凹鼻侧原水肿增厚区的视网膜厚度已趋于恢复正常（图 4－6－6B）。

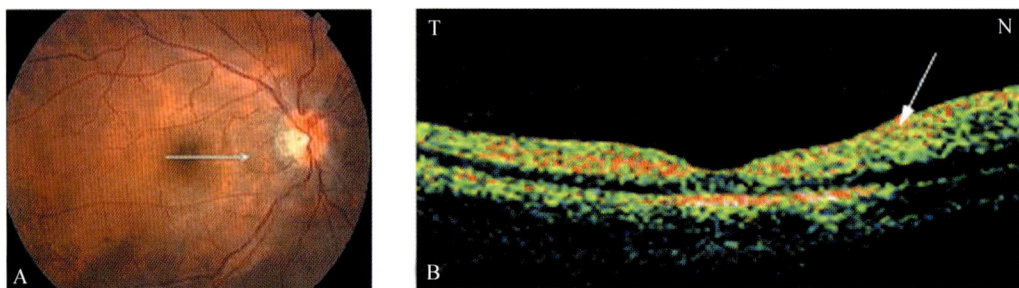

**图 4－6－6　视网膜睫状动脉阻塞 6 周后的眼底和 OCT 图**

图 B 是经图 A 黄斑区鼻上方水平扫描线记录的 OCT 图，图显示箭头指示的鼻侧视网膜神经上皮层厚度已恢复正常。

## （三）视网膜中央静脉阻塞（central retinal vein occlusion）

视网膜中央静脉阻塞是一种视网膜循环回流障碍疾病。眼底的主要病理改变是静脉扩张扭曲、视网膜水肿和出血。

OCT 检查的目的主要是评价视网膜水肿程度、黄斑区是否形成囊样水肿及随访中对治疗效果的评价。

【病例1】 视网膜中央静脉阻塞（图 4－6－7）

张某，男，62 岁。左眼视物模糊 1 个月，左眼视力 1.0。

眼底检查 见左眼视乳头边缘模糊，表面小血管扩张，有片状出血，视网膜静脉怒张迂曲，视网膜动脉变细，反光增强；视网膜水肿，从后极部到周边部有广泛的火焰状及点状出血（图 A）。

FFA 检查 在造影中观察到静脉充盈时间延迟，视网膜显示弥漫性荧光遮蔽，累及黄斑（图 B）。在造影中期视乳头及视网膜均显示荧光渗漏；晚期视乳头呈强荧光，视网膜周边部存在无灌注区（图 C）。

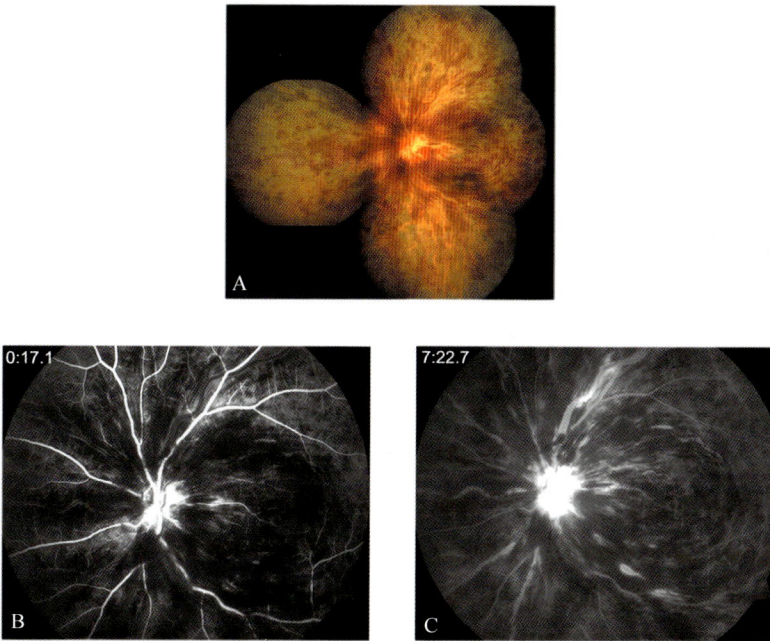

图 4－6－7 视网膜中央静脉阻塞的眼底和 FFA 检查

为改善患者视网膜的水肿和减少日后的并发症，对患者左眼行"氩激光治疗"。

初诊时的 OCT 检查见图 4－6－8 中的图 E、图 F、图 G 和图 H。

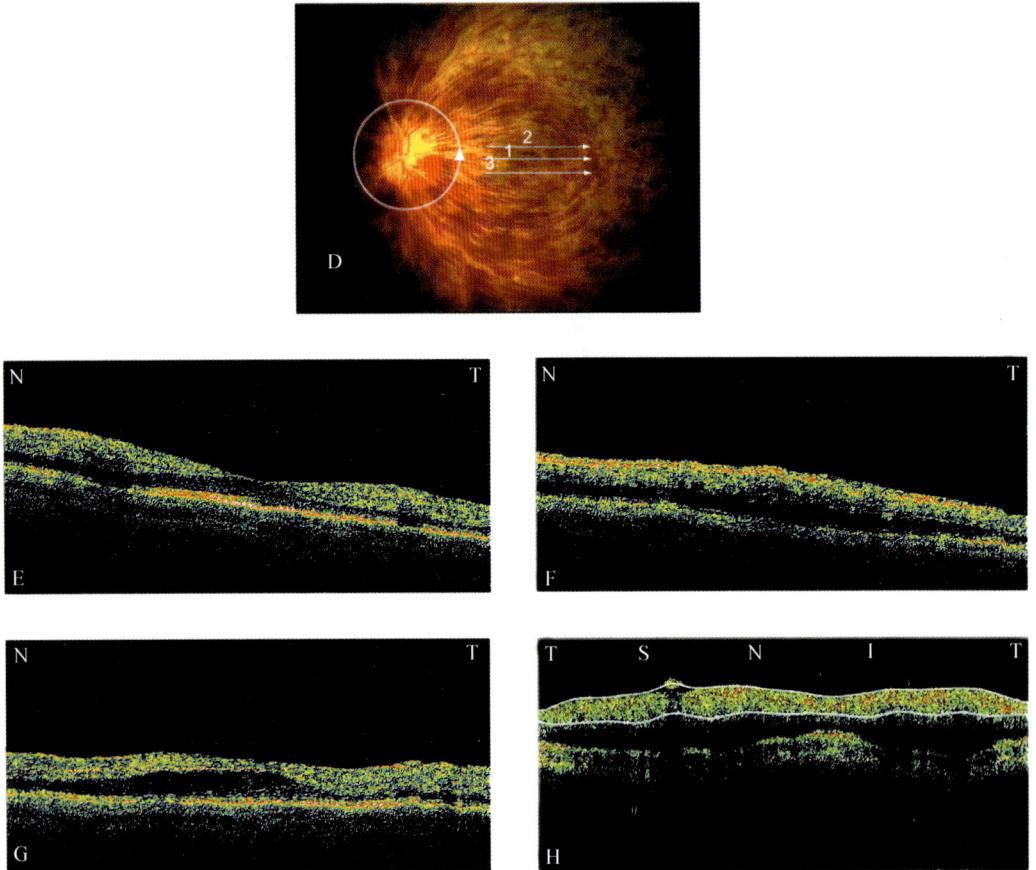

**图4-6-8　视网膜中央静脉阻塞的眼底和OCT图**

图D是左眼的眼底照相;图E是经黄斑中心凹水平向扫描线1记录的OCT图。图中可看到视网膜神经上皮的内层轻度增厚,中心凹厚度167 μm;箭头指示处为视网膜内层出血而遮蔽其下的视网膜色素上皮层/脉络膜毛细血管层。图F和图G是分别经黄斑中心凹上方的扫描线2和中心凹下方的扫描线3记录的OCT图,它们显示RNFL光反射增强,视网膜神经上皮层增厚,视网膜色素上皮层和视网膜神经上皮层间存在一低光反射间隙,表示有视网膜神经上皮层的脱离;由于视网膜广泛的出血和水肿使深面的视网膜色素上皮层/脉络膜毛细血管层光反射带的光反射率普遍减弱。图H是经盘周环形扫描法记录的OCT图,图中可看到视网膜增厚,并有视网膜神经上皮层分离;在盘周的视网膜神经纤维层普遍增厚,其平均值为172 μm。

经激光光凝治疗2周后,左眼视力0.6(不能矫正)。图4-6-9A和B是激光治疗后的眼底照片,在眼底的黄斑区外的视网膜上看到许多灰白色的激光光凝斑,视网膜水肿、出血灶明显减少。图4-6-9C和D是记录黄斑区的OCT图,图4-6-9E是盘周环形扫描法记录的OCT图。

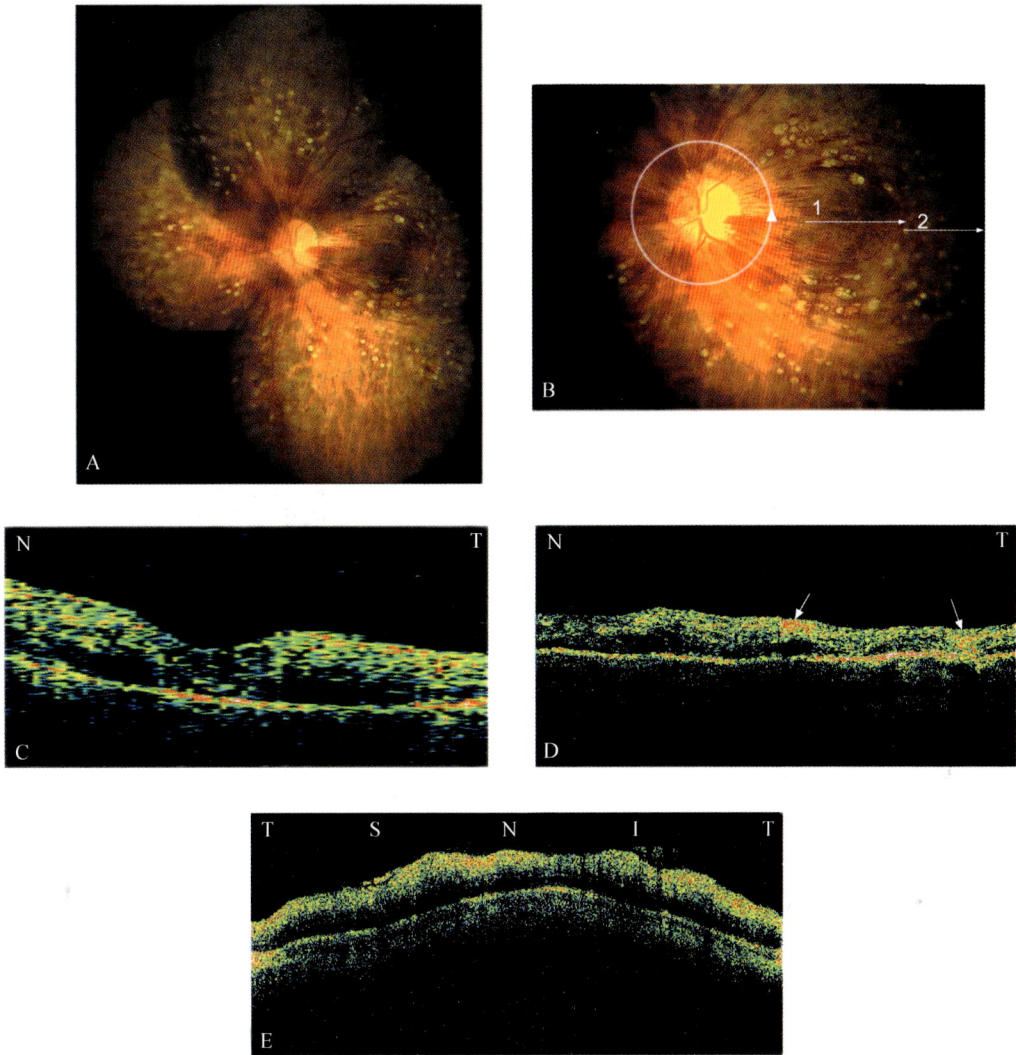

**图4-6-9 视网膜中央静脉阻塞的眼底和OCT图**

图B是左眼的眼底照相;图C和图D是分别经黄斑中心凹扫描线1和黄斑区中心凹下方扫描线2记录的OCT图。在图C中看到黄斑区中心凹的轮廓出现,视网膜神经上皮层仍有水肿增厚、光反射率降低,厚度为240 $\mu$m,中心凹两侧的视网膜外层有光反射减弱的腔隙。在图D中箭头1指处是视网膜出血灶产生的强光反射,其下是光反射减弱的腔隙;箭头2指处的增强光反射点位于视网膜外层与视网膜色素上皮水平,是激光引起的反应点。图E是经盘周环形扫描的OCT图,与图4-6-8H比较,可看到视网膜神经上皮层的光反射率降低,厚度变薄,对下方组织的遮蔽作用减弱,视网膜神经上皮层与视网膜色素上皮层间的间隙缩小,表明激光治疗后视网膜水肿减轻。

图4-6-10A和B分别是图4-6-9E的视网膜神经上皮层厚度地形图和厚度分布曲线图,它们是激光治疗后的OCT检查。

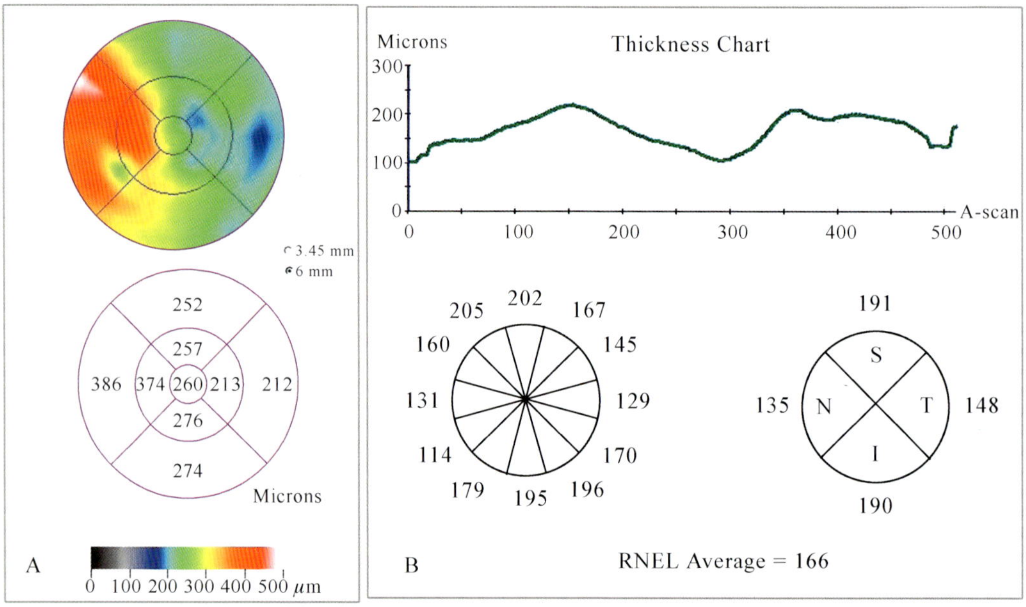

图 4-6-10　视网膜中央静脉阻塞的 OCT 图

从视网膜神经上皮层厚度地形图(图 A)和视网膜神经上皮层厚度分布曲线图(图 B)可看到,经治疗后的视网膜神经上皮层的水肿比治疗前减轻,视盘鼻侧水肿改善,其平均厚度为 166 μm。

【病例2】　视网膜中央静脉阻塞(图 4-6-11)

高某,男,71 岁。右眼视物模糊 1 月余,视力 0.3(不能矫正)。

眼底检查　右眼视乳头充血、边界不清,视网膜中央动脉较细,反光增强,视网膜中央静脉迂曲、扩张,血管弓周围的视网膜广泛呈火焰状出血,视网膜黄斑区水肿(图 A)。

OCT 检查　见图 B 至图 F。

【病例3】　视网膜中央静脉分支阻塞(图 4-6-12)

程某,男,48 岁。左眼视力下降 1 月余。

视力检查　左眼 0.1,不能矫正。

眼底检查　左眼视网膜动脉略细,反光强,视盘颞上方大片火焰状出血已累及黄斑,颞上分支静脉被掩盖在视网膜出血中,黄斑区有硬性渗出及散在的浅层出血(图 A)。

FFA 检查　在造影中左眼动静脉灌注时间正常,颞上支分布区见大片荧光遮蔽,黄斑区颞上分支分布区有散在片状荧光遮蔽,未见视网膜有渗漏,在造影晚期后极部上方血管弓内显示增强的背景荧光(图 B,图 C)。

OCT 检查　见图 D、图 E 和图 F。

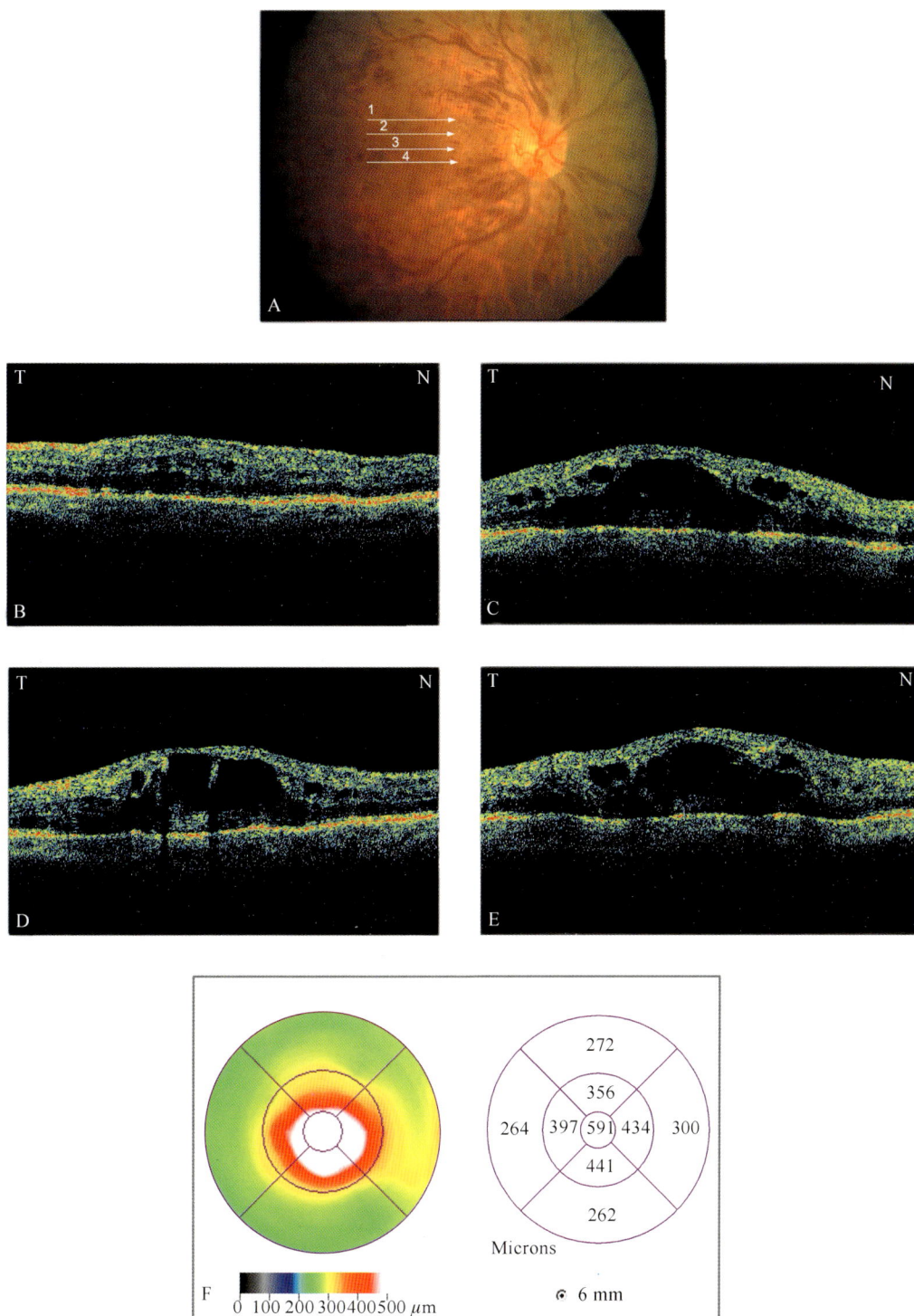

**图 4－6－11　视网膜中央静脉阻塞的眼底和 OCT 图**

　　图 B 至图 E 是应用 4 线光栅扫描法在图 A 中的黄斑区按扫描线 1、2、3、4 次序记录到的 OCT 图。从这组 OCT 图中可看到,在本例视网膜中央静脉阻塞早期的视网膜的水肿主要发生在视网膜神经上皮的外丛状层和外颗粒层中;水肿引起 RNFL 的浆液性脱离,其中以位于中心凹下脱离的距离最大(图 C、图 D)。图 F 是黄斑区视网膜地形分析图,从地形图可真实地看到黄斑区水肿最厚处是位于黄斑区中心,在伪色图中它们依次呈现白色、红色和黄色的环形分布。

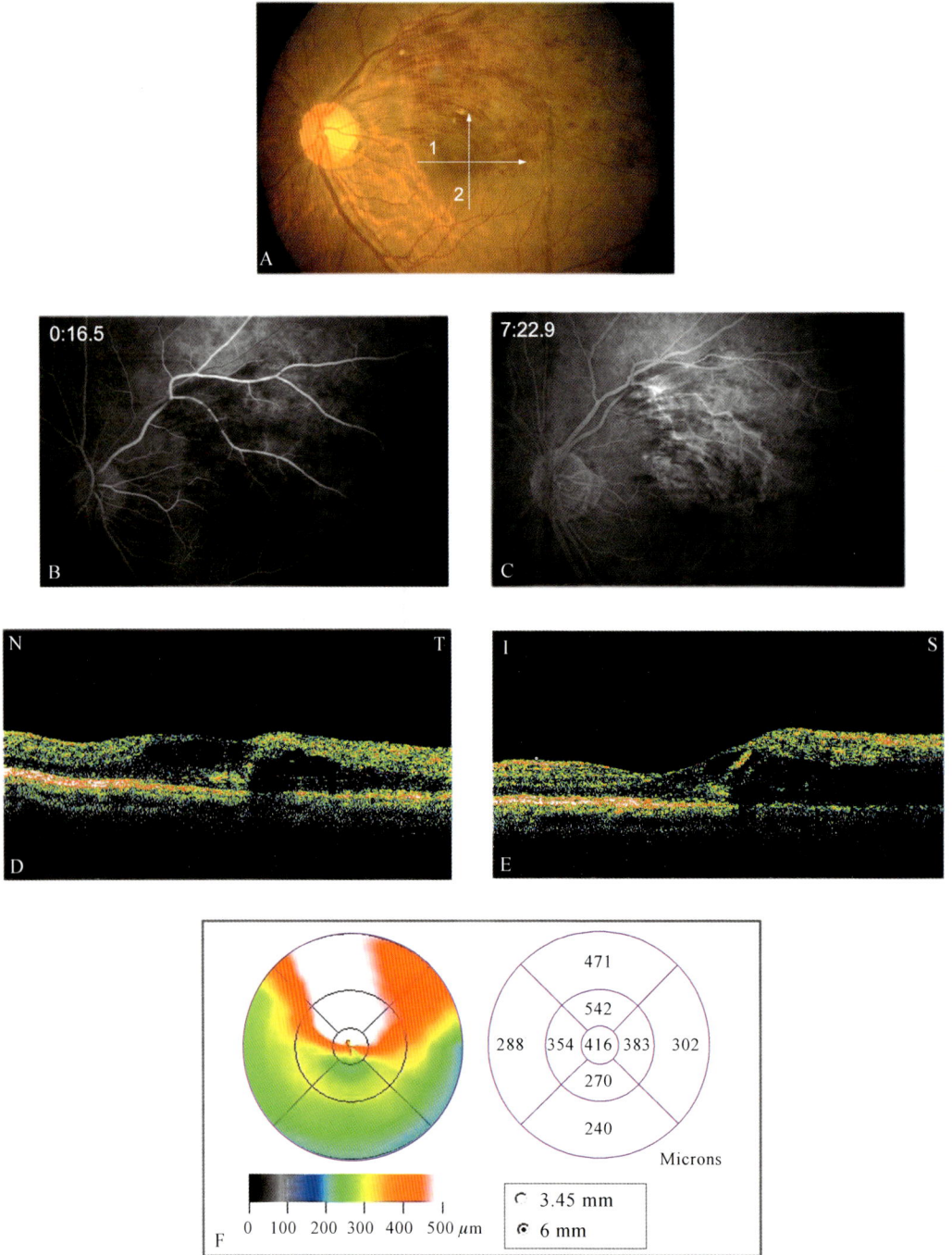

**图4-6-12　视网膜中央静脉分支阻塞的眼底和OCT图**

图A是左眼的眼底照相;图D和图E是分别经图A黄斑区中心凹的水平扫描线1和垂直扫描线2记录的OCT图。在图D中见中心凹变平,视网膜神经上皮层增厚。黄斑区中心凹及其上方的视网膜神经上皮层内有一低光反射率区。在图E看到位于中心凹上方有一视网膜神经上皮层脱离区;图F是黄斑区地形图,从图中看到黄斑区最厚处是位于黄斑区上方的红白区,中心凹及上方的平均厚度分别为416μm、542μm及471μm。

**【病例4】** 黄斑区视网膜毛细血管闭塞(图4-6-13)

王某,男,45岁。车祸后左眼视力下降半月,视力为0.6,不能矫正。

眼底检查 左眼视盘边界模糊,视网膜有较多的棉絮斑及小的浅层出血,后极部有一大片地图样乳白色缺血区,黄斑中心凹呈暗红色,黄斑区颞上方是一小片出血灶(图A)。

FFA检查 造影中左眼动静脉充盈时间正常,造影剂在黄斑区外的血管末梢前不再显示,其小血管末梢的荧光着色区由一与乳白色缺血区外形相似的无荧光区构成,脉络膜背景荧光极暗,黄斑区鼻上方及整个视网膜均可见由视网膜出血产生的大小不等的荧光遮蔽,及棉絮斑产生的弱荧光区(图B)。

OCT检查 见图C。

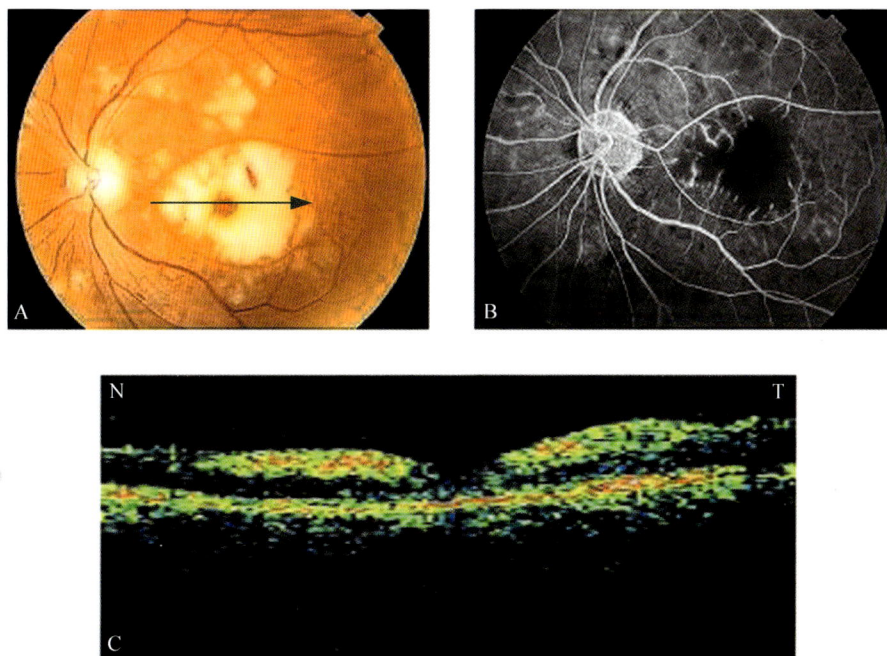

图4-6-13 黄斑区视网膜毛细血管闭塞的眼底和OCT图

图A是左眼的眼底照相;图C是经左眼黄斑区水平扫描线记录的OCT图。图中见黄斑区视网膜内层光反射率增强,增强范围与图A和图B所见的异常区相对应;中心凹厚度有127μm,黄斑区颞侧视网膜神经上皮层的厚度增加;视网膜色素上皮层/脉络膜毛细血管层的光反射带基本正常,未见脉络膜出血的表现。

## (四) 视乳头(盘)血管炎(optic disc vasculits)

视乳头(盘)血管炎是发生在视乳头内血管的一种非特异性炎症,多见于健康的40岁以下的年轻人,男性多于女性。

视乳头内的血管,含有来自睫状后短动脉的筛板前血管网和来自视网膜中央动脉的筛板后血管网两个灌注和回流系统。根据眼底的表现和发生血管炎的解剖位置通常将视乳头血管炎分成两型。影响筛板前血管的视乳头血管炎,称为Ⅰ型视乳头血管炎;影响筛板后血管的视乳头血管炎,称为Ⅱ型视乳头血管炎。

Ⅰ型视乳头血管炎的眼底表现是以视乳头水肿为主要特征的病变,Ⅱ型视乳头血管炎的眼底表现是以视网膜中央静脉阻塞样改变为特征的病变。

【病例1】 Ⅰ型视乳头血管炎(图4-6-14)

金某,女,53岁。右眼视物模糊2个月。

视力检查 右眼1.0。

眼底检查 右眼视乳头边界模糊,未见黄斑中心凹反光(图A)。

FFA检查 视网膜动静脉充盈时间正常,视网膜血管轻度扩张,位于视盘周围小血管较明显。在造影早期见视乳头颞下方呈高荧光,以后逐渐扩大至整个视盘(图B₁);造影后期视乳头呈强荧光,边界不清,黄斑区未见异常荧光(图B₂)。

视野检查 右眼生理盲点向颞侧扩大,并与下方相连成弓形缺损(图C)。

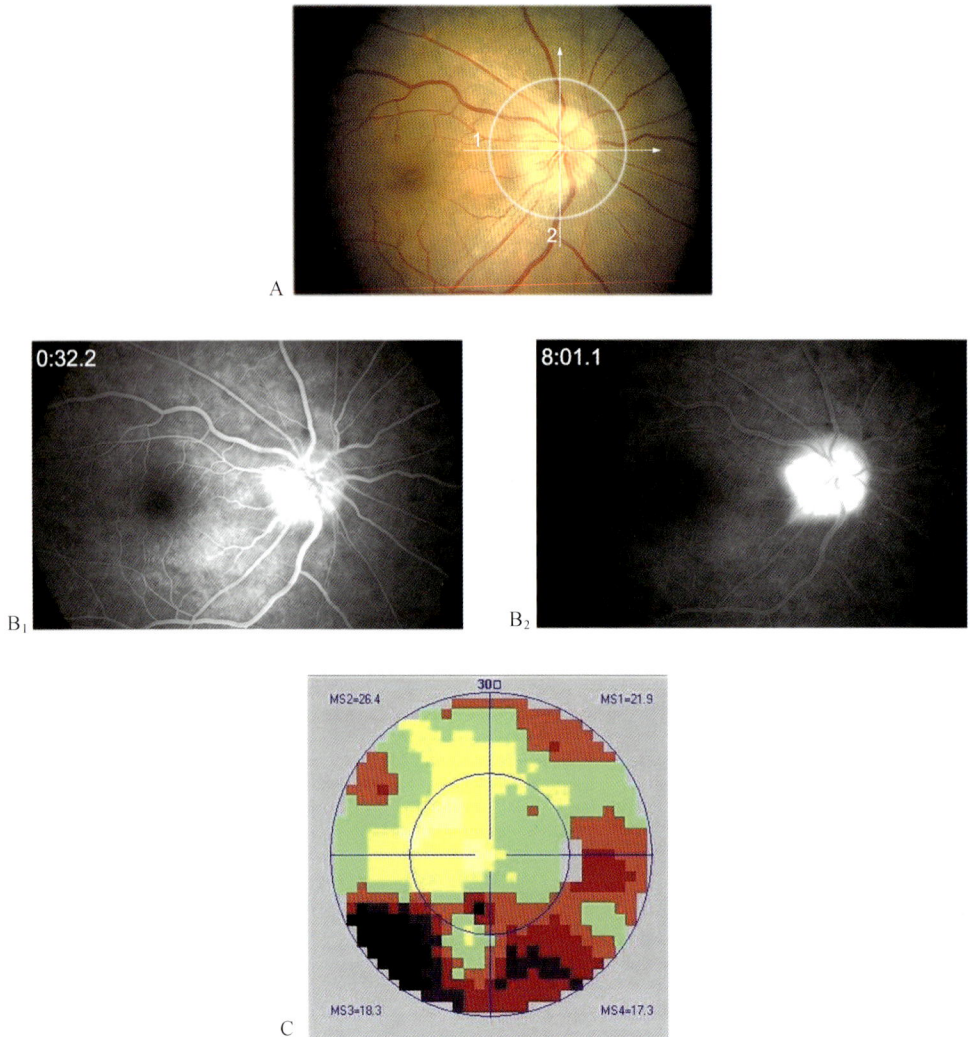

A

B₁

B₂

C

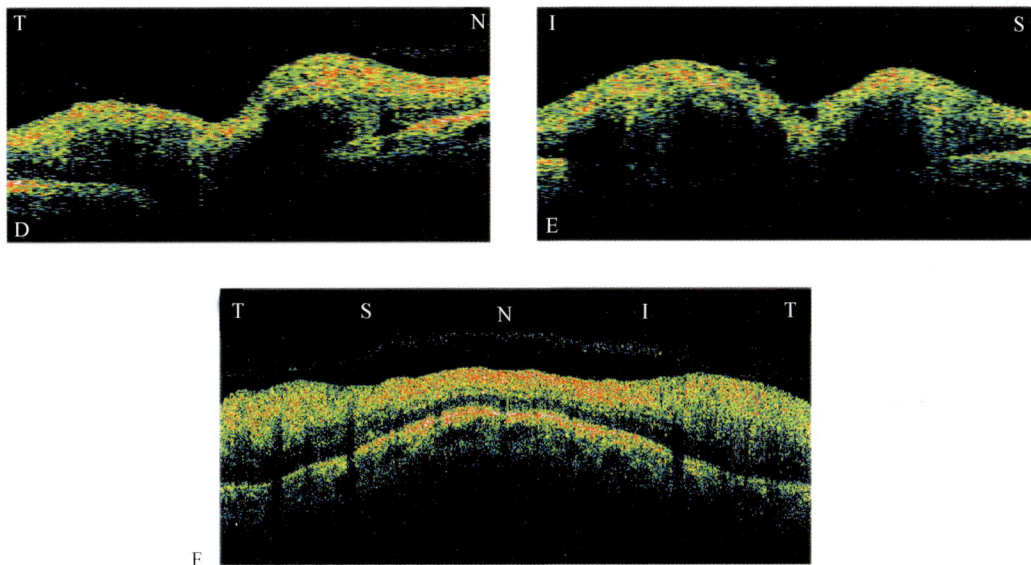

图 4 - 6 - 14　急性视乳头血管炎的眼底和 OCT 图

　　图 A 是右眼的眼底照相;图 D 和图 E 是分别经视盘水平扫描线 1 和垂直扫描线 2 记录的 OCT 图。在图 D 中见视乳头表面及鼻、颞侧神经纤维层明显增厚、隆起,光反射增强,生理凹陷变平。在图 E 中见视乳头表面及上方、下方神经纤维层明显增厚、隆起,光反射增强,生理凹陷变狭窄。图 D 和图 E 的 OCT 图,表明整个视乳头内的神经纤维束增粗,生理凹陷变浅。图 F 是经图 A 盘周环形扫描线记录的 OCT 图,图显示盘周视网膜神经纤维层弥漫性增厚,其平均值为 239 $\mu$m。


【病例 2】　Ⅰ 型视乳头血管炎(图 4 - 6 - 15)

潘某,男,49 岁。右眼视物模糊 1 个月。

视力检查　右眼 1.5。

眼底检查　右眼视乳头水肿,边界模糊,视乳头下方视网膜小片出血(图 A)。

FFA 检查　在造影早期右眼的视乳头毛细血管呈高荧光,静脉口径粗细不均呈局限性扩张,动脉变细,视乳头下方视网膜有条状荧光遮蔽(图 B);造影后期视乳头呈强荧光,边界扩大,模糊不清(图 C)。

视野检查　生理盲点向颞侧扩大,30°内环形视野缺损(图 D)。

OCT 检查　见图 E、图 F、图 G 和图 H。

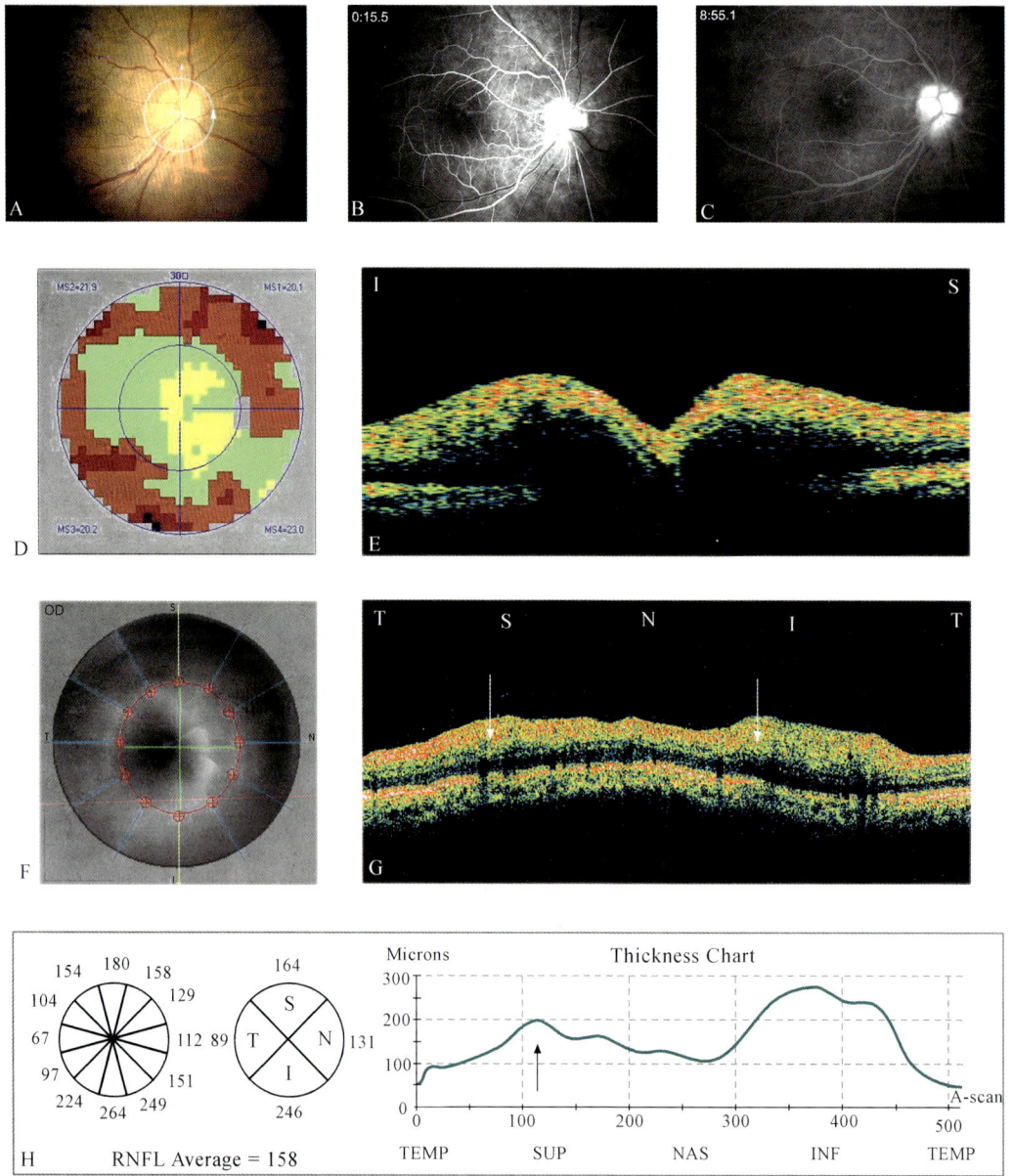

**图 4 - 6 - 15　Ⅰ型视乳头血管炎的眼底和 OCT 图**

图 A 是右眼的眼底照相;图 E 是经图 A 视盘垂直扫描线记录的 OCT 图,图中见 RNFL 明显增厚,光反射率增强,生理凹陷变浅。图 F 为视盘形态图,显示生理凹陷消失,盘沿面积增加。图 G 和是图 H 经图 A 盘周环形扫描线记录的 OCT 图和 RNFL 厚度曲线图,它们显示盘周的视网膜神经纤维层弥漫性增厚,尤以上方和下方(箭头指处)为甚,其平均值为 158 $\mu$m。

【病例3】　Ⅱ型视乳头血管炎(图 4 - 6 - 16)

李某,男,37 岁。右眼视物模糊 20 天。

视力检查　右眼 0.7,不能矫正。

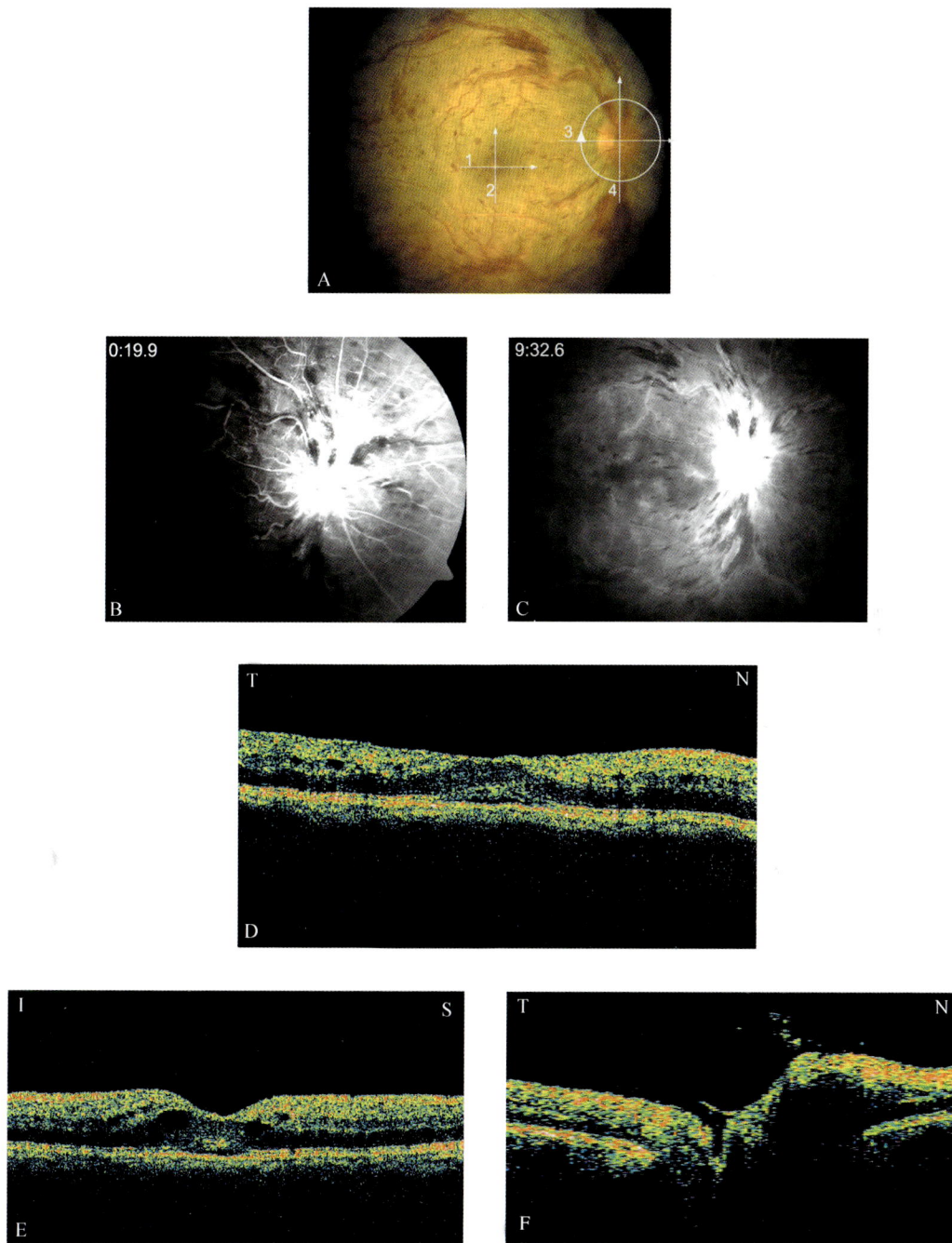

**图 4 - 6 - 16　Ⅱ型急性视乳头血管炎的眼底和 OCT 图**

图 A 是右眼的眼底照相；图 D 和图 E 是经图 A 黄斑区水平向扫描线 1 和垂直向扫描线 2 记录的 OCT 图。在图 D 中视网膜神经上皮层增厚，光反射率增大，并见散在点状高光反射灶；中心凹厚度 322 $\mu m$，在视网膜神经上皮层内低光反射率与视网膜色素上皮层间可见浆液性浅脱离，视网膜色素上皮层/脉络膜毛细血管层的光反射带清晰可见。在图 E 中视网膜神经上皮层增厚，其中有散在点状高光反射灶，中心凹旁外丛状层内有大小不等的腔隙样低光反射区，为微囊样水肿；视网膜色素上皮层/脉络膜毛细血管层光反射带清晰可见。图 F 是经图 A 视乳头水平向扫描线 3 记录的 OCT 图，在图中可看到盘周和视盘内组织增厚，神经纤维层的光反射增强，生理凹陷狭窄呈 V 字形。

眼底检查　玻璃体内少许混浊,视乳头充血、水肿、边界不清,视网膜静脉迂曲、扩张,部分呈腊肠状,视网膜广泛水肿、血管弓周围视网膜大片火焰状及圆点状出血,出血累及黄斑(图A)。

FFA检查　右眼视网膜静脉血管充盈时间明显延迟,视网膜静脉高度扩张、迂曲、口径粗细不均,视乳头表面毛细血管扩张(图B);造影中期视乳头及视网膜静脉出现荧光渗漏,血管末梢的微血管瘤呈现点状高荧光,整个视网膜见散在斑片状荧光遮蔽,后极部视网膜呈高荧光,黄斑区呈花瓣样荧光,脉络膜没有明显的无灌注区;在造影晚期视乳头呈高荧光(图C)。

OCT检查　见图D、图E、图F和图4-6-17中的图H、图I、图J和图K。

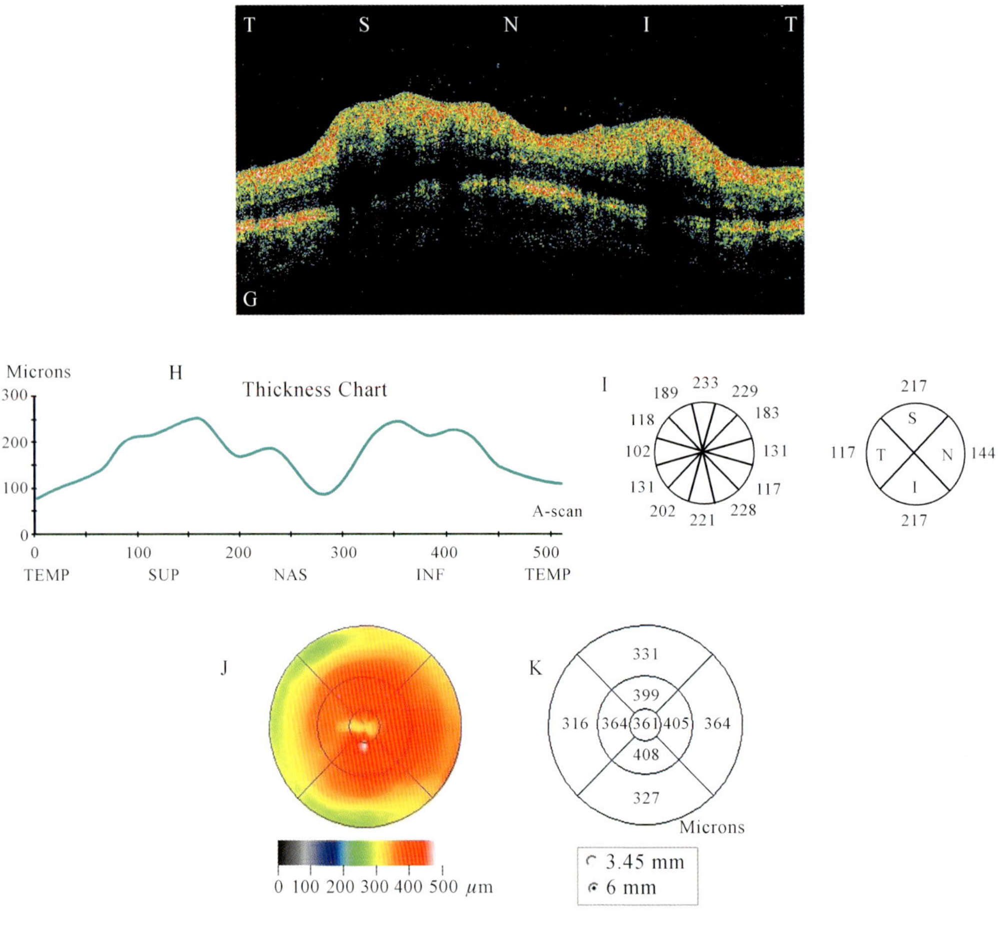

图4-6-17　Ⅱ型急性视乳头血管炎的眼底和OCT图

图G、图H、图I和图K是盘周环形扫描法记录的OCT图、视网膜神经纤维层厚度分布曲线和象限平均厚度图,它们显示盘周的视网膜神经纤维层弥漫性增厚,其平均厚度为174 μm。图J是黄斑区地形图,在色度图中呈现大片红黄色,表现视网膜弥漫性增厚,黄斑区体积9.87 mm³;图K是黄斑区9个区的视网膜厚度平均值。

## （五）视网膜血管炎（retinal vasculitis）

本病的病因还不清楚，它可分别累及视网膜的静脉或动脉，但以侵及静脉更为常见。它还可侵及视网膜周边部的小血管，也可侵及视网膜血管的主干或分支，因此它对视功能影响的程度取决于侵及血管的位置。在有炎症的视网膜上有视网膜水肿、出血、小血管白线化；FFA 检查可看到血管壁着色，有渗漏；OCT 检查表现为视网膜神经上皮层水肿增厚，视网膜浅层出血，黄斑区囊样水肿。

【病例】 特发性视网膜血管炎（图 4-6-18）

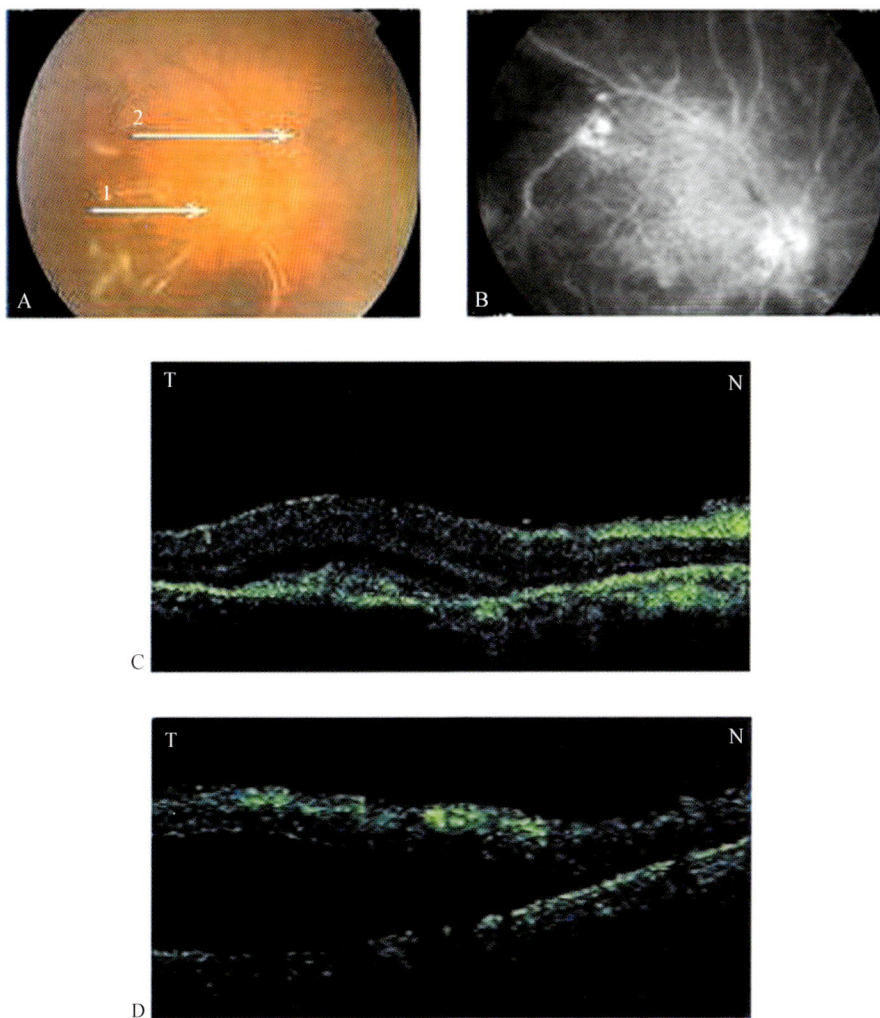

**图 4-6-18 特发性视网膜血管炎的眼底和 OCT 图**

图 A 是右眼的眼底照相；图 C 和图 D 是经黄斑区水平扫描线 1 和黄斑区上方水平扫描线 2 记录的 OCT 图。图 C 见有视网膜神经上皮层脱离，脱离腔隙间有中等光反射强度的渗出物，脉络膜光反射带部分被遮蔽。在图 D 的视网膜神经上皮层下见一光反射率降低的浆液性腔隙。

王某,男,53 岁。右眼视力逐渐下降 2 个月,过去无眼病史。

视力检查　右眼手动/10 cm;左眼 0.05。两眼视力均不能矫正。

眼部检查　右眼结膜混合充血,角膜后未见 KP,前房深度正常,丁达尔现象( + ),玻璃体轻度浑浊。

眼底检查　右眼视乳头边缘不清,视网膜静脉迂曲扩张,部分呈白线状,沿血管走向有片状灰白渗出物,黄斑区视网膜水肿,黄斑区中心反光未见,视网膜平(图 A);

眼压　右眼 1.88 kPa(14 mmHg),左眼 1.33 kPa(10 mmHg)。

FFA 检查　视网膜血管充盈时间正常,黄斑区颞上方血管有荧光渗漏点,眼底周边部视网膜有大片脉络膜无灌注区,周边部下方视网膜出血遮蔽脉络膜背景荧光,晚期后极部视网膜普遍着色,静脉管壁有荧光着色(图 B)。

OCT 检查　见图 C 和图 D。

### (六) 高血压性视网膜病变(hypertensive retinopathy)

本病是因长期和严重高血压病所致。高血压性视网膜病变可出现视乳头水肿,视网膜水肿、浅层出血,棉絮状斑或硬性渗出斑,有时黄斑区渗出物呈星芒状排列。

FFA 检查可见狭窄的视网膜动脉及毛细血管,毛细血管缺血区的周围可见迂曲的毛细血管及微血管瘤。

高血压病性黄斑区的基本病变有:① 黄斑水肿。视网膜出现海绵样肿胀、囊样水肿及神经上皮浆液性脱离。② 黄斑出血。位于视网膜神经纤维层表浅的出血,表现为火焰状的外观;位于视网膜深层(外、内核层)的出血,表现为圆点状外观。③ 黄斑区渗出。渗出物外观呈黄白色,在视网膜核层细胞间隙内可以发现渗出物为散在分布的类脂样及纤维蛋白样物质。④ 黄斑部退行性变性。病变后期黄斑部可出现视网膜组织局限性萎缩、变薄、囊样变性、色素缺失或增生,并形成纤维机化瘢痕。

在高血压危象时的 OCT 图,可看到由视乳头水肿、视网膜水肿、视网膜浅层出血,棉絮状或硬性渗出等特征的病理改变。

【病例1】　高血压性视网膜病变(图 4 - 6 - 19)

施某,女,27 岁。双眼视力下降 10 天,既往未发现有高血压病史。就诊时血压 25.33/14.66 kPa(190/110 mmHg)。

视力检查　右眼 0.2,左眼 0.8。

眼压　右眼 1.82 kPa(14 mmHg),左眼 2.21 kPa(17 mmHg)。

眼底检查　双眼的后极部见大量棉絮状斑,伴浅层出血。右眼黄斑区水肿,并有星芒状硬性渗出,血管细反光增强(图 A,图 B)。

FFA 检查　视网膜动脉和静脉灌注时间正常,造影早期在后极部的棉絮状斑内均有荧光着色(图 C,图 E),并逐渐加深和向四周扩散(图 D,图 F),造影晚期棉絮斑均呈淡的荧光染色。

OCT 检查　见图 G。

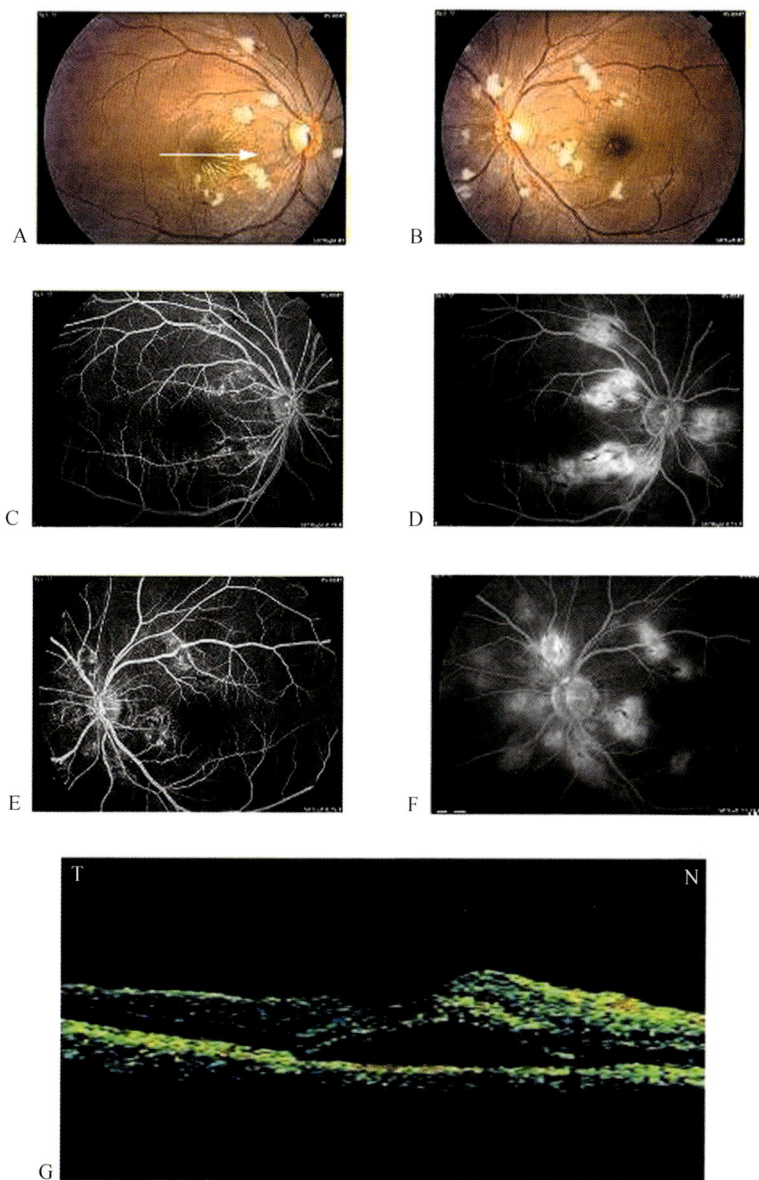

**图 4 - 6 - 19　高血压性视网膜病变的眼底和 OCT 图**

　　图 G 是经右眼黄斑区水平向扫描的 OCT 图,图中见视网膜神经上皮层发生浆液性脱离,视网膜神经上皮层增厚、光反射明显增强,位于视网膜神经上皮层内的渗出物呈高光反射率的特性。

　　两个月后血压降至 17.33/12 kPa(130/90 mmHg);右眼视力 0.8,左眼视力 1.0。复查眼底看到位于后极部的浅层出血及棉絮斑大部分吸收,视网膜水肿改善(图 4 - 6 - 20 H 和 I),右眼的 OCT 图检查也看到有明显改善(图 4 - 6 - 20 J)。

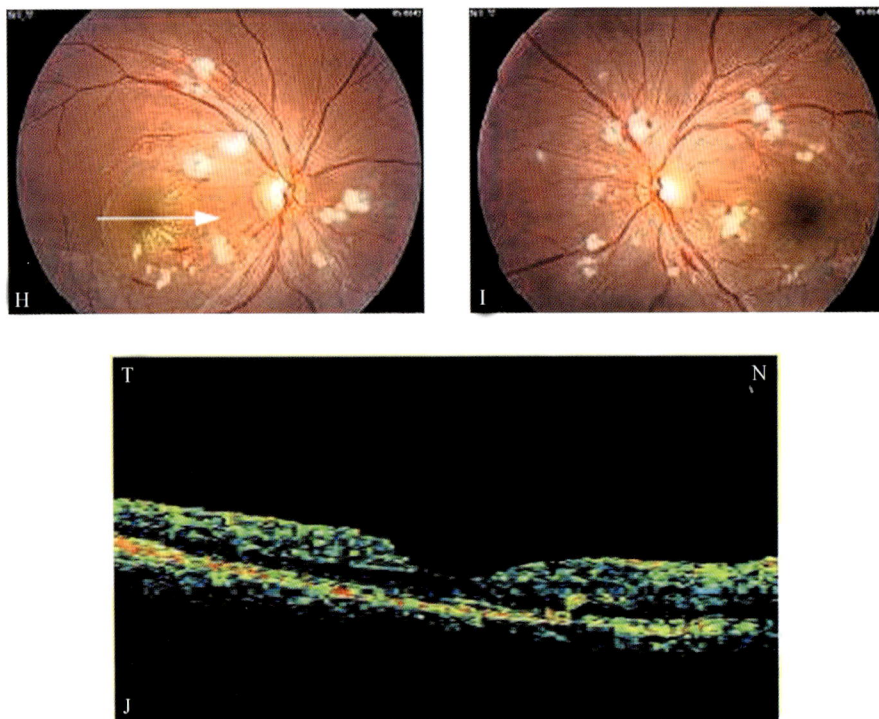

图 4 - 6 - 20　高血压性视网膜病变的眼底和 OCT 图

　　图 J 是经右眼黄斑区水平向扫描线记录的 OCT 图。在图中见黄斑区视网膜神经上皮层下的浆液已吸收，视网膜神经上皮层轻度增厚，神经纤维层中有高光反射性质的颗粒。

【病例2】　高血压性视网膜病变（图 4 - 6 - 21）

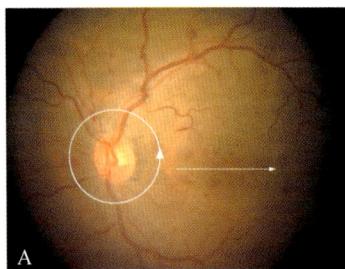

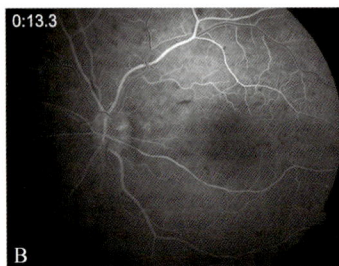

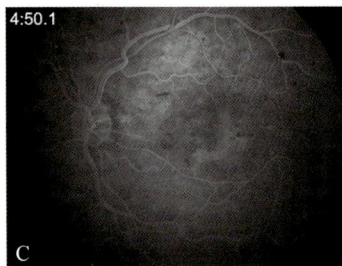

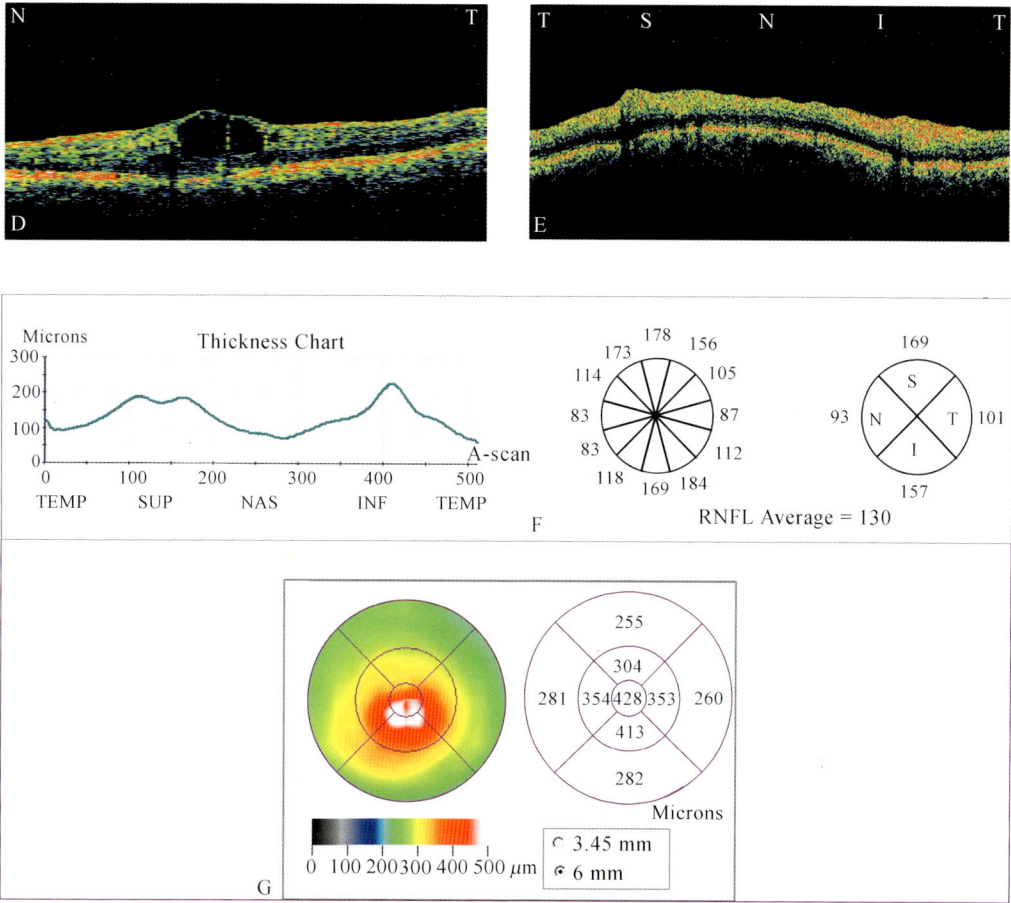

图 4-6-21　高血压性视网膜病变的眼底和 OCT 图

图 D 是经左眼黄斑区水平向扫描线记录的 OCT 图,在图中见黄斑区视网膜神经上皮层增厚,中心凹的厚度为 476 $\mu m$,并可见有数个大小不等的低光反射率的腔隙,在视网膜神经纤维层内存在细点状的高反射灶;图 G 是黄斑区地形图,在图中看见黄斑中心凹及其周围的视网膜神经上皮层内有呈红白色局部增厚区,黄斑区平均厚度 428 $\mu m$,黄斑区体积 8.31 $mm^3$;图 E 和图 F 是盘周环形扫描的 OCT 图和视网膜神经纤维层厚度分布曲线图,它们显示盘周视网膜神经纤维层光反射率增加,视网膜神经纤维层厚度弥漫性增加,厚度平均值为 130 $\mu m$。

陈某,女,47 岁。左眼视物模糊 1 周,既往无高血压病史。就诊时的血压 22/13.33 kPa(165/100 mmHg)。

视力检查　左眼 0.4,不能矫正。

眼底检查　视乳头边界不清,视网膜中央动脉较细,静脉轻度迂曲扩张,动静脉交叉压迫明显,血管旁有散在的细点状和条状出血,黄斑区毛细血管迂曲明显,中心凹花瓣样水肿(图 A)。

FFA 检查　视网膜血管灌注时间正常,左眼黄斑区毛细血管迂曲明显。造影早期在后极部视网膜上有散在的不同形状的荧光遮蔽(图 B),造影中期黄斑区毛细血管有荧光渗漏,晚期呈花瓣样高荧光(图 C)。

OCT 检查　见图 D、图 E、图 F 和图 G。

## （七）肾性视网膜病变（renal retinopathy）

肾性视网膜病变是因肾炎引起的全身小血管痉挛所致。患者有肾小球肾炎病史,伴有高血压、蛋白尿和水肿等症状。视力逐渐或突然减退、视物变形。整个眼底外观苍白,视网膜和视乳头水肿严重,可见散在的火焰状、圆点状出血,有较多的棉絮斑。视网膜血管收缩、呈铜丝状或银丝状,常伴有动静脉交叉压迫现象,黄斑区出现星芒状排列的渗出物。

【病例】　肾性视网膜病变(图 4 - 6 - 22)

周某,男,22 岁。慢性肾炎史 3 年,尿毒症 1 年,双眼视物不清 2 周。双眼视力均为0.05,不能矫正。

眼底检查　见双眼视乳头边缘模糊,颜色淡,生理凹陷变浅;视乳头周围视网膜水肿,有放射状出血;视网膜动静脉普遍变细,动脉收缩明显;后极部视网膜色苍白、水肿,有散在浅层出血及渗出点,黄斑区见星芒状渗出(图 $A_1$,图 $B_1$)。

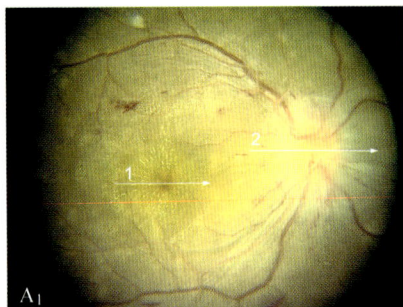

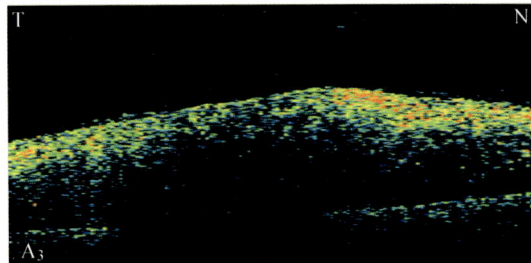

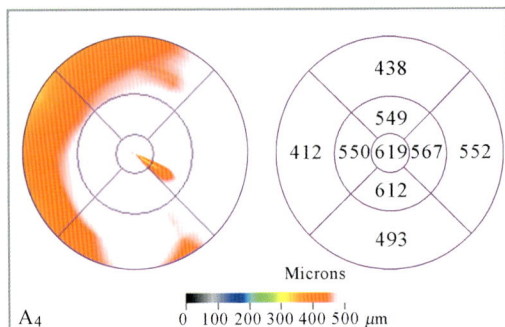

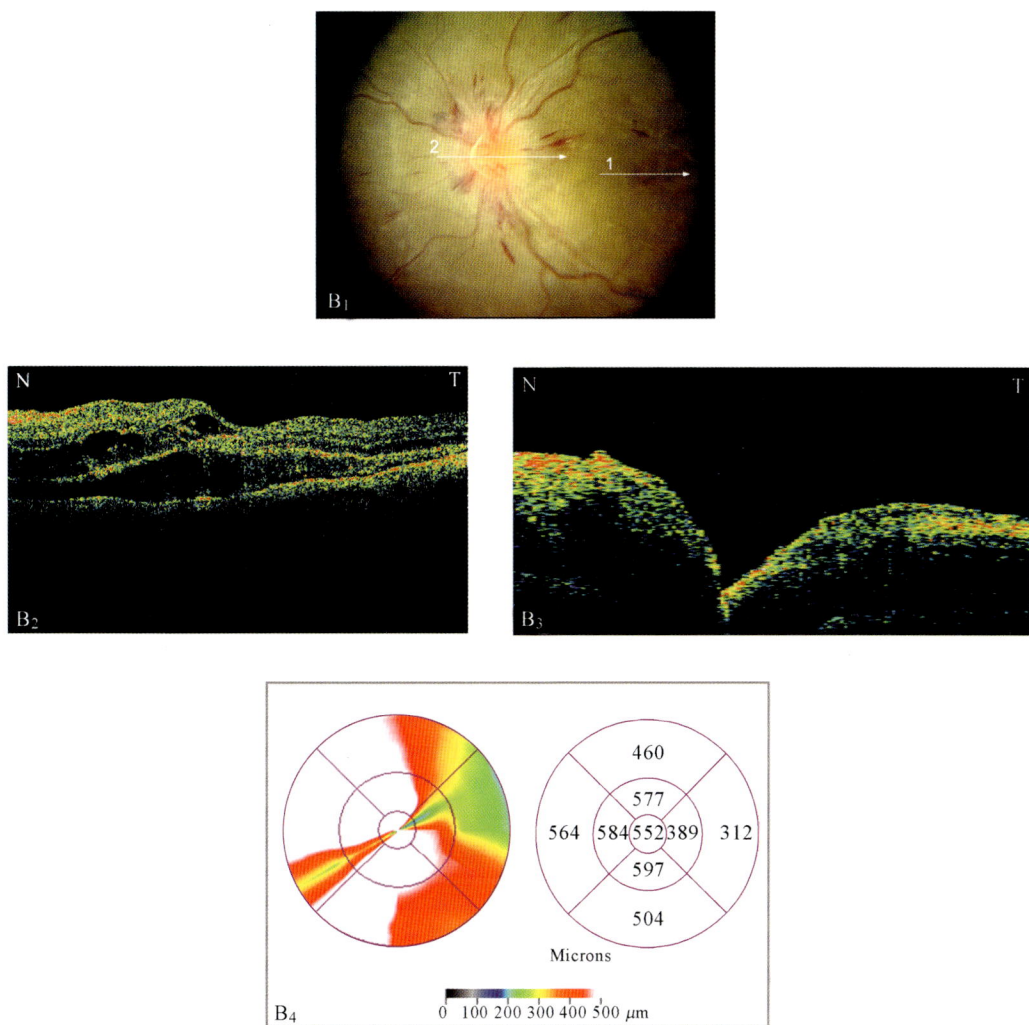

**图 4 - 6 - 22　肾性视网膜病变的眼底和 OCT 图**

图 A$_2$、图 A$_3$ 和图 B$_2$、图 B$_3$ 分别是从右眼和左眼的黄斑区和视乳头上的水平扫描线记录的 OCT 图。图 A$_2$ 和图 B$_2$ 是黄斑区 OCT 图，它们表现为失去了正常的黄斑中心凹轮廓，视网膜神经上皮层全层增厚，有囊样水肿，有视网膜神经上皮层浅脱离。图 A$_3$ 和图 B$_3$ 是视盘 OCT 图，它们表现为视网膜神经纤维层异常增厚，右眼侧生理凹陷消失，左眼变浅。图 A$_4$ 和图 B$_4$ 是黄斑区地形图，图中两眼的黄斑区中心凹和鼻侧的视网膜神经上皮层均表现为红白色高度增厚区，它们的厚度分别为右眼 619 $\mu m$，左眼 552 $\mu m$。

OCT 检查　分别见图 A$_2$、图 A$_3$、图 A$_4$ 和图 B$_2$、图 B$_3$、图 B$_4$。

## （八）外层渗出性视网膜病变（Coats 病）

本病多见于男性青少年，少数见于成年人和老年人。通常为单眼发病，偶有双眼先后发病者。病程缓慢，呈进行性发展，儿童患病不易被发觉，经常到出现白瞳或失用性外斜视才被注意。病因还不清楚，可能因视网膜血管内皮的通透性异常，使大量的血浆外漏积蓄于视网膜神经上皮层下形成黄白色渗出物所致。

　　眼底检查可看到视网膜静脉充盈扩张,管径粗细不一;在后极部视网膜上可看到大片黄白色渗出物。这些渗出物位于视网膜血管的下方,形态大小不一,经常互相融合成片。渗出物表面有白色结晶样小点和色素沉着,渗出物的周围有暗红色的出血,有病例可表明及时积极的治疗可促使这些渗出物的吸收。

　　FFA检查在病变区可见动静脉扩张迂曲、荧光素渗漏,其周围的毛细血管扩张,有微血管瘤及无灌注区。

　　OCT检查可发现视网膜全层增厚、视网膜神经上皮层分离和视网膜内有渗出物。渗出物是沉积于视网膜外层,渗出物呈高反射性质并遮蔽下方的组织结构。

　　【病例1】　外层渗出性视网膜病变(图4-6-23)

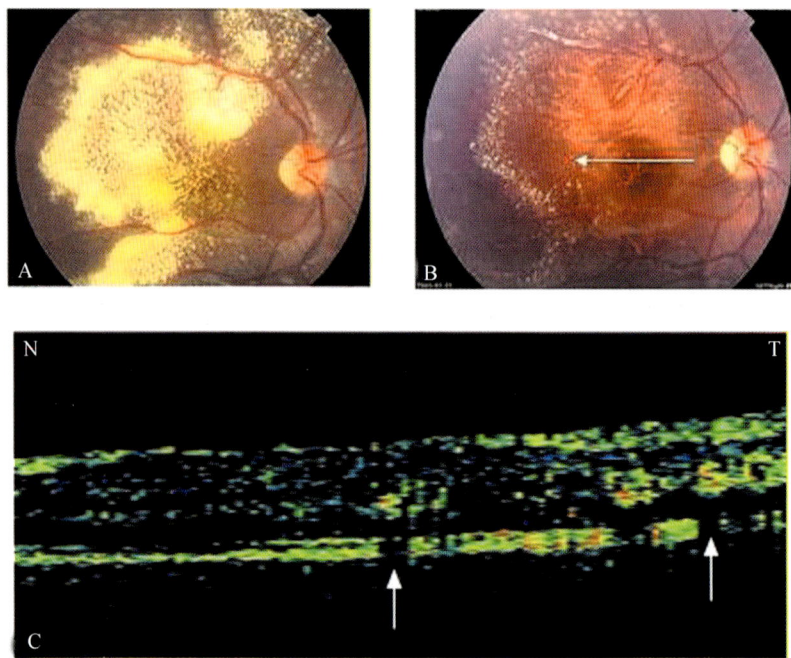

图4-6-23　外层渗出性视网膜病变的眼底和OCT图

　　图C是经图B水平扫描线记录的OCT图,显示黄斑区视网膜神经上皮层增厚,中心凹轮廓不明显,在视网膜神经上皮层内可看见有许多中等光反射强度的组织,其中还有高光反射率的颗粒(箭头指处)。这个别的颗粒可能是激光治疗后未吸收的渗出物,它们对下面的视网膜色素上皮层有遮蔽作用(图C)。

　　黄某,男,9岁。右眼视力降低半年。

　　视力检查　右眼0.1,不能矫正;左眼矫正视力1.5。

　　眼底检查　激光治疗前见右眼视乳头正常,眼底后极部有大片黄白色渗出斑,黄斑区的渗出物呈颗粒状,有的相互融合,大部分渗出物位于视网膜血管下,有些渗出物亦可遮盖上方的血管;渗出物除了融合成大的颗粒和片状外还可融合成大块状。位于眼底上方的渗出斑边缘有浅层出血(图 A)。

本例经激光治疗半年后的眼底检查,发现后极部大部分的渗出物已吸收,块状的渗出物不见,原被遮盖的血管露出(图 B)。复诊时的矫正视力已达 0.5。

OCT 检查　经激光治疗后的 OCT 图见图 C。

【病例 2】　外层渗出性视网膜病变(图 4-6-24)

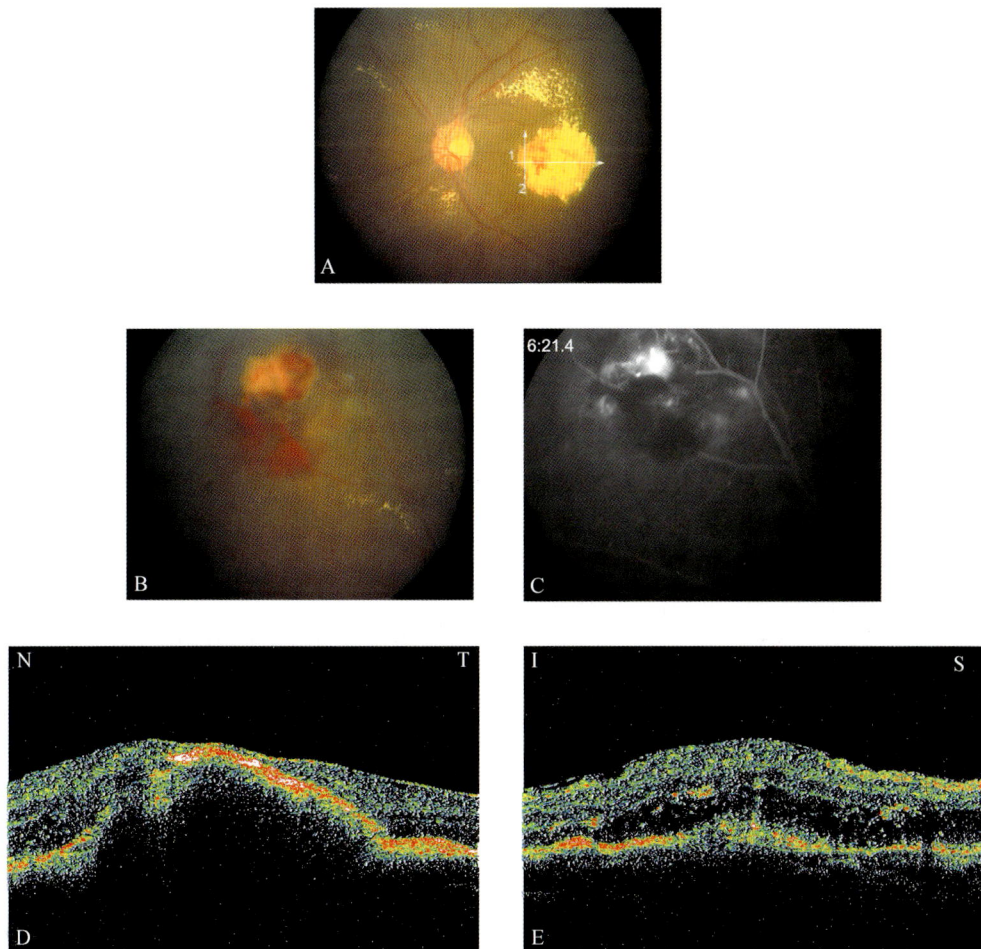

图 4-6-24　外层渗出性视网膜病变的眼底和 OCT 图

图 D 和图 E 是经左眼扫描线 1 和扫描线 2 记录的 OCT 图。图 D 显示黄斑区视网膜外层有一表面为高反射的突起物,遮蔽其深面反射,这表明渗出团块具有高反射的特性;视网膜神经上皮层下有较多渗出液,使黄斑区视网膜神经上皮层拱形隆起,在渗出液中可看到有弱光反射率的细点,渗出团块物周围组织存在水肿。图 E 表示位于黄斑区鼻侧的渗出物,这些渗出物位于黄斑区视网膜神经上皮层的外颗粒和外丛状层内,它们的视网膜神经上皮层有水肿,水肿区内有许多反光较强的颗粒。

尹某,男,18 岁。左眼视力下降约 2 个月。

视力检查　右眼 1.5;左眼 0.02,不能矫正。

眼底检查　左眼视乳头正常,黄斑区看到一个约 2PD 大小的黄白色致密的渗出团块,局部高出视网膜面;渗出团块的上方有一簇较稀疏的硬性渗出物(图 A),在眼底鼻上周边部视网膜上方也见一黄白色渗出斑,斑片周围有视网膜出血(图 B)。

FFA 检查　图 C 表示图 B 中的渗出物有荧光着色,但无渗漏,出血灶遮蔽背景荧光。

OCT 检查　见图 D 和图 E。

## （九）视网膜血管瘤（retinal angioma）

视网膜大动脉瘤的特征表现为视网膜动脉或小动脉局部血管壁扩张突出形成管壁的膨隆,2/3 病例单独发生,1/3 合并视网膜静脉阻塞,10% 的病例为双眼,典型的为单眼、单个发病。有时可见大动脉瘤壁搏动。有两个最重要的临床表现为:① 急性出血。如果大动脉瘤破裂,可发生视网膜下、视网膜内或视网膜前出血;多组织平面的出血应该怀疑大动脉瘤的存在,出血的中央可见白色或黄色的小点,即为动脉瘤。复发性出血极少见。② 视网膜水肿。可能是接近视网膜中心凹慢性血浆渗漏的征象,渗出物也可能是脂质性的,大约有4%的病例就诊时大动脉瘤的远端有视网膜动脉梗塞。

【病例】　视网膜大血管瘤(图 4 - 6 - 25)

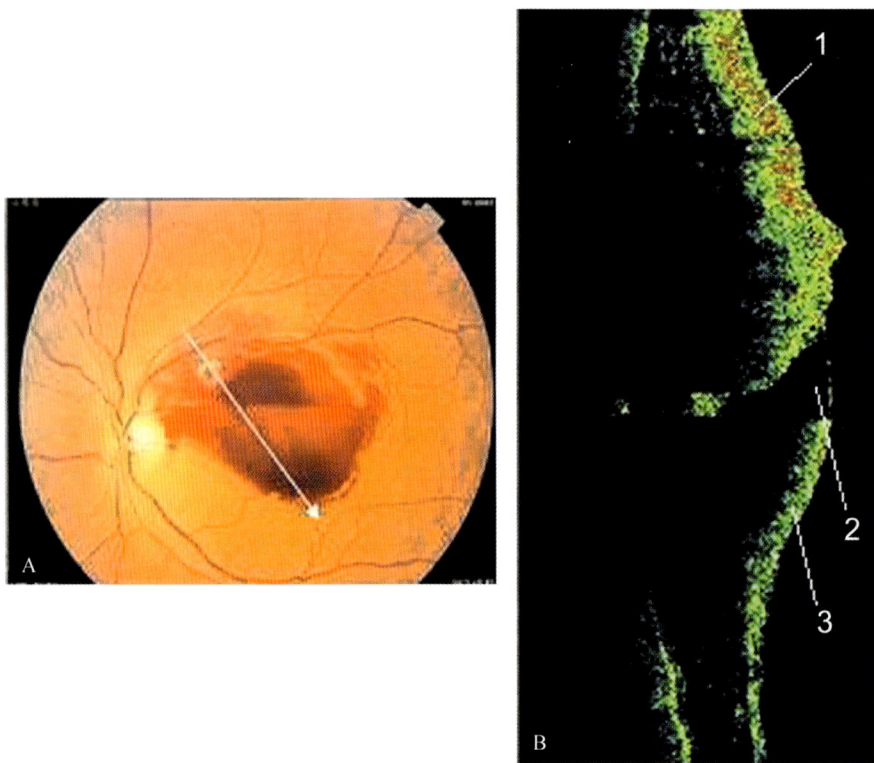

**图 4 - 6 - 25　视网膜大血管瘤的眼底和 OCT 图**

　　图 A 和图 B 是首次检查的眼底照相和 OCT 图;图 B 是经图 A 中的扫描线记录的 OCT 图,扫描线的方向是从出血灶的上方斜向经过黄斑中心凹。图 B 中的注解数字是用于说明出血的位置和沉降后的血液成分,数字"1"表示视网膜和血管瘤体管壁,"2"表示位于视网膜和玻璃体后界膜间的血清,"3"为沉积的红血球。

马某,女,60 岁。左眼视力突然下降 1 天。

视力检查　右眼视力 1.0,左眼视力眼前数指。

眼底检查　在左眼后极部可看到一新鲜的出血灶,有一淡红色的液平,出血遮盖了黄斑区,在视网膜中央动脉颞上支的第 1 级分支处可清晰地看到一被血液包围的黄白色微隆的"圆形区"(图 A)。

OCT 检查　第一次检查的 OCT 图见图 B。

OCT 图显示出血灶和水肿的视网膜神经上皮层是一条很厚的强光反射带,血液进入视网膜神经上皮层下和视网膜前,但未突破玻璃体后界膜进入玻璃体。视网膜神经上皮层下的血液遮蔽了视网膜脉络膜光带,视网膜前的血液分成上下两层。上层是血清,在OCT 图中是低光反射;下层是沉积的红血球,在 OCT 图中它们呈高光反射性质,它们位于黄斑区前并构成对黄斑区显示的遮蔽。

图 4－6－26 C 和 D 是 3 个月后检查的眼底照相和 OCT 图。

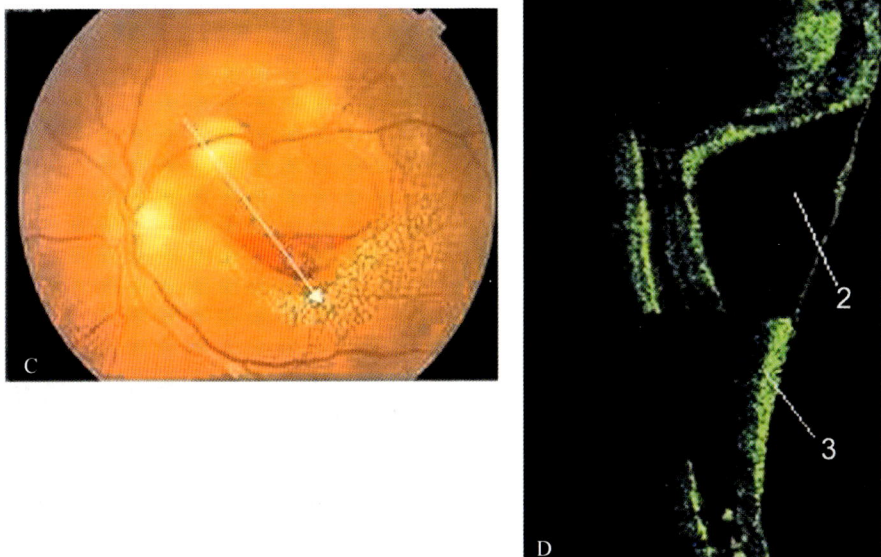

**图 4－6－26　视网膜大血管瘤的眼底和 OCT 图**

图 C 是黄斑区出血 3 个月后拍摄的眼底照相。这时的视网膜前出血已基本吸收,可看到在出血周围的视网膜中有许多放射状排列的黄白色渗出点,视网膜中央静脉的颞上支爬过隆起的视网膜组织,视网膜前出血形成的液平降低,黄斑中心凹露出。图 D 是经与图 4－6－25B 中扫描线相似位置记录的 OCT 图,在图中能分辨出脱离的视网膜神经上皮层和血管瘤体管壁,因为瘤体管壁的界限十分明确。图 D 中的数字说明出血的位置和沉降后的血液成分,数字"1"表示视网膜和血管瘤体的管壁,这时它们变得更容易分辨;"2"为位于视网膜和玻璃体后界膜间的血清,"3"为沉积的红血球。

# 七、眼底变性疾病

## （一）原发性视网膜色素变性（primary retinitis pigmentosa）

本病是一种视网膜色素上皮和光感受器的原发性遗传性进行性疾病，是由人类基因组内不同位点的异常基因所致的一组遗传性疾病。其特点：

（1）多在儿童期发病，初发症状为夜盲，以后出现视野缩小和视力减退。

（2）常有家族史，多为隐性遗传，其次为显性遗传和性连锁遗传。

（3）视力减退，多表现为在暗处视功能差，如黄斑区未被侵及，则留有较好的中心视力。

（4）视野以环状视野缺损开始，以后向周边及中心发展，最后保留一管状视野。

（5）很少能看到疾病早期的眼底表现，典型的眼底病理改变是：① 视乳头的颜色，从淡至蜡黄样；② 视网膜血管一致性变细；③ 从周边部到后极部视网膜进行性变性、对应的脉络膜层绽露，多少不一的骨细胞样色素沉着。

（6）暗适应检查阈值升高。

（7）FFA 检查在脉络膜期表现为斑驳状荧光，呈高低荧光相间；在动脉期充盈时间延长，视网膜循环时间延长；晚期的病例在造影晚期存在脉络膜毛细血管无灌注区。

OCT 检查可发现变性的视网膜色素上皮层反射减弱，视网膜全层变薄。在 rod-cone 型，周边部视网膜变薄，黄斑区视网膜的厚度和色素上皮层相对较好；在 cone-rod 型，周边部视网膜较好，而黄斑区视网膜变薄。

【病例1】 原发性视网膜色素变性

庄某，男，18 岁。夜盲 5 年。

视力检查 双眼视力均为 1.0。

眼底检查 双眼视乳头颜色正常，血管口径较细，周边部视网膜色灰暗，脉络膜血管绽露，未见有色素沉着，在血管弓内有一片不能看见脉络膜血管的区域，黄斑中心反光可见（图 4 - 7 - 1）。

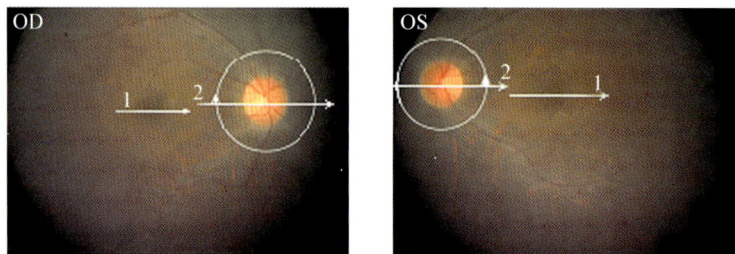

图 4 - 7 - 1 病例的眼底照相和 OCT 的扫描位置与方向

视野检查　中心30°视野两眼均为管状视野(图4-7-2)。

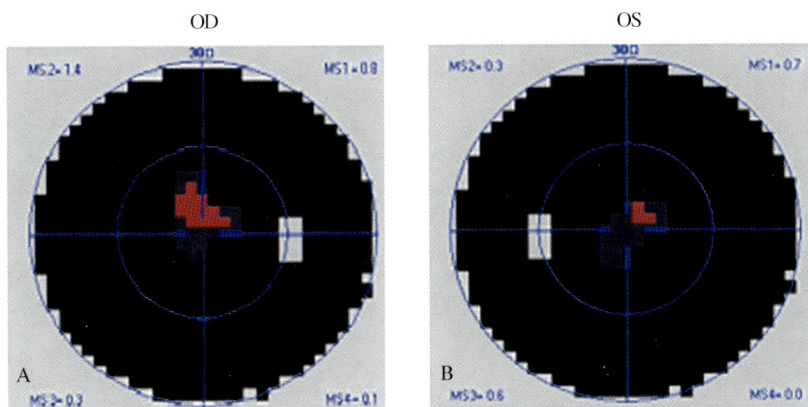

图4-7-2　中心30°视野

FFA 检查　造影中见视网膜血管充盈时间正常,早期在黄斑区中央出现朦胧的荧光,然后整个黄斑区都显示荧光,并逐渐增强(图4-7-3)。

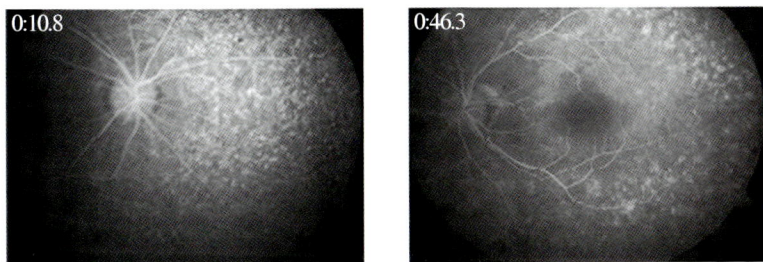

图4-7-3　眼底荧光素血管造影

OCT 检查　① 图4-7-4A$_1$ 和图4-7-5B$_1$ 是分别经两眼各自的黄斑区水平向扫描线1记录的OCT图。在OCT图中都看到视网膜外层变薄,外丛状层内有散在的高反光灶及低光反射腔隙,视网膜色素上皮层(RPEL)及脉络膜毛细血管层(CCL)光反射带粗糙;两眼黄斑区中心凹的轮廓变平,视网膜厚度分别为 146 $\mu m$ 和 134 $\mu m$。② 图4-7-4A$_2$和图4-7-5B$_2$是分别经两眼各自的视盘水平向扫描线2记录的视盘OCT图。在OCT图中的视盘截面可看到视盘的生理凹陷变浅,表面有较多的高光反射组织,盘缘的视网膜变薄,视网膜神经纤维层的光反射率减弱,视网膜色素上皮层及脉络膜毛细血管层光反射带变窄,可直接看到脉络膜深层血管的光反射。③ 图4-7-4A$_3$ 和图4-7-5B$_3$分别是经两眼环形扫描线记录的OCT图和对盘周视网膜神经纤维层厚度的测定,图4-7-4A$_4$ 和图4-7-5B$_4$是两眼的视网膜神经纤维层厚度测定曲线。右眼盘周视网膜神经纤维层厚度平均值为139 $\mu m$,左眼盘周视网膜神经纤维层厚度平均值为

$123\,\mu m$，曲线显示两眼的视网膜神经纤维层厚度无明显变薄。④ 图 $4-7-4A_5$ 和图 $4-7-5B_5$ 是两眼视盘形态图，图中显示两眼的生理凹陷变浅。⑤ 图 $4-7-4A_6$ 和图 $4-7-5B_6$ 是测定两眼黄斑区 6 mm 区域内的视网膜神经上皮层的厚度，图显示两眼黄斑区的视网膜神经上皮层普遍变薄，右眼的中心厚度平均值为 $191\,\mu m$，左眼为 $187\,\mu m$；右眼黄斑区视网膜神经上皮层体积为 5.74 $mm^3$，左眼黄斑区视网膜神经上皮层体积为 5.74 $mm^3$。

从上述 OCT 检查结果表明，本例的病理改变主要表现在视网膜外层的变薄，视网膜色素上皮层和脉络膜毛细血管层萎缩和视盘的增殖性改变。

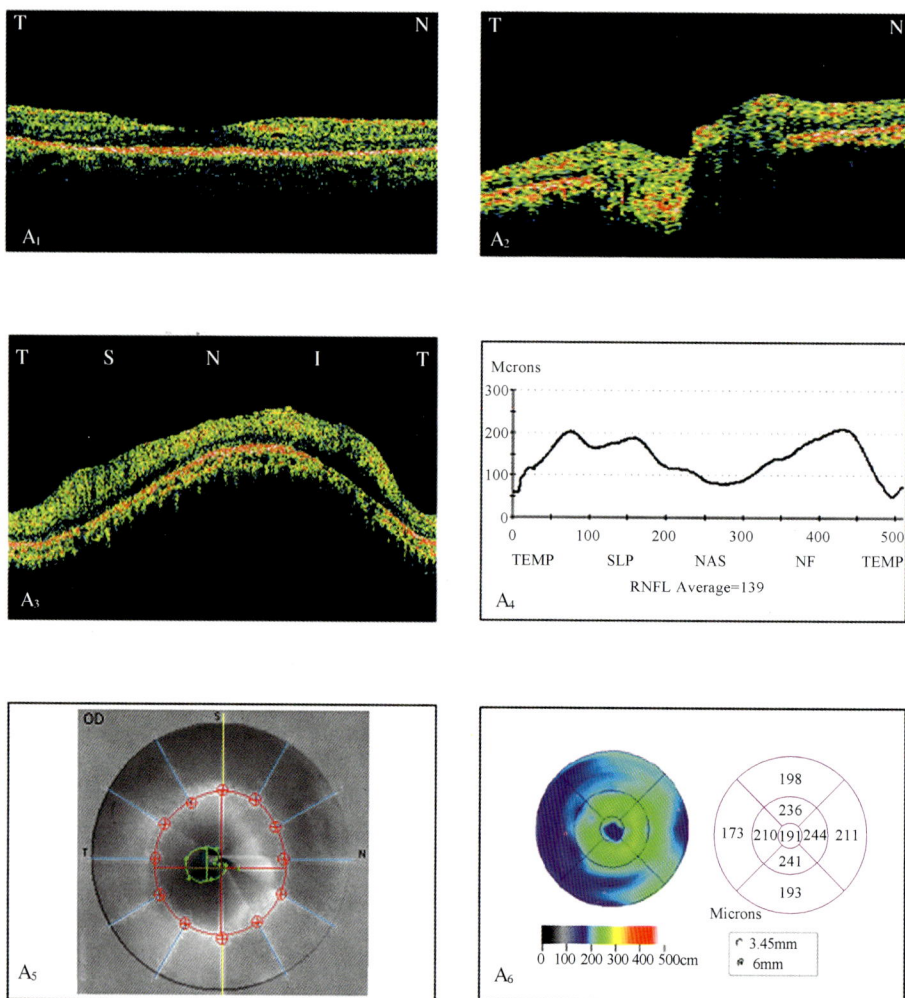

图 4-7-4　病例 1 原发性视网膜色素变性的 OCT 图(OD)

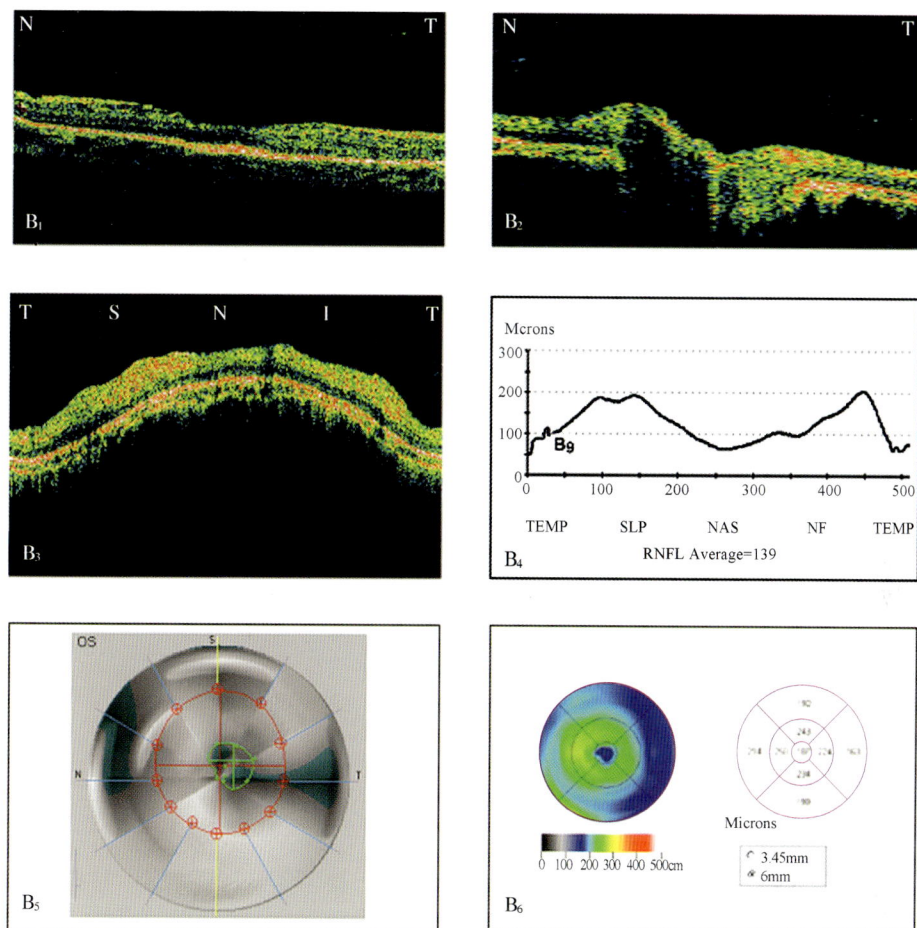

图 4-7-5　病例 1 原发性视网膜色素变性的 OCT 图(OS)

【病例 2】　原发性视网膜色素变性

吴某,男,36 岁。双眼视力下降、夜盲 20 年。

视力检查　右眼 0.1;左眼手动/10cm。两眼视力均不能矫正。

眼底检查　两眼视乳头边缘清晰,颜色灰白,视网膜中央血管纤细,在眼底周边部和黄斑区间存在一个灰白色的半环形变性区,黄斑区内有许多杂乱的色素和萎缩斑,在半环形变性区外的周边部视网膜和后极部视网膜上有密集的骨细胞样色素沉着(图 4-7-6)。

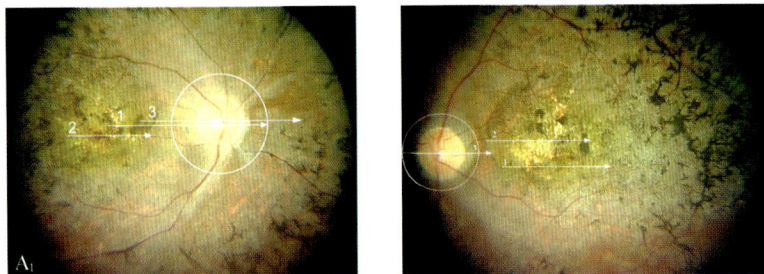

图 4-7-6　眼底照相和 OCT 的扫描方向与位置

　　视野检查　在两眼中心 30°视野中显示管状视野,在残留的视野中光敏度也极度低下(图 4-7-7)。

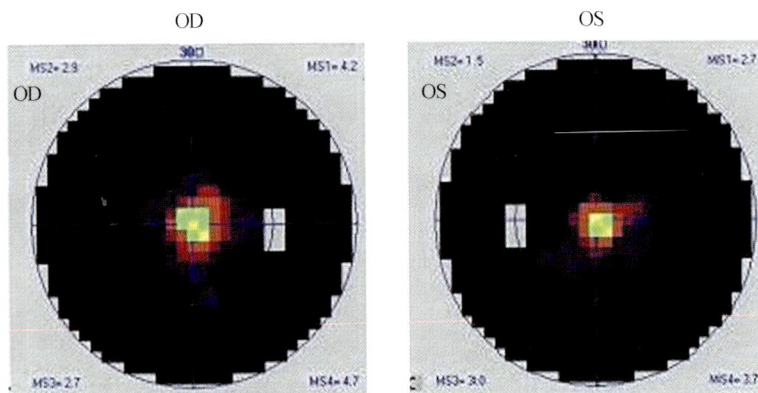

图 4-7-7　中心 30°视野图

　　FFA 检查　造影早期脉络膜立即出现斑片状透见荧光及小片状遮蔽荧光,中后期在半环形变性区表现为强荧光,视乳头周围显示环形荧光,在黄斑区的大片遮蔽荧光中也显示有散在的低荧光,造影后期可见显影的脉络膜大血管(图 4-7-8)。

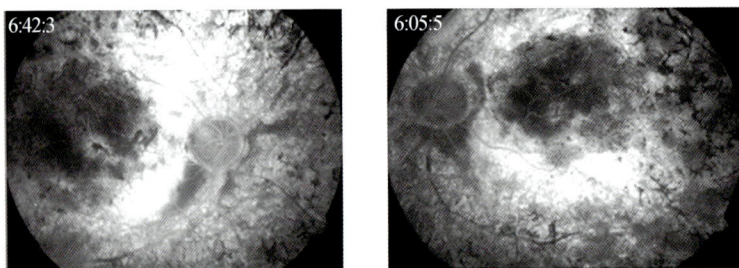

图 4-7-8　眼底血管荧光素造影

　　OCT 检查　① 图 4-7-9A$_1$ 是经右眼的黄斑区-视盘 10 mm 水平向扫描线 1 记录的

OCT 图,图4－7－10B$_1$是经左眼黄斑区水平向扫描线 1 记录的 OCT 图。图 A$_1$ 和图 B$_1$ 显示视网膜神经上皮层全面变薄,其中心凹厚度仅为 80～90 $\mu m$;视网膜外层光反射带变窄,外丛状层内有散在高反射灶及低反射腔隙;视网膜色素上皮层及脉络膜毛细血管层中可看到表示纤维化的增强光反射,还可看见深层脉络膜的光反射带。② 图 4－7－9A$_2$ 和图4－7－10B$_2$是分别经两眼黄斑区水平向扫描线 2 记录的 OCT 图,图显示了视网膜神经上皮层普遍变薄、中心凹消失、视网膜色素上皮层萎缩、脉络膜层纤维化,光反射增强。③ 图4－7－9A$_3$ 和图4－7－10B$_3$是分别经两眼的视盘水平向扫描线 3 记录的 OCT 图,图显示视盘生理凹陷变浅,视杯中被高光反射率组织充填,视网膜色素上皮层和脉络膜毛细血管层光反射带粗糙、不均匀。④ 图4－7－9A$_4$ 和图4－7－10B$_4$ 分别是两眼的黄斑区地形图,图中显示双眼的视网膜厚度普遍变薄,黄斑区中心平均厚度:右眼为 120 $\mu m$,左眼为 126 $\mu m$;右眼黄斑区视网膜体积 5.2 $mm^3$,左眼黄斑区视网膜体积 5.34 $mm^3$。⑤ 图4－7－9A$_5$ 和图4－7－10B$_5$分别是两眼盘周视网膜神经纤维层厚度测定图,图4－7－9A$_6$ 和图4－7－10B$_6$是盘周视网膜神经纤维层厚度的曲线:右眼平均值为 105 $\mu m$;左眼平均值为 104 $\mu m$。

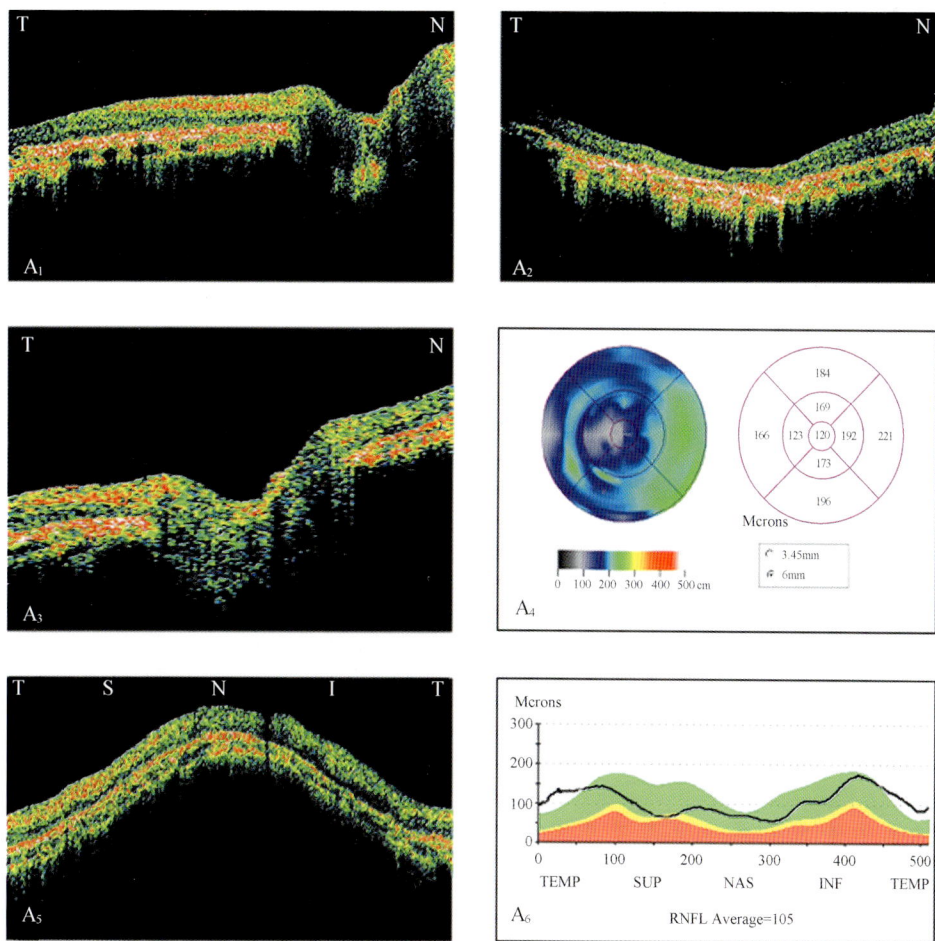

图4－7－9　病例 2 原发性视网膜色素变性的 OCT 图(OD)

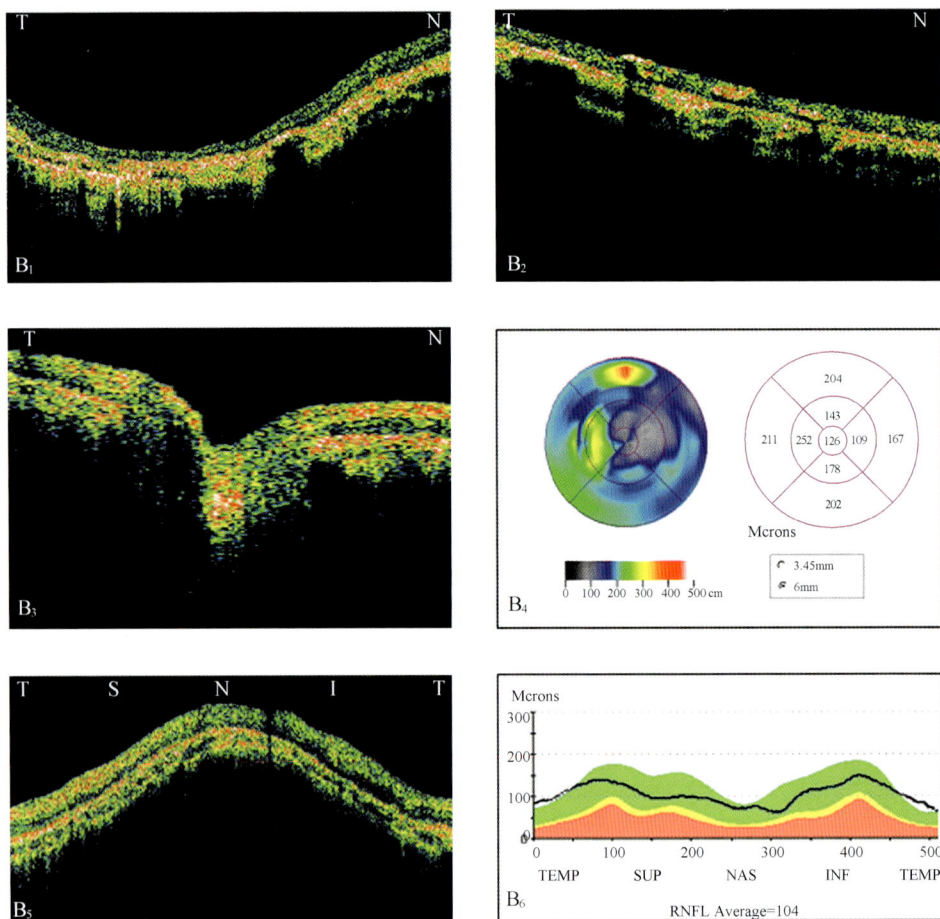

**图4－7－10　病例2原发性视网膜色素变性的OCT图(OS)**

图4－7－9和图4－7－10的OCT检查结果表明,本例的病理改变主要表现在视网膜外层变薄,视网膜色素上皮层和脉络膜毛细血管层萎缩及视盘的增殖性改变。

【病例3】　原发性视网膜色素变性

陈某,男,36岁。双眼视力下降、夜盲20年。

视力检查　右眼0.1;左眼手动/10cm。两眼均不能矫正。

眼底检查　见双眼视乳头蜡黄色,视网膜血管纤细,脉络膜大血管可见,在视网膜上可见散在的骨细胞样色素沉着(图4－7－11)。

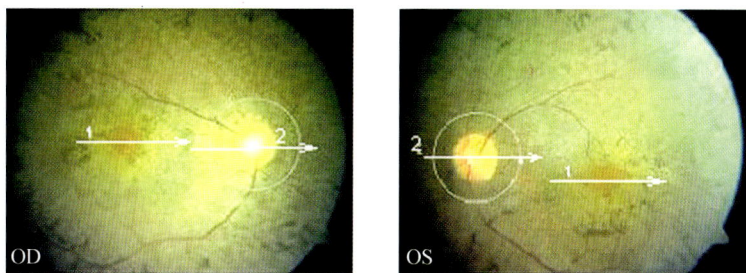

图 4 - 7 - 11　眼底照相和 OCT 的扫描方向与位置

FFA 检查　早期两眼均可见视网膜斑片状透见荧光,伴有小片状遮蔽荧光,中后期荧光增强,视乳头周围环形荧光,黄斑区低荧光,可见显露的脉络膜血管。

OCT 检查·　① 图 4 - 7 - 12A$_1$ 和图 4 - 7 - 13B$_1$ 分别经各自的黄斑区水平向扫描线 1 记录的 OCT 图,在视网膜面是一层高光反射带,视网膜中心凹轮廓消失,右眼黄斑区的视网膜厚度为 222 $\mu$m,左眼黄斑区的视网膜厚度为 241 $\mu$m。RPEL 表面的光反射呈中等增强,中心凹两侧的 RPE/Bruch m/CCL 光反射带不连续,呈不均匀的增强和增厚,来自脉络膜深处的反射信号被减弱。② 图 4 - 7 - 12A$_2$ 和图 4 - 7 - 13B$_2$ 是分别经两眼视盘的水平向扫描线 2 记录的 OCT 图,图中可见视乳头生理凹陷扩大,筛板前组织的光反射增强,结构不清。③ 图 4 - 7 - 12A$_3$ 和图 4 - 7 - 13B$_3$ 分别是两眼的黄斑区视网膜厚度地形图,从图中可看到黄斑区中心凹以外的 RNEL 厚度普遍变薄。右眼黄斑视网膜体积 5.63 mm$^3$,左眼黄斑视网膜体积 6.02 mm$^3$。④ 图 4 - 7 - 12A$_4$、A$_5$ 和图 4 - 7 - 13B$_4$、B$_5$ 分别是两眼盘周 RNFL 厚度和厚度曲线图,右眼平均值 93 $\mu$m,鼻侧局限性降低;左眼平均值 85 $\mu$m,鼻侧及下方的 RNFL 明显降低。

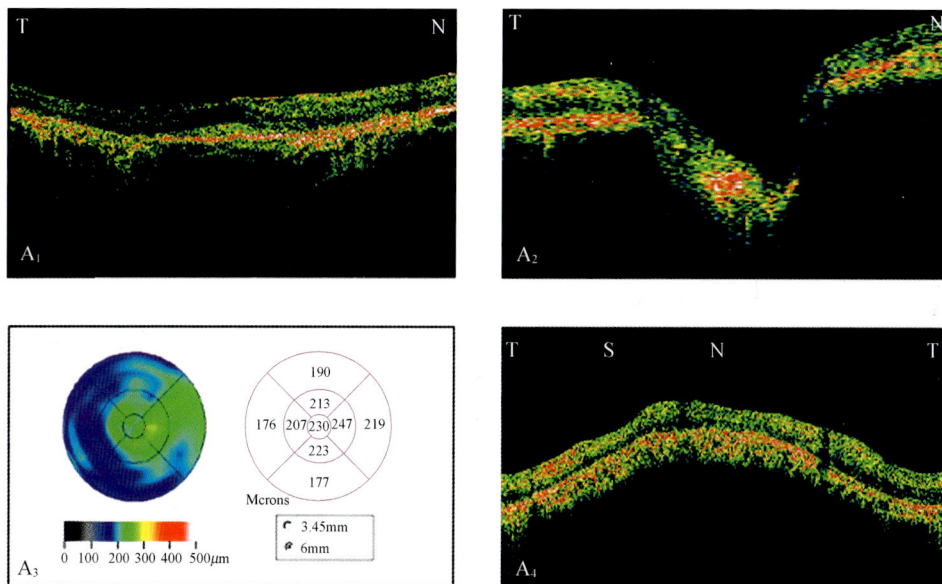

305

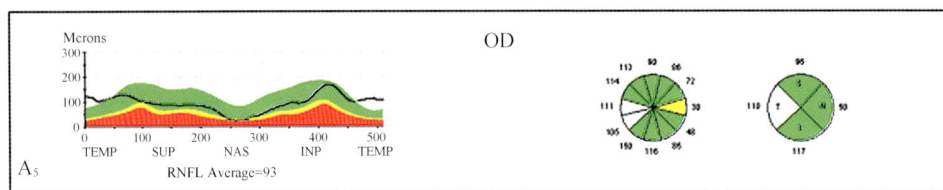

图 4-7-12　病例 3 原发性视网膜色素变性的 OCT 图(OD)

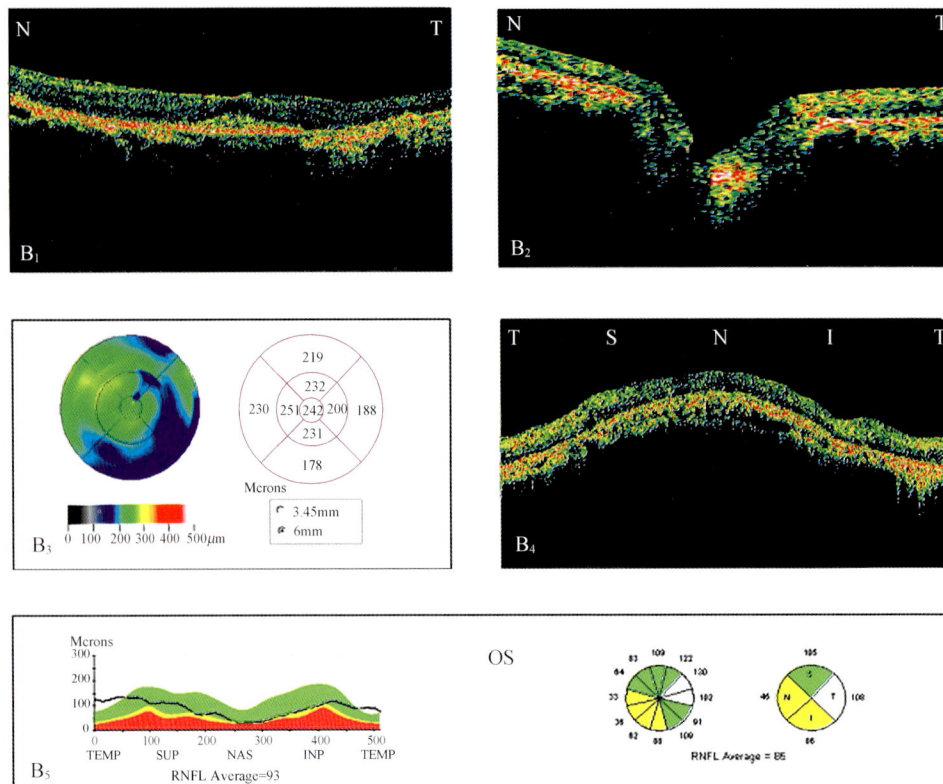

图 4-7-13　病例 3 原发性视网膜色素变性的 OCT 图(OS)

## （二）结晶样视网膜变性(crystalline retinal degeneration)

本病是一种常染色体遗传性视网膜变性,可以与原发性视网膜色素变性发生在同一家族中。多在 20～40 岁发病,主要症状为夜盲、视力减退和视野缩小,视力逐渐下降,最后视力完全丧失。

眼底检查　在疾病的中早期视乳头和视网膜血管大多正常,后极部视网膜呈灰白色,有许多散在结晶样的闪辉亮点,愈近黄斑中心愈密集。视网膜上的色素为暗褐色,病史长者病变范围大,视网膜动脉变细,脉络膜血管绽露。晚期血管僵直。视野早期正常,以后出现旁中心暗点,部分或全部环状暗点,周边视野逐渐向心性缩小。

FFA 检查　在造影早期后极部就出现大片透见荧光,其中同时有不同形态、散在的荧光遮蔽,视乳头周围及黄斑区有散在的无灌注区。视觉电生理检查,闪光视网膜电图(F-ERG)早期正常,随着疾病的发展,b 波下降乃至 F-ERG 反应消失。视觉眼电图(V-EOG)的振幅-时间(P-T)曲线早期低于正常,晚期呈平坦型。

OCT 检查　可见在后极部的视网膜厚度变薄,色素上皮层萎缩,视网膜上的结晶样小体位于神经上皮内。

【病例1】　结晶样视网膜变性

余某,男,40 岁。双眼"视网膜色素变性"病史 9 年。

视力检查　右眼手动/20 cm,左眼手动/40 cm。

眼底检查　两眼的视乳头边缘清晰,颜色正常,视网膜血管口径较细。整个视网膜呈青灰色,后极部眼底有大理石条纹的外观,脉络膜大血管显露。视网膜上有少量的褐色色素沉着,后极部有散在的白色结晶样小片或小点(图4-7-14)。

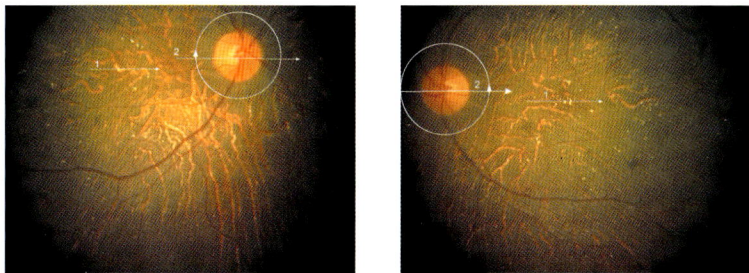

图 4-7-14　病例的眼底照相和 OCT 的扫描方向与位置

OCT 检查　① 图 4-7-15A$_1$ 和图 4-7-16B$_1$ 是分别经两眼的黄斑区 6 mm 水平向扫描线 1 记录的 OCT 图。在图中见黄斑区视网膜神经上皮层弥漫性变薄,中心凹处厚度右眼为 132 $\mu$m,左眼 132 $\mu$m。RPE/Bruch m/CCL 反射光带增强并可看到脉络膜深层组织的光反射信号。② 图 4-7-15A$_2$、图 4-7-16B$_2$ 是两眼黄斑区视网膜神经上皮层厚度的测定,它们显示 6 mm 直径扫描范围内的视网膜神经上皮层厚度弥漫性变薄,右眼黄斑体积 4.84 mm$^3$,左眼 5.27 mm$^3$。③ 图 4-7-15A$_3$ 和图4-7-16B$_3$是分别经视盘水平扫描线 2 记录的 OCT 图,它们显示视盘的生理凹陷变浅,表面的光反射率增强,它们的视盘筛板前组织光反射增强,结构不清。④ 图 4-7-15A$_4$ 和图 4-7-16B$_4$ 是经视盘周的环形扫描记录的 OCT 图,它们显示盘周视网膜神经纤维层光反射带明显变薄,RPE/Bruch m/CCL 的光反射带增宽,RPEL 和 CCL 的光反射率增强。⑤ 图 4-7-15A$_5$ 和图 4-7-16B$_5$ 是两眼盘周 RNFL 厚度和曲线分布图,右眼的平均值是 99 $\mu$m,左眼的平均值为 97 $\mu$m,显示位于视盘上方的 RNFL 局部降低。

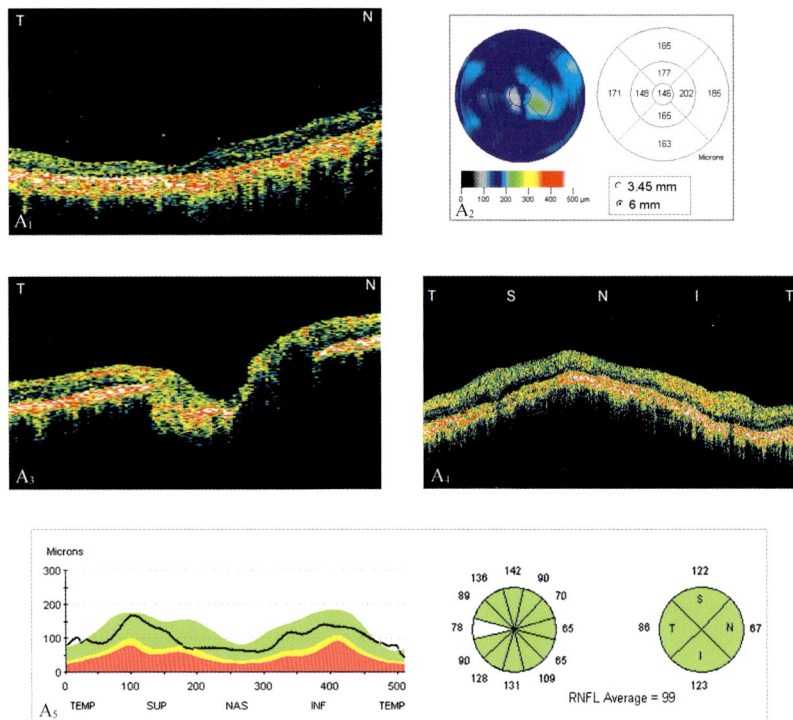

图 4 - 7 - 15　病例 1 结晶样视网膜变性的 OCT 图(OD)

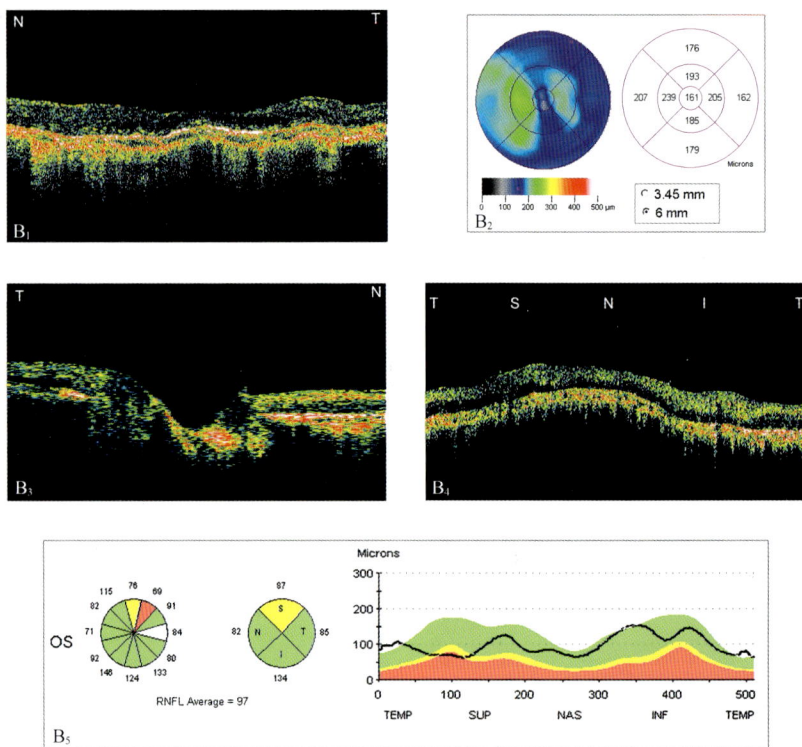

图 4 - 7 - 16　病例 1 结晶样视网膜变性的 OCT 图(OS)

【病例2】 结晶样视网膜变性

韩某,男,53岁。体检发现双眼眼底异常。

视力检查 右眼1.2,左眼1.2。

眼底检查 两眼的视乳头色泽正常,血管口径正常,C/D比≈0.6,视网膜色泽灰暗污秽,在后极部视网膜上有许多散在有闪辉感的结晶样小点,在血管弓附近视网膜上可看到一些褐色色素沉着,黄斑中心凹反光未见(图4-7-17)。

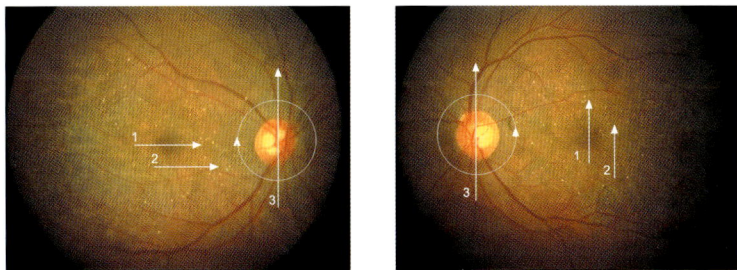

图4-7-17 病例2的眼底照相和OCT的扫描方向与位置

视野检查 右眼视盘鼻侧及黄斑区有局限性视敏度下降;左眼生理盲点的鼻下,黄斑区的上方和颞侧有局限性视敏度下降区(图4-7-18)。

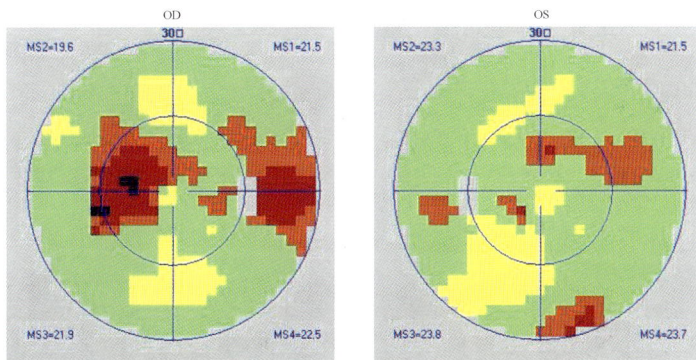

图4-7-18 病例2的中心30°视野图

FFA检查 双眼视网膜血管充盈时间正常;早期在视盘周围和血管弓内出现比血管弓外的更强的背景荧光,在这种背景荧光中有数个大小不等的圆形低荧区,到造影的中晚期这些圆形低荧区内荧光逐渐增强变得更为明亮。视盘及周边部视网膜未见异常,至造影后期,血管弓内的视网膜保持较高的斑驳状荧光(图4-7-19)。

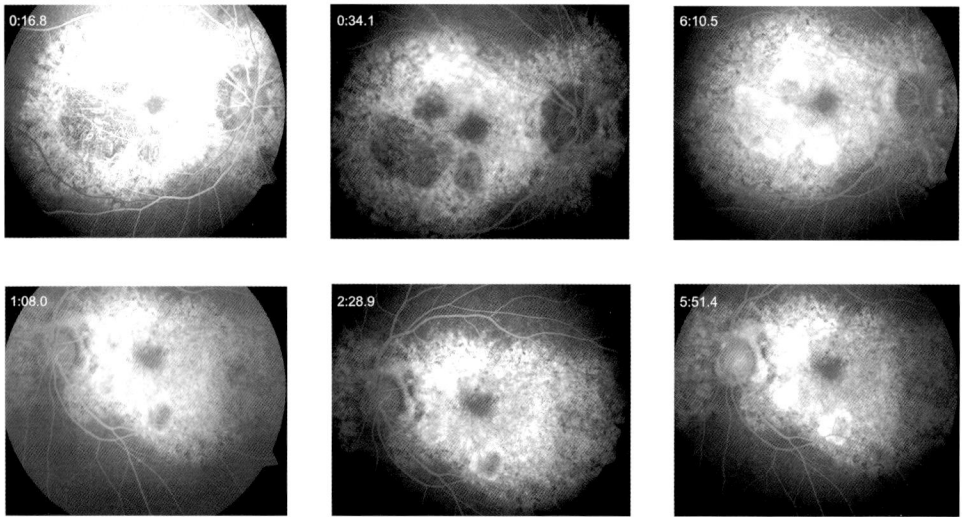

图4-7-19　病例2的眼底荧光素血管造影图

OCT检查　① 图4-7-20A$_1$、A$_2$和图4-7-21B$_1$、B$_2$是分别经右眼和左眼的黄斑区扫描线1和扫描线2记录的OCT图。在图A$_1$见RNEL变薄，中心凹处厚度为130$\mu$m，视网膜外层有散在分布的点状高光反射灶，RPE/Bruch m/CCL光反射带连续，但显示局部的增强；在图A$_2$见RNEL变薄，RNFL呈局部性高光反射，视网膜外层（光感受器层至内丛状层间）有裂隙状低光反射带，RPE/Bruch m/CCL有不均匀增强的光反射带。在下方萎缩硬化的脉络膜中，大血管层中可见不规则的增强光反射区。在图B$_1$RNEL变薄，中心凹处厚度为126$\mu$m，光感受器层和神经节细胞层有散在分布的点状高光反射灶，RPEL光反射带连续，CCL光反射不均匀；在B$_2$见RNEL普遍变薄，在RNEL中有散在的增强光反射灶，RPE/Bruch m/CCL光反射带变薄，光反射信号增强。在下方的脉络膜和大血管层可见不规则的增强光反射区。② 图4-7-20A$_3$、A$_4$和图4-7-21B$_3$、B$_4$分别是两眼的盘周RNFL厚度和曲线图，图显示两眼的RNFL弥漫性变薄，右眼平均值96.68$\mu$m，左眼平均值86.52$\mu$m。图4-7-20A$_5$和图4-7-21B$_5$分别是两眼的视盘形态图，显示较大的生理凹陷。③ 图4-7-20A$_6$和图4-7-21B$_6$是经各自视盘的扫描线3记录的OCT图。图A$_6$显示右眼水平向杯/盘比0.81，垂直向杯/盘比0.683，杯/盘面积比0.552，盘沿体积0.15 mm$^3$，盘沿面积1.456 mm$^2$，视盘面积2.534 mm$^2$，视杯面积1.339 mm$^2$。图B$_6$显示左眼的水平向杯/盘比0.838，垂直向杯/盘比0.705，杯/盘面积比0.599，盘沿体积0.098 mm$^3$，盘沿面积1.291 6 mm$^2$，视盘面积2.418 mm$^2$，视杯面积1.449 mm$^2$。④ 图4-7-20A$_7$和图4-7-21B$_7$是两眼的黄斑区视网膜地形图，它显示黄斑中心凹及后极部RNEL弥漫性变薄，右眼黄斑体积5.97 mm$^3$，左眼黄斑体积6.0 mm$^3$。

310

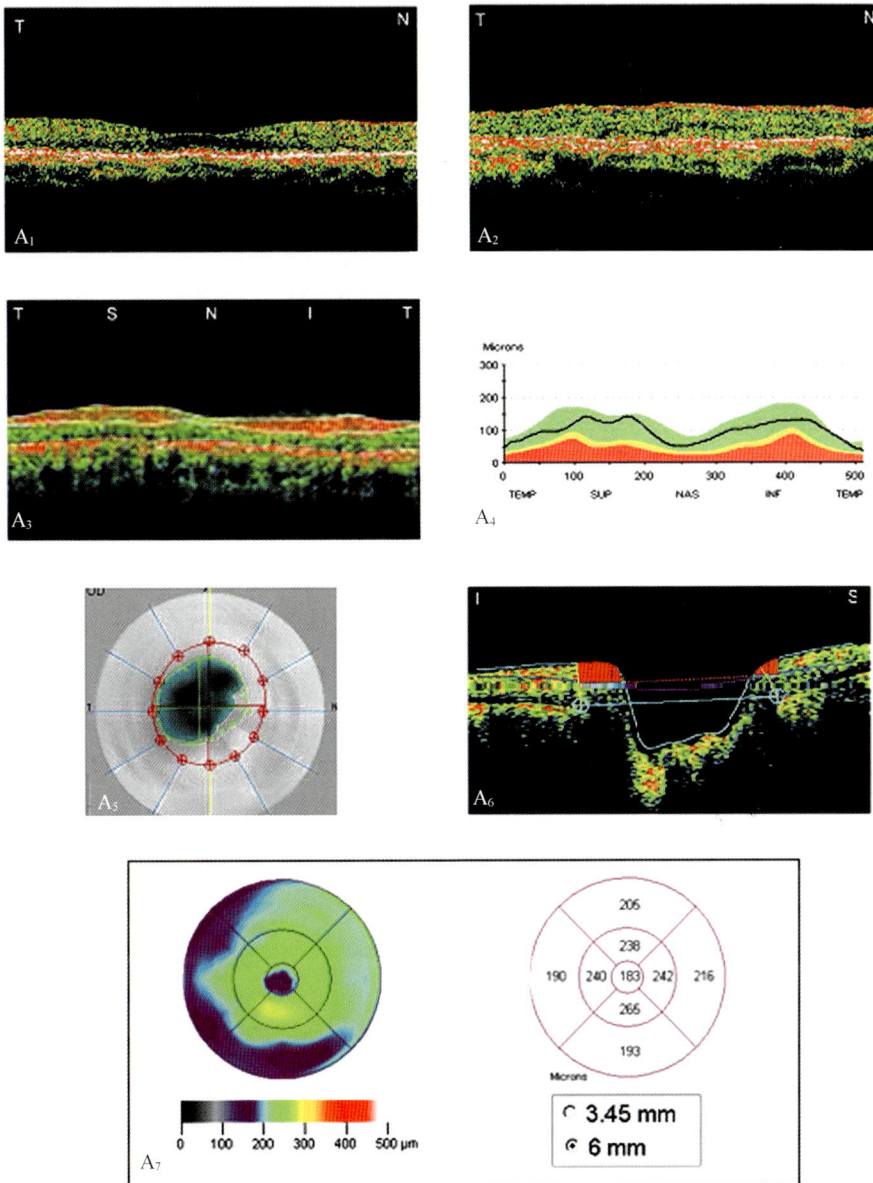

图 4－7－20 病例 2 结晶样视网膜变性的 OCT 图（OD）

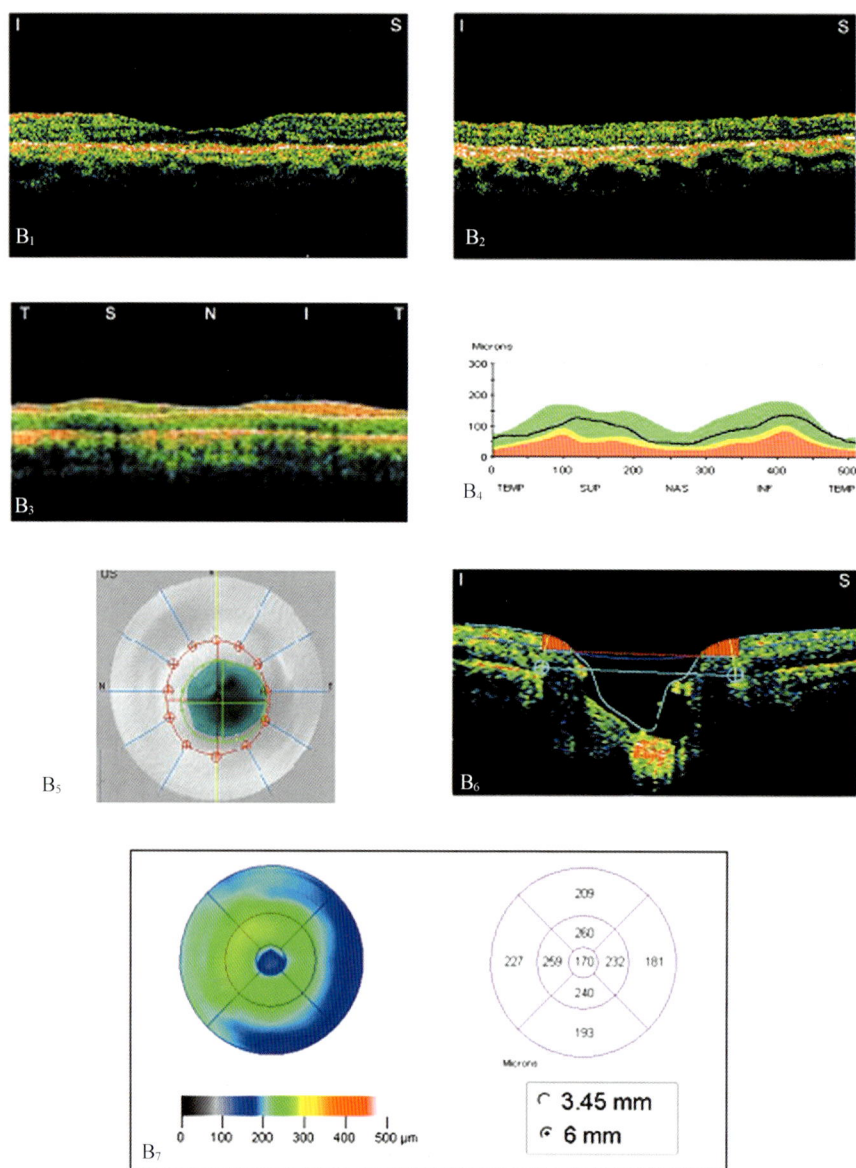

图 4 - 7 - 21 病例 2 结晶样视网膜变性的 OCT 图(OS)

**【病例3】** 视网膜脉络膜血管硬化症

张某,男,63 岁。双眼视物模糊约 40 余年。

视力检查 右眼 1.0;左眼 1.0。

眼底检查 双眼视盘颜色正常,视网膜血管变细,后极部脉络膜大血管绽露,血管走向变直,周围后极部视网膜及黄斑区有数量众多的片状色素沉着,黄斑区成一黄褐色小区(图 4 - 7 - 22)。

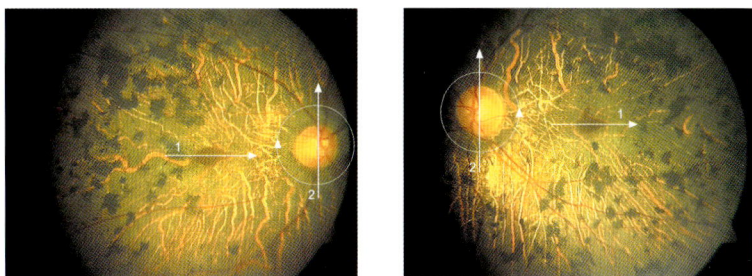

图4-7-22 两眼眼底照相和OCT的扫描方向与位置

FFA检查 视网膜动静脉充盈时间正常,早期见视网膜血管口径变细,充盈无异常,环绕视盘及黄斑区整个后极部呈现荧光缺损,显示硬化的脉络膜血管,病变区域边界清楚;造影中期后极部呈高荧光,黄斑区片状荧光遮蔽,在大血管弓内为明显的变性区,左眼鼻上方边缘可见强荧光,在大血管弓外区域保持正常的背景荧光(图4-7-23)。

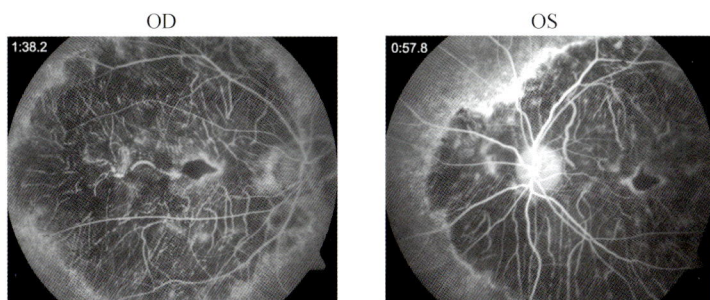

图4-7-23 眼底荧光素血管造影图

视野检查 中心30°视野表现为地图状,不规则,不同程度的光敏度降低(图4-7-24)。

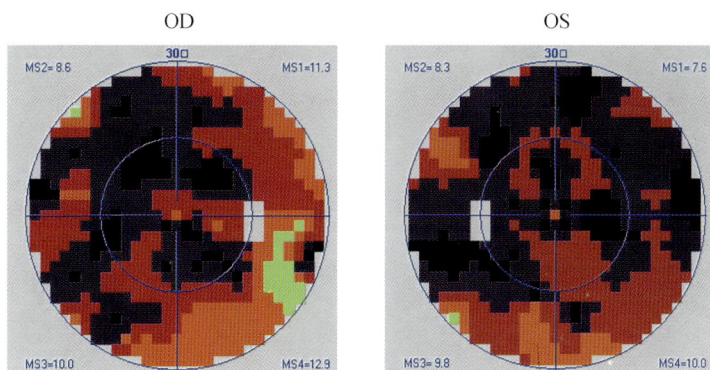

图4-7-24 中心30°视野图

OCT 检查　① 图 4-7-25A₁ 和图 4-7-26B₁ 是分别经两眼黄斑区水平扫描线 1 记录的 OCT 图,图显示视网膜全层变薄,中心凹变平,视网膜色素上皮层光反射带增强,有中断;脉络膜纤维化改变。② 图 4-7-25A₂ 和图 4-7-26B₂ 是分别经两眼视盘垂直扫描线 2 记录的 OCT 图,图显示视盘生理凹陷较深,盘周视网膜变薄,色素上皮萎缩,脉络膜纤维化改变。③ 图 4-7-25A₃,图 4-7-26B₃ 和图 4-7-25A₄,图 4-7-26B₄ 是两眼盘周环形扫描记录的盘周 OCT 图和盘周的视网膜神经纤维层厚度分布曲线图,显示双眼的视网膜神经纤维层厚度弥漫性降低,右眼平均值 91.79 $\mu m$、左眼平均值 74.62 $\mu m$。④ 图 4-7-25A₅ 和图 4-7-26 图 B₅ 是两眼视盘形态图,显示杯盘比扩大,盘沿组织减少。⑤ 图 4-7-25A₆ 和图 4-7-26B₆ 是两眼黄斑区视网膜神经上皮层厚度地形图,图中可见黄斑区视网膜神经上皮层普遍变薄,右眼黄斑体积 4.53 mm³,左眼黄斑体积 4.81 mm³。

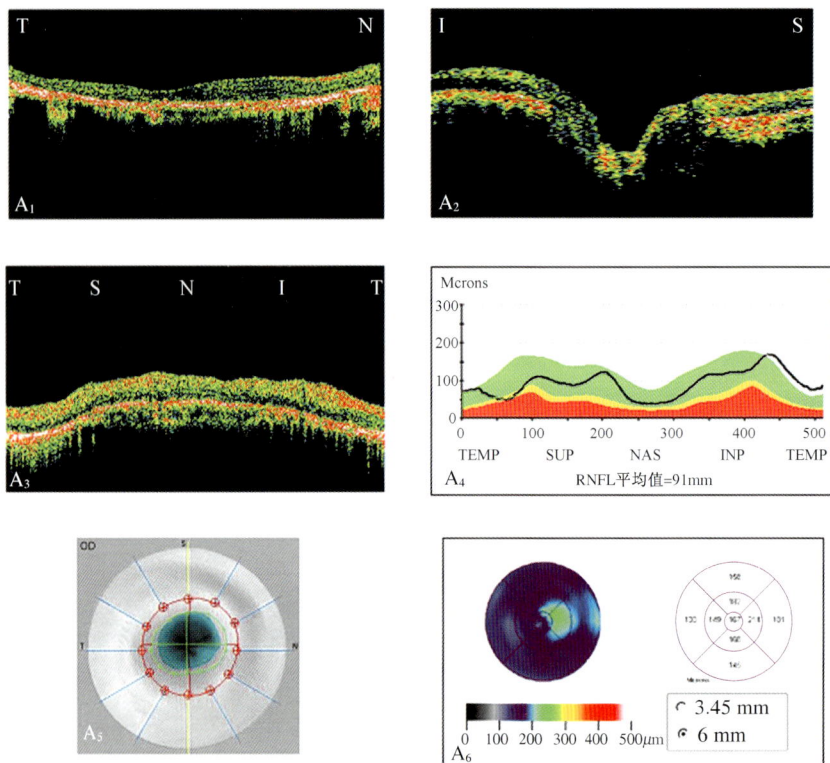

图 4-7-25　视网膜脉络膜血管硬化症的 OCT 图(OD)

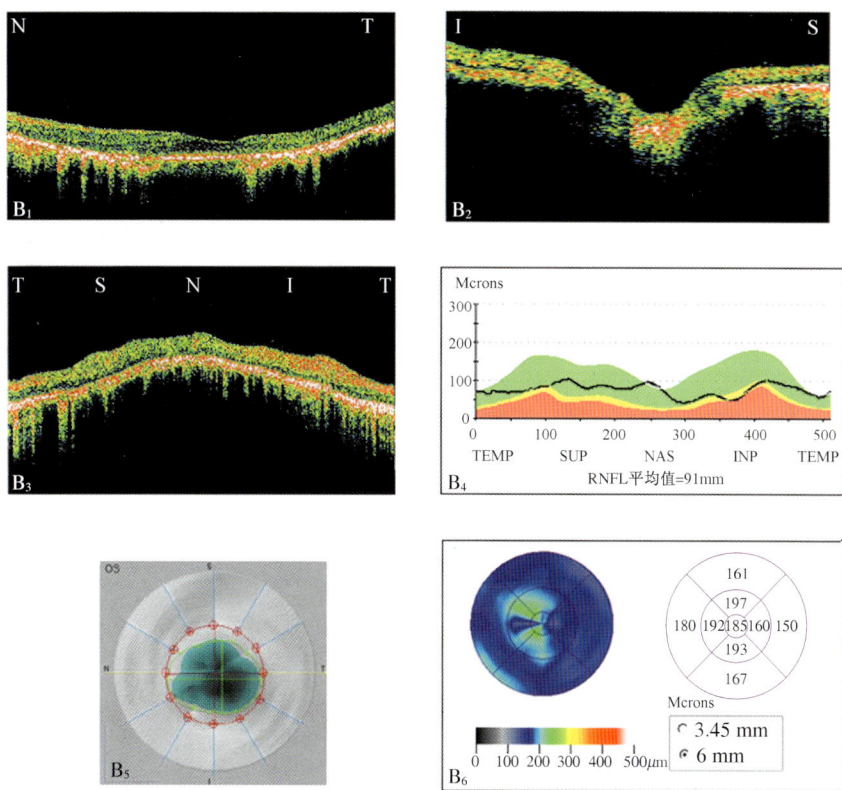

图 4 - 7 - 26　视网膜脉络膜血管硬化症的 OCT 图(OS)

# 八、眼底炎性病变

　　眼底炎性组织的 OCT 图特征是光反射增强和由炎性反应引起的组织水肿导致光反射率减弱,因此通过 OCT 图中光反射的改变特点,可用眼科已有的解剖和组织学的认识,去解释炎性侵及眼底组织的层次和位置。

　　在炎性视网膜病变中,通常黄斑区和视乳头周围视网膜是检查最多的解剖位置,OCT精确的测量和显示功能可为疾病提供定位和定量的诊断。这对于一些有屈光间质浑浊,特别是瞳孔后粘连而妨碍眼底检查的病例,OCT 检查有时可以提供非常及时和珍贵的信息。OCT 图中的形态学和病理学的改变特点可能对疾病的临床诊断、评估它们是处于病程中的急性期还是慢性期,及对于治疗措施的制定和预后的估计都是十分重要的。但是,OCT 检查同属物理学检查的范畴,特别在炎性疾病的诊断中,它只能提供解剖学、组织学或形态学方面改变的信息,而无法提供任何有关炎性性质的诊断,所以在眼底病诊断这个充满科学和智慧的工程中,OCT 检查只是这个系统工程的一砖一瓦而已。但值得提示的是 OCT 图中的"光学遮蔽现象",即组织面或组织中的高光反射性会使图像失去,或影响对下方结构的了解和认识,这种位置的光反射越强对下面组织的影响就越大。

## (一) 葡萄膜炎性病变(uveitic disease)

【病例1】 急性后葡萄膜炎(图4-8-1,图4-8-2)

谢某,男,45岁。双眼视物模糊,眼前有黑影飘动2天。

视力检查 右眼0.8;左眼0.8。

眼部检查 两眼的球结膜不充血,角膜透明,角膜后未见KP,前房闪辉(一);瞳孔圆,直径3 mm,对光反应正常。

眼底检查 玻璃体内有浑浊物飘浮,视乳头和视网膜血管正常;眼底后极部有多个边界不清的渗出灶,微隆起;视网膜黄斑区水肿,有众多点状渗出,中心凹反光未见(图4-8-1A$_1$,图4-8-2B$_1$)。

FFA检查 显示双眼的视网膜动静脉灌注时间正常,在造影早期双眼视乳头及后极部血管弓内的视网膜均有大片荧光渗漏,随时间的延长而逐渐扩大、加深,组织中有低荧区(图4-8-1A$_2$,图4-8-2B$_2$);造影中期渗漏荧光开始融合成片,晚期后极部的高荧区部消失(图4-8-1A$_3$,图4-8-2B$_3$)。

OCT检查 ① 图4-8-1A$_4$和图A$_5$是分别经右眼黄斑中心凹的水平扫描线1和垂直扫描线2记录的OCT图,图显示黄斑区中心凹轮廓存在,中心凹变浅,视网膜神经上皮层增厚,增厚部主要位于视网膜的外层;视网膜色素上皮层/脉络膜毛细血管层光反射带连续,在此光反射带上方的视网膜色素上皮层中均可看到数个低光反射小区,表示视网膜神经上皮层有局灶性脱离;中心凹厚度165 $\mu$m,其深面有浆液性脱离,脱离的高度为~66 $\mu$m。② 图4-8-2B$_4$和图B$_5$是分别经左眼黄斑中心凹的水平扫描线1和垂直扫描线2记录的OCT图,图显示了和右眼相似的病理改变;中心凹厚度为~207 $\mu$m,其深面有两个浆液性脱离,小的高度为67 $\mu$m,大的高度为201 $\mu$m。③ 图4-8-1A$_6$和图4-8-2B$_6$分别是两眼的盘周视网膜神经纤维层的扫描图,图4-8-1A$_8$和图4-8-2B$_8$是它们的视网膜神经纤维层的厚度分布曲线图。图显示两眼盘周的视网膜神经纤维层均轻度增厚,右眼的平均值为124 $\mu$m,左眼的平均值为116 $\mu$m。④ 图4-8-1A$_7$和图4-8-2B$_7$分别是两眼的黄斑区视网膜神经上皮层的厚度地形图。图4-8-1A$_7$显示右眼在黄斑区直径6 mm范围内的视网膜神经上皮层厚度不一致,黄斑区体积有8.28 mm$^3$;图4-8-2B$_7$看到左眼在黄斑区下方的视网膜神经上皮层厚度增加比右眼明显,其黄斑区体积达10.65 mm$^3$。

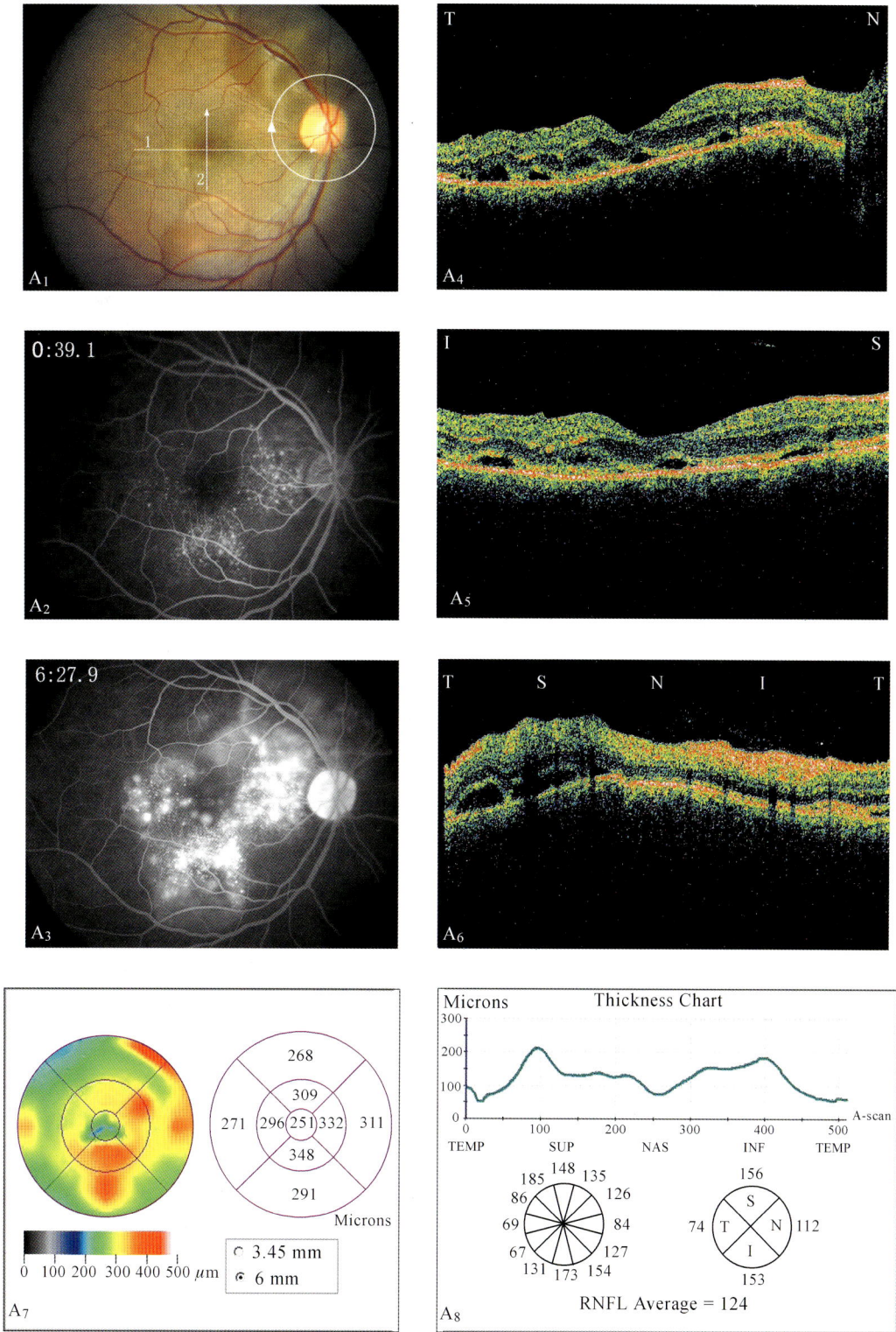

图 4-8-1　急性后葡萄膜炎的眼底和 OCT 图

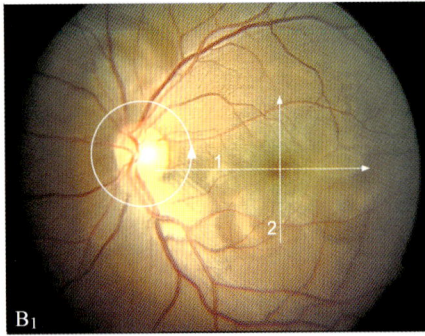

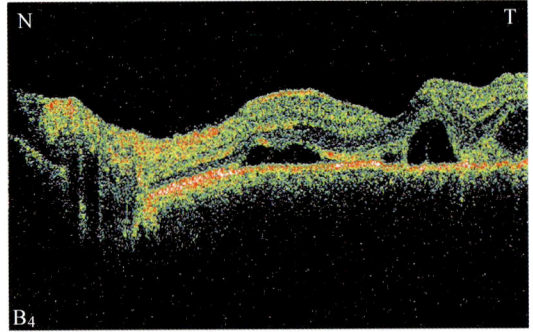

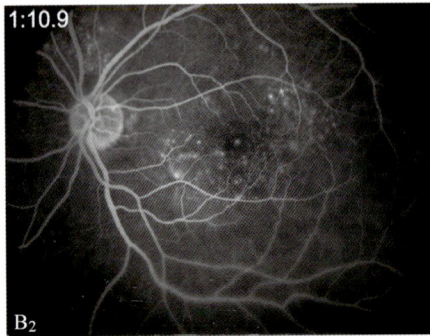

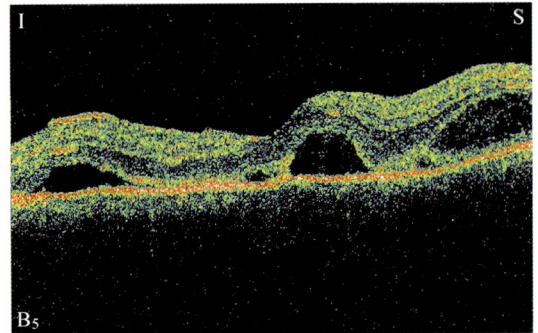

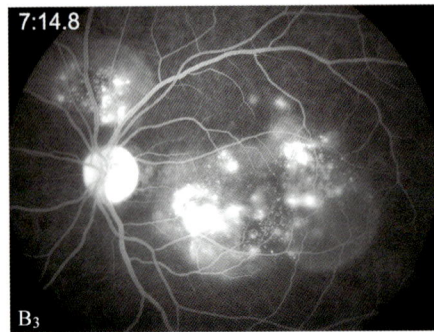

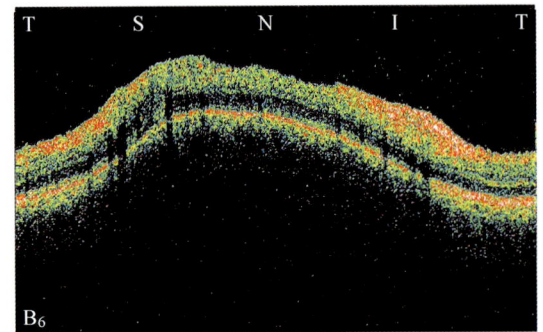

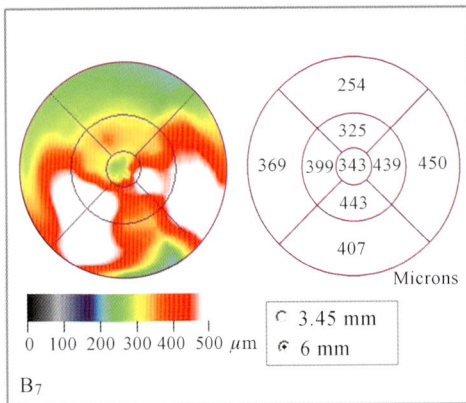

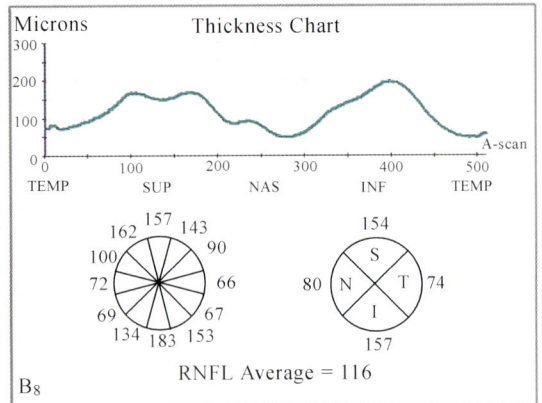

图 4－8－2　急性后葡萄膜炎的眼底和 OCT 图

【病例2】 急性全葡萄膜炎(图4-8-3,图4-8-4)

王某,女,33岁。左眼红、痛,视力下降2个月。

视力检查 左眼视力0.04,加-1.50 D.球镜,视力0.2。

眼部检查 左眼角膜透明,前房丁达尔现象(+),瞳孔圆、药物性扩大。

眼底检查 玻璃体内有大量炎性飘浮物,视乳头、视网膜及黄斑均有水肿(图4-8-3A)。

FFA检查 视网膜血管灌注时间正常,视网膜动脉呈串珠样、管径粗细不均(图4-8-3图B);视网膜中央静脉颞上支、颞下支局限性扩张,增粗(图4-8-3C);造影早期在黄斑中心凹鼻上方可见小片荧光遮蔽及视乳头颞侧扩张的毛细血管;造影后期视乳头呈强荧光,边界不清,整个视网膜及黄斑区见弥漫性低荧光(图4-8-3D)。

OCT检查 黄斑区OCT图见图4-8-3E和F。

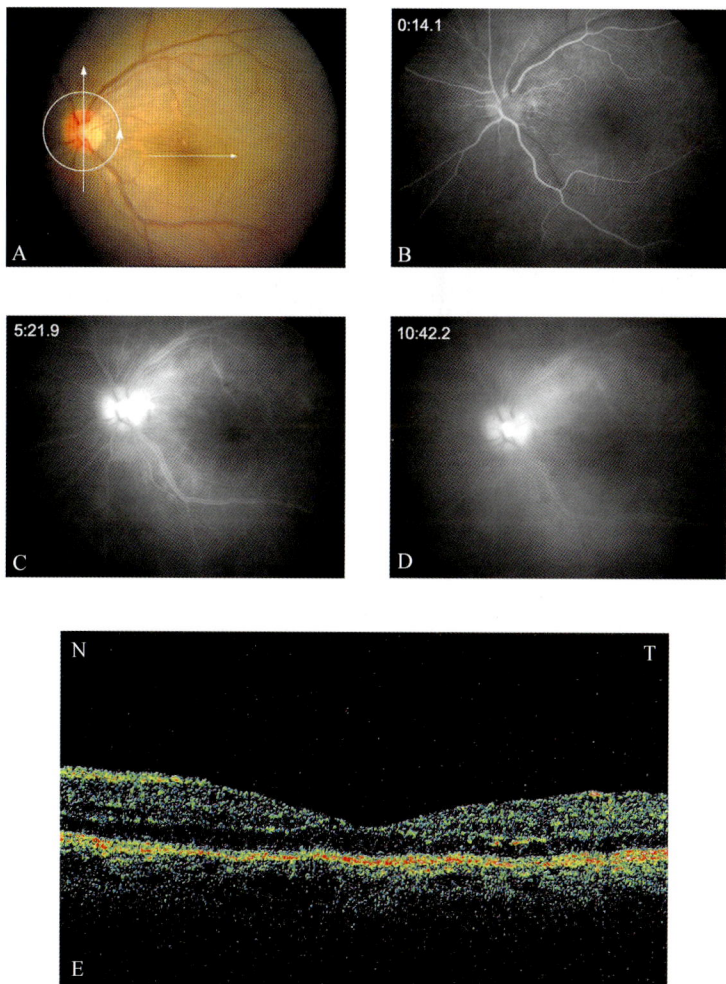

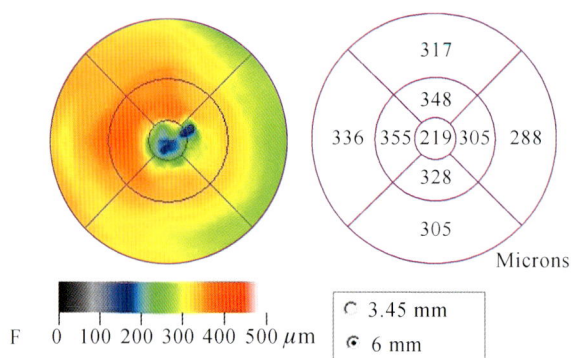

**图 4 - 8 - 3　急性全葡萄膜炎的眼底和 OCT 图**

　　图 E 是经图 A 黄斑区中心凹的水平扫描线记录的 OCT 图。图中见视网膜神经上皮层轻度增厚、光反射率降低,各层形态基本正常,中心凹厚度为～ 179 $\mu$m;图 F 是黄斑地形图,显示中心凹及周围视网膜神经上皮层弥漫性增厚,黄斑区体积 8.89 mm³。

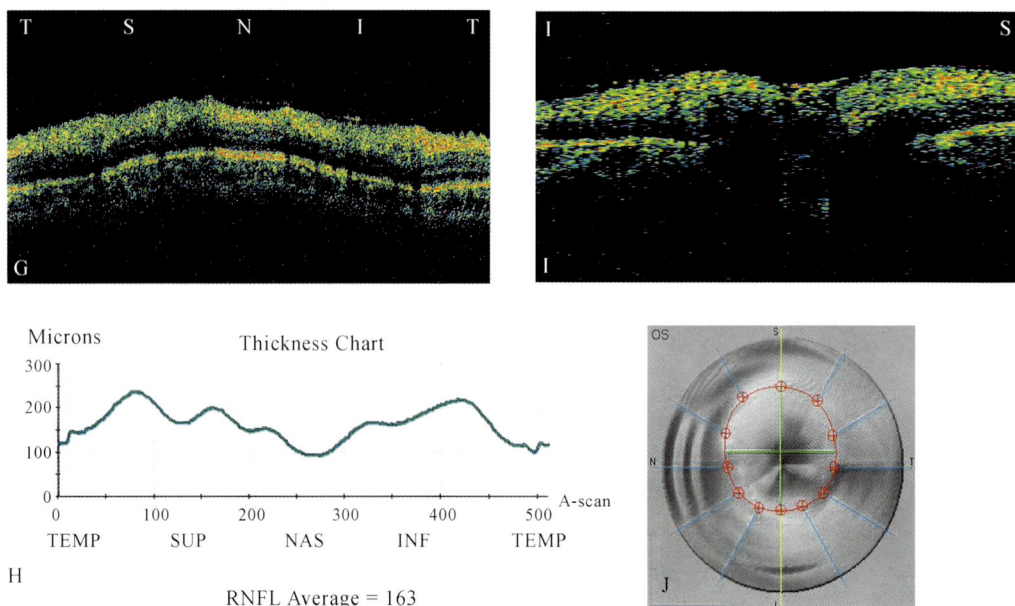

**图 4 - 8 - 4　急性全葡萄膜炎的 OCT 图**

　　图 G 和图 H 是本例的盘周 OCT 和视网膜神经纤维层厚度曲线图,显示盘周视网膜神经纤维层弥漫性增厚,平均值为 163 $\mu$m;图 I 是经视盘垂直扫描线记录的 OCT 图,图显示了视盘的视网膜神经纤维层明显增厚,光反射率增强;图 J 显示视盘的生理凹陷消失,盘沿面积增加。

　　**【病例 3】　急性全葡萄膜炎**(图 4 - 8 - 5,图 4 - 8 - 6)

　　周某,男,38 岁;右眼红、痛,视力下降 2 周。

　　视力检查　右眼 0.2,视力无法矫正。

眼部检查　右眼角膜透明,前房丁达尔现象(＋),瞳孔圆、药物性扩大(图 A)。

眼底检查　玻璃体内大量尘状炎性飘浮物(图 B),视盘、视网膜及黄斑区均有水肿(图 C)。

FFA 检查　视网膜血管灌注时间正常,管径轻度扩张、增粗(图 D)。随观察时间延长,视盘逐渐呈强荧光,边界不清,视网膜血管及盘周视网膜呈弥漫性低荧光(图 E)。

OCT 检查　黄斑区检查见图 4－8－5E 和 F;经盘周环行扫描记录的 OCT 图和视网膜神经纤维层厚度分布曲线见图 4－8－6G 和 H。

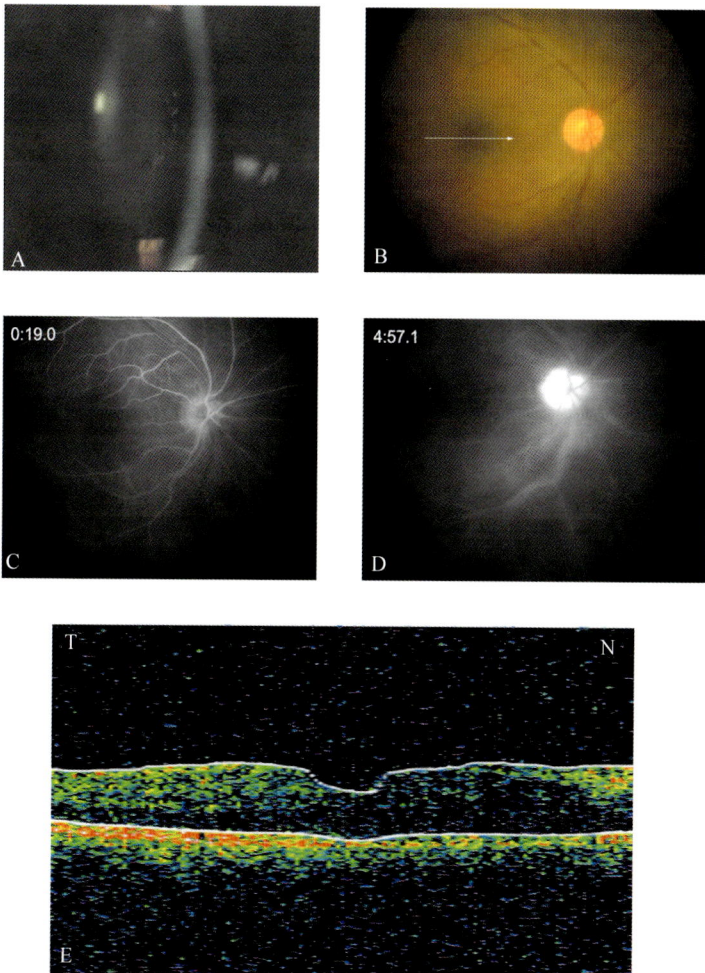

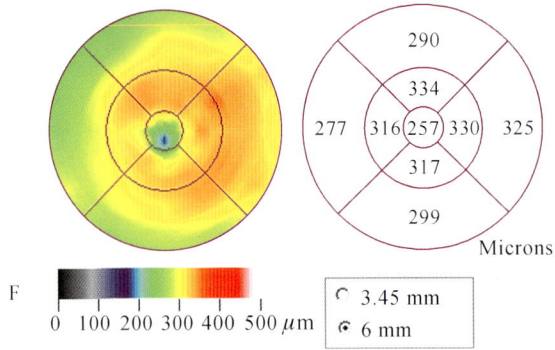

图 4-8-5　急性全葡萄膜炎的眼底和 OCT 图

图 E 和图 F 是经黄斑区水平扫描线记录的 OCT 图和黄斑区地形图;图 E 显示视网膜神经上皮层全层增厚;图 F 显示黄斑区中心凹及周围视网膜神经上皮层为弥漫性增厚,黄斑区体积8.57 mm$^3$。

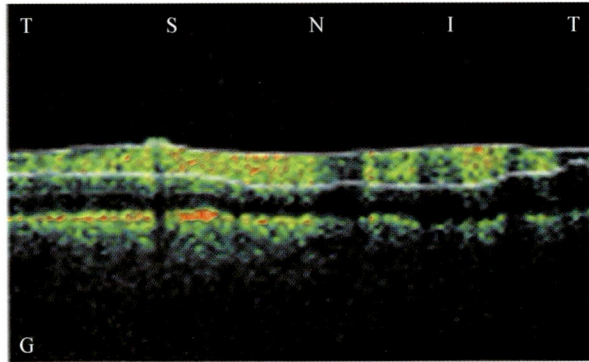

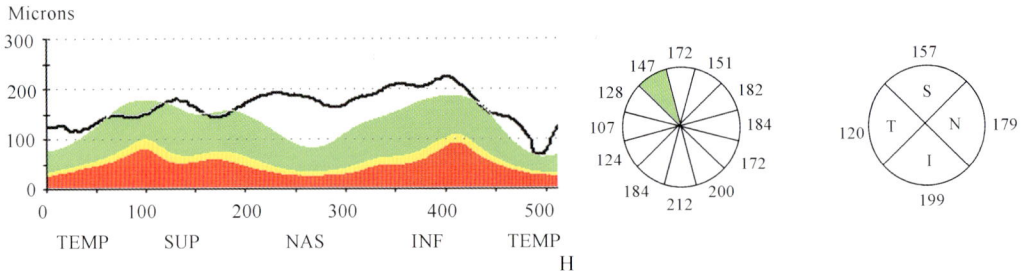

图 4-8-6　急性全葡萄膜炎的 OCT 图

图 G 显示视网膜神经纤维层弥漫性增厚;图 H 显示视网膜神经纤维层的厚度曲线大部分超过绿色最高区,其平均值为 162 μm。

## (二) 急性后极部多发性鳞状色素上皮病变(APMPPE)

本病是一种综合征,多见于健康的年轻人。发病前可能有上呼吸道感染史,单眼或双眼同时发病。它主要以侵及眼底后极部和中周部的色素上皮为特点,眼底检查可看到有多个黄白色、鳞状的病损。病程大约为 2～3 周,这些病灶可自行吸收,视力也逐渐恢复,最后病灶成为有色素沉着和脱色的萎缩斑。

【病例 1】 急性后极部多发性鳞状色素上皮病变(图 4-8-7)

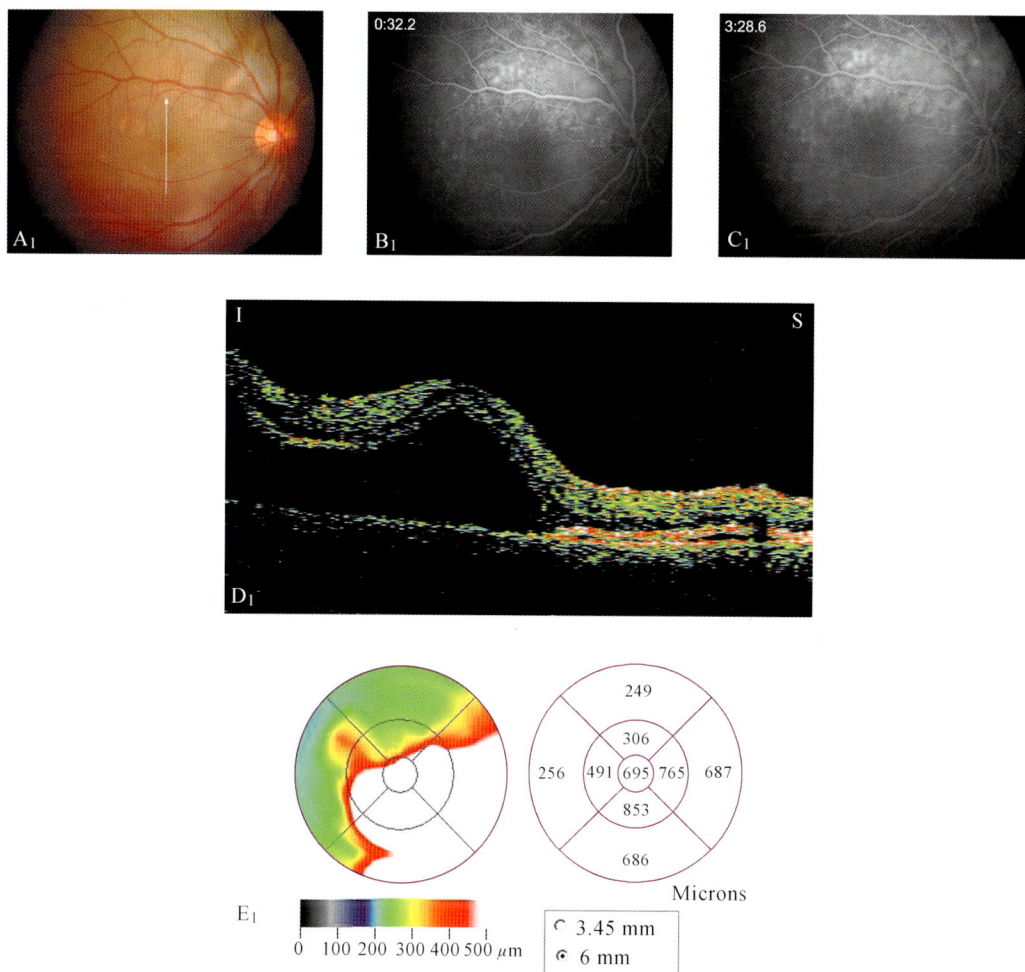

图 4-8-7 急性后极部多发性鳞状色素上皮病变的眼底和 OCT 图

图 D₁ 是经图 A₁ 黄斑区中心凹垂直向扫描线记录的 OCT 图,图中见中心凹及下方视网膜神经上皮层增厚、隆起,反射降低,中心凹厚度 190 $\mu m$;深面的大片低光反射区为色素上皮层脱离,腔隙高度为 713 $\mu m$;在黄斑中心凹的上方见 RPE/CPL 光反射带的分裂,其间的小片低光反射区亦为色素上皮层脱离;图 E₁ 是黄斑区地形图,在图中见中心凹下方及鼻侧视网膜神经上皮层呈现明显增厚的红色和黄色区,黄斑区体积 14.31 $mm^3$。

**323**

须某,男,21 岁。右眼视力骤降 1 天。右眼视力 0.1,不能矫正;右眼角膜透明,前房闪辉(-),瞳孔圆,直径 3 mm,瞳孔直接对光反应正常。

眼底检查 右眼玻璃体浑浊,在后极部视网膜上可看到有多个大小不等、灰白色、边界模糊的鱼鳞状病灶(图 A₁)。

FFA 检查 造影早期见视网膜散在片状背景荧光,黄斑区呈低荧光外观,在造影中期见右眼黄斑中心凹鼻上方有一小片荧光遮蔽,视盘颞侧毛细血管扩张(图 B$_1$,图 C$_1$)。

OCT 检查　见图 4-8-7D$_1$ 和 E$_1$。

经过临床治疗 2 个月后,右眼视力恢复到 1.0;右眼角膜透明,前房闪辉(一)。

裂隙灯检查见玻璃体浑浊情况较初诊时减轻,眼底检查见后极部视网膜上皮表现为鱼鳞状水肿已消失,黄斑中心凹反光尚未出现(图 4-8-8A$_2$)。复查的 OCT 图(图 4-8-8B$_2$ 和 C$_2$)与急性时的 OCT 图(图 4-8-7D$_1$)比较显示有明显改善。

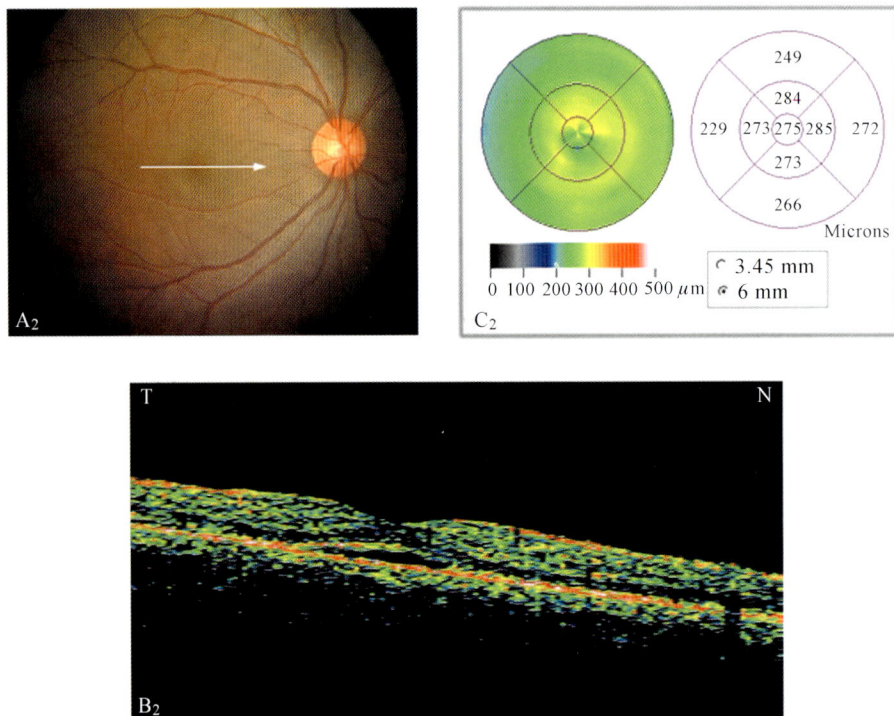

**图 4-8-8　急性后极部多发性鳞状色素上皮病变的 OCT 图**

图 B$_2$ 是经图 A$_2$ 黄斑区水平扫描线记录的 OCT 图,除在黄斑中心凹下方视网膜色素上皮层尚有极浅的脱离及视网膜神经上皮层内散在的低光反射区外,PEL/CCL 光反射带连续,视网膜神经上皮层的形态基本恢复正常,中心凹厚度 157 $\mu$m;图 C$_2$ 是黄斑地形图,图示中心凹及扫描区内视网膜神经上皮层轻度增厚,原伪彩图中代表视网膜神经上皮层明显增厚的红黄色带已消失,代之以表示轻度增厚的黄绿色区,黄斑区体积 7.37 mm$^3$。

**【病例 2】** 急性后极部多发性鳞状色素上皮病变(图 4-8-9)

鹿某,女,15 岁。左眼视力下降 10 余天,视物变形。

视力检查　右眼 1.0;左眼 0.5。

眼部检查　眼前段正常。

眼底检查　图 A 和图 B 是初诊时的眼底照相,眼底镜检查在两眼后极部视网膜上均可见散在灰白色、扁平鳞状的病灶,边界模糊;在颞侧视网膜的病灶融合成地图状。右眼的黄斑区中心反光存在,左眼黄斑区可见圆形黄色病灶;在黄斑区颞侧的数个病灶中可见色素沉着,病灶边缘绕以脱色素区。

OCT检查 两眼的黄斑区OCT检查见图C和图D。

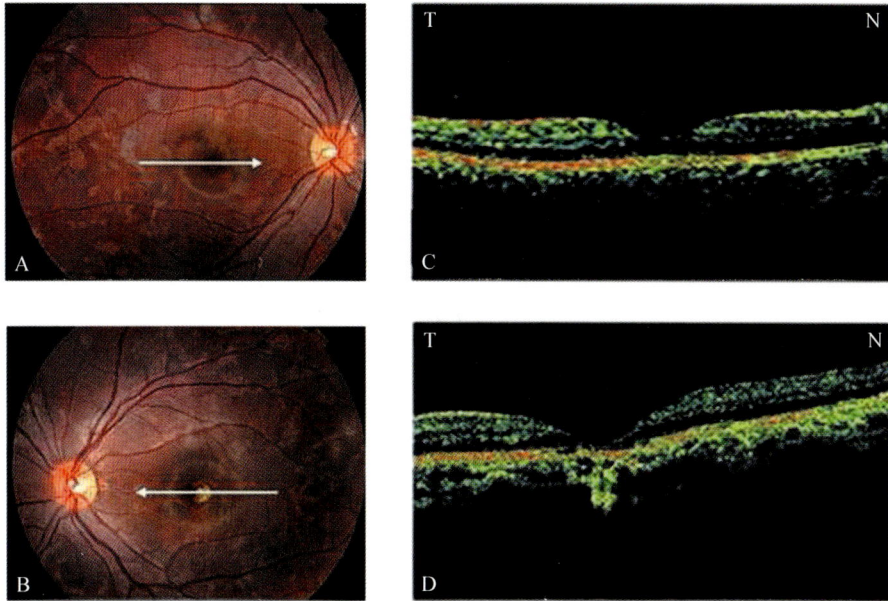

**图4-8-9 急性后极部多发性鳞状色素上皮病变的眼底和OCT图**

图C和图D是分别经右眼和左眼的黄斑区水平向扫描线记录的OCT图。图C示右眼黄斑区中心凹的深度124 $\mu$m,中心凹视网膜神经上皮层厚度为129 $\mu$m;图D示左眼的黄斑区中心凹的深度有212 $\mu$m,中心凹视网膜神经上皮层变薄,最薄处接近于0。由于中心凹部分组织缺失从而使中心凹下的视网膜色素上皮层/脉络膜毛细血管层光反射带的光反射率异常增高。

# 九、视网膜和视神经挫伤

## (一) 眼底钝挫伤(blunt injuries of fundus)

外力作用于眼球,经眼内容物传递作用于视网膜及脉络膜,按力作用的大小可造成眼组织不同解剖位置和层次组织的损伤。伤后发出最早、最重要的信息是即时或数小时后发生的视力障碍。眼底镜检查可了解的眼底外观的变化,而OCT检查是获取外伤即时和外伤后康复过程的组织形态学改变的重要手段。

### 1. 视网膜震荡伤

视网膜黄斑区震荡伤又称Berlin水肿,视网膜水肿发生在眼球钝性外伤后的24小时内。眼底显示在受伤约1小时后,在后极部视网膜上可看到多处白色雾状混浊区,以后互相融合成片状,边界不清,偶尔可见出血点;黄斑区中心反光消失,可呈樱桃红色。24 ～ 36 小时水肿达到高峰,3 ～ 4 周后水肿逐渐消退、吸收,视功能亦逐渐恢复。部分患者可出现黄斑区的色素紊乱,直至发生黄斑区视网膜萎缩。

OCT 检查发现在水肿早期视网膜各层都存在水肿,尤以外丛状层更为明显。Müller 细胞突肿胀,光感受器外节细胞结构破裂,盘膜结构紊乱,但 2 周后结构可恢复,外节可再生。视网膜神经胶质细胞的纤维肿胀且排列紊乱,一般 1 周后可完全恢复。水肿最早出现在视网膜神经纤维层,是因为该层是血管最为丰富、神经纤维又最密集的地方。当水肿仅限于视网膜内层的视网膜神经纤维层时,可望完全消退而不留后患,但当累及外丛状层时,组织损害是永久性的。当视网膜神经纤维层水肿并伴有神经节细胞的变性时,日后即使水肿消退,神经纤维将发生自溶性变性,最后发展为不可避免的视神经萎缩。

【病例】　视网膜震荡伤(图 4 - 9 - 1)

韩某,男,18 岁。左眼被石块击中,视力下降 4 天。

视力检查　右眼 1.0;左眼 0.5,不能矫正。

眼底检查　左眼视乳头未见明显变化,后极部视网膜水肿,黄斑中心凹反光消失(图 A),在无赤光下可清晰地看到黄斑区视网膜的水肿(图 B)。

OCT 检查　见图 C、图 D、图 E 和图 F。

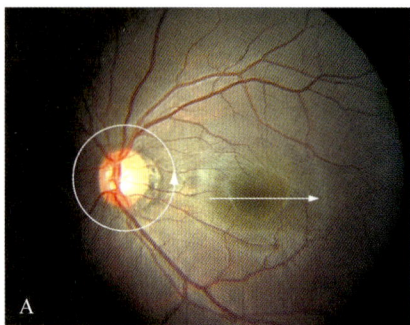

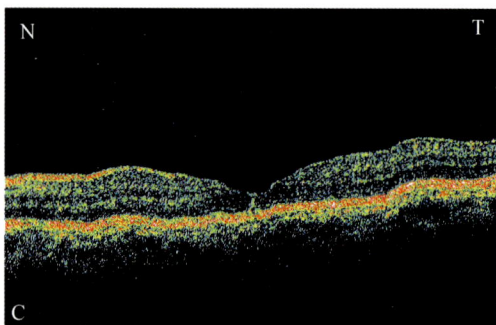

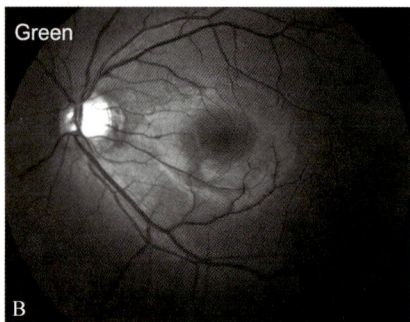

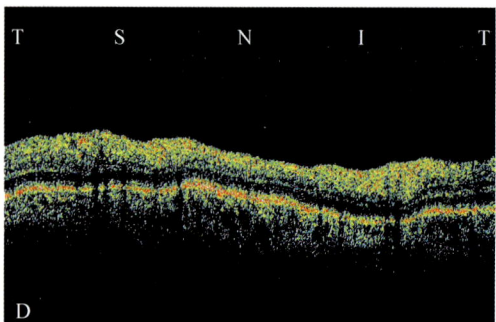

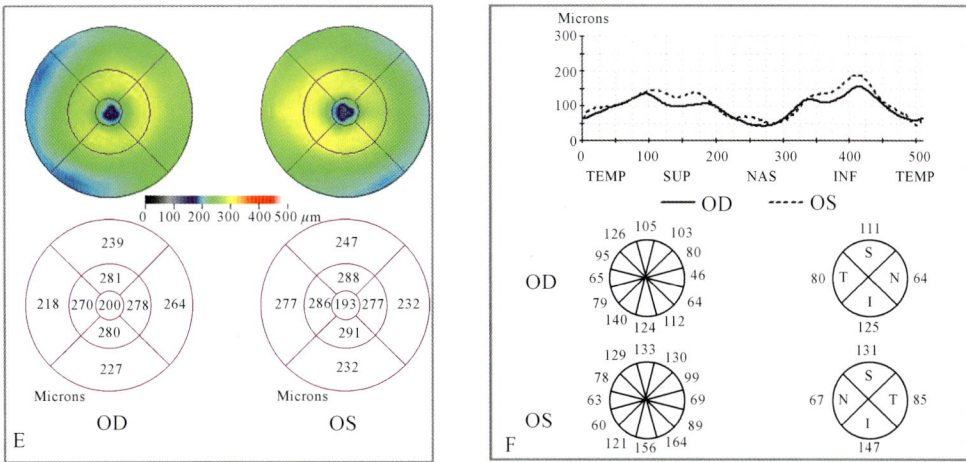

图4-9-1 视网膜震荡伤的眼底和OCT图

图C和图D分别是经左眼的黄斑区水平扫描线和盘周环形扫描记录的OCT图。图C显示黄斑区视网膜神经上皮层增厚,光反射率降低,尤以外丛状层为明显。图D是经视盘环形扫描记录的OCT图;图F和图D展示两眼的视网膜神经纤维层厚度和RNF厚度曲线。在图F中右眼的厚度曲线以实线表示,左眼厚度以虚线表示。从图D和图F可看到受伤侧左眼视盘的上方和下方的视网膜神经纤维层厚度增加,左眼的视网膜神经纤维层厚度的平均值为$107\,\mu m$,右眼的平均值为$94\,\mu m$,表明左眼的视网膜神经纤维层厚度局部增厚。图E是两眼的黄斑区地形图,图中可见左眼的中心凹无血管外的视网膜神经上皮层的厚度比右眼厚,黄斑视网膜体积增加:黄斑中心凹厚度左眼$136\,\mu m$,右眼$119\,\mu m$;黄斑区体积左眼$7.2\,mm^3$,右眼$6.93\,mm^3$。

## 2. 黄斑区视网膜挫伤

眼的严重挫伤,可引起眼底血管组织的破裂及日后视网膜色素上皮细胞、感光细胞的变性和萎缩。

【病例1】 黄斑区视网膜挫伤(图4-9-2)

张某,男,10岁。左眼被坠落重物撞击伤。

视力检查 左眼光感。

OCT检查 见图A至F。

眼部检查 左眼结膜充血,角膜上皮脱落,前房大量积血,眼底不能窥入。经急症处理后,伤后第三天检查:左眼视力眼前数指,前房积血吸收,眼底见视盘轻度水肿,视网膜颞下支部分血管的血柱呈节段状,在视网膜多处发生深层、浅层及视网膜前出血;黄斑区视网膜呈灰白色,表面见有辐射状反光,中心凹被灰白色渗出膜遮盖(图A)。

OCT检查 左眼外伤后第2周的检查见图B、图C、图D、图E和图F。

根据OCT检查结果知道左眼黄斑区中心凹组织缺失,中心凹周围组织水肿,盘周的视网膜神经纤维层普遍变薄,尤以颞侧和鼻侧的视网膜神经纤维层更为明显。

A

B　N　T

C　I　S

D　T　S　N　I　T

E

238
281
195　221　137　268　238
272
200

Microns

0　100　200　300　400　500 μm

○ 3.45 mm
◉ 6 mm

F

Microns
Thickness Chart
300
200
100
0
0　100　200　300　400　500
TEMP　SUP　NAS　INF　TEMP
A-scan

63　68　116
66　　　　90
77　　　　88
91　　　　96
109　142　127

82
S
78　N　T　91
I
126

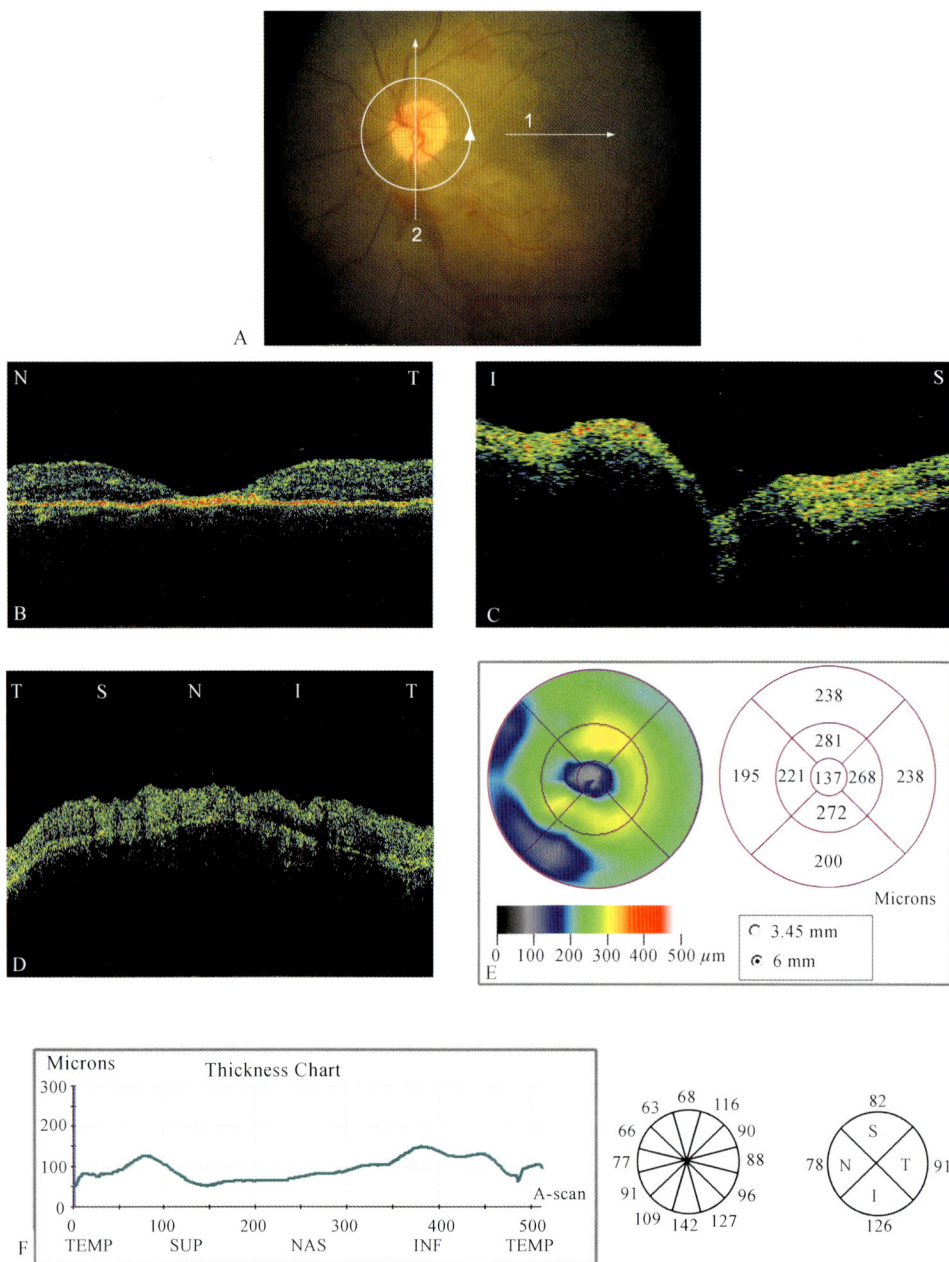

**图 4-9-2　视网膜黄斑区挫伤的 OCT 图**

图 A 表示扫描线在眼底记录的位置。图 B 是经黄斑中心凹的扫描线 1 记录的 OCT 图,图中看到中心凹处的视网膜神经上皮层几乎完全消失,形成一个深而宽的"坑",视网膜色素上皮层光反射带的连续性存在,脉络膜毛细血管层光反射率减弱,中心凹旁的视网膜神经上皮层厚度增加,组织结构分辨不清。图 C 是经视盘垂直扫描线 2 记录的 OCT 图,见视盘下方及上方的视网膜神经纤维层肿胀,组织结构分辨不清,生理凹陷变窄。图 D 和图 F 是经盘周的环形扫描线记录的 OCT 图和厚度曲线图。图 D 显示鼻下视网膜神经上皮水肿,视网膜及脉络膜光反射减弱,层次难以分辨;在图 F 的曲线中看到视网膜神经纤维层普遍变薄,而颞侧更为明显。图 E 是黄斑视网膜地形图,在地形图中看到围绕中心凹无血管区及黄斑区鼻侧的视网膜神经上皮层明显变薄,而其周围的视网膜神经上皮层环形增厚。

【病例2】 外伤性视网膜脉络膜萎缩(图4-9-3)

王某,女,41岁。左眼外伤后视力下降20余年,无法配镜。

视力检查 左眼数指/眼前,视力不能矫正。

眼底检查 在左眼后极部见1个约有3PD大小的灰白色视网膜脉络膜萎缩斑(图A)。

视觉电生理检查 图C是左眼的多焦视网膜电图(M-ERG),它显示左眼后极部下方1/2,尤以鼻上象限的总反应振幅值下降,显示深蓝色和绿色区,视觉山高度极度降低。这种变化与OCT形态学检查结果非常相似。

OCT检查 见图B。

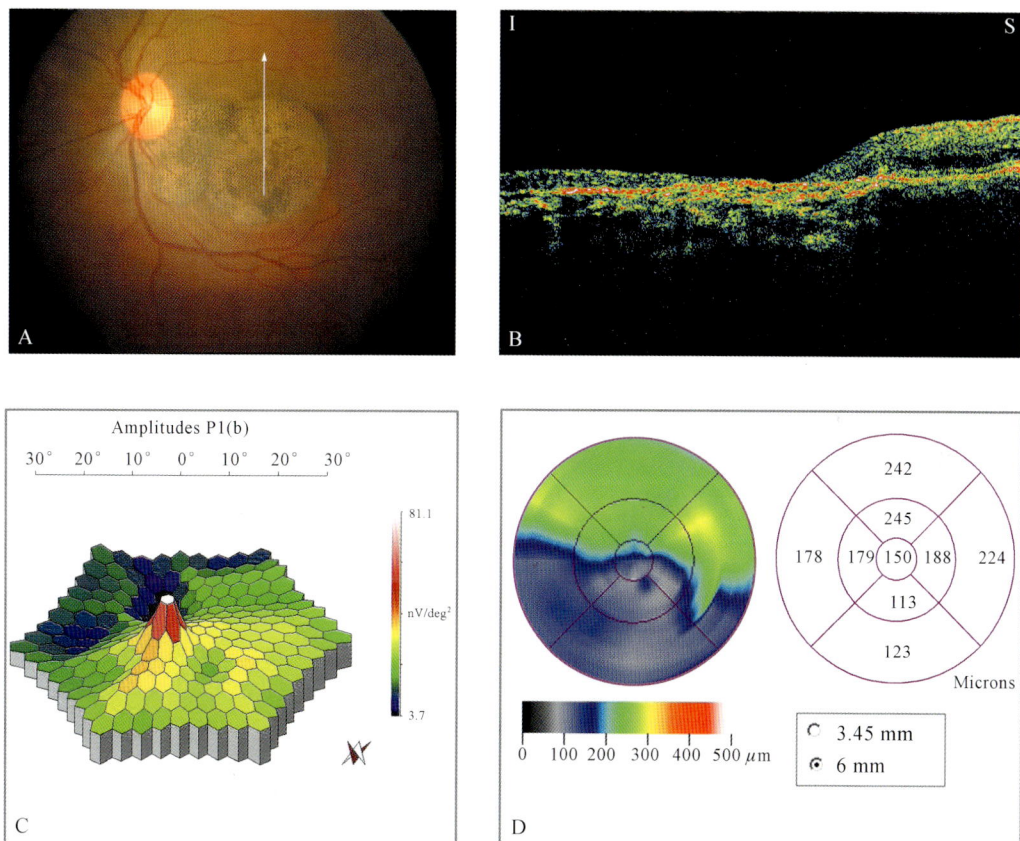

329

**图4-9-3 外伤性视网膜脉络膜萎缩的眼底、MERG和OCT图**

图B是经左眼黄斑区垂直扫描线记录的OCT图,在图中可见在黄斑区下部的视网膜神经上皮层几乎完全缺失,代之只有视网膜色素上皮层光反射带及其下方光反射率增强的瘢痕组织,脉络膜毛细血管层的光反射带十分杂乱无法区分;黄斑区上方的视网膜神经上皮层形态大致正常。图D是左眼的黄斑视网膜地形图,伪彩图中见黄斑区下大于1/2的部分呈蓝色;表示视网膜神经上皮层普遍变薄。

### 3. 外伤性黄斑裂孔

眼球遭受钝力打击可直接伤及黄斑区的组织而使黄斑破裂形成裂孔,亦可因 Berlin 水肿持续不退,形成囊样水肿、黄斑变性,最终形成裂孔。

眼底检查　在黄斑区可见裂孔呈圆形或类圆形,孔缘有时形成狭窄的灰色镶边的图案,约 1/3 ～ 1/2 PD 大小;在橘红色基底上有少数黄色小点,这可与黄斑区前膜、非外伤性裂孔作鉴别。

OCT 检查　可以看到黄斑区组织缺失。

【病例1】　外伤性黄斑裂孔(图4-9-4)

魏某,男,21 岁。右眼被击伤后视力下降 2 天。右眼视力 0.2,不能矫正。

眼底检查　黄斑区视网膜表面呈灰暗色,中心凹反光消失(图 A)。

FFA 检查　造影中期在病灶区出现一点状荧光(图 B),后期荧光并不增强。

OCT 检查　见图 C。

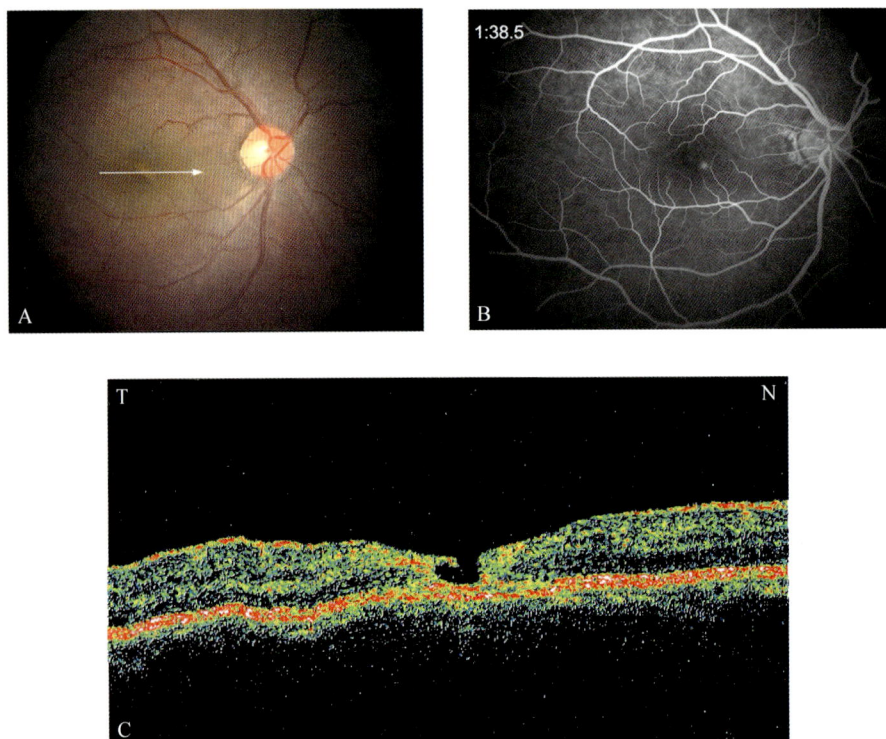

图4-9-4　外伤性黄斑裂孔的眼底和 OCT 图

图 B 是经右眼黄斑区裂孔的水平扫描线记录的 OCT 图。图中可见中心凹的视网膜神经上皮层全层缺失,水平断面形如一小靴样的无光反射区;缺损的入口的直径为 114 $\mu$m,底部缺损宽度为 282 $\mu$m,局部视网膜色素上皮层光反射增强。

330

【病例2】 外伤性黄斑裂孔伴局限性浆液性脱离(图4-9-5)

许某,男,27岁。3周前右眼被鞭炮炸伤,视物模糊。

视力检查 右眼0.07,左眼1.2。

眼部检查 右上睑眉部横向瘢痕,眼表面正常,眼屈光间质透明。

眼底检查 右眼黄斑区见一圆形边界清晰的裂孔,后极部视网膜水肿。眼底的颞上方见3条斜行脉络膜裂伤形成的瘢痕,瘢痕周围看到暗红色的视网膜下出血,瘢痕与裂孔间的视网膜有放射状皱褶;黄斑颞侧有网膜前鲜红色出血,下方玻璃体出血机化(图A)。

OCT检查 见图B。

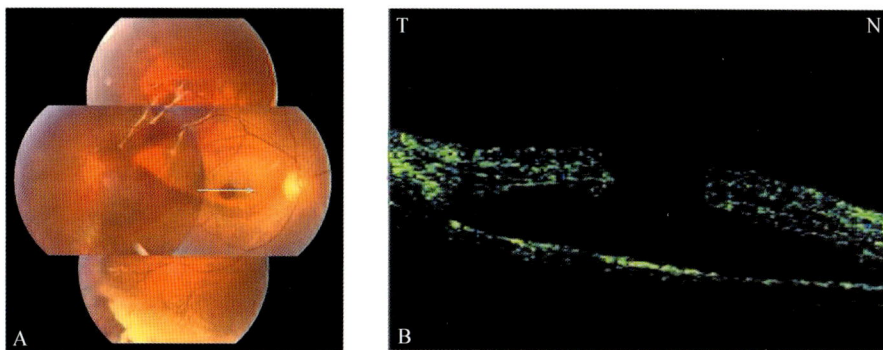

图4-9-5 外伤性黄斑裂孔和浆液性脱离的眼底和OCT图

图B是经图A黄斑裂孔的水平向扫描线记录的OCT图。图中见视网膜神经上皮层的光反射在黄斑区中断,下方的视网膜神经上皮层发生浆液性脱离,与上方断裂口形成锅盖状的无光反射区;入口孔径1 109 $\mu m$,视网膜神经上皮层浆液性脱离的底宽5 149 $\mu m$。

【病例3】 激光误伤致黄斑裂孔(图4-9-6)

余某,男,36岁。一次设备检修中左眼被工业激光误伤,伤后视物时眼前有一圆形暗区,视物模糊。经4周治疗后,自觉眼前暗区更明显。左眼视力0.2。

眼底检查 在左眼黄斑区中心凹有一个1/5 PD大小的圆形小坑,小坑边缘整齐,坑底暗红,并见数粒灰色点,坑周围的视网膜没有水肿(图A)。

OCT检查 见图B。

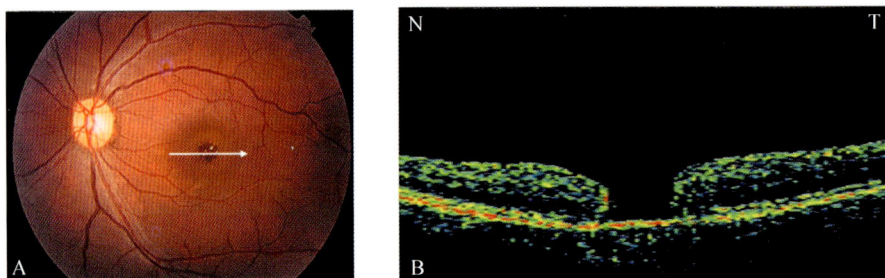

图 4 - 9 - 6　激光致黄斑裂孔的眼底和 OCT 图

图 B 是经左眼黄斑区裂孔的水平扫描线记录的 OCT 图。在图中见黄斑区视网膜神经上皮层全层缺损,孔壁垂直光滑,孔底为连续的视网膜色素上皮层/脉络膜毛细血管层光反射带,孔径 176.5 μm。

### 4. 外伤性黄斑出血

外伤性黄斑出血是由于黄斑区的毛细血管破裂所致,常与黄斑裂孔、脉络膜裂伤同时存在。一般根据出血的位置,将它分成脉络膜出血和视网膜出血。

【病例】　外伤性黄斑区脉络膜出血(图 4 - 9 - 7)

赵某,女,41 岁。右眼受击后视力严重下降 4 天。

视力检查　右眼 0.03,不能矫正;左眼 1.0。

眼底检查　右眼前段未见异常,眼底检查在黄斑区及其上方见一个 6 ~ 7 PD 大小的深层出血,出血灶边缘清晰,出血灶的深面见一疑似的弧形脉络膜裂伤(图 A)。

FFA 检查　造影中期在右眼可见出血区有大片脉络膜遮蔽荧光,在疑似脉络膜裂伤处有一月牙形荧光渗漏(图 B),造影后期荧光渗漏变得更加明显(图 C)。

OCT 检查　见图 D、图 E、图 F。

本例在外伤 10 个月后的复查结果是右眼视力 0.1,左眼视力 1.2。图 4 - 9 - 8 为眼底和 OCT 图。眼底检查在黄斑区见视网膜深层出血已完全吸收,在视盘的颞侧出现一半月形疤痕,瘢痕边缘有少量色素沉着(图 A)。FFA 检查在造影的动静脉期,在视盘颞侧出现一经过黄斑区的弧形透见荧光带(图 B),在中下 1/3 处有小片荧光渗漏,提示该处有脉络膜新生血管形成(图 C)。OCT 检查可见外伤形成的疤痕和脉络膜新生血管(图 D、E 和 F)。

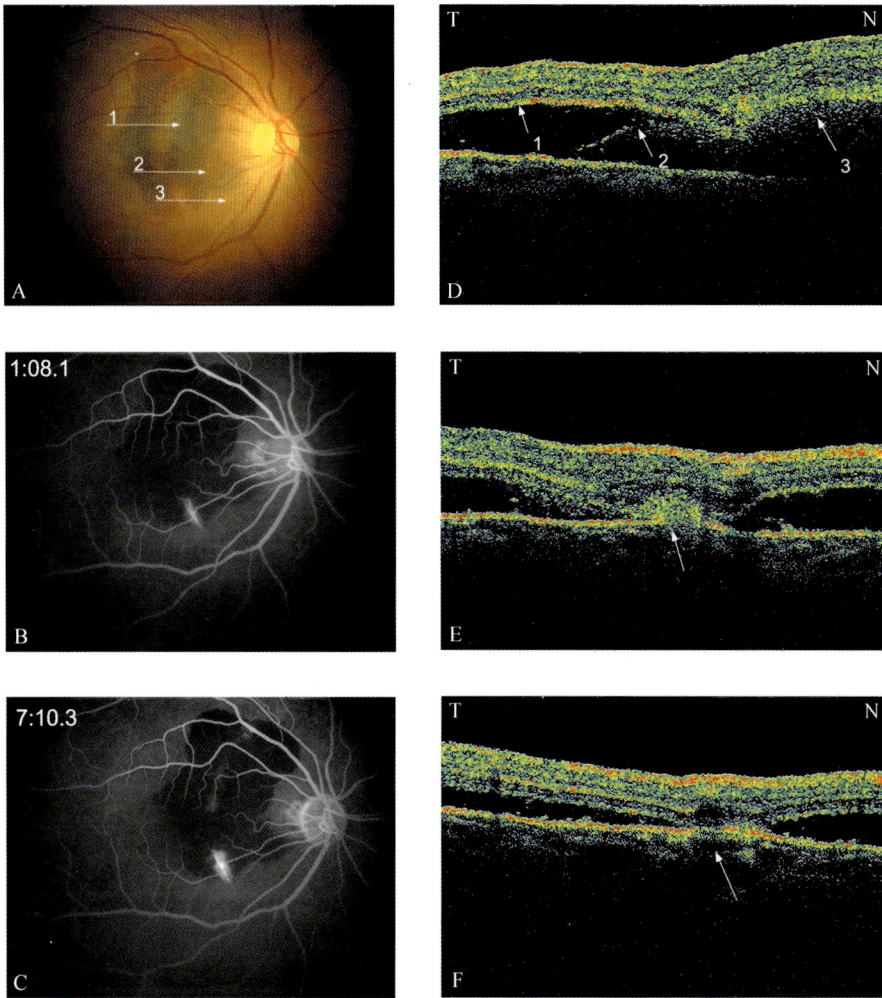

**图 4 - 9 - 7  外伤性黄斑区脉络膜出血的眼底和 OCT 图**

图 A 是 3 条记录 OCT 图的扫描线,扫描线 1 是经黄斑区,扫描线 2 是经脉络膜裂伤的上段,扫描线 3 是经脉络膜裂伤的下段。图 D、图 E 和图 F 是分别经图 A 中的扫描线 1、扫描线 2 和扫描线 3 记录的 OCT 图。在图 D 中可见两个视网膜神经上皮层拱桥样隆起,箭头 1 指的是视网膜神经上皮层下方的浆液性脱离区;箭头 2 指的是裂伤导致的 PREL 下出血,隐约可见隆起的视网膜神经上皮层光反射带;箭头 3 处指的是位于视网膜色素上皮层下的出血性脱离区,视网膜色素上皮层显示有张力较高的隆起,表面的视网膜神经上皮层增厚,光反射增强,隆起深面的光反射信号再次被衰减,并遮蔽深部的脉络膜光反射信号。图 E 是扫描线 2 记录的 OCT 图,箭头显示脉络膜裂伤处视网膜色素上皮层下出血,视网膜色素上皮层和 CL 光反射带中断,断裂处组织结构紊乱,其上面的视网膜神经上皮层增厚,光反射增强,裂伤两侧的视网膜神经上皮层浆液性脱离。图 F 是扫描线 3 记录的 OCT 图,箭头指示的脉络膜裂伤处有视网膜神经上皮层内出血,裂伤两侧为视网膜神经上皮层浆液性浅脱离。

333

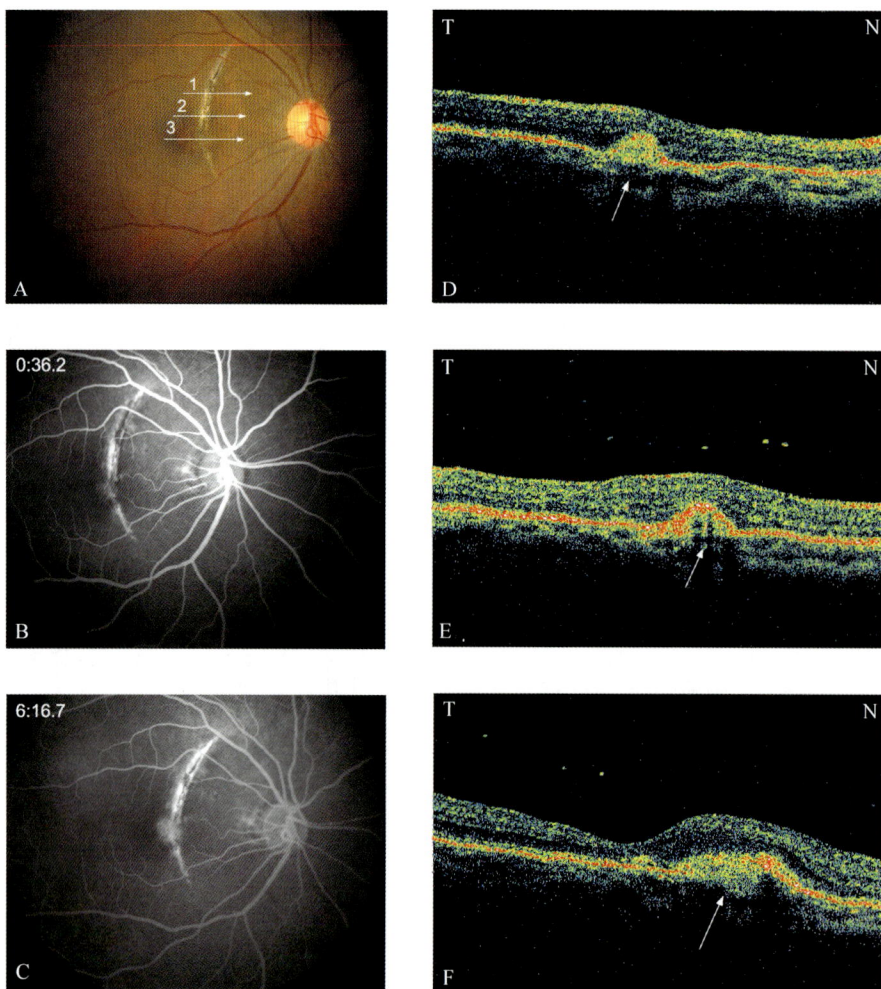

**图 4-9-8　脉络膜裂伤瘢痕的眼底和 OCT 图**

　　图 D、图 E、图 F 是经脉络膜裂伤瘢痕的水平扫描线 1、扫描线 2 和扫描线 3 记录的 OCT 图。扫描线 1、扫描线 2 和扫描线 3 是分别经过视网膜脉络膜瘢痕的上段、中段和下段,扫描线 3 正好经过黄斑区中央。在图 D 和图 E 中箭头指示处均为增强的光反射灶,此处的视网膜色素上皮层与视网膜神经上皮层粘连形成特有的拱形状,是视网膜脉络膜组织断裂后,经组织修复形成的瘢痕。在图 F 中的箭头指示位置是黄斑中心凹鼻侧的裂伤处,它除了和图 D、图 E 有相似的形态外,瘢痕面的光反射率较低,呈现模糊不清的外观,结合 FFA 造影中有荧光渗漏的特征,证实此处有脉络膜新生血管形成。

## 5. 黄斑区脉络膜裂伤

　　脉络膜组织裂伤后该处的血管中断,以后裂口经纤维组织修复并瘢痕化,边缘出现色素上皮增生,色素沉着。在修复过程脉络膜血管可经裂口穿过色素上皮形成新生血管膜。

　　【病例】　黄斑区脉络膜裂伤(图 4-9-9)

　　徐某,女,20 岁。右眼受外力击伤后视力下降 1 个月。

　　视力检查　右眼 0.25,不能矫正。

眼底检查　右眼视盘颜色正常,边缘清晰,在黄斑区中心凹的颞侧脉络膜有一经黄斑区的纵向瘢痕,黄斑与视盘间可见视网膜深层出血,视盘鼻侧眼底暗红色出血(图 A),在无赤光下从视盘鼻侧及视盘颞侧均见视网膜下有大片出血,黄斑部脉络膜裂伤(图 B)。

OCT 检查　见图 C 和图 D。

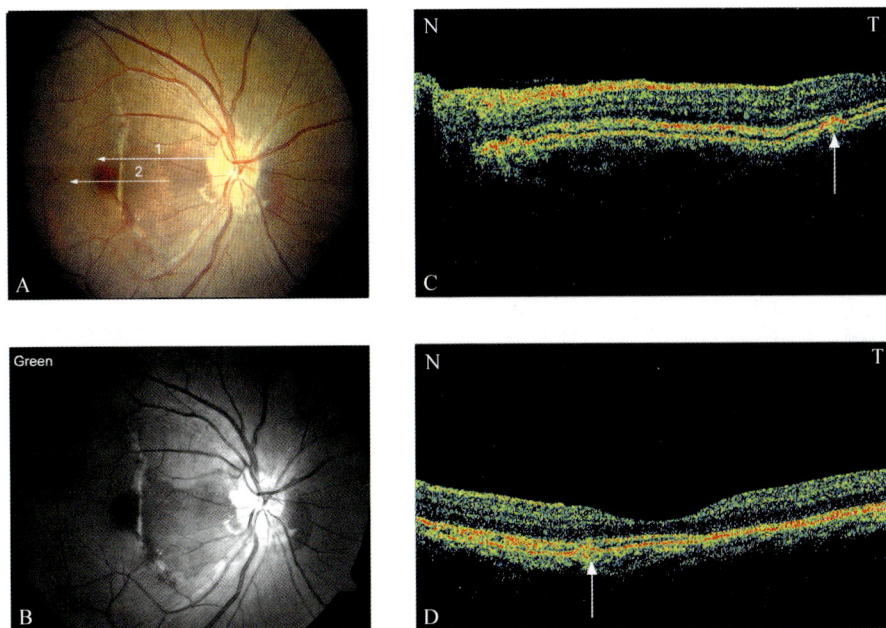

**图 4-9-9　黄斑区脉络膜裂伤的眼底和 OCT 图**

　　图 C 和图 D 是分别经图 A 黄斑中心凹上的水平扫描线 1 及经中心凹的扫描线 2 记录的 OCT 图。在图 C 中,视盘至黄斑区上方视网膜轻度水肿增厚,箭头所指处为断裂的脉络膜层的增强的光反射,中断组织两侧的视网膜色素上皮层与脉络膜层裂隙样分离,光反射减弱;在图 D 中,黄斑中心凹鼻侧视网膜轻度增厚,箭头所指处是脉络膜断裂处,它呈一强光反射点,两侧的视网膜色素上皮层与脉络膜层裂隙样分离,光反射减弱,表示该处的视网膜色素上皮层为出血性脱离。

### (二) 视神经震荡伤(optic concussion)

　　视神经震荡伤分为低位性震荡伤(眶内段)和高位性震荡伤(颅内段)。轻伤者可自行消退,但严重者可导致视神经萎缩。视神经萎缩通常发现于伤后 3～4 周,视功能障碍程度与视神经纤维损害程度成正比。

　　眼底检查可见视乳头水肿,紧靠视乳头边缘有环状或月牙状暗红色出血。如有视神经鞘膜内出血,多位于视神经硬鞘膜或蛛网膜下。

　　【病例1】　视神经震荡伤(图 4-9-10)

　　尹某,男,37 岁。右眼外伤后视力减退 2 月余,无法配镜矫正。

　　视力检查　右眼 0.2,不能矫正;左眼 1.0。

眼底检查　右眼可见视盘颞侧边缘半圆形暗红色出血,后极部视网膜轻度水肿,黄斑区表面呈放射状反光,中心凹反光未见(图A),左眼底未见异常。

FFA检查　造影时在视盘颞上视网膜上有荧光渗漏,视盘颞上方边缘见一半月形脉络膜遮蔽荧光(图B)。

OCT检查　见图C、图D和图E。

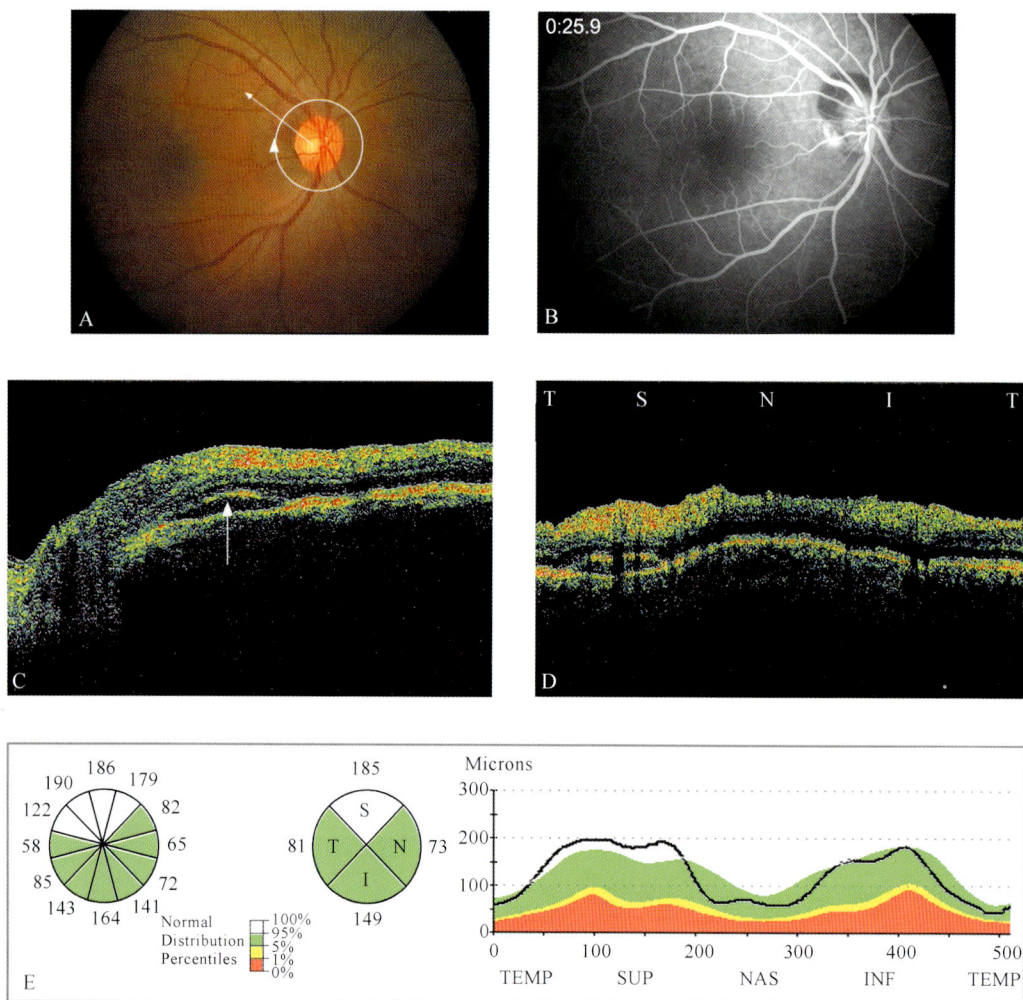

图4-9-10　视神经震荡伤-鞘膜内出血的眼底和OCT图

图C是经视盘颞侧边缘10点处扫描线记录的OCT图,图显示视盘边缘的视网膜神经纤维层增厚,光反射增强,视网膜色素上皮层下有一局限性低光反射区,箭头指示处为视网膜色素上皮层出血性脱离的位置;图D和图E是右眼盘周环形扫描图和视网膜神经纤维层厚度曲线,图显示盘周视网膜神经纤维层光反射局部增强,厚度增加,在曲线中可清楚地看到颞上方视网膜神经纤维层的厚度明显增加,并超出正常范围值。

【病例2】　眼钝挫伤(图4-9-11)

右眼拳击伤2小时。视力光感。眼前段正常,玻璃体轻度混浊。

眼底检查　眼底镜检查在视盘前有一新鲜的血凝块遮盖整个视盘,血凝块上方的视网膜有大片暗红色出血区,视网膜上有白色渗出斑;黄斑区视网膜有轻度水肿(图 A)。

FFA 检查　造影中显示被视盘前的血凝块遮蔽形成大片的暗区和在暗区上方的背景荧光遮蔽区。在遮蔽区内可见从暗区走出有荧光的视网膜大血管;在背景荧光遮蔽区外

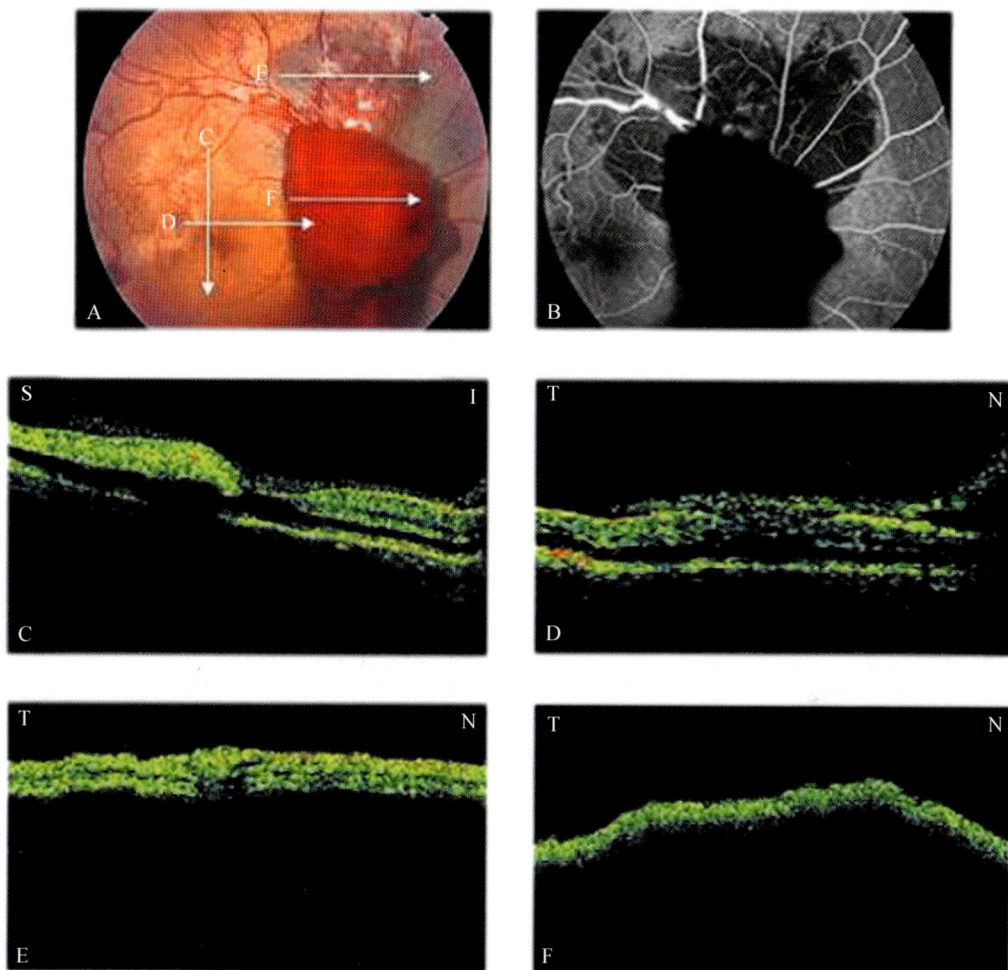

**图 4 - 9 - 11　眼钝挫伤的眼底和 OCT 图**

　　图 C、图 D、图 E 和图 F 是分别从图 A 中的扫描线所记录的 OCT 图,它们分别显示因眼钝挫伤造成对黄斑区的损伤及眼底不同深度出血的 OCT 特征。① 图 C 是经黄斑区垂直扫描线 C 记录的 OCT 图,图中可见黄斑区的视网膜神经上皮层增厚,黄斑中心凹前有一低光反射间隙,呈细点状,可能是从血凝块中析出的血清中含有细胞的成分。② 图 D 是经黄斑中心凹的水平扫描线 D 记录的 OCT 图,图中除了和图 C 中相似的特征外,还表现了中心凹的视网膜神经上皮层有更明显的水肿,视网膜前含有更多细胞成分的血清,在扫描的远端有一被血凝块遮蔽的暗区。③ 图 E 是位于背景荧光遮蔽区上的扫描线 E 记录的 OCT 图,图显示出血前的视网膜神经上皮层下视网膜色素上皮层/脉络膜毛细血管层的脉络膜组织,故可认为出血的位置是在视网膜色素上皮层前,即血液是位于视网膜神经上皮层和视网膜色素上皮层之间。④ 图 F 是经血块前的扫描线 F 记录的 OCT图,可看到由血凝块产生的光反射带及由于血凝块对光的吸收作用而遮蔽了下方视网膜组织的光反射。

为正常的背景荧光区。表明此背景荧光遮蔽区的出血位置是在脉络膜内。

OCT 检查　见图 C,图 D,图 E 和图 F。

# 十、眼底肿瘤

## (一) 视网膜母细胞瘤(retinoblastoma)

本病是一种起源于视网膜核层原始细胞的恶性肿瘤,具有遗传和家族特性,也可能与感染病毒有关。多发生在 5 岁以下的儿童,偶见于成人。单眼或双眼发病。

根据瘤体生长情况可分成四期:① 眼内期:外眼呈炎症表现,可发生斜视或黑矇性猫眼,在眼底及虹膜上可见大小不等的结节和前葡萄膜炎的症状;② 眼压增高期:有明显眼痛、头痛等急性青光眼症状,并可形成牛眼及巩膜葡萄肿;③ 眼外扩展期:肿瘤向前、向眼眶及沿视神经蔓延扩展;④ 全身转移期:晚期瘤细胞可经血管、淋巴管向全身转移。

眼眶 CT 检查可见实体肿瘤及钙化斑点;B 超检查可检出实体肿瘤及钙化病灶声像图。

【病例】　视网膜母细胞瘤(图 4-10-1)

胡某,男,4 岁。发现左眼白瞳 1 年。视力检查不合作。

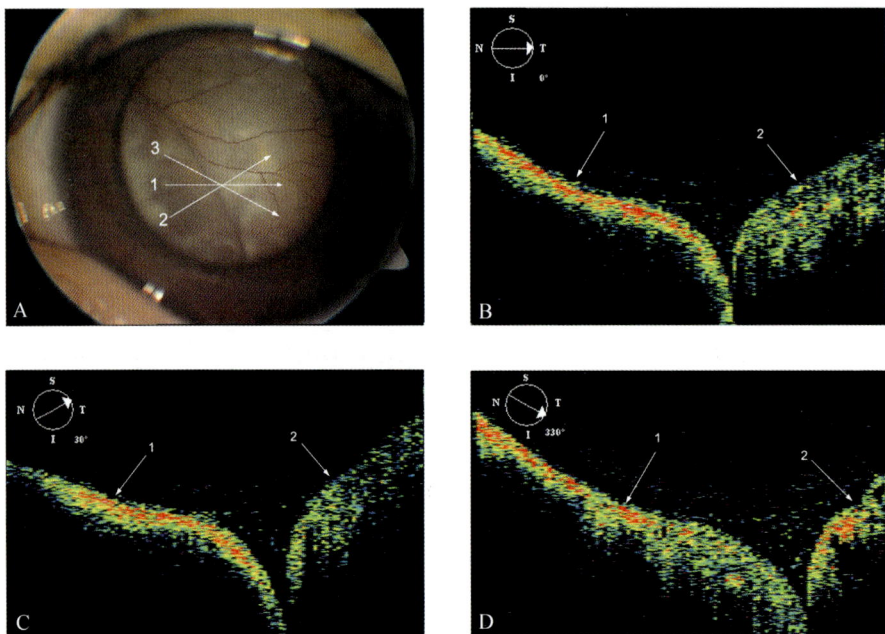

图 4-10-1　视网膜母细胞瘤的外眼照像和 OCT 图

图 B、图 C 和图 D 是经图 A 中的扫描线 1,扫描线 2 和扫描线 3 记录 OCT 图。在 OCT 图中的箭头 1 指的是具有高光反射率的神经纤维层的视网膜及其下方的低反射区,此区为继发性视网膜脱离的腔隙,箭头 2 指的是具有中等强度光反射率的实质性组织,此组织为为瘤体所在。

眼底检查　图 A 为左眼的外眼照像,经扩大瞳孔可见颞侧视网膜隆起,其后部有实质性肿块凸向玻璃体侧,突起的视网膜遮蔽了视乳头。右眼眼压 1.50 kPa(11.7 mmHg),左眼 6.5 kPa(48.8 mmHg)。

OCT 检查　见图 B、图 C 和图 D。

## (二) 脉络膜黑色素瘤(choroidal melanoma)

【病例】　脉络膜黑色素瘤(图 4-10-2)

金某,男,49 岁。左眼视力减退及视物变形 40 余天。

视力检查　右眼 0.5;左眼 1.2。

眼底检查　在左眼视盘下方的视网膜上见一个约 3 PD 大小、突起 1～2 D 的实质性肿块,肿块向上侵及视盘下 1/2,肿块周围为继发性视网膜脱离,脱离范围向外波及黄斑区(图 A)。

B 型超声波检查　在视盘前有一个与视盘和球壁相连的强回声肿块,高约 3 mm,突向玻璃体约 1.5 mm,在肿块的下端位于玻璃体后界膜与视网膜之间有一三角形低回声区(图 C)。

OCT 检查　见图 B 和图 D。

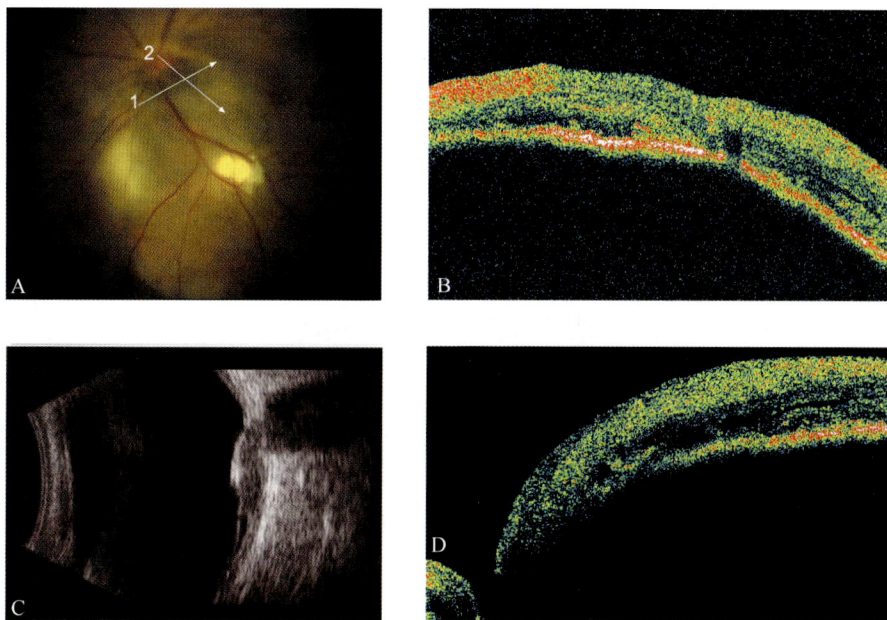

339

**图 4-10-2　脉络膜黑色素瘤的眼底、B 超和 OCT 图**

图 B 和图 D 是分别经图 A 中的扫描线 1 和扫描线 2 记录的 OCT 图。图 A 的扫描线 1 是自下向上呈 30°角斜向扫描,扫描线 2 经视盘下方和隆起的视网膜自下向上呈 30°角斜向扫描;在图 B 看到全层完整的视网膜神经上皮层,视网膜神经上皮层中有许多低光反射率的腔隙,在 RPE/CCL 光反射带下是无光反射的区域,表示瘤体是位于 RPE/CCL 光反射带之下;图 D 显示视盘中的生理凹陷变浅,断面呈一 V 字形,视盘表面以下的正常结构被透光率较差的组织所代替,并遮蔽了深部组织,在视盘颞下的视网膜外层有明显的水肿和视网膜神经上皮层和视网膜色素上皮层间的分离。

## （三）脉络膜血管瘤（choroidal angioma）

脉络膜血管瘤分为孤立性和弥漫性两类：孤立性多发生于后极部，境界清楚；弥漫性无明显界限，往往从锯齿缘延伸到后极部，且通常伴发于脑、颜面血管瘤病（Sturge-Weber综合征）。

孤立性脉络膜血管瘤最常见。患者除眼部症状外，无颜面血管瘤或颅内血管瘤。肿瘤最常见于眼球赤道部后方的脉络膜，尤其于视乳头颞侧。眼底表现为一圆形或椭圆形，橘红色或灰黄色扁平状肿物，其表面有散在的黑色素颗粒沉着。瘤体通常与周围眼底的色调不易区分，周围往往出现继发性浆液性视网膜脱离。

【病例1】　脉络膜血管瘤（图4-10-3）

李某，男，35岁。左眼视物模糊、视物变形半年余。

视力检查　右眼1.0，左眼0.4。

眼底检查　在左眼视盘的颞上方及颞侧见一个有2×3 PD大小、灰黄色椭圆形隆起的病灶，病灶的最高处比视网膜平面高出5 D（图A）。

FFA检查　造影早期在病灶处先出现较多荧光小点（图$A_1$），到动静脉期见病灶呈一椭圆形草莓样外观的瘤体，视网膜血管从瘤体表面越过（图$A_2$），至背景荧光完全消退的晚期瘤体仍然保留着高度显眼的荧光体（图$A_3$）。

OCT检查　见图B。

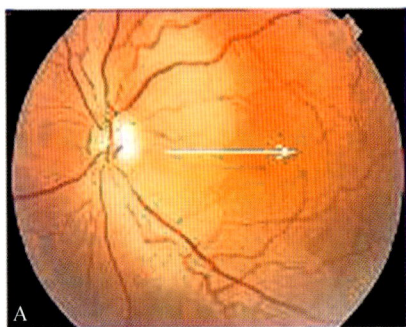

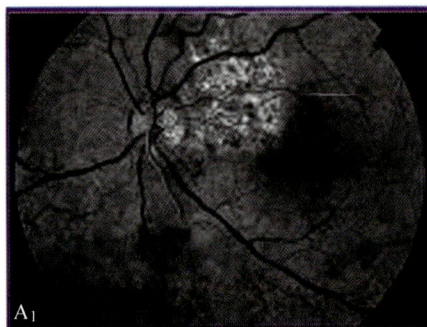

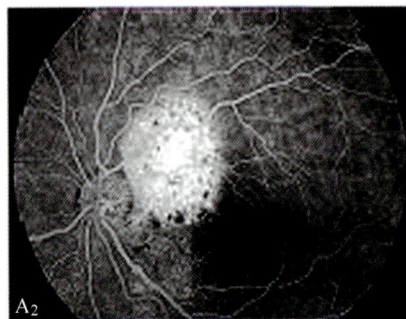

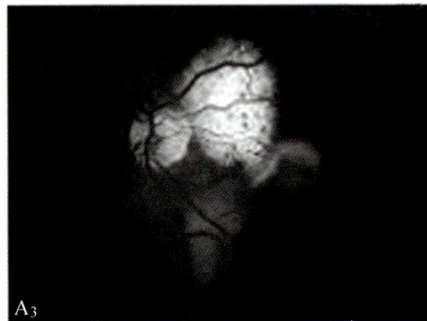

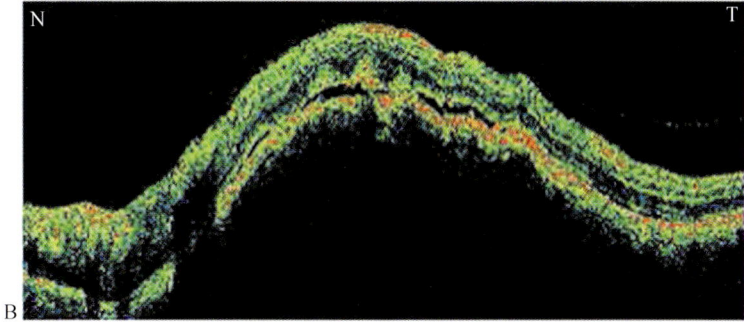

**图 4-10-3　脉络膜血管瘤的眼底 OCT 图**

图 A 是左眼的眼底照相;图 B 是经图 A 病灶下端水平扫描线记录的 OCT 图。图中显示视网膜色素上皮层/脉络膜毛细血管层以上的视网膜全层呈一拱桥形突向玻璃体侧,视网膜神经上皮层厚度增加;在视网膜神经上皮层中有众多的低光反射率的腔隙及视网膜色素上皮层的浅脱离。视网膜色素上皮层/脉络膜毛细血管层有中断的裂口(箭头指示处)与视网膜色素上皮层前间隙沟通,在颞侧端的玻璃体腔内可见不完全脱离的玻璃体后界膜,在拱桥的桥洞下是弱光反射的暗区,区内可见众多的低光反射率的光点。

【病例 2】　脉络膜血管瘤(图 4-10-4)

杨某,男,54 岁。左眼视力下降 10 个月。

视力检查　右眼 1.0;左眼 0.01,不能矫正。

眼底检查　左眼黄斑区颞下方看到有一个 4 PD 大小灰色圆形隆起病灶,病灶周围的视网膜脱离(图 $A_1$)。

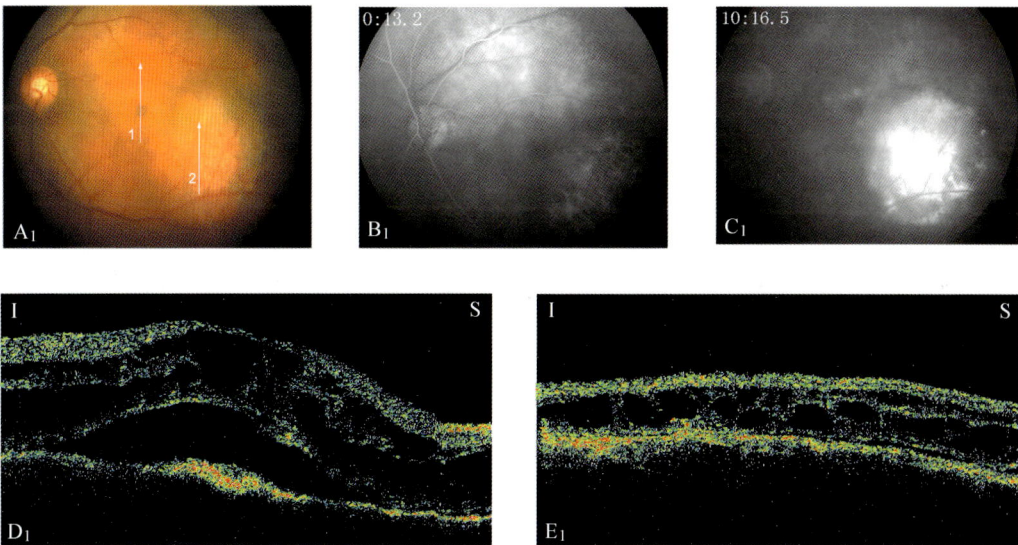

**图 4-10-4　脉络膜血管瘤的眼底照相和 OCT 图**

图 $A_1$ 是左眼的眼底照相;图 $D_1$ 和图 $E_1$ 是经图 $A_1$ 的扫描线 1 和扫描线 2 记录的 OCT 图。在 $D_1$ 图中显示黄斑中心凹处视网膜神经上皮层增厚,全层突向玻璃体,视网膜神经上皮层中有多个腔隙样低光反射区,视网膜神经上皮层存在浆液性脱离;图 $E_1$ 是记录位于黄斑区颞下方玻璃体处的 OCT 图,图像显示视网膜面向玻璃体侧轻微隆起,在视网膜神经上皮层内有大小不等的囊腔样低光反射区,视网膜色素上皮层的深面为低光反射区。

FFA 检查　造影早期在黄斑区颞下方出现许多小片状荧光,中期见一边界清晰的高荧光区(图 $B_1$),在造影后期颞下方仍保持弓形点状高荧光区(图 $C_1$)。

OCT 检查　见图 $D_1$ 和图 $E_1$。

图 4-10-5 是本例经 TTT 治疗 8 个月后的眼底照相、FFA 和 OCT 检查。

视力检查　复诊时的视力左眼为 0.1,不能矫正。

眼底检查　在左眼黄斑区颞下方的视网膜上仍可看到一个有 6 PD 大小实质性隆起病灶。病灶周围的视网膜有色素沉积,视网膜脱离范围缩小(图 $A_2$)。

FFA 检查　在造影早期见左眼黄斑区颞下方仍有一个 6 PD 大小圆形高荧光区,边界清晰,荧光随时间逐渐加深,在荧光区中有不规则的小片荧光遮蔽(图 $B_2$)。造影后期病灶内荧光减弱,黄斑区变成弱荧光(图 $C_2$)。与前次的 FFA 检查比较,视网膜神经上皮层内的浆液性脱离范围明显缩小。

OCT 检查　见图 $D_2$ 和图 $E_2$。

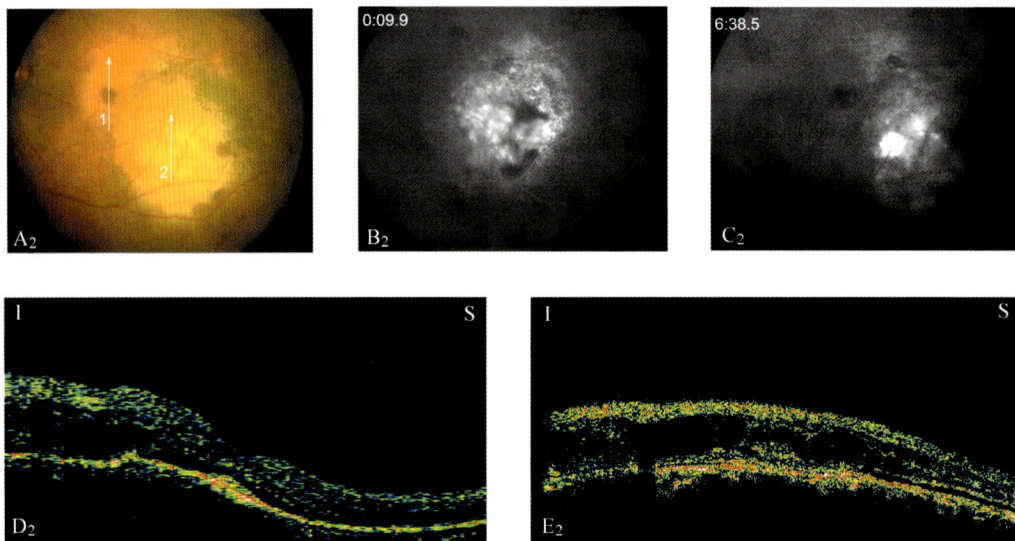

**图 4-10-5　例 2 经 TTT 治疗后的眼底和 OCT 图**

图 $A_2$ 是复查时的左眼眼底照相;图 $D_2$ 和图 $E_2$ 是经左眼扫描线 1 和扫描线 2 记录的 OCT 图;图 $D_2$ 是经黄斑中心凹的扫描线 1 记录的 OCT 图;图像显示黄斑中心凹视网膜神经上皮层厚度为 275 $\mu m$,腔隙样低反射区消失,下方的低反射暗区明显缩小,视网膜神经上皮层可见散在的高反射灶,RPE/CPCL 光反射带连续。图 $E_2$ 是经瘤体的扫描线 2 记录的 OCT 图;图像显示视网膜神经上皮层增厚,厚度为 462 $\mu m$,位于内、外丛状层层间的腔隙状分隔的低反射区增大,RPE/CPCL 光反射增强,其下方仍有大片的低光反射区。与图 4-10-4 比较,黄斑区的视网膜神经上皮层分离的间隙缩小,瘤体前的视网膜神经上皮层厚度比治疗前增厚。

【病例 3】　脉络膜血管瘤(图 4-10-6)

陆某,男,38 岁。左眼视力下降 1 月;左眼视力 0.05,不能矫正。

眼底检查　在左眼黄斑区与下血管弓间见一橘黄色约 2.5 PD 大小隆起的实质性占

位性病变,累及黄斑区并伴有黄斑水肿(图 $A_1$ )。

FFA 检查　在造影早期左眼显示病灶内部存在异常的大血管,并很快出现荧光渗漏,在造影后期荧光融合成片,呈现草莓的外观(图 $B_1$ )。

B 型超声波检查　在左眼后极部探及一个 1.7 mm × 8.7 mm 边界清晰、有高回声的实质性占位性病灶,病灶前的视网膜水肿伴有视网膜脱离(图 $C_1$ )。

OCT 检查　见图 $D_1$ 。

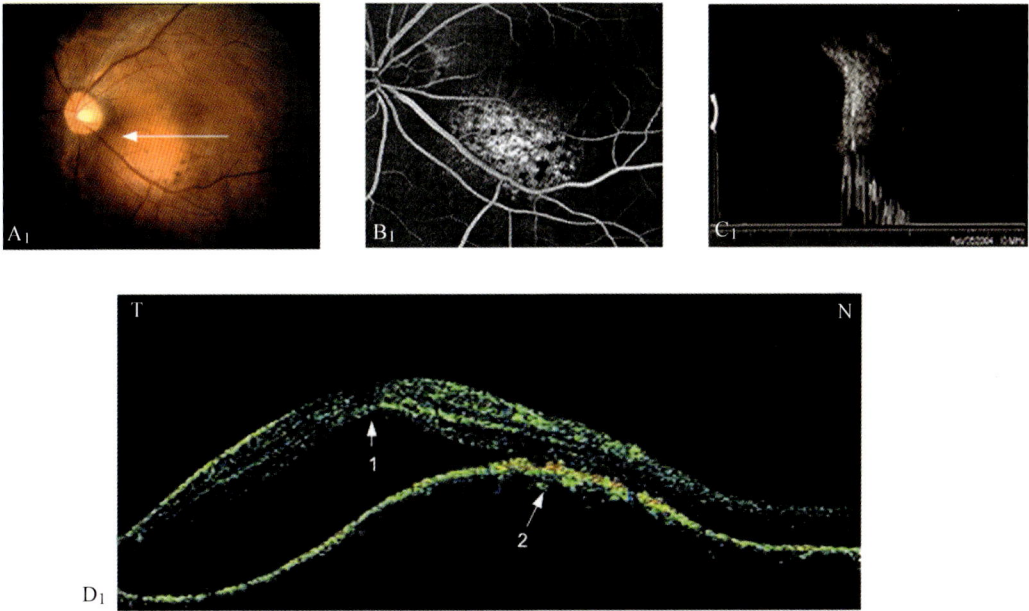

**图 4 - 10 - 6　脉络膜血管瘤治疗前的眼底和 OCT 图**

图 $A_1$ 是左眼的眼底照相;图 $D_1$ 是经左眼瘤体上的扫描线记录的 OCT 图,图中见视网膜神经上皮层和视网膜色素上皮层隆起,视网膜中心凹轮廓消失,隆起的视网膜色素上皮层光反射带增强、增厚。箭头 1 指示视网膜神经上皮层下的浆液性脱离区,箭头 2 指示的弱光反射区顶部为视网膜色素上皮层/脉络膜毛细血管层光反射带,此光反射带下即为瘤体。

图 4 - 10 - 7 是本例经 PDT 治疗 1 周后的复查结果。

视力检查　左眼 0.4,不能矫正。

眼底检查　眼底镜下见左眼原病灶处有色素沉着。

B 型超声波检查　在左眼后极部探及边界清晰、高回声的实质性肿块为 2.1 mm × 5.4 mm 大小(图 $A_2$ )。

OCT 检查　见图 $C_2$ 。

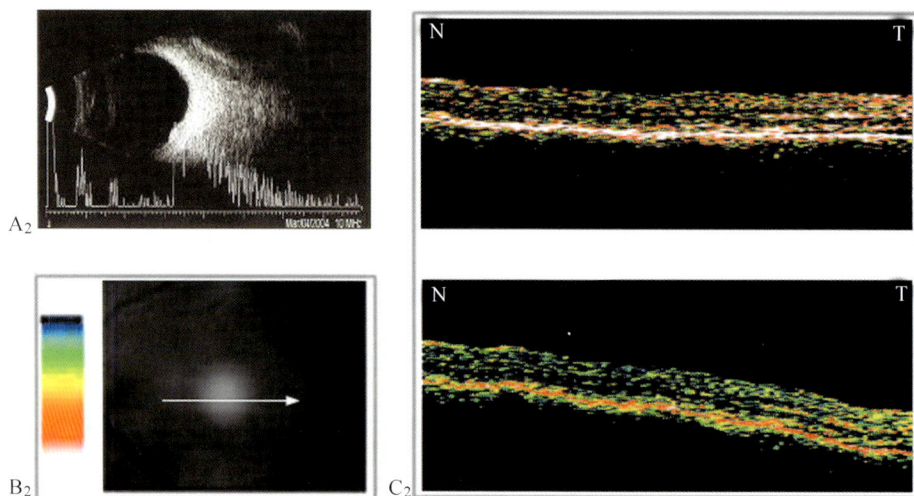

**图 4 - 10 - 7　脉络膜血管瘤 PDT 治疗 1 周后的 OCT 图**

图 $B_2$ 显示记录 OCT 的扫描位置;图 $C_2$ 是经瘤体扫描线记录的 OCT 图。图像显示视网膜神经上皮层增厚,中心凹结构不清晰,视网膜神经上皮层下积液吸收。上图为经标准化处理后的 OCT 图,下图表示未经处理的原始 OCT 图。

图 4 - 10 - 8 是本例经 PDT 治疗 3 个月后的复查结果。左眼视力上升到 1.0。

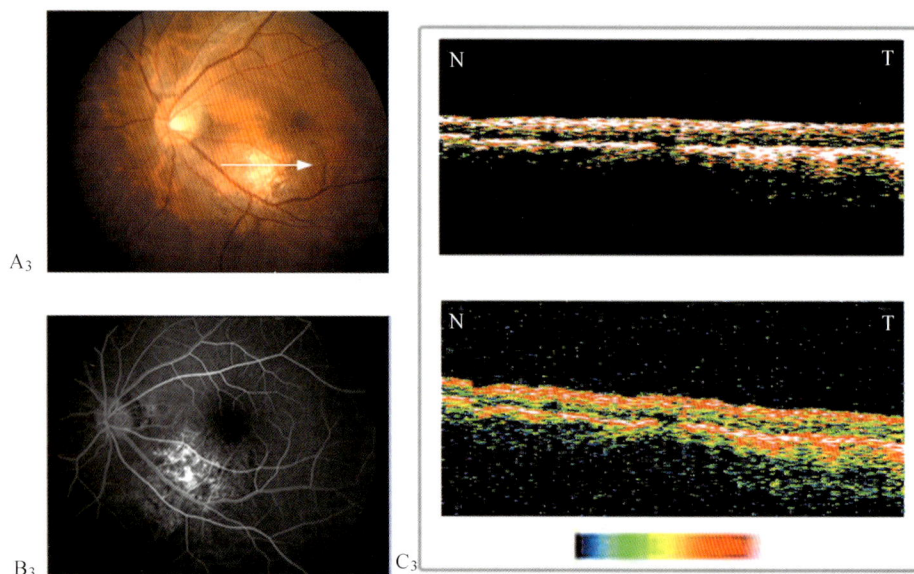

**图 4 - 10 - 8　PDT 治疗 3 个月后脉络膜血管瘤的眼底和 OCT 图**

图 $A_3$ 是左眼的眼底照相;图 $C_3$ 是经图中扫描线记录的 OCT 图,上图为经标准化处理后的 OCT 图,下图为未经处理的原始 OCT 图。图显示瘤体上原扫描部位记录的视网膜神经上皮层水肿已吸收,脱离的视网膜神经上皮层复位。

眼底检查　见原病灶处表现为黄白色瘢痕,黄斑部已无水肿表现(图 A$_3$)。

FFA 检查　看到瘤体血管显影明显减少,渗漏减轻(图 B$_3$)。

B 型超声波检查　未能探及占位性病变。

OCT 检查　见图 C$_3$。

图 4 - 10 - 9 是病例 3 经 PDT 治疗 1 年后的检查结果,左眼视力保持 1.0。

眼底检查　在黄斑区鼻下方有一个 1 PD 大小的黄白色瘢痕,黄斑区无水肿(图 A$_4$)。

FFA 检查　造影早期在黄斑区的鼻下方立即出现一 1.5 PD 大小的斑驳点状荧光着色,除中部的荧光着色稍增强外,荧光一直保持不变,瘤体区未见荧光渗漏(图 B$_4$)。

OCT 检查　见图 C$_4$。

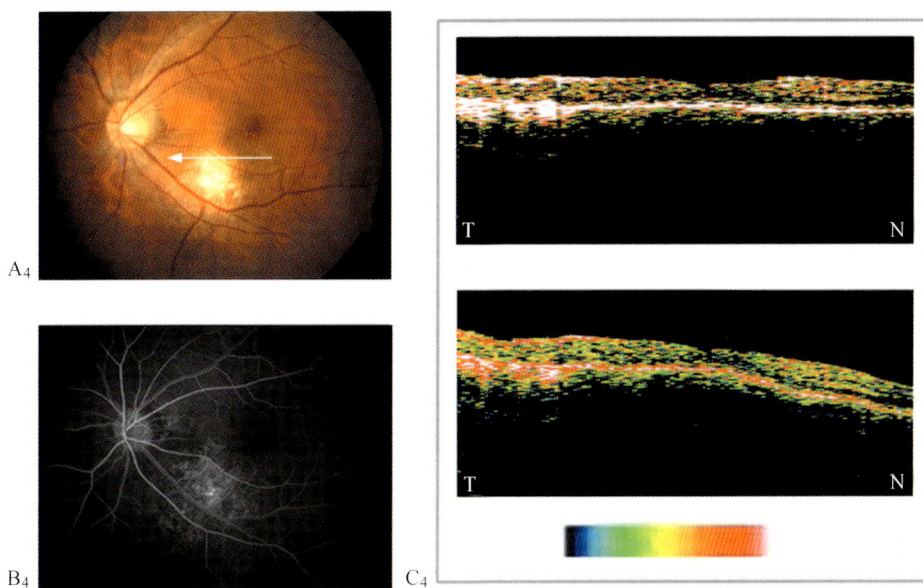

**图 4 - 10 - 9　脉络膜血管瘤 PDT 治疗 1 年后的眼底和 OCT 图**

图 A$_4$ 是左眼的眼底照相;图 C$_4$ 是经图 A$_4$ 的扫描线记录的 OCT 图。上图为经标准化处理后的 OCT 图,下图为未经处理的原始 OCT 图。在图中见黄斑区视网膜神经上皮层轻度变薄,中心凹轮廓可见。

# 参 考 文 献

1. Gass JDM. Pathogenesis of disciform detachment of the neuroepithelium,Ⅱ:idiopathic central serous chorioretinopathy. Am J Ophthalmol.1976. 63:587 - 615.

2. Frangieh GT, Green WR, Fine SL. A histopathologic study of Bests macular dystrophy. Arch Ophthalmol. 1982.100(7):1115 - 1121.

3. Trese MT, Chandler DB, Machemer R. Mucular pucker I. Prognostic criteria. Greafes Arch Clin Exp Ophthalmol. 1983.221:12 - 15.

4. Pearstone AD. The incidence of idiopathic preretinal macular gliosis. Ann Ophthalmol. 1985.17:378.

5. Gass JDM. Idiopathic senile macular hole:Its early stages and pathogenesis. Arch Optholmol. 1988.106:

629 - 639.

6. Huang D,Swanson EA,Lin CP et al. Optical coherence tomobraphy. 1991. 254(5035):1178 - 1181.

7. Pesin SR, Olk RJ, Grand MG, et al. Vitractomy for premacular fibroplasias. Prognostic factors, long-term follow-up and time course of visual improvement. Ophthalmology. 1991.98:1109 - 1114.

8. Schatz H, Madeira D, Johnson RN, et al. Central serous chorioretinopathy Occurring in patients 60 years of age and older. Ophthalmology. 1992.99:63 - 67.

9. Birnbach CD, Jarvelainen M, Possin DE, et al. Histopathology and immunocytochemistry of the neurosensory retina in fundus flavimaculatus. Ophthalmology. 1994. 101(7):1211 - 1219.

10. Hee MR, Puliafito CA, Wong C, et al. Optical coherence tomography of central serous chorioretinopathy. Am J Ophthalmol. 1995. 120:65 - 74.

11. Wilkins JR, Puliafito CA, Hee MR, et al. Characterization of epiretinal membranes using optical coherence tomography. Ophthalmology. 1996. 103:2142 - 2151.

12. Azzolini C, Patelli F, Codenotti M, et al. Optical coherence tomography in idiopathic epiretinal membrane surgery. Eur J Ophthalmol. 1999.9:206 - 211.

13. Wang M ,Sand B, Lund-Anderson H, et al. Detection of shallow detachments in central serous chorioretinopathy. Acta Ophthalmol Scand. 1999.77:402 - 405.

14. Iida T, Norikazu H, Sato T, et al. Evaluation of central serous chorio- retinopathy with Optical coherence tomography. Ophthalmology. 2000.129:16 - 20.

15. Massin P, Allouch C, Haouchine B, et al. Optical coherence tomography of idiopathic epiretinal membrane before and after surgery. Am J Ophthalmol. 2000.30:732 - 739.

16. Ciardella AP, Guyer DR, SpitznasM, et al. Central serous chorioretinopathy. In:Ryan SA, Retina. St. Luis,Mo:Mosby;2001.1169 - 1170.

17. Imai M, Iijima H, Hanada N. Optical coherence tomography of tractional macular elevations in eyes with proliferative diabetic retinopathy. Am J Ophthalmol. 2001.132(3):458 - 461.

18. Van Kerckhoven W, Lafaut B, et al. Features of age-related macular degeneration on optical coherence tomography. Bull Soc Belge Ophthalmol. 2001.(281):75 - 84.

19. Lanzetta P, Pirracchio A, Bandello F. Optical coherence tomography of subfoveal choroidal neovascularization treated with transpupillary thermotherapy. Semin Ophthalmol. 2001.16(2):97 - 100.

20. Neubauer AS, Priglinger S, Ullrich S, et al. Comparison of foveal thickness measured with the retinal thickness analyzer and optical coherence tomography. Retina.2001.21(6)596 - 601.

21. Rumen F, Souied E, Oubraham H, et al. Optical coherence tomography in the follow up of macular edema treatment in retinitis pigmentosa. J Fr Ophthalmol. 2001.24(8):854 - 859.

22. Stanga PE, Donwnes SM, Ahuja RM, et al. Comparison of Optical coherence tomography and fluorescein angiography in assessing macular edema in retinal dystrophies:preliminary results. Int Ophthalmol. 2001. 23(4 - 6):321 - 325.

23. Tanner V, Chauhan DS, Jackson TL, et al. Optical coherence tomography of the vitreoretinal interface in macular hole formation. Br J Ophthalmol. 2001.85(9):1092 - 1097.

24. Uchino E, Uemura A, Doi N, et al. Postsurgical evaluation of idiopathic vitreomacular traction syndrome by optical coherence tomography. Am J Ophthalmol. 2001; 132(1):122 - 123.

25. Ansari H, Rodriguez-Coleman H, Langton K, et al. Spontaneous resolution of bilateral stage I macular holes documented by optical coherence tomography. Am J Ophthalmol. 2002.134(3):447 - 449.

26. Andrade RE, Farah ME, Cardillo JA, et al. Optical coherence tomography in choroidal neovascular membrane associated with Bests vitelliform dystrophy. Acta Ophthalmol Scand. 2002.80(2):216 - 218.

27. Baba T, Ohno-Matsui K, Yoshida T, et al. Optical coherence tomography of choroidal neovascularization in high myopia. Acta Ophthalmol Scand. 2002.80(1):82 - 87.

28. Benhamou N, Massin P, Haouchine B, et al. Macular retinoschisis in highly myopic eyes. Am J Ophthalmol. 2002.133(6):794-800.

29. Ismail R, Tanner V, Williamson TH. Optical coherence tomography imaging of severe commotion retina and associated macular hole. Br J Ophthalmol. 2002.86(4):473-474.

30. Pierro L, Tremolada G, Introini U, et al. Optical coherence tomography findings in adult-onset foveomacular vitelliform dystrophy. Am J Ophthalmol. 2002.134(5):675-680.

31. Polito A, Shah SM, Haller JA, et al. Comparison between retinal thickness analyzer and optical coherence tomography for assessment of foveal thickness in eyes with macular disease. Am J Ophthalmol. 2002.134(2):240-251.

32. Rogers AH, Martidis A, Greenberg PB, et al. Optical coherence tomography findings following photodynamic therapy of choroidal neovascularization. Am J Ophthalmol.2002.134(4):566-576.

33. Rumelt S, Kaiserman I, Rehany U, et al. Detachment of subfoveal choroidal neovascularization in age-related macular degeneration. Am J Ophthalmol. 2002. 134(6):822-827.

34. Spaide RF, Wong D, Fisher Y, et al. Correlation of vitreous attachment and foveal deformation in early macular hole states. Am J Ophthalmol. 2002.133(2):226-229.

35. Tind TD, Oh M, Cox TA, et al. Decreased visual acuity associated with cystoid macular edema in neovascular age-related macular degeneration. Arch Ophthalmol. 2002.120(6): 731-737.

36. Wang MS, Sander B, Larsen M. Retinal atrophy in idiopathic central serous chorioretinopathy. Am J Ophthalmol. 2002.133(6):787-793.

37. Higashide T, Sugiyama K. Laminated posterior vitreous cortex associated with idiopathic macular hole. Am J Ophthalmol. 2003.136(5):937-939.

38. Imai M, Ohshiro T, Gotoh T, et al. Spontaneous closure of stage 2 macular hole observed with optical coherence tomography. Am J Ophthalmol. 2003.136(1):187-188.

39. Iida T, Yannuzzi LA, Spaide RF, et al. Cystoid macular degeneration in chronic central serous chorioretinopathy. Retina. 2003.23(1):1-7.

40. Kanamori A, Nakamura M, Escano MF, et al. Evaluation of the glaucomatous damage on retinal nerve fiber layer thickness measured by optical coherence tomography. Am J Ophthalmol. 2003. 135 (4): 513-520.

41. Kamppeter B, Jonas JB. Central serous chorioretinopathy imaged by optical coherence tomography. Arch Ophthalmol. 2003.121(5):742-743.

42. Kim SG, Lee SC, Seong YS, et al. Choroidal neovascularization characteristics and its size in optical coherence tomography. Yonsei Med J. 2003.44(5):821-827.

43. Kobayashi H, Kishi S. Vitreous surgery for highly myopic eyes with foveal detachment and retinoschisis. Ophthalmology. 2003.110(9):1702-1707.

44. Park CH, Jaffe GJ, Fekrat S. Intravitreal triamcinolone acetonide in eyes with cystoid macular edema associated with central retinal vein occlusion. Am J Ophthalmol. 2003.136(3):419-425.

45. Pianta MJ, Aleman TS, Cideciyan AV, et al. In vivo micropathology of Best macular dystrophy with optical coherence tomography. Exp Eye Res. 2003.76(2):203-211.

46. Sato H, Kawasaki R, Yamashita H. Observation of idiopathic full-thickness macular hole closure in early postoperative period as evaluated by optical coherence tomography. Am J Ophthalmol. 2003. Jul;136(1): 185-187.

47. Van Meurs JC, Van Den Biesen PR. Autologous retinal pigment epithelium and choroids translocation in patients with exudative age-related macular degeneration: short-term follow-up. Am J Ophthalmol. 2003. 136(4):688-695.

48. Wakitani Y, Sasoh M, Sugimoto M, et al. Macular thickness measurements in healthy subjects with differ-

347

ent axial lengths using optical coherence tomography. Retina. 2003. 23(2):177 – 182.

49. Yamaguchi Y, Otani T, Kishi S. Resolution of diabetic cystoid macular edema associated with spontaneous vitreofoveal separation. Am J Ophthalmol. 2003. 135(1):116 – 118.

50. Apushkin MA, Fishman GA, Janowicz KI. Monitoring cystoid macular edema by optical coherence tomography in patients with retinitis pigmentosa. Ophthalmology. 2004. 111(10):1899 – 1904.

51. Chan A, Duker JS, Schuman JS, et al. Stage 0 macular holes: observations by optical coherence tomography. Ophthalmology. 2004. 111(11):2027 – 2032.

52. Carpineto P, Ciancaglini M, Aharrh-Gnama A, et al. Optical coherence tomography imaging of surgical resolution of bilateral vitreomacular traction syndrome related to incomplete posterior vitreoschisis: a case report. Eur J Ophthalmol. 2004. 14(5):438 – 441.

53. Coleman DJ, Silverman RH, Chabi A, et al. High-resolution ultrasonic imaging of the posterior segment. Ophthalmology. 2004. 111(7):1344 – 1351.

54. Haouchine B, Massin P, Tadayoni R, et al. Diagnosis of macular pseudoholes and lamellar macular holes by optical coherence tomography. Am J Ophthalmol. 2004. 138(5):732 – 739.

55. Hassenstein A, Scholz F, Richard G. OCT in macular holes. Ophthalmologe. 2004. 101(8):777 – 784.

56. Ip MS, Gottlieb JL, Kahana A, et al. Intravitreal triamcinolone for the treatment of macular edema associated with central retinal vein occlusion. Arch Ophthalmol. 2004. 122(8):1131 – 1136.

57. Jin C, Ge J, Zhou S, et al. Photodynamic therapy for age-related macular degeneration. Yan Ke Xue Bao. 2004. 20(3):158 – 162.

58. Kanamori A, Nakamura M, Matsui N, et al. Optical coherence tomography detects characteristic retinal nerve fiber layer thickness corresponding to band atrophy of the optic discs. Ophthalmology. 2004. 111(12):2278 – 2283.

59. Kusuhara S, Teraoka Escano MF, Fujii S, et al. Prediction of postoperative visual outcome based on hole configuration by optical coherence tomography in eyes with idiopathic macular holes. Am J Ophthalmol. 2004. 138(5):709 – 716.

60. Larsson J. Vitrectomy in vitreomacular traction syndrome evaluated by ocular coherence tomography (OCT) retinal mapping. Acta Ophthalmol Scand. 2004. 82(6):691 – 694.

61. Lecleire-Collet A, Muraine M, Siahmed K, et al. Spontaneous resolution of vitreomacular traction associated with diabetic macular edema. Eur J Ophthalmol. 2004. 14(5):430 – 433.

62. Matsumura N, Ikuno Y, Tano Y. Posterior vitreous detachment and macular hole formation in myopic foveoschisis. Am J Ophthalmol. 2004. 138(6):1071 – 1073.

63. Ohashi H, Oh H, Nishiwaki H, et al. Delayed absorption of macular edema accompanying serous retinal detachment after grid laser treatment in patients with branch retinal vein occlusion. Ophthalmology. 2004. 111(11):2050 – 2056.

64. Panozzo G, Parolini B, Gusson E, et al. Diabetic macular edema: an OCT-based classification. Semin Ophthalmol. 2004. 19(1 – 2):13 – 20.

65. Patelli F, Radice P, Zumbo G, et al. Optical coherence tomography evaluation of macular edema after radial optic neurotomy in patients affected by central retinal vein occlusion. Semin Ophthalmol. 2004. 19(1 – 2):21 – 24.

66. Sato T, Iida T, Hagimura N, et al. Correlation of optical coherence tomography with angiography in retinal pigment epithelial detachment associated with age-related macular degeneration. Retina. 2004. 24(6):910 – 914.

67. Wollstein G, Schuman JS, Price LL, et al. Optical coherence tomography macular and peripapillary retinal nerve fiber layer measurements and automated visual fields. Am J Ophthalmol. 2004. 138(2):218 – 225.

68. Barboni P, Savini G, Valentino ML, et al. Retinal nerve fiber layer evaluation by optical coherence tomo-

graphy in Leber's hereditary optic neuropahy. Ophthalmology. 2005.112(1):120－126.

69. Broecker EH, Dunbar MT. Optical coherence tomography：its clinical use for the diagnosis, pathogenesis, and management of macular conditions. Optometry. 2005.76(2):79－101.

70. Bourne RR, Medeiros FA, Bowd C, et al. Comparability of retinal nerve fiber layer thickness measurements of optical coherence tomography instruments. Invest Ophthalmol Vis Sci. 2005.46(4):1280-1285.

71. Ergun E, Hermann B, Wirtitsch M, et al. Assessment of central visual function in Stargardt's disease/fundus flavimaculatus with ultrahigh-resolution optical coherence tomography. Invest Ophthalmol Vis Sci. 2005.46(1):310－316.

72. Floyd MS, Katz BJ, Digre KB. Measurement of the scleral canal using optical coherence tomography in patients with optic nerve drusen. Am J Ophthalmol. 2005.139(4):664－669.

73. Glacet-Bernard A, Zourdani A, Perrenoud F, et al. Stage 3 macular hole：role of optical coherence tomography and of B-scan ultrasonography. Am J Ophthalmol. 2005.139(5):814－819.

74. Gaucher D, Tadayoni R, Erginay A, et al. Optical coherence tomography assessment of the vitreoretinal relationship in diabetic macular edema. Am J Ophthalmol. 2005.139(5):807－813.

75. Ikuno Y, Gomi F, Tano Y. Potent retinal arteriolar traction as a possible cause of myopic foveoschisis. Am J Ophthalmol. 2005.139(3):462－467.

76. Karam EZ, Hedges TR. Optical coherence tomography of the retinal nerve fibre layer in mild papilloedema and pseudopapilloedema. Br J Ophthalmol. 2005.89(3):294－298.

77. Lim MC, Hoh ST, Foster PJ, et al. Use of optical coherence tomography to assess variations in macular retinal thickness in myopia. Invest Ophthalmol Vis Sci. 2005.46 (3):974－978.

78. Ozdemir H, Karacorlu M, Karacorlu S. Serous macular detachment in diabetic cystoid macular oedema. Acta Ophthalmol Scand. 2005.83(1):63－66.

79. Piccolino FC, de la Longrais RR, Ravera G, et al. The foveal photoreceptor layer and visual acuity loss in central serous chorioretinopathy. Am J Ophthalmol. 2005.139(1):87－99.

80. Savini G, Barboni P, Valentino ML, et al. Retinal nerve fiber layer evaluation by optical coherence tomography in unaffected carriers with Leber's hereditary optic neuropathy mutations. Ophthalmology. 2005.112 (1):127－131.

81. Shields CL, Mashayekhi A, Materin MA, et al. Optical coherence tomography of choroidal nevus in 120 patients. Retina. 2005.25(3):243－252.

82. Spaide RF, Klancnik JM Jr. Fundus autofluorescence and central serous chorioretinopathy. Ophthalmology. 2005;112(5):825－833.

83. Villate N, Lee JE, Venkatraman A, et al. Photoreceptor layer features in eyes with closed macular holes：optical coherence tomography findings and correlation with visual outcomes. Am J Ophthalmol. 2005.139 (2):280－289.

84. 中华医学会眼科学会眼底病学组.糖尿病视网膜病变分期标准.中华眼科杂志.1985.21:113.

85. 马凯,王光璐,张风等. 视网膜中央静脉阻塞黄斑损害的光学相干断层扫描图像观察.中华眼科杂志.1999,15.

86. 张蕙蓉,王欣,鹿新荣等.视网膜静脉阻塞致黄斑水肿患者相干光断层扫描和视力预后观察.中华眼科杂志.2002,38:98－102.

87. 戴虹,李永,龙力等. 特发性黄斑裂孔患者玻璃体后脱离的相干断层成像特征.中华眼科杂志.2002,38:667－669.

88. 纪淑兴,张军军,唐健等.中心性渗出性脉络膜视网膜病变的光学相干断层扫描图像特征.中华眼底病杂志.2002,18:121－124.

89. 何守志,王炜,李晓陵等.渗出型老年黄斑变性患者眼底相干光断层成像结果分析.中华眼科杂志.2002,9:543－545.

90. 姜燕荣,马昱,黎晓新等.玻璃体黄斑牵引综合征的手术疗效探讨.中华眼科杂志.2004,10:670－673.

91. 戴虹,卢颖毅,李永等.特发性黄斑裂孔术后裂孔愈合形态与视功能恢复的研究.中华眼科杂志.2004,40:443－447.

92. 姜荔,马志中,杨炳建等.高度近视眼继发视网膜劈裂的OCT图分析.眼科研究.2004.22(3):296－298.

93. 谢娟,李西玲,唐义灵等.眼挫伤黄斑损害的光学相干断层扫描观察.眼外伤职业眼病杂志.2004.26(5):298－299.

94. 邵运良,阎亦农,Shao Yunliang等.大视杯人群视乳头(盘)面积和视网膜神经纤维厚度的关联性分析.眼科研究,2005.23(3):311－314.

95. 李培风,杨安怀,邢怡桥等.视网膜脱离术后多焦视网膜电图的变化.眼科,2005,4:264－266.

96. 张蕙蓉,王欣,鹿新荣等.视网膜静脉阻塞致黄斑水肿患者相干光断层扫描相关因素分析.中华眼科杂志.2005,10:910－910.

97. 姜春晖,王文吉,徐格致等.黄斑部先天性视网膜劈裂的光相干断层扫描观察.中华眼底病杂志.2005.21(2):93－96.

98. 马昱,姜燕荣,殷春悦等.玻璃体黄斑牵引综合征的临床及光相干断层扫描图像特征.中华眼底病杂志.2005.21(2):86－89.

99. 戴虹,李永,龙力等.光相干断层扫描在观察特发性黄斑裂孔病程进展中的应用.中华眼底病杂志.2005.21(2)79－82.

100. 刘杏,凌运兰,李梅等.视网膜中央动脉阻塞的光相干断层扫描病理形态学改变.中华眼底病杂志.2005.21(2)74－78.

101. 赵婕,陆豪,严良等.病理性近视黄斑部脉络膜新生血管的OCT和FFA表现.眼科研究.2005.14(4)267－269.

102. 毕华德主编.眼科全书.北京:人民卫生出版社,1965.

103. 黄叔仁主编.临床眼底病学.安徽:安徽科学技术出版社,1994.

104. 李凤鸣主编.眼科全书.北京:人民卫生出版,1996.

105. 聂爱光主编.现代黄斑疾病诊断治疗学.北京:北京医科大学、中国协和医科大学联合出版社,1997.

106. 黄叔仁等主编.眼底病诊断与治疗.北京:人民卫生出版社,2003.

# 附录 | 缩略语中英对照

| 缩略语 | 英文名 | 中文名 |
|---|---|---|
| AD/DA | analogous-digital/digital-analogous | 模数/数模（转换器） |
| ANOVA | analysis of variance | 方差分析 |
| APMPPE | acute posterior multifocal placoid pigment epitheliop-athy | 急性后极部多发性鳞状色素上皮病变 |
| ARMD | age-related macular degeneration | 年龄相关性黄斑变性 |
| Avg. Thick | thickness averaged over all 512 test points | 全周平均（厚度）值 |
| C / D | cup / disk | 杯盘比 |
| CL | choroidal layer | 脉络膜层 |
| CCL | choroidal capillary layer | 脉络膜毛细血管层 |
| CECR | central exudative chorioretinitis | 中心性渗出性脉络膜视网膜炎 |
| CI | confidence interval | 可信区间 |
| CNV | choroidal neovascularization | 脉络膜新生血管 |
| CNV | choroidal neovascular | 视网膜新生血管 |
| CRT | cathode-ray tube | 阴极射线管 |
| CSCR | central serous chorioretinopathy | 中心性浆液性脉络膜视网膜病变 |
| CSLO | confocal scanning laser ophthalmoscope | 共焦激光扫描仪 |
| CV | coefficient ofvariation | 变异系数 |
| D | diopter | 屈光度 |
| F-ERG | flash-electroretinogram | 闪光视网膜电图 |
| FFA | fundus fluorescein angiography | 眼底荧光素血管造影 |
| GC | ganglion cell | 神经节细胞 |

| 缩略语 | 英文名 | 中文名 |
| --- | --- | --- |
| GCL | ganglion cell layer | 神经节细胞层 |
| HRT | Heidelberg retina tomograph | 海德堡视网膜断层扫描仪 |
| I | the inferior quadrant | 下方象限 |
| ICGA | indocyanine green angiography | 吲哚青绿血管造影 |
| Imax | the maximum thickness in the inferior quadrant | 下方(象限厚度)最大值 |
| Imax / Tavg | the maximum thickness in the inferior quadrant divided by the average thickness in the temporal quadrant | 下方最大值比颞侧象限平均值 |
| IMEM | idiopathic macular epiretinal membrane | 突发性视网膜黄斑区前膜 |
| KP | keratic precipitates | 角膜后沉淀物 |
| LASIK | laser in situ keratomileusis | 准分子激光角膜原位磨镶术 |
| LR | light-receptor | 光感受器 |
| Max -Min | the maximum thickness minus the minimum thickness | 全周最大最小(厚度)值差 |
| M-ERG | multiple focus electroretinogram | 多焦视网膜电图 |
| N | the nasal quadrant | 鼻侧象限 |
| Nd:YAG | neodymium doped yttrium aluminum garnet | 掺钕钇铝石榴石 |
| OCT | optical coherence tomography | 光学相干断层扫描成像术 |
| OD | oculus dexter | 右眼 |
| OS | oculus sinister | 左眼 |
| PD | papillary diameter | 视盘直径 |
| PDT | photodynamic therapy | 光动力疗法 |
| RGCL | retinal ganglion cells layer | 视网膜神经节细胞层 |
| RILM | retinal inner limiting membrane | 视网膜内界膜 |
| RILML | retinal inner limiting membrane layer | 视网膜内界膜层 |
| RINL | retinal inner nuclear layer | 视网膜内核层 |
| RIPL | retinal inner plexform layer | 视网膜内丛状层 |
| RNE | retinal nerve epithelium | 视网膜神经上皮 |
| RNEL | retinal nerve epithelium layer | 视网膜神经上皮层 |
| RNF | retinal nerve fiber | 视网膜神经纤维 |
| RNFL | retinal nerve fiber layer | 视网膜神经纤维层 |
| ROLM | retinal outer limiting membrane | 视网膜外界膜 |
| RONL | retinal outer nuclear layer | 视网膜外核层 |

| 缩略语 | 英文名 | 中文名 |
| --- | --- | --- |
| RPE | retinal pigment epithelium | 视网膜色素上皮 |
| RPE/Bruch m / CCL | retinal pigment epithelium/Bruch membrance / choroidal capillary layer | 视网膜色素上皮/玻璃膜/脉络膜毛细血管层 |
| RPE/CCL | retinal pigment epithelium and choroidal capillary layer | 视网膜色素上皮和脉络膜毛细血管层 |
| RPE/CL | retinal pigment epithelium/ choroidal layer | 视网膜色素上皮/脉络膜层 |
| RPEL | retinal pigment epithelium layer | 视网膜色素上皮层 |
| RPEL/CCL | retinal pigment epithelium layer/ choroidal capillary layer | 视网膜色素上皮/脉络膜毛细血管层 |
| RTA | retinal thickness analysis | 视网膜厚度分析仪 |
| S | the superior quadrant | 上方象限 |
| Savg | the average thickness in the superior quadrant | 上方象限平均厚度 |
| Smax | the maximum thickness in the superior quadrant | 上方(象限厚度)最大值 |
| Smax / Imax | the maximum thickness in the superior quadrant divided by the maximum thickness in the inferior quadrant | 上方最大值比下方最大值 |
| Smax / Navg | the maximum thickness in the superior quadrant divided by the average thickness in the nasal quadrant | 上方最大值比鼻侧平均值 |
| Smax / Tavg | the maximum thickness in the superior quadrant divided by the average thickness in the temporal quadrant | 上方最大值比颞侧平均值 |
| T | the temporal quadrant | 颞侧象限 |
| TTT | transpupillary thermal therapy | 经瞳孔温热疗法 |
| UBM | ultrasound biomicroscopy | 超声生物显微镜 |
| V-EOG | visual electro-oculogram | 视觉眼电图 |
| VTS | vitreomacular traction syndrome | 玻璃体黄斑视网膜牵引综合征 |